HEYNE ‹

Earl Mindell

die neue vitamin bibel

**Vitamine –
Bausteine für ein gesundes,
langes Leben**

Aus dem Amerikanischen von
Jutta Hein, Hanna R. Müller und
Barbara Radke

WILHELM HEYNE VERLAG
MÜNCHEN

Die Originalausgabe erschien 2004 unter dem Titel
Earl Mindell's New Vitamin Bible
bei Time Warner Book Group, New York

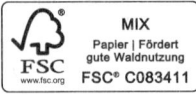

Penguin Random House Verlagsgruppe FSC® N001967

8. Auflage
Vollständig aktualisierte und erweiterte Ausgabe 01/2007

Redaktion: lüra – Klemt Mues GbR
Pharmazeutische Beratung: Heidi Steinhoff
Ernährungswissenschaftliche Beratung: Dipl.-oec. troph. Claudia Lenz
Printed in The Czech Republik
Umschlaggestaltung: Eisele Grafik-Design
Umschlagabbildungen: M. Eisele; Südwest-Verlag, München: B. Bonisolli,
Karl Newedel (3), Amos Schliack (2), Siegfried Sperl
Satz: Schaber Datentechnik, Austria
Druck und Bindung: CPI books GmbH, Leck

ISBN: 978-3-453-66017-5

www.heyne.de

Inhalt

Wie ich selbst dazu kam *23* · Was sind Vitamine? *25* · Was Vitamine nicht sind *26* · Wie Vitamine wirken *27* · Sollten Sie zusätzliche Vitaminpräparate nehmen? *28* · Was sind Nährstoffe? *29* · Der Unterschied zwischen Mikro- und Makronährstoffen *30* · Wie Nährstoffe wirken *30* · Lernen Sie Ihr Verdauungssystem kennen *30* · Bezeichnung der Vitamine *34* · Bezeichnung der Mineralstoffe und Spurenelemente *35* · Der Körper braucht das Zusammenspiel *36* · Welche Antioxidantien gibt es? *36* · Welche »Nutraceuticals« gibt es? *37* · Welche alternativen Heilverfahren gibt es? *39* · Fakten zur Ernährung, die Ihnen die Augen öffnen werden *42* · Noch Fragen zu Kapitel I? *47*

Woher kommen Vitamine? *55* · Warum Vitaminpräparate in verschiedenen Formen angeboten werden *55* · Fettlösliche Vitamine in trockener oder wasserlöslicher Form? *57* · Synthetische oder natürliche, anorganische oder organische Vitamine? *58* · Chelatbildung (Verwertung) *59* ·

VI   Fette und ihre Beeinflussung 195

VII   Kohlenhydrate und Enzyme 213

VIII   Sinn und Zweck von Antioxidantien 223

XI Wie Sie herausfinden, welche Vitamine Sie wirklich brauchen 331

XII Lesen Sie, was auf der Packung steht 365

XIII Ihr persönlicher Vitaminbedarf 371

XIV Das richtige Vitamin zur richtigen Zeit . . . . : . 393

XV   Gesund werden und bleiben

XVI   Es ist nicht alles nur Einbildung

Anmerkung zur neu überarbeiteten, 25. Jubiläums-Ausgabe

Die vorliegende Ausgabe wurde – genau 25 Jahre nach Erstveröffentlichung der *Vitaminbibel* – nun zum dritten Mal überarbeitet und auf den neuesten Stand gebracht, damit dieses Buch auch in Zukunft als die zuverlässige Quelle für aktuelle Informationen zum Thema Ernährung und Nahrungsergänzung dienen kann, die es für Millionen Menschen auf der ganzen Welt seit mehr als zwei Jahrzehnten ist. Ich habe es stets als meine Berufung angesehen, für eine optimale Gesundheit zu werben, und ich hoffe, dass Sie in dieser Jubiläums-Ausgabe alle Informationen finden, die Sie benötigen, um sich selbst und Ihre Familie gesund zu erhalten.

In Anbetracht der unzähligen, nicht kontrollierten Internetadressen, über die man Nahrungsergänzungsmittel bestellen kann, ist es heutzutage wichtiger denn je zu wissen, wonach man suchen muss und wovor man sich in Acht nehmen sollte. An den Stellen in diesem Buch, wo ich auf mögliche Wechselwirkungen zwischen Naturheilmitteln und verschreibungspflichtigen Medikamenten hinweise, finden Sie Vorschläge, wie Sie diese vermeiden können, sowie Ratschläge, wie Sie mithilfe eines ernährungswissenschaftlich orientierten Arztes oder Heilpraktikers Medikamente durch natürliche Heilmittel ersetzen können. Außerdem gibt es neue Abschnitte zum schnellen Nachschlagen, die Ihnen die wichtigsten Informationen auf einen Blick bieten. Die Abschnitte mit den Leserfragen am Ende der einzelnen Kapitel wurden erweitert, um den zunehmenden gesundheitlichen Bedenken

Rechnung tragen und auf neue Nahrungsergänzungsmittel eingehen zu können.

Ich habe sämtliche Vorschläge zur Einnahme von Ergänzungsmitteln überarbeitet und um die neuesten Naturheilmittel sowie bahnbrechende *Nutraceuticals* ergänzt. Insgesamt 40 Abschnitte habe ich dem Buch neu hinzugefügt, und mein besonderes Augenmerk lag dabei auf der Gesundheit von Frauen (natürliche Alternativen zur Hormonersatztherapie), den Möglichkeiten, den Alterungsprozess hinauszuzögern, der Stärkung des Immunsystems, der Gewichtskontrolle, der Vorbeugung von Krebs sowie auf dem Umgang mit chronischen Erkrankungen. Vor dem Hintergrund der neuesten Forschungsergebnisse über den Zusammenhang zwischen Entzündungen und Krankheiten habe ich die Abschnitte über natürliche entzündungshemmende Mittel ausgeweitet und spezielle Ernährungsvorschläge sowie Ratschläge für die Einnahme von Nahrungsergänzungsmitteln mit aufgenommen.

In den einzelnen Abschnitten der *Vitaminbibel* finden Sie wie bisher viele Querverweise zu anderen Abschnitten, in denen Sie bei Bedarf zusätzliche Informationen nachschlagen können. Wenn es um Ihr Wohlbefinden geht, sollten Sie sich eines stets vor Augen halten: Je mehr Sie darüber wissen, wie Ihnen die verschiedenen Vitamine und Nahrungsergänzungsmittel nutzen können, desto zielsicherer können Sie den Weg zu optimaler Gesundheit einschlagen.

Wichtiger Hinweis

Die Ernährungsvorschläge in diesem Buch sind wirklich nur Vorschläge, keine Vorschriften, und sie sind auch nicht als medizinische Beratung gedacht. Wenn Sie mit einem neuen Ernährungsprogramm anfangen wollen, besprechen Sie sich vorher mit Ihrem Arzt oder einem ernährungswissenschaftlich orientierten Arzt, Heilpraktiker oder einem Ernährungswissenschaftler, vor allem, wenn Sie spezielle körperliche Probleme haben oder Medikamente einnehmen müssen.

Der größte Reichtum ist die Gesundheit.

RALPH WALDO EMERSON

Vorwort

Dieses Buch ist für *Sie* geschrieben worden – für die vielen Zigtausend Männer und Frauen, die stets versuchen, sich den statistischen Normen anzupassen und dann nur herausfinden, dass die Tabellen auf irgendeinen geheimnisvollen Durchschnittsmenschen zugeschnitten sind, der größer, kleiner, dünner, dicker, aktiver oder weniger aktiv ist, als Sie es je sein werden. Das Buch ist eine Anleitung zum gesunden Leben für den einzelnen Menschen, nicht für die statistische Größe. Wo immer es machbar war, habe ich persönliche Ratschläge eingefügt, denn ich glaube, das ist der einzige Weg, um jemanden zur optimalen Gesundheit hinzuführen, und das ist ja die Absicht dieses Buches.

Ich habe meine Kenntnisse der Pharmazie und der Ernährungswissenschaft genutzt, um die verwirrende, oft gefährliche Wechselwirkung von Medikamenten und Vitaminen so gut wie möglich zu erklären. Ich habe versucht, sehr konkret und auf den Einzelfall bezogen zu schreiben, um jene Verunsicherungen in Bezug auf Vitamine zu beseitigen, die durch Verallgemeinerungen entstanden sind.

Bei der Benutzung dieses Buches werden Sie manchmal feststellen, dass Ihr Vitaminbedarf in verschiedene Kategorien gehört. In diesem Fall lassen Sie sich bei der Dosierung von Ihrem gesunden Menschenverstand leiten. Wenn Sie beispielsweise schon Vitamin B_6 nehmen, müssen Sie nicht noch mehr davon nehmen – es sei denn, eine höhere Dosierung ist notwendig.

Meine Empfehlungen sind nicht als Vorschriften gedacht, sie können aber gut als Grundlage benutzt werden, wenn Sie sich mit Ihrem Arzt besprechen. Kein Buch kann die ärztliche Versorgung und Beratung ersetzen.

Ich hoffe von ganzem Herzen, dass ich Ihnen die Informationen liefern kann, die Ihnen zu einem längeren, glücklicheren und gesünderen Leben verhelfen.

Earl Mindell, R. Ph., Ph. D.

I

Lernen Sie die Vitamine kennen

Wie ich selbst dazu kam

Meine berufliche Ausbildung war ganz und gar konventionell, soweit es die Vitamine anging. Meine Kurse in Pharmakologie, Biochemie, organischer und anorganischer Chemie und allgemeiner Gesundheitslehre befassten sich kaum mit Vitaminen – außer im Zusammenhang mit Mangelerkrankungen. Mangel an Vitamin C? Skorbut. Kein Vitamin B_1? Beriberi. Nicht genügend Vitamin D? Rachitis. Meine Vorlesungen verliefen wie üblich, mit den gängigen Hinweisen auf die »richtige Ernährung« – wenig appetitanregend illustriert durch Tabellen auf billigem Papier.

Es gab keinerlei Hinweise darauf, dass man Vitamine auch zur Vorbeugung gegen Krankheiten oder als Mittel für die beste Gesundheit einsetzen kann.

1965 eröffnete ich meine erste Apotheke. Bis dahin hatte ich nie bemerkt, wie viele Medikamente die Menschen nahmen, und zwar nicht wegen konkreter Krankheiten, sondern ganz einfach, um den Tag zu überstehen: Ich hatte einen Stammkunden, der Tabletten verschrieben bekam, und zwar für buchstäblich alle seine Körperfunktionen, und er war

Wir arbeiteten beide täglich 15 Stunden, aber nur ich sah danach aus und fühlte mich auch so.

nicht einmal krank! Mein damaliger Geschäftspartner hielt sehr viel von Vitaminen. Wir arbeiteten beide täglich 15 Stunden, aber nur ich sah danach aus und fühlte mich auch so. Als ich ihn nach seinem Geheimnis fragte, antwortete er, dass es keines gäbe. Aber es gäbe Vitamine. Ich merkte, dass das, was er sagte, nur wenig mit Skorbut und Beriberi, aber sehr viel mit mir zu tun hatte. Ich wurde sofort zum eifrigen Schüler und habe es seither nie bereut. Mein Partner von damals brachte mir bei, welche Segnungen wir aus den Nahrungsmitteln der Natur in Form von Vitaminen bekommen – dass der Vitamin-B-Komplex und Vitamin C Stress abbauen, dass Vitamin E meine Ausdauer und mein Durchhaltevermögen steigern und Vitamin B_{12} Erschöpfungszustände lindern konnten. Nachdem ich die einfachsten, grundlegenden Vitamine zu mir genommen hatte, war ich nicht nur überzeugt: Ich war bekehrt.

Auf einmal wurde die Ernährung das Wichtigste in meinem Leben. Ich las jedes Buch, das ich zu diesem Thema finden konnte, schnitt Zeitungsartikel aus und ging ihnen genauer auf den Grund. Ich grub die Bücher aus meiner Ausbildungszeit wieder aus und entdeckte die erstaunlich enge Beziehung, die tatsächlich zwischen Biochemie und Ernährung bestand. Ich ging zu allen Vorträgen über Gesundheit, von denen ich wusste. Und so lernte ich bei einem Vortrag den ganzen Komplex der Nukleinsäuren kennen und erfuhr von ihrem positiven Einfluss auf den Alterungsprozess. Seit damals nehme ich RNS-DNS-Präparate (RNS = Ribonukleinsäure, DNS = Desoxyribonukleinsäure) sowie Superoxiddismutase (SOD). Heute schätzen mich die meisten Leute fünf bis zehn Jahre jünger, als ich wirklich bin. Jede neue Entdeckung auf diesem Gebiet fand ich aufregend, und das konnte man sehen.

Eine ganz neue Welt hatte sich mir eröffnet, und ich wollte, dass auch andere daran teilhatten. Mein Partner verstand mich vollkommen. Wir begannen, Proben aus dem Vitamin-B-Komplex und Vitamin-B_{12}-Tabletten an unsere Kunden zu verteilen, weil wir vermuteten, dass wir deren Abhängigkeit von Beruhigungsmitteln, Aufputschmitteln und Tranquilizern mit Vitaminen und vitaminreicher Kost abbauen konnten.

Die Ergebnisse waren bemerkenswert! Die Leute erzählten uns immer wieder, wie viel besser und tatkräftiger sie sich fühlten. Statt der negativen Einstellung und Resignation, die oft die Behandlung mit Medikamenten begleiten, stellten wir eine überwältigende positive Haltung fest. Da war eine Frau, die fast ihr ganzes Erwachsenenleben lang Librium genommen hatte – sie war vom Arzt zum Psychotherapeuten gelaufen und wieder zurück zum Arzt; nun wurde sie zu einem glücklichen und gesunden Menschen, der ohne Medikamente auskam. Da war ein 60-jähriger Architekt, der wegen schlechter Gesundheit an den Ruhestand dachte; er wurde wieder gesund und nahm sogar den Auftrag an, ein Bürohaus zu bauen, das heute zu den schönsten in Los Angeles gehört; ein tablettensüchtiger Schauspieler mittleren Alters kam von seiner Abhängigkeit los und erhielt die begehrte Hauptrolle in einer Fernsehserie, die ihm heute noch einiges einbringt.

Etwa 1970 hatte ich mich ganz der Ernährung und der vorbeugenden Medizin verschrieben. Als ich sah, wie viel Unwissen in diesem Bereich herrschte, schloss ich mich mit einem anderen Apotheker zu einer Partnerschaft zusammen; unser erklärtes Ziel war es, der Öffentlichkeit genaue Informationen über natürliche Vitamine und gesunde Ernährung zugänglich zumachen.

Heute, als Ernährungswissenschaftler, Dozent und Autor, bin ich immer noch ganz erstaunt angesichts dieser Welt, die sich mir vor mehr als 30 Jahren eröffnet hat – einer Welt, die täglich durch neue Erkenntnisse größer wird; und ich bin versessen darauf, andere daran teilhaben zu lassen.

Was sind Vitamine?

Wenn ich das Wort »Vitamine« ausspreche, denken die meisten Leute »Tablette«. Und der Gedanke an die Tablette führt zu verwirrenden Vorstellungen von Medizin und Medikamenten. Obwohl Vitamine sicherlich die Arbeit von medizinischen Tropfen und Tabletten übernehmen können, sind sie weder das eine noch das andere.

- Kurz gesagt sind Vitamine lebenswichtige organische Substanzen. Vitamine sind wichtig für das normale Funktionieren unseres Körpers, und bis auf wenige Ausnahmen können sie nicht vom Körper hergestellt werden. Sie sind für unser Wachstum, unsere Vitalität und unser allgemeines Wohlbefinden notwendig, und man findet sie in winzigen Mengen in allen natürlichen Nahrungsmitteln. Wir müssen durch natürliche Ernährung oder durch die Einnahme zusätzlicher Mittel Vitamine aufnehmen. Denken Sie daran, dass die zusätzlichen Präparate, die es als Tabletten, Kapseln, Dragées, Flüssigkeit, Pulver, Sprays oder auch als Depotpflaster und Spritzen gibt, immer noch Nahrungssubstanzen sind und auch – wenn sie nicht synthetisch sind – aus lebenden Pflanzen und Tieren gewonnen werden.

Wir müssen durch natürliche Ernährung oder die Einnahme zusätzlicher Mittel Vitamine beziehen, um das Leben zu erhalten.

- Man kann ohne die Zufuhr aller essenziellen Vitamine nicht leben.

Was Vitamine nicht sind

Viele Menschen meinen, Vitamine könnten die Nahrung ersetzen. Das können sie aber nicht! Tatsache ist, dass Vitamine nicht ohne Nahrung vom Körper aufgenommen werden können. Es gibt viele falsche Meinungen über die Vitamine, und ich hoffe, dieses Buch kann mit den meisten von ihnen aufräumen.

- Vitamine sind keine Aufputschmittel und haben keinen eigenen Wert, was Kalorien und Energie angeht.

- Vitamine sind kein Ersatz für Eiweiß oder andere Nährstoffe wie Minerale, Fette, Kohlenhydrate und Wasser – und sie können sich auch nicht gegenseitig ersetzen.

  Vitamine sind weder Aufputschmittel noch Nahrungsersatz.

- Die Vitamine selbst sind nicht Bestandteil unserer Körperstruktur.
- Man kann nicht Vitamine schlucken, mit dem Essen aufhören und erwarten, dass man gesund bleibt.

Wie Vitamine wirken

Wenn Sie sich den Körper als den Verbrennungsmotor eines Autos und die Vitamine als Zündkerzen vorstellen, wissen Sie schon ziemlich genau, wie diese erstaunlichen, winzigen Nahrungsbestandteile für uns arbeiten.

Vitamine regeln unseren Stoffwechsel durch Enzymsysteme. Ein Mangel an einem einzigen Vitamin kann für den ganzen Körper gefährlich werden.

Vitamine sind Bestandteile unserer Enzymsysteme, die – wie Zündkerzen – unseren Stoffwechsel antreiben und regulieren; sie sorgen dafür, dass wir in Schwung bleiben und leistungsfähig sind.

Verglichen mit der Aufnahme von anderen Nährstoffen wie Eiweiß, Fett und Kohlenhydraten ist unsere Vitaminzufuhr winzig – selbst bei bestimmten Behandlungen mit Megadosierungen.

Aber ein Mangel an einem einzigen Vitamin kann für den gesamten menschlichen Körper gefährlich sein.

Sollten Sie zusätzliche Vitaminpräparate nehmen?

Da Vitamine in allen organischen Stoffen vorkommen (wobei einige mehr von einem bestimmten Vitamin enthalten als andere und auch die Mengen unterschiedlich sind), könnte man sagen, dass man alle notwendigen Vitamine bekommt, wenn man die »richtige Kost« nach einem ausgewogenen Speiseplan isst. Und das ist wahrscheinlich richtig. Das Problem liegt aber darin, dass nur wenige von uns in der Lage sind, diese »Idealkost« auch zu sich zu nehmen. »Jeder, der in der Vergangenheit zu viel raffinierten Zucker, weißes Mehl oder Konservennahrung gegessen hat, hat eine Mangelerkrankung, und zwar abhängig vom Anteil dieser unzureichenden Nahrungsmittel an seiner Ernährung«, schreibt Dr. Daniel T. Quigley in einem Buch über die falschen Ernährungsweisen in den Vereinigten Staaten.

Jeder, der in der Vergangenheit zu viel raffinierten Zucker, weißes Mehl oder Konservennahrung gegessen hat, hat eine Mangelerkrankung.

Im Oktober 2002 berichtete die Fachzeitschrift *Journal of the American Medical Association* von einer wissenschaftlichen Studie, die zu dem klaren Ergebnis geführt hatte, dass heutzutage jeder Erwachsene ein Multivitaminpräparat einnehmen sollte, da es unmöglich sei, alle Nährstoffe, die der Körper braucht, mit der täglichen Nahrung aufzunehmen.

Viele Restaurants wärmen Speisen wieder auf oder halten sie warm; wenn Sie also häufig außer Haus essen, laufen Sie Gefahr, zu wenig Vitamin A, B_1 und C zu bekommen. Und wenn Sie eine Frau zwischen 13 und 40 Jahren sind, kostet Sie diese Art von arbeitssparendem Essen vermutlich unschätzbares Kalzium und Eisen.

Die meisten Nahrungsmittel, die wir essen, sind bearbeitet worden und haben Nährstoffe eingebüßt. Nehmen Sie z. B. Brot oder Frühstücksflocken: Praktisch alle Sorten, die man heute im Supermarkt zu kaufen bekommt, sind an nichts anderem reich als an Kohlenhydraten. »Aber auf der Packung steht doch, dass sie angereichert sind!«, sagen Sie. Angereichert?

Anreicherung bedeutet nichts anderes, als dass Nährstoffe, die früher natürlicher Bestandteil der Nahrung waren, dieser wieder zugesetzt werden, weil sie wegen Hitzebehandlung, Lagerung und aus anderen Gründen nicht mehr darin enthalten sind. Nur deshalb werden Nahrungsmittel »angereichert«: um den Gehalt an bestimmten Bestandteilen, die das Naturprodukt vor der Bearbeitung enthielt, wiederherzustellen. Leider lässt der Standard dieser Anreicherungsvorgänge vom ernährungsphysiologischen Standpunkt aus oft viel zu wünschen übrig. Beispielsweise bedeutet die Anreicherung von weißem Mehl in der Regel, dass die 22 natürlich vorkommenden Nährstoffe durch drei B-Vitamine, Vitamin D, Kalzium und Eisensalze ersetzt werden. Ist das nicht ein schwacher Ersatz für ein so lebenswichtiges Nahrungsmittel?

Ich glaube, Sie fangen an zu begreifen, warum ich den Gebrauch von zusätzlichen Präparaten für sinnvoll halte.

Was sind Nährstoffe?

Das sind nicht nur die Vitamine, obwohl die Leute oft glauben, es sei dasselbe.

Sechs wichtige Nährstoffe

Kohlenhydrate, Eiweiß (das aus Aminosäuren aufgebaut wird, siehe dazu Seite 47 f.), Fette, Mineralstoffe, Vitamine und Wasser sind Nährstoffe, die aus den Nahrungsmitteln resorbiert werden und für eine gute Gesundheit notwendig sind. Nährstoffe sind wichtig für die Gewinnung von Energie, das Funktionieren der Organe, die Ausnutzung und Verwertung der Nahrungsmittel und das Zellwachstum.

Der Unterschied zwischen Mikro- und Makronährstoffen

Mikronährstoffe wie Vitamine und Mineralstoffe liefern selbst keine Energie. Makronährstoffe wie Kohlenhydrate, Fett und Eiweiß tun das hingegen, aber nur, wenn ausreichend Mikronährstoffe vorhanden sind, um die Energie freizusetzen.

Bei Nährstoffen ist weniger oft gleichbedeutend mit mehr.

Die Menge an Mikro- und Makronährstoffen, die Sie für eine gute Gesundheit brauchen, ist sehr unterschiedlich, aber jede Menge für sich ist wichtig (siehe Seite 165, »Der Zusammenhang zwischen Proteinen und Aminosäuren«).

Wie Nährstoffe wirken

Nährstoffe können ihre Wirkung erst durch die Verdauung entfalten. Die Verdauung ist ein Prozess ständiger chemischer Vereinfachung der Stoffe, die durch den Mund in den Körper gelangen. Die Stoffe werden durch Enzyme in kleinere und einfachere chemische Bausteine gespalten, die durch die Wände des Verdauungstrakts – einer am Ende offenen muskulösen Röhre von fast 10 Metern Länge, die sich durch den Körper zieht – aufgenommen werden und schließlich in den Blutkreislauf gelangen.

Der Körper »vereinfacht« die Nährstoffe, um sie zu verwerten.

Lernen Sie Ihr Verdauungssystem kennen

Wenn Sie wissen, wie Ihr Verdauungssystem arbeitet, werden nun einige gängige Unsicherheiten darüber, wie, wann und wo Nährstoffe am Werk sind, beseitigt.

Mund und Speiseröhre

Die Verdauung beginnt im Mund mit dem Zerkauen der Nahrung und mit dem Einspeicheln: Ein Enzym namens α-Amylase, das im Speichel enthalten ist, beginnt bereits hier, Stärke in Einfachzucker zu spalten. Dann gelangt die Nahrung in die Speiseröhre. Dort fängt die Peristaltik an, ein knetendes Zusammenziehen und Entspannen der Muskeln, durch das die Nahrung im Verdauungssystem transportiert wird. Damit die Nahrung nicht zurückfließt und die richtigen Enzyme rechtzeitig freigesetzt werden – denn kein Enzym kann die Arbeit eines anderen übernehmen –, ist der Verdauungstrakt an wichtigen Punkten mit Absperrvorrichtungen ausgestattet.

Die winzige Klappe am Ende Ihrer Speiseröhre öffnet sich gerade so lange, dass die durch das Kauen zerkleinerte Nahrung in den Magen gelangen kann. Gelegentlich entspannt sich diese Klappe, vor allem nach dem Essen, und dadurch können Sie aufstoßen. Wenn diese Klappe nicht richtig schließt, kann aber auch Magensäure zurück in die Speiseröhre aufsteigen, was landläufig als »Sodbrennen« bezeichnet wird (siehe Seite 406).

Magen

Er ist die größte Ausbuchtung im Verdauungstrakt, wie die meisten von uns nur zu gut wissen. Der Magen ist ein geschmeidiger Beutel, der von rastlosen Muskeln umgeben ist und ständig seine Form ändert.

- Außer Alkohol wird praktisch nichts von den Magenwänden absorbiert.

Wässrige Substanzen wie Suppe verlassen den Magen ziemlich schnell. Fette verweilen beachtlich länger. Eine normale Mahlzeit mit Kohlenhydraten, Eiweiß und Fett ist nach drei bis fünf Stunden wieder aus dem Magen heraus. Magendrüsen und spezialisierte Zellen produzieren Schleim, Enzyme,

Magensaft und einen Stoff, der es mög-

Eine normale Mahlzeit verlässt den Magen nach drei bis fünf Stunden.

lich macht, dass Vitamin B_{12} durch die Wände des Verdauungstrakts ins Blut übergeht. Ein normaler Magen hat ein saures Milieu, und der Verdauungssaft – die besondere Mischung des Magens – besteht aus vielerlei Substanzen:

Pepsin: das Hauptenzym des Magens, ein kräftiges Verdauungsmittel für Fleisch und andere Proteine; es wirkt nur in saurer Umgebung.

Rennin (Labferment): lässt Milcheiweiß gerinnen.

Salzsäure: wird von den Magenwandzellen hergestellt und sorgt für den Säuregehalt.

Der Magen ist nicht absolut unentbehrlich für die Verdauung, wenn auch der größte Teil des Verdauungsprozesses außerhalb des Magens, im Dünndarm stattfindet.

Dünndarm

Hier wird die Verdauung abgeschlossen, und praktisch die gesamte Aufnahme von Nährstoffen findet hier statt. Der Dünndarm hat ein alkalisches Milieu, verursacht durch die stark alkalische Gallenflüssigkeit, den Saft der Bauchspeicheldrüse und die Absonderungen der Darmwände. Das alkalische Milieu ist für die wichtigsten Vorgänge der Verdauung und der Absorption notwendig. Der Zwölffingerdarm, der sich an den Magen anschließt, ist der erste Teil des Dünndarms. Er geht über in den Leerdarm, auf den wiederum der Krummdarm folgt.

Praktisch die gesamte Aufnahme von Nährstoffen findet im Dünndarm statt.

Wenn halbflüssige Inhalte im Dünndarm durch die peristaltischen Bewegungen transportiert werden, behaupten wir oft, dass unser Magen »knurre«, obwohl er gar nichts mit dem Geräusch zu tun hat.

Dickdarm

Der Nahrungsbrei, der den Krummdarm verlässt und in den Dickdarm transportiert wird, ist sehr wässrig; an diesem Punkt wird ein Zurückfließen durch einen Muskel verhindert.

Der Dickdarm besorgt in erster Linie die Lagerung und Eindickung des Speisebreis. Außer Wasser wird vom Dickdarm sehr wenig aufgenommen. Der Nahrungsbrei, der in flüssigem Zustand ankommt, wird halbfest, wenn das Wasser absorbiert wird. Der Inhalt braucht 12 bis 14 Stunden, um seinen Weg durch den Dickdarm zu nehmen.

Der Speisebrei braucht 12 bis 14 Stunden, um seinen Weg durch den Dickdarm zu nehmen.

Im Gegensatz zum keimfreien Magen ist der Dickdarm reichlich mit Bakterien, der ganz normalen Darmflora, bevölkert. Ein großer Teil des Stuhls besteht aus Bakterien; dazu kommen die unverdaulichen Stoffe – vorwiegend Cellulose – und dem Blut entzogene Substanzen, die die Darmwände abgeben.

Leber

Die Leber ist das größte feste Organ des Körpers und wiegt fast vier Pfund. Sie fungiert als unvergleichliche Chemiefabrik: Fast jede chemische Struktur kann sie verändern. Sie ist ein wirkungsvolles Entgiftungsorgan und kann eine ganze Reihe von giftigen Molekülen aufbrechen und unschädlich machen. Sie ist aber auch ein Blutreservoir und ein Speicherorgan für Vitamine wie A und D und für verdaute Kohlenhydrate (Glykogen), die freigesetzt werden, um den Blutzuckerspiegel zu erhalten. Die Leber stellt Enzyme, Cholesterin, Proteine, Vitamin A (aus Carotin) und Stoffe für die Blutgerinnung her.

Das Hauptspeicherorgan für fettlösliche Vitamine

Eine der Hauptfunktionen der Leber ist es, Gallensaft zu produzieren. Gallensaft enthält Salze, die die richtige Verdauung von Fetten fördern, wobei Fettstoffe gespalten werden.

Gallenblase

Sie ist ein sackähnliches Speicherorgan von etwa 10 Zentimeter Länge. Sie enthält den Gallensaft, verändert ihn chemisch und konzentriert ihn zehnfach. Der Geschmack oder manchmal nur der Anblick von Essen kann ausreichen, dass die Gallenblase sich entleert. Bestandteile der Gallenflüssigkeit kristallieren manchmal aus und bilden Gallensteine.

Schon der bloße Anblick von Essen kann zur Leerung der Gallenblase führen.

Bauchspeicheldrüse

Diese Drüse ist etwa 18 Zentimeter lang und mündet in den Zwölffingerdarm. Ihre Zellen geben Insulin ab, das die Aufnahme von Zucker aus dem Blut in Muskel- und Fettzellen beschleunigt. Der größere Teil der Bauchspeicheldrüse produziert und sondert einen Saft ab, der einige der wichtigsten Verdauungsenzyme enthält: *Lipasen*, die Fette zerlegen, *Trypsine*, die Eiweißstoffe (Proteine) in Aminosäuren abbauen, und *Amylasen*, die Kohlenhydrate spalten.

Die Bauchspeicheldrüse liefert die wichtigsten Enzyme für den Körper.

Bezeichnung der Vitamine

Weil früher niemand die chemische Struktur der Vitamine kannte und sie darum nicht wissenschaftlich benannt werden konnten, tragen die meisten einen Buchstaben als Bezeichnung. Die folgenden Vitamine sind heute bekannt, und viele warten noch auf ihre Entdeckung:

Bekannte Vitamine von A bis U

Vitamin A (Retinol, Carotin); Gruppe des Vitamin-B-Komplexes: B_1 (Thiamin), B_2 (Riboflavin), B_3 (Niacin, Nicotinsäureamid), B_4 (Adenin), B_5 (Pantothensäure), B_6 (Pyridoxin), B_{10},

B_{11} (Wachstumsfaktoren), B_{12} (Cobalamin, Cyanocobalamin), B_{13} (Orotsäure), B_{15} (Pangamsäure), B_{17} (Amygdalin, Laetril), BC (Folsäure), BT (Carnitin), BX oder PABS (Paraaminobenzoesäure), Cholin, Inosit, Vitamin C (Ascorbinsäure), Vitamin D (Calciferol, Ergocalciferol), Vitamin E (Tocopherol), Vitamin F (ungesättigte Fettsäuren), Vitamin G (Riboflavin), Vitamin H (Biotin), Vitamin K (Phyllochinon, Menachinon, Menadion), Vitamin M (Folsäure), Vitamin P (Bioflavonoide), Vitamin PP (Niacinamid), Vitamin P4 (Troxerutin), Vitamin T (wachstumsfördernde Substanzen), Vitamin U (Extrakt aus Kohlsaft).

Neue Vitamin-Entdeckung: Japanische Forscher vom Institute of Physical and Chemical Research in Tokio sind zu dem Schluss gekommen, dass die bereits seit dem Jahr 1979 bekannte Substanz Pyrroloquinolin-Quinon (PQQ), die offenbar eine wichtige Rolle für die Fruchtbarkeit von Mäusen und möglicherweise auch von Menschen spielt, zur Kategorie der Vitamine gezählt werden kann. Damit wäre dies die erste Entdeckung eines neuen Vitamins seit mehr als 55 Jahren.

Man geht davon aus, dass PQQ zur Familie der B-Vitamine gehört. Die beste Quelle ist das japanische Gericht Natto, das aus vergorenen Sojabohnen besteht. PQQ ist aber auch in Petersilie, grünem Tee, grüner Paprika, Kiwi und Papaya enthalten. (Mein Tipp: Wenn Sie Ihre Nahrung auf natürlichem Weg mit PQQ anreichern wollen, nehmen Sie mehr Petersilie, grünen Tee, Paprika, Papaya und Kiwis zu sich.)

Bezeichnung der Mineralstoffe und Spurenelemente

Die aktiven Mineralstoffe in Ihrem Körper sind: Chlorid, Chrom, Eisen, Fluorid, Jod, Kalium, Kalzium, Kobalt, Kupfer, Magnesium, Mangan, Molybdän, Natrium, Phosphor, Schwefel, Selen, Vanadium und Zink. Außerdem sind Spurenele-

Die sieben Hauptmineralstoffe sind Eisen, Jod, Kalzium, Magnesium, Phosphor, Selen und Zink.

mente wie Bor, Silizium, Nickel und Arsen ebenfalls notwendig für das Wachstum und das optimale Funktionieren der Zellwände.

Etwa 18 bekannte Mineralstoffe sind für den Körper und seine Funktionen erforderlich, für die meisten von ihnen gibt es Empfehlungen der Deutschen Gesellschaft für Ernährung (DGE) zur Tageszufuhr: Chlorid, Chrom, Eisen, Fluorid, Jod, Kalium, Kalzium, Kupfer, Magnesium, Mangan, Molybdän, Natrium, Nickel, Phosphor, Selen, Zink.

Der Körper braucht das Zusammenspiel

So wichtig Vitamine auch sind, ohne Mineralstoffe können sie gar nichts ausrichten. Ich nenne die Mineralstoffe gern die »Aschenputtel der Ernährungswelt«, weil – was nur wenige wissen – Vitamine ohne die Hilfe der Mineralstoffe nicht funktionieren, nicht resorbiert werden können. Und obwohl der Körper einige Vitamine synthetisieren kann, ist er nicht in der Lage, einen einzigen Mineralstoff selbst herzustellen.

Vitamine allein reichen nicht.

Welche Antioxidantien gibt es?

Antioxidantien (die »Guten«) sind eine Reihe von Enzymen, Aminosäuren und verschiedenen anderen Substanzen wie Vitaminen und Mineralstoffen, die den Körper vor *Freien Radikalen* (den »Bösen«) schützen. Freie Radikale sind unkontrollierte Oxidationsprodukte, die die Zellen angreifen und das Immunsystem schwächen. Der Körper erzeugt tagtäglich Freie Radikale, indem er aus Brennstoff Energie gewinnt. Sie stellen also, anders gesagt, ein notwendiges, aber unerwünschtes Nebenprodukt dar. Durch verschiedene Umwelteinflüsse und körperlichen Stress – z. B. durch Luftverschmutzung, Rauchen, Alkoholgenuss und Krankheit, aber auch durch Speisen vom Holzkohlengrill, Alterungsprozesse und körperliche Überanstrengung im Sport – werden zusätzlich Freie Radikale erzeugt. Um ihr Überhandnehmen zu verhindern, braucht unser Körper verschiedenartige natürliche Antioxidantien. Die wichtigsten sind: das Enzym Katalase, Coenzym Q_{10}, Glutathion, Melatonin, Vitamin A, Alpha- und Beta-Carotin, Vitamin C, Vitamin E, Alpha-Liponsäure, Selen, Superoxiddismutase (SOD) und Zink. Unglücklicherweise sammeln sich mit zunehmendem Alter immer mehr Freie Radikale an, und immer weniger natürliche Antioxidantien werden erzeugt, sodass das Krebs- und Herzinfarktrisiko zunimmt. Aus diesem Grund sollten wir unserem Körper Nahrungsmittel zuführen, die reich an Antioxidantien sind, sowie zusätzliche Präparate mit antioxidativer Wirkung, wie Gingko biloba, Traubenkernextrakt, Grüntee-Extrakt, Isoflavone, Lutein, Lycopin. Und je eher man sie der Ernährung hinzufügt, umso größer sind längerfristig die gesundheitlichen Vorteile (siehe VIII. Kapitel).

Welche »Nutraceuticals« gibt es?

Nutraceuticals (eine Wortschöpfung aus den englischen Wörtern für Ernährung *nutrition* und Medikament *pharmaceutical*) sind wahrscheinlich der aufregendste Fortschritt in der vorbeugenden Medizin der letzten Jahrzehnte. Diese Präparate werden aus Naturprodukten gewonnen (aus Lebensmitteln bzw. deren Bestandteilen), die nachweislich ähnliche therapeutische Vorzüge besitzen wie pharmazeutische Produkte – z. B. Isoflavone, die aus Soja hergestellt werden und krebshemmende Eigenschaften aufweisen, oder Johanniskraut und die darin vorkommenden Polyphenole mit ihrer antidepressiven Wirkung. Diese natürlich vorkommenden Verbindungen, die als Konzentrate aus Pflanzen, Algen und anderen biologischen Quellen gewonnen werden, sind in Form von Tabletten, Pulvern und Kapseln erhältlich. Sie werden zur Vorbeugung gegen zahlreiche Krankheiten eingesetzt, ebenso wie zur Behandlung verbreiteter Leiden – was früher ausschließlich die Domäne rezeptpflichtiger Medikamente gewesen ist. So scheinen zum Beispiel *Nutraceuticals* wie 5-HTP (siehe Seite 170), ein aus dem Samen der afrikanischen Schwarzbohne gewonnener Extrakt, ähnlich effektiv gegen Depressionen zu wirken wie selektive Serotonin-Wiederaufnahmehemmer wie Paxil und Prozac.

Nährstoffpräparate liefern in konzentrierter Form segensreiche chemische Nährstoffsubstanzen für unseren täglichen Bedarf. Da z. B. nur ein geringer Prozentsatz der Bevölkerung fünfmal täglich Obst und Gemüse zu sich nimmt, spielen diese Präparate eine zunehmend wichtige Rolle für die Volksgesundheit. Es gibt z. B. schon Produkte wie Knabberriegel, denen phytochemische Sojasubstanzen (Phytoöstrogene) zugesetzt wurden und die bestimmte Symptome – wie etwa Hitzewallungen bei Frauen in den Wechseljahren – lindern können oder Prostataproblemen bei Männern vorbeugen. Außerdem gibt es speziell angereicherte Margarinesorten, die den Cholesterinspiegel im Blutserum senken, sowie auch phytochemisch angereicherte Süßwaren für Kinder, die nicht gern Gemüse essen. So haben wir heute viele neue Möglichkeiten, wie wir dem Körper das zuführen können, was er braucht und was für ihn gut ist.

Welche alternativen Heilverfahren gibt es?

Genauso wenig, wie ein bestimmtes Präparat für jeden gut ist, gibt es auch keine alternative Heilmethode, die für jeden geeignet wäre. Es sind heute Dutzende von Alternativen zur herkömmlichen Schulmedizin verfügbar, die allmählich an Ansehen gewinnen und zu erstaunlichen Ergebnissen führen können.

Zu den bekannteren alternativen Heilverfahren zählen:

Ayurveda

Die ayurvedische Medizin Indiens ist nicht nur eines der ältesten dokumentierten Heilsysteme der Welt, sondern sie wird bis heute in diesem Land – und zunehmend auch in westlichen Ländern – praktiziert. Aufgrund ihres tiefgreifenden Einflusses auf nahezu alle anderen medizinischen Systeme ist Ayurveda auch als »Mutter aller Heilweisen« bezeichnet worden. Ayurveda behandelt nicht nur die Symptome einer Krankheit, sondern bezieht dabei auch den Körper als Ganzheit ebenso wie Denken, Fühlen und die Lebensweise des Menschen mit ein. Sie lehrt die Auffassung, dass es neben der Heilung von Krankheiten ebenso wichtig sei, gesunde Menschen gesund zu erhalten, und hält deshalb eine frühzeitige Intervention – noch vor dem Auftreten von Symptomen – für unumgänglich, um das Wohlbefinden zu erhalten. Die ayurvedische Medizin kennt mehr als 2000 verschiedene Arzneimittel; Kräuter werden im Allgemeinen nur kombiniert mit anderen Kräutern verwendet. Tatsächlich verwenden ayurvedische Heiler immer die ganze Pflanze – im Unterschied zu der westlichen Praxis, nur ein bis zwei Wirkstoffe einer Pflanze zu isolieren –, denn laut Ayurveda trägt jeder chemische Bestandteil einer Pflanze dazu bei, harmonisch im Körper zu wirken. Die ayurvedische Medizin macht es sich zur Aufgabe, sämtliche Funktionskreise im Körper zu fördern und zu unterstützen.

Akupunktur

Dies ist ein uraltes chinesisches Heilsystem, das auf der Auffassung beruht, dass die Lebenskraft, Qi (sprich:»tschi«), im Körper 14 Energiekanäle (Meridiane) durchströmt. Durch das Setzen von Akupunkturnadeln an bestimmten Stellen des Körpers (es gibt 360 Akupunkturpunkte) lässt sich das Qi stimulieren, um den gestörten Energiefluss wieder ins Gleichgewicht zu bringen. Die Akupunktur vermag nachgewiesenermaßen in vielen Fällen nicht nur vorübergehende Beschwerden, sondern auch chronische organische Erkrankungen zu beheben; Akupunkteure verwenden außerdem auch Kräuter zur Heilbehandlung. In Deutschland müssen Ärzte eine Zusatzausbildung in Akupunktur absolvieren. Akupunkturbehandlungen werden aber auch von Heilpraktikern durchgeführt.

Chiropraktik

Die chiropraktische Medizin konzentriert sich auf die manipulierende Behandlung der Wirbelsäule, um das gesundheitliche Wohlbefinden wiederherzustellen. Mithilfe der Hände werden dabei durch ruckartige Drehung der Wirbelsäule oder Einwirkung auf die Dornfortsätze verschiedene Wirbel und Bandscheiben wieder eingerichtet. Chiropraktische Behandlungen werden in Deutschland von Ärzten (meist Orthopäden oder Sportmediziner) mit Zusatzausbildung oder Heilpraktikern durchgeführt.

Kräutermedizin

Diese seit Jahrtausenden weltweit am häufigsten praktizierte Heilmethode gilt als einer der wichtigsten Trends in Richtung selbstverantwortlicher Gesundheitsvorsorge. Die Kräutermedizin beruht auf denselben theoretischen Grundlagen wie die offizielle Pharmakologie. Tatsächlich sind nahezu 50 Prozent aller allgemein üblichen bzw. rezeptpflichtigen Arzneimittel entweder pflanzlicher Herkunft oder enthalten die gleiche chemische Zusammensetzung wie pflanzliche Wirkstoffe. Die

Wirksamkeit vieler pflanzlicher Arzneimittel ist heute unbestritten und gut dokumentiert (siehe Kapitel X).

Homöopathie

Auf der Grundlage der Erkenntnisse von Samuel Hahnemann verwendet die Homöopathie Mittel, die die natürlichen Abwehrkräfte des Körpers stimulieren sollen. Sie beruht auf dem Prinzip »Heile Gleiches mit Gleichem«. So kann z. B. eine Substanz, die in hohen Dosierungen bei einem gesunden Menschen bestimmte Symptome hervorrufen würde, die gleichen Symptome bei einem Kranken heilen, wenn sie extrem niedrig dosiert wird. Der homöopathische Ansatz zur Behandlung von Krankheiten betrachtet das Individuum als eine geistig-körperlich-emotionale Einheit und beruht auf dem Verständnis, dass die Symptome den Versuch des Körpers ausdrücken, ein Ungleichgewicht zu korrigieren und die Gesundheit wiederherzustellen. Statt die Symptome zu unterdrücken, bewirken homöopathische Mittel – die aus natürlich vorkommenden pflanzlichen, mineralischen oder tierischen Substanzen in nichttoxischen Mengen hergestellt werden – eine schnelle Stimulierung und Regulierung der Körperabwehr ohne schädliche Nebenwirkungen, wenn man sie vorschriftsmäßig anwendet (siehe Kapitel X). Homöopathische Behandlungen werden von Ärzten, Heilpraktikern und Homöopathen durchgeführt.

Naturheilkunde

Die Naturheilkunde umfasst neben Kräuterheilkunde, Massage und Akupunktur ein breites Spektrum weiterer alternativer Behandlungsmethoden, die durch diätetische oder physikalische Mittel eine Besserung zu erreichen suchen. Eine naturgemäße Lebensweise und der weitgehende Verzicht auf Arzneimittel werden ebenfalls propagiert. Naturheilkundliche Behandlungen werden von Ärzten mit Zusatzausbildung und von Heilpraktikern durchgeführt.

Orthomolekulare Medizin

Dies ist eine alternative Behandlungsmethode mit dem Ziel, eine optimale Versorgung des Körpers mit allen wichtigen Nährstoffen zu gewährleisten. Neben dem Gebrauch verschiedener zusätzlicher Nahrungsergänzungspräparate, die den Körper in die Lage versetzen sollen, die für die Gesundheit notwendigen biochemischen Substanzen herzustellen, zielt die orthomolekulare Medizin auch auf die Beseitigung von schädlichen Substanzen ab, wie z. B. Drogen, Umweltschadstoffe und Allergene. Orthomolekulare Medizin wird meist von Ärzten, Ernährungswissenschaftlern und Heilpraktikern praktiziert.

Osteopathie

Ein Osteopath hat in den USA die gleiche medizinische Grundausbildung wie jeder andere Arzt und ist berechtigt, alles zu tun, was auch andere Ärzte tun dürfen, einschließlich operativer Eingriffe. Der große Unterschied besteht darin, dass Osteopathen sich nicht wie die traditionellen Fachärzte der Schulmedizin auf bestimmte Organe oder Krankheiten spezialisieren, sondern einen ganzheitlichen (holistischen) Heilungsansatz anwenden und daher im Allgemeinen sehr viel versierter in präventiver Ernährungslehre sind.

Fakten zur Ernährung, die Ihnen die Augen öffnen werden

- Eine Zigarette zerstört 25 bis 100 mg Vitamin C.
- Mit synthetischem Vitamin D angereicherte Milch kann dem Körper Magnesium entziehen!*
- Menschen, die in Städten mit hoher Luftverschmutzung leben, bekommen nicht dieselbe Menge an Vitamin D wie

---

* In Deutschland werden nur Margarine und Säuglingsmilchnahrung mit Vitamin D angereichert. (Anm. d. Red.)

Bewohner ländlicher Gegenden, weil der Dunst über der Stadt die ultravioletten Sonnenstrahlen schluckt.

- Die meisten älteren Menschen nehmen nicht genug Vitamin D über die Nahrung auf bzw. erzeugen selbst nicht genug davon, weil sie zu wenig Sonne abbekommen.
- Die tägliche Happy-Hour, bei der Sie mehr als einen Cocktail trinken, kann Ihrem Körper die Vitamine B_1, B_6 und Folsäure entziehen.
- Frauen, die auch nur ein alkoholisches Getränk am Tag zu sich nehmen, haben ein erhöhtes Risiko, an Darm- oder Brustkrebs zu erkranken, da Alkohol die Resorption von Folsäure einschränkt.
- 80 Prozent der Frauen in den USA weisen einen Kalziummangel auf, in Deutschland leiden etwa 8 % der Bevölkerung an Osteoporose.
- Millionen von Frauen nehmen die Pille als Verhütungsmittel, und die meisten ahnen nicht, dass das einen negativen Einfluss auf die Verfügbarkeit von Vitamin B_6, B_{12}, Folsäure und Vitamin C haben kann.
- Kinder benötigen die eineinhalb- bis zweifache Menge Eiweiß pro Kilogramm Körpergewicht wie Erwachsene, Babys das Dreifache.
- Die Krebsforschung hat herausgefunden, dass Vitamin C und E sowie bestimmte chemische Substanzen, die man Indole nennt und die im Kohl, Rosenkohl und anderen Verwandten der Kreuzblütlerfamilie vorkommen, hochwirksame und sichere Inhibitoren für bestimmte krebserregende Substanzen darstellen.
- Vitamin B_1 kann gegen Reisekrankheit helfen.
- Wenn Sie eine Diät mit hohem Eiweißanteil machen, brauchen Sie mehr Vitamin B_6.
- Zwiebeln, Knoblauch, Rettich und Lauch enthalten ein natürliches Antibiotikum mit Namen Allicin, das Krankheitskeime zerstören kann, ohne die nützlichen Darmbakterien zu beseitigen.

- Aspirin kann die Ausscheidung von Vitamin C verdreifachen.
- 18 halbe Pekannüsse können den gesamten Tagesbedarf an Vitamin F decken.
- Der häufige Verzehr von Lebensmitteln, die künstliche Aromen, Farbstoffe, Mononatriumglutamat und andere Zusätze enthalten, kann zu Unverträglichkeiten und Allergien führen.
- Rohe Erdnüsse* enthalten enzymhemmende Substanzen, die die Eiweißverdauung im Körper erschweren.
- Kleie ist kein vollwertiges Nahrungsmittel.
- Nudelprodukte verlieren in durchsichtiger Zellophanverpackung oder in Packungen mit großem Zellophanfenster an Nährstoffen.
- Wasserenthärtende Zusätze können zu einer ungesunden Erhöhung der täglichen Salzzufuhr führen.
- Blaubeeren, Brombeeren und Rotkohl sind gesünder, wenn man sie gekocht verzehrt.
- Gelbe und rote Zwiebeln, blaue Weintrauben und Brokkoli sind reich an Quercetin, einem krebshemmenden Stoff. Dieser kann – so haben Laborversuche an der Universität von Kalifornien gezeigt – bösartige Zellen unterdrücken, noch bevor sie Tumore bilden.
- Olivenöl und Rapsöl sind reich an einfach ungesättigten Fettsäuren und gehören zu den besten natürlichen Nahrungsmitteln zur Vorbeugung gegen Herzerkrankungen.
- Die einfachste Methode, überschüssiges Natrium aus dem Körper zu beseitigen, besteht darin, täglich 6 bis 8 Gläser salzfreies Wasser zu trinken und das Natrium dadurch hinauszuspülen.
- Es gibt möglicherweise einen Zusammenhang zwischen Zahnpasta (mit ihren kristallinen Scheuerstoffen, Schaum-

---

* In Deutschland gibt es keine rohen Erdnüsse, dort gilt dies für rohe Hülsenfrüchte. (Anm. d. Red.)

mitteln und anderen Zusätzen) und Darmerkrankungen wie Colitis ulcerosa, Morbus Crohn und Reizdarm. Es empfiehlt sich deshalb, nach dem Zähneputzen den Mund immer sehr gut auszuspülen und möglichst keine Zahnpasta zu schlucken.

- Der Schaden, der durch das Rauchen angerichtet wird, ist viel größer, als allgemein angenommen wird. Während die Amerikanische Krebsgesellschaft von einer durchschnittlichen Verkürzung der Lebenserwartung um sieben Jahre spricht, haben neuere Untersuchungen ergeben, dass es tatsächlich elf Jahre mehr sind: Die Lebenserwartung von Rauchern liegt 18 Jahre unter der von Nichtrauchern!

- Der Mineralstoff Bor (der in Äpfeln, Weintrauben, Traubensaft und Rosinen enthalten ist) kann den Knochenabbau bei Frauen nach den Wechseljahren verzögern. Außerdem trägt Bor bei Frauen, die eine Östrogenersatztherapie durchführen, dazu bei, dass das Östrogen länger im Blut bleibt.

- Der Verzicht auf schwarzen Kaffee kann dazu beitragen, Speiseröhrenkrebs zu vermeiden. Die in Kaffee und Schwarztee enthaltene Gerbsäure hat vermutlich krebsfördernde Wirkung; durch das in der Milch enthaltene Eiweiß wird jedoch die Gerbsäure neutralisiert, sodass der Körper sie nicht aufnimmt.

- Karotten tragen dazu bei, Arterienverkalkung zu verhindern, und sie senken das Herzinfarktrisiko bei Menschen, die unter Arteriosklerose leiden. Eine große Karotte täglich liefert ca. 11 000 IE Vitamin A über das in der Karotte enthaltene Beta-Carotin.

- Man hat festgestellt, dass Menschen, die Lebensmittel und Getränke mit Zuckeraustauschstoffen oder Süßstoffen zu sich nehmen, die Einbuße an Zuckerkalorien dadurch wettmachen, dass sie im Schnitt 11 Prozent mehr Fett zu sich nehmen.

- Zähneputzen innerhalb einer Stunde nach dem Verzehr von normaler oder Diät-Limonade (oder anderer Getränke,

.die sowohl sauer als auch kalziumarm sind, z. B. Cola-
getränke), kann Zahnbeläge verstärken.

* Das Magenkrebsrisiko lässt sich um 50 Prozent verringern,
  wenn man täglich eine halbe Zwiebel isst. Zu diesem Ergebnis gelangte eine über vier Jahre laufende Untersuchung in
  Holland. Offenbar werden durch die in der Zwiebel enthaltenen krebshemmenden Allylsulfide Enzyme aktiviert, die
  krebserregende Substanzen unschädlich machen.
* Der Verzehr von Tomatensauce, etwa zwei- bis viermal pro
  Woche, kann bei einem Mann das Risiko von Prostatakrebs vermindern, weil Tomatenprodukte viel von dem Antioxidans Lycopin enthalten.
* Bei vielen Menschen sind ab dem Alter von zwölf Jahren die Enzyme zur Verdauung des Milchzuckers Laktose
  kaum noch vorhanden. Darum haben viele Erwachsene
  nach dem Trinken von Milch Blähungen und andere Ver-
  dauungsprobleme.
* Durch die Einnahme von Vitamin-E-Präparaten vermindert
  sich das Herzinfarktrisiko.
* Vegetarier, die fünfmal in der Woche oder öfter Nüsse zu
  sich nehmen, haben ein geringeres Herzinfarktrisiko als
  solche, die weniger als einmal wöchentlich Nüsse essen.
* Es hat sich gezeigt, dass die tägliche Zufuhr von Vitamin-
  C-Präparaten das Risiko, grauen Star zu bekommen, verringert.
* Die in blauen Weintrauben enthaltenen Flavonoide können tausendmal wirksamer sein als Vitamin E, wenn es darum geht, die Oxidation von LDL-Cholesterin beim Menschen zu verhindern.
* Die Aminosäure Arginin kann Erektionen beim Mann verstärken.
* Die tägliche Zufuhr von 100 mg des Phospholipidpräparats
  Phosphatidylserin kann Menschen mit gewöhnlicher altersbedingter Gedächtnisschwäche helfen, ihre Gehirnkräfte
  um einige Jahre zu verjüngen.

- Neueren Forschungsergebnissen zufolge kann die Einnahme von Selen in entsprechenden Dosierungen das Fortschreiten von Aids wesentlich verlangsamen.
- Das Karpaltunnelsyndrom und hormonelle Störungen können ein Hinweis auf Vitamin-B_6-Mangel sein.
- Das Antioxidans N-Acetylcystein (NAC) kann zur Linderung von Grippesymptomen wirksamer sein als Vitamin C.
- Magnesium wirkt muskelentspannend und stellt ein natürliches Äquivalent für Kalziumblocker-Medikamente dar.
- Neuere Untersuchungen haben gezeigt, dass, wer mehr als 4 Glas Wasser täglich trinkt, sein Darmkrebsrisiko möglicherweise um mehr als 30 Prozent verringert.
- Die Einnahme von hochdosierten Steroiden oral, per Injektion oder in Form eines Asthmasprays kann grauen Star sowie eine Abnahme der Knochendichte verursachen, die schließlich zu Osteoporose führen kann.
- Wenn Sie eine Woche oder länger bettlägerig waren, braucht Ihr Körper zusätzliches Kalzium, da die Knochendichte durch lange Bettruhe abnimmt.

Noch Fragen zu Kapitel I?

»Ich habe gehört, Aminosäuren seien Nährstoffe und genauso wichtig für den Körper wie Vitamine. Stimmt das?«
Absolut! Aminosäuren (siehe Seite 165 und 169 ff.) sind die Bausteine für einen unserer wichtigsten Nährstoffe – das Eiweiß.
Jede Zelle im Körper enthält (und braucht) Eiweiß. Es wird benötigt, um neues Gewebe zu bilden und beschädigte Zellen zu reparieren, außerdem für die Bildung von Hormonen und Enzymen, für die Ausgeglichenheit des Säure-Basen-Haushalts im Blut und zur Beseitigung unerwünschter Blutschlacken.
Bei der Eiweißverdauung wird das Eiweiß in seine kleineren

Bestandteile, die Aminosäuren, gespalten. Wenn diese Aminosäuren die Körperzellen erreichen, werden sie wieder zu Eiweiß umgewandelt. Es ist ein großartiger Kreislauf.

Vitamine und Aminosäuren sind in der Ernährung gleich wichtig, denn Sie haben keinen Nutzen von dem einen, wenn das andere nicht in ausreichender Menge vorhanden ist. Was Aminosäurepräparate und deren Nutzen für Ihre Ernährung angeht, empfehle ich Ihnen, auf Seite 165 bzw. 169 nachzulesen, welche erstaunlichen Vorteile das bringen kann.

»Soweit ich weiß, werden Vitamine erst durch Mineralstoffe richtig wirksam. Stimmt es, dass bestimmte Mineralstoffe die Wirkung von Vitaminen günstiger beeinflussen als andere?«

Zweifellos. Vitamin A wirkt z. B. am besten in Verbindung mit den Mineralstoffen Kalzium, Magnesium, Phosphor, Selen und Zink. Auch die B-Vitamine werden durch diese Mineralstoffe verstärkt, und zusätzlich durch Eisen, Kalium, Kobalt, Kupfer, Mangan und Natrium. Was das Vitamin C betrifft, so sind die fünf Mineralstoffe, die seine Wirksamkeit am stärksten unterstützen, Eisen, Kalzium, Kobalt, Kupfer und Natrium; für Vitamin D sind es Kalzium, Kupfer, Magnesium, Natrium und Selen und für Vitamin E Eisen, Kalium, Kalzium, Mangan, Natrium, Phosphor, Selen und Zink. Um festzustellen, welche Mineralstoffe bzw. andere Vitamine die Wirkung der einzelnen Vitamine verstärken können, siehe Kapitel I.

»Was ist Bor?«

Eine völlig unterschätzte Substanz! Es ist ein Spurenelement, das vom Körper nur in winzigen Mengen benötigt wird, und deshalb gibt es dafür auch keine offiziell empfohlene Tagesmenge. Nichtsdestoweniger ist es von großer Wichtigkeit im Zusammenwirken mit Kalzium, Magnesium und Vitamin D zur Verhinderung von Osteoporose. Bor vermag auch die Leistungsfähigkeit des Gehirns zu steigern. Man findet es in den meisten Früchten und Gemüsen, aber die beste Quelle ist

Trockenobst wie Dörrpflaumen und getrocknete Aprikosen.
Als Zusatzpräparat empfehle ich 3 mg täglich. Die tägliche
Menge sollte aber 10 mg nicht überschreiten.

**»Was ist eigentlich der Unterschied zwischen ›Nutraceuticals‹ und
›Functional Foods‹?«**
Nutraceuticals und *Functional Foods* (die übrigens häufig
verwechselt werden) haben über den eigentlichen Nährwert
eines Lebensmittels hinausgehende gesundheitsfördernde
oder krankheitsvorbeugende Eigenschaften. Aber während
ein *Nutraceutical* aus dem Nahrungsmittel isoliert und in
dosierbaren Mengen verkauft wird, sind *Functional Foods*
konventionelle Lebensmittel, denen lediglich z. B. Vitamine,
Mineralstoffe oder auch Bakterienkulturen (wie bei probiotischen Milchprodukten) zugesetzt wurden, um einen besonderen Nutzen zu erzielen.

»Was sind Phytochemikalien*?«
Die sogenannten Phytochemikalien sind chemische Substanzen, die in Pflanzen vorkommen; es sind gesundheitsfördernde Nährstoffe, die Obst, Gemüse, Getreide und Hülsenfrüchten ihre Farbe, ihr Aroma und natürlichen Schutz gegen
Krankheiten verleihen. Im Wesentlichen stellen sie das Immunsystem der Pflanzen dar. Sie sind hochwirksame Antioxidantien, bieten dem Körper Schutz vor den schädlichen Auswirkungen der Freien Radikalen und unterstützen ihn darin,
eine Vielzahl von Krankheiten und Leiden wie Herzinfarkt
oder Krebs abzuwehren.

**»Ich habe einen Mitralklappenprolaps und nehme deshalb häufig
Antibiotika. Ich habe von ›probiotischen‹ Mitteln gehört, weiß aber
nicht, was man darunter versteht. Wäre es sinnvoll für mich, solche
Mittel zu nehmen?«**

---

* Auch Sekundäre Pflanzenstoffe genannt. (Anm. d. Red.)

Das sollten Sie auf jeden Fall! Probiotisch bedeutet »für das Leben«, und es ist eine allgemeine Bezeichnung für Mikroorganismen, die als »freundliche« Bakterien gelten und die körpereigenen Abwehrkräfte gegen Infektionen und Krankheiten unterstützen. Es gibt Milliarden solcher nützlicher Bakterien in unserem Körper, die ganz wunderbare Dinge für uns tun: Sie unterstützen die Verdauung, verbessern die Immunabwehr, halten den Hormonspiegel im Gleichgewicht, erzeugen bestimmte Vitamine der B-Gruppe, schützen vor Infekten, die durch das Überhandnehmen von Pilzen bzw. Hefepilz hervorgerufen werden (diese können in den Blutstrom gelangen und andere ernste Erkrankungen fördern) und vieles mehr.

Leider können ja Antibiotika nicht zwischen nützlichen und schädlichen Bakterien unterscheiden. Durch allzu häufigen Einsatz von Antibiotika können vermehrt resistente Stämme auftreten, wodurch sich die Krankheitsanfälligkeit erhöht. Der Anteil der guten Bakterien kann durch eine ballaststoffreiche Kost gesteigert werden, da sich die Darmbakterien von Ballaststoffen ernähren und diese in Säuren umwandeln, die wiederum das Wachstum der schädlichen Bakterien hemmen. Und außerdem können Sie Joghurt essen – vorzugsweise fettarmen –, der mit lebenden, aktiven Kulturen hergestellt wurde. Daneben gibt es aber auch probiotische Zusätze, die nicht bei Milchprodukten verwendet werden. Am besten ist es, wenn Sie während der Zeit, da Sie Antibiotika nehmen, und noch einen Monat länger täglich ein probiotisches Präparat zusetzen, um Ihre Darmflora wieder aufzubauen. Ich empfehle 1 Kapsel (oder 1 Teelöffel Flüssigkeit) dreimal täglich eine halbe Stunde vor dem Essen. Ein Hinweis: Wenn Sie mit der Einnahme von probiotischen Präparaten beginnen, kann es vorkommen, dass Sie unter Gasbildung und Blähungen leiden. Das ist ein Zeichen dafür, dass die guten Bakterien Gärung bewirken, und sollte innerhalb etwa einer Woche wieder aufhören, sobald Ihr Körper sich an die Veränderung gewöhnt hat.

»Soviel ich weiß, verhindern Antioxidantien die Oxidation im Körper, aber was genau ist eigentlich ›Oxidation‹, und wodurch wird sie hervorgerufen?«

Oxidation ist das, was geschieht, wenn Metall rostet oder ein Apfel sich bräunlich verfärbt. Instabile Sauerstoffmoleküle, die man Freie Radikale nennt, stehlen sich von anderen Molekülen Elektronen, um stabil zu werden. Durch diesen Vorgang zerstören die Freien Radikale Körperzellen, verkürzen ihre Lebensdauer und beschleunigen den Alterungsprozess. Sobald die Oxidation erst einmal in Gang gesetzt ist, lässt sie sich unter Umständen nur schwer wieder aufhalten. Die Folgen reichen von Infekten bis hin zu verschiedenen degenerativen Beschwerden, einschließlich Herzerkrankungen, Arthritis und Krebs. Wodurch wird Oxidation hervorgerufen? Es gibt vielerlei Ursachen, aber die häufigsten sind Umweltschadstoffe, Chemikalien und Gifte, wie z. B. Zigarettenrauch (siehe Seite 223 ff.).

»Es soll Präparate geben, die angeblich die Leistungsfähigkeit des Gehirns steigern. Kann man dadurch intelligenter werden?«

Jedenfalls ist man klug beraten, sie zu nehmen. Es handelt sich um Nährstoffe, die nachgewiesenermaßen die Gehirntätigkeit unterstützen und aktivieren. Mit dem Älterwerden erzeugt unser Körper auf natürlichem Wege weniger Antioxidantien, die das Gehirn vor schädlichen Freien Radikalen schützen. Dafür gibt es bestimmte Präparate mit antioxidativer Wirkung, in denen Vitamine, Mineralstoffe, Aminosäuren und Kräuter enthalten sind (siehe VI. Kapitel).

Hier eine Liste einiger dieser Mittel, die Sie näher unter die Lupe nehmen und ausprobieren sollten, vor allem in Kombinationspräparaten: Vitamin E, Traubenkernextrakt, Liponsäure, Nicotinamid-Adenin-Dinukleotid (Coenzym I), Vitamin B_1 (Thiamin), Vitamin B_3 (Niacin), Vitamin B_6 (Pyridoxin), Vitamin B_{12}, Folsäure, Cholin, L-Carnitin, Phenylalanin, Docohexaensäure (DHS), Dimethylaminoethanol (DMAE), Phosphatidylethanolamin, Phosphatidylcephalin, Fo-Ti-Wurzel, Schizandrabeere,

L-Glutamin, Vinpocetin, Ginkgo biloba, Gotu-Kola (asiatischer Wassernabel), Huperzin A, Magnesium, Pregnenolon, Phosphatidylserin, Phosphatidylcholin, Inosit und Zink. Zwar wird keines dieser Präparate einen Albert Einstein aus Ihnen machen, aber vielleicht ist es Ihnen eine Hilfe, sich wieder daran zu erinnern, wo Sie Ihre Autoschlüssel hingelegt haben.

»Sind gentechnisch veränderte Lebensmittel unbedenklich? Und woran kann man erkennen, dass ein Lebensmittel gentechnisch verändert wurde?«

Mein Gefühl sagt mir, dass Sie möglichst die Finger von gentechnisch manipulierten Lebensmitteln lassen sollten. Dummerweise ist das in den USA leichter gesagt als getan, da zwei Drittel der nicht naturbelassenen Lebensmittel genetisch veränderte Zutaten beinhalten und die Auflistung dieser Zutaten noch immer nicht verbindlich vorgeschrieben ist. In der EU gibt es diesbezüglich mehr Klarheit: Wenn ein Lebensmittel aus gentechnisch veränderten Organismen (GVOs) besteht oder solche enthält, muss dies auf der Verpackung angegeben sein (ausgenommen sind Fleisch, Eier, Milchprodukte sowie diverse Zusatzstoffe; bei Produkten aus biologischem Anbau sind grundsätzlich keine gentechnischen Veränderungen erlaubt).*

---

* Unabhängig davon, ob gentechnisch veränderte Bestandteile im Endprodukt nachgewiesen werden können, müssen Lebensmittel (und Futtermittel), die gentechnisch veränderte Organismen (GVO) enthalten, aus ihnen bestehen oder hergestellt wurden, ab dem 18. April 2004 EU-weit gekennzeichnet werden. Auch Produkte, wie zum Beispiel aus GVO hergestellte Pflanzenöle, die nach bisherigem Recht nicht gekennzeichnet werden mussten, unterliegen damit einer Kennzeichnungspflicht. Verbraucher erhalten damit die Wahlfreiheit, sich für oder gegen gentechnisch veränderte Produkte zu entscheiden. Keine Kennzeichnungspflicht besteht für Produkte von Tieren, die mit gentechnisch veränderten Futtermitteln gefüttert wurden. Ebenso wenig müssen Lebensmittel oder Lebensmittelzutaten gekennzeichnet werden, die zufällige oder technisch unvermeidbare Spuren von GVO oder daraus hergestelltem Material bis zu einem Anteil von höchstens 0,9 % enthalten. (Quelle: Bundesministerium für Ernährung, Landwirtschaft und Verbraucherschutz; Anm. d. Red.)

Und was die Unbedenklichkeit solcher Lebensmittel angeht – nun, eine im Jahr 1998 durchgeführte Studie hat gezeigt, dass die DNS von gentechnisch verändertem Futter, das man trächtigen Mäusen zu fressen gegeben hatte, am Ende in der Darmschleimhaut der Tiere, in den weißen Blutkörperchen, den Gehirnzellen und auch in den Feten nachweisbar war. Beim Menschen könnte es sich ähnlich verhalten, wobei die langfristigen Auswirkungen noch völlig unbekannt sind. Mein Rat lautet: Kaufen Sie naturbelassene Nahrungsmittel, vermeiden Sie chemisch veränderte Lebensmittel und beschränken Sie die Besuche in Fast-Food-Restaurants auf ein Minimum.

II

Allerlei Wissenswertes
über Vitaminpräparate

Woher kommen Vitamine?

Weil Vitamine natürliche Substanzen sind, die in Nahrungsmitteln vorkommen, werden auch die Vitaminpräparate, die
Sie zusätzlich einnehmen – als Kapseln,
Tabletten, Pulver oder Flüssigkeit – aus *Die meisten Vitamine*
Nahrungsmitteln gewonnen. Obwohl *werden aus natürlichen*
man viele Vitamine synthetisch herstel- *Rohstoffquellen*
len könnte, werden die meisten aus na- *gewonnen.*
türlichen Rohstoffquellen gewonnen.
Z. B. stammt Vitamin A normalerweise aus Lebertran (Fischle-
beröl). Der Vitamin-B-Komplex wird aus Hefe oder Leber gewonnen. Das beste Vitamin C stammt von der Hagebutte – aus den
Beeren, die sich aus dem Fruchtstempel der Rose bilden, nachdem die Blütenblätter abgefallen sind. Und Vitamin E wird üblicherweise aus Sojabohnen, Weizenkeimen oder Mais gewonnen.

Warum Vitaminpräparate in verschiedenen Formen angeboten werden

Die Bedürfnisse jedes einzelnen Menschen sind unterschiedlich, daher werden die Vitamine von den Herstellern in verschiedenen Formen angeboten.

Tabletten und Dragées sind die häufigste und praktischste
Form. Sie sind leicht aufzubewahren und zu transportie-

ren, haben eine längere Haltbarkeit als Pulver oder Tropfen und können nicht gestreckt (verfälscht) werden.

Kapsuletten sind kapselförmige Tabletten. Sie können mit einem besonderen Überzug versehen werden, sodass sie sich erst im Darm und nicht schon im (sauren) Magen auflösen.

Kapseln sind wie Tabletten praktisch und leicht zu lagern und werden meistens für die fettlöslichen Vitamine A, D und E verwendet. Sie enthalten weniger Füllstoffe als Tabletten.

Gelatinekapseln werden aus Gelatine, einem tierischen Produkt, erzeugt. Sie sollten lichtgeschützt an einem kühlen, trockenen Platz gelagert werden, um die Oxidation zu verhindern.

Pflanzliche Kapseln sind frei von tierischen Produkten, Stärke, Zucker und anderen Allergenen. Sie werden aus Cellulose und Pflanzenfasern von Bäumen hergestellt, die widerstandsfähig gegen Pilz- und Bakterienbefall sind. Sie können in warmem Klima gelagert werden, ohne miteinander zu verkleben oder zu schmelzen. Auch kaltes, trockenes Klima, in dem Gelatinekapseln leicht brüchig werden, macht ihnen nichts aus. Leider kann es zu Reaktionen zwischen der Kapsel und ihrem Inhalt kommen, weshalb sie nicht so häufig verwendet werden wie Gelatinekapseln. Sie sind außerdem teurer.

Vitamine gibt es in verschiedenen Formen, weil die Bedürfnisse der Menschen unterschiedlich sind.

Gelkapseln sind weiche Gelatinekapseln, die für manche Menschen leichter zu schlucken sind als gewöhnliche Kapseln. Wie Tabletten und Kapseln müssen Gelkapseln durch das Verdauungssystem verarbeitet werden und sind deshalb langsamer wirksam als flüssige oder pulverförmige Präparate.

Pulver bieten eine erhöhte Wirksamkeit (1 Teelöffel der meisten Vitamin-C-Pulver wirkt wie bis zu 4000 mg) und haben außerdem den Vorteil, dass keine Füllstoffe, Bindemittel und andere Substanzen zugesetzt sind, was für Menschen mit Allergien wichtig sein kann.

Tropfen lassen sich leicht mit anderen Getränken mischen und sind für Menschen geeignet, die Kapseln oder Tabletten schlecht schlucken können.

Mundsprays bringen niedrig dosierte Nährstoffkonzentrationen direkt in den Mund, unter die Zunge. Sie gelangen in der Regel innerhalb von 15 Minuten durch die Schleimhäute ins Blut; dadurch wird der Magen-Darm-Trakt umgangen.

Sublingualtabletten lösen sich unter der Zunge auf. Bei Vitamin B_{12} halte ich das für die beste Art der Verabreichung, weil es so am besten vom Körper aufgenommen wird.

Brausetabletten und Kaubonbons sind die in Deutschland, Österreich und der Schweiz gängigsten Darreichungsformen für Vitamine und Mineralstoffe.

Pflaster und Implantate mit Depotwirkung liefern eine kontinuierliche, genau dosierte Wirkstoffmenge. Gegenwärtig gibt es sie jedoch nur für eine beschränkte Anzahl von Präparaten; diese Darreichungsform wird in erster Linie bei Arzneimitteln angewandt.

Fettlösliche Vitamine in trockener oder wasserlöslicher Form?

Die fettlöslichen Vitamine A, D, E und K sind sowohl in trockener als auch in wasserlöslicher Form Menschen anzuraten, die auf Fette Magenbeschwerden bekommen, unter Akne leiden oder unreine Haut haben; außerdem Personen, die eine fettarme Diät einhalten. Fettlösliche Vitamine brauchen Fett, damit sie richtig resorbiert werden. Wenn Sie also eine fettarme Diät machen und zusätzlich Vitamin A, D oder E nehmen wollen, rate ich eher zur trockenen Form.

Synthetische oder natürliche, anorganische oder organische Vitamine?

Wenn ich gefragt werde, ob Unterschiede zwischen synthetischen und natürlichen Vitaminen bestehen, nenne ich im Allgemeinen nur einen – und der liegt in ihrer Wirkung auf den Menschen. Obwohl synthetische Vitamine und Mineralstoffe zu befriedigenden Ergebnissen geführt haben, sind ihnen die natürlichen Vitamine mit ihren Vorzügen auf mehreren Ebenen überlegen. Die chemische Analyse mag bei beiden gleich erscheinen, aber natürliche Vitamine haben eben mehr Vorzüge, weil sie auch in der Natur mehr Vorzüge haben.

Synthetische Vitamine sind vielleicht weniger belastend für Ihre Geldbörse – aber umso mehr für Ihren Magen.

Synthetisches Vitamin C ist nur das: reine Ascorbinsäure, und nichts weiter. Natürliches Vitamin C aus Hagebutten hingegen enthält auch Bioflavonoide, den gesamten Vitamin-C-Komplex, wodurch das Vitamin sehr viel wirksamer wird. Natürliches Vitamin E, das sämtliche Tocopherole, nicht nur Alpha-Tocopherol, enthalten kann, ist wirksamer als sein synthetischer Doppelgänger.

Dr. Theron G. Randolph ist Fachmann für Allergien, und er stellt fest: »Eine synthetisch hergestellte Substanz kann bei Menschen, die gegenüber chemischen Stoffen empfindlich sind, Reaktionen hervorrufen, während dieselbe Substanz natürlichen Ursprungs gut vertragen wird, obwohl beide Stoffe die gleiche chemische Struktur haben.« Dagegen können Menschen, die gegen Pollen allergisch sind, eine unerwünschte Reaktion auf natürliches Vitamin C zeigen, wenn es möglicherweise durch Pollen verunreinigt ist.

Jedenfalls kommt es bei natürlichen Mitteln seltener zu Magenbeschwerden und zu weit weniger toxischen Reaktionen, wenn eine überhöhte Dosis eingenommen wird.

Der Unterschied zwischen anorganisch und organisch ist nicht derselbe wie zwischen synthetisch und natürlich, obwohl dieses Missverständnis weit verbreitet ist. Alle Vitamine sind organisch, das heißt sie sind Substanzen, die Kohlenstoff enthalten.

Chelatbildung (Verwertung)

Chelate sind stabile, ringförmige Koordinationsverbindungen von Metallen mit organischen Verbindungen. Die meisten Mineralstoffe, die zusätzlich eingenommen werden, müssen im Verdauungsprozess erst in Chelate umgewandelt werden, die der Körper verwerten kann. Dieser natürliche Prozess findet bei vielen Menschen nur unzureichend statt, weshalb ein großer Teil der eingenommenen Mineralstoffe nicht sonderlich von Nutzen ist.

Nur 2 bis 10 Prozent des anorganischen Eisens, das der Körper bekommt, werden auch resorbiert.

Wenn Sie bedenken, dass der Körper nicht alles verwertet, was er aufnimmt, dass die meisten von uns die Nahrungsmittel nicht ausreichend verdauen, dass nur 2 bis 10 Prozent des aufgenommenen anorganischen Eisens vom Körper resorbiert werden und dass bei diesem kleinen Prozentsatz auch noch die Hälfte wieder ausgeschieden wird, dann erkennen Sie, wie wichtig es ist, chelatisierte Mineralstoffe zu sich zu nehmen. Wenn sie zudem an Aminosäuren gebunden sind, steigert sich die Aufnahmefähigkeit um das Drei- bis Zehnfache.

Langzeitwirkung

Ein großer Fortschritt bei der Herstellung von Vitaminpräparaten war die Einführung der Kapseln mit Langzeitwirkung. Dabei werden Vitamine in winzige Kügelchen (»Zeitperlen«) eingehüllt, die dann sechs bis zwölf Stunden lang zeitversetzt freigegeben und vom Körper resorbiert werden. Da die meisten Vitamine wasserlöslich sind und nicht im Körper gespeichert werden können, würden sie sonst viel schneller vom Blutkreislauf aufgenommen und – ganz gleich, wie hoch sie dosiert sein mögen – innerhalb von zwei bis drei Stunden mit dem Urin ausgeschieden.

Ein Weg zur Vitaminversorgung rund um die Uhr.

Mittel mit Langzeitwirkung können für die größte Wirksamkeit, den geringsten Verlust durch Ausscheidung und für stabile Blutwerte bei Tag und Nacht sorgen. (Prüfen Sie auf jeden Fall anhand der Packungsaufschrift, in welchem Zeitraum die Vitamine freigesetzt werden. Bei manchen Präparaten mit Langzeitwirkung handelt es sich um lediglich zwei Stunden oder gar weniger. Diese Mittel haben keinen Vorteil gegenüber normalen Vitamintabletten, die in der Regel preiswerter sind.)

Füllstoffe, Bindemittel und weitere Inhaltsstoffe

Ein Vitaminpräparat ist mehr, als man mit dem Auge sieht – und manchmal auch mehr, als auf der Packung steht. Füllstoffe, Bindemittel, Gleitmittel und Ähnliches müssen nicht aufgelistet werden und sind es oft nicht. Wenn Sie jedoch wissen wollen, was Sie alles schlucken, könnte Ihnen die folgende Liste helfen:

Füllstoffe oder Verdünnungsmittel: Das sind unwirksame Substanzen, die der Tablette zugefügt werden, damit sie größer wird und einen leichter handzuhabenden Umfang für das Pressen bekommt. Dikalziumphosphat, eine hervorragende Quelle für Kalzium und Phosphor, wird in den besseren Produkten verwendet. Es wird aus gereinigtem Felsgestein als weißes Pulver gewonnen. Gelegentlich kommen auch Sorbit und Cellulose (Pflanzenfasern) zum Einsatz.

Bindemittel: Wie der Name schon sagt, sorgen diese Substanzen bei Präparaten in Pulverform für Bindung, während Bindemittel oder Granulatoren bei einer Tablette die einzelnen Bestandteile zusammenhalten. Meistens wird dazu Cellulose oder Ethylcellulose verwendet, die den Hauptbestandteil von Pflanzenfasern darstellt. Auch andere Mittel wie Lecithin und Sorbit können dazu verwendet werden. Weitere Bindemittel, die eingesetzt werden und auf die Sie achten – und die Sie eventuell meiden – sollten, sind:

Gummiarabikum: Ein Pflanzensekret, das als »allgemein unbedenklich« deklariert wurde, in manchen Fällen aber leichte bis heftige Asthmaanfälle und Ausschläge bei Asthmakranken, Schwangeren und Allergikern auslösen kann.

Gleitmittel: Eine Gleitsubstanz, die verhindert, dass die Tabletten beim Ausstanzen an der Maschine festkleben. Dazu verwendet man häufig Kalziumstearat und Kieselerde. Kalziumstearat wird aus natürlichen Pflanzenölen gewonnen, Kieselerde ist ein natürliches weißes Pulver. Auch Magnesiumstearat kommt zum Einsatz.

Auflösungsmittel: Es werden Stoffe wie Gummiarabikum, Algin und Alginat zugesetzt, damit die Tablette sich nach dem Einnehmen leichter auflöst.

Farbstoffe: Sie lassen die Tabletten attraktiver aussehen. Am besten sind Farbstoffe aus natürlichen Substanzen wie Chlorophyll.

Geschmackszusätze und Süßstoffe: Dabei handelt es sich meist um Zusätze für Kau- oder Lutschtabletten und Dragées. Meistens wird Fruchtzucker (Fruktose), Malz, Sorbit oder Maltose, sehr selten reiner Zucker zugesetzt.

Glasuren: Schützen die Tablette vor Feuchtigkeit. Außerdem verdecken sie unangenehmen Geruch oder Geschmack und erleichtern das Einnehmen. Einer der verwendeten Stoffe ist Zein, ein natürliches, aus Maiseiweiß gewonnenes, durchsichtiges Glasurmittel. Auch Carnaubawachs, ein Naturprodukt von Palmen, wird häufig eingesetzt.

Trockenmittel: Verhindern bei wasseranziehenden Stoffen, dass Feuchtigkeit aufgenommen wird. Kieselsäuregel ist das am häufigsten verwendete Trockenmittel.

Lagerung und Haltbarkeit

Vitamin- und Mineralstoffpräparate sollten an einem kühlen, dunklen Platz gelagert werden, nicht direkter Sonneneinstrahlung ausgesetzt sein und am besten in einem fest schließenden, undurchsichtigen Behälter aufbewahrt werden. Sie müssen nicht im Kühlschrank stehen, wenn Sie nicht gerade in einem Wüstenklima leben. Als Schutz gegen die überschüssige Feuchtigkeit legen Sie ein paar Reiskörner mit in den Behälter. Der Reis nimmt die Feuchtigkeit auf natürliche Weise auf.

In einem gut verschlossenen Behälter können Vitamine zwei bis drei Jahre haltbar bleiben.

Wenn Vitamine kühl, dunkel und gut verschlossen aufbewahrt werden, sollten sie zwei bis drei Jahre halten. Um sicherzugehen, dass sie frisch sind, achten Sie darauf, ob ein Verfalldatum angegeben ist. Sobald eine Flasche geöffnet wurde, können Sie mit einer Lagerbeständigkeit von zwölf Monaten rechnen.

Unser Körper scheidet mit dem Urin Substanzen aus, die wir etwa vier Stunden zuvor zu uns genommen haben. Das gilt besonders für die wasserlöslichen Vitamine B und C. Auf leeren Magen genommen, können die Vitamine B und C sogar nach zwei Stunden den Körper schon wieder verlassen.

Die fettlöslichen Vitamine A, D, E und K bleiben ungefähr 24 Stunden im Körper, überschüssige Mengen können noch länger in der Leber gespeichert werden. Vitamin A und E in trockener Form bleibt nicht so lange im Körper.

Wann und wie nimmt man Vitamin- und Mineralstoffpräparate?

Der menschliche Körper arbeitet 24 Stunden: Ihre Zellen legen sich nicht zur Ruhe, wenn Sie schlafen gehen, sie können auch nicht ohne ständige Sauerstoffzufuhr und Nährstoffe auskommen. Deswegen ist es am besten, wenn Sie Ihre Präparate so gleichmäßig wie möglich über den Tag verteilt nehmen.

Die beste Zeit für die Einnahme der Präparate ist nach den Mahlzeiten. Vitamine sind organische Substanzen und sollten zusammen mit anderen Nahrungsmitteln und Mineralstoffen genommen werden, damit sie richtig resorbiert werden. Da die wasserlöslichen Vitamine, besonders der Vitamin-B-Komplex und Vitamin C, mit dem Urin ziemlich schnell wieder ausgeschieden werden, ist es am besten, wenn Sie sie nach dem Frühstück, nach dem Mittag- und nach dem Abendessen nehmen. Wenn das aus bestimmten Gründen nicht möglich ist, nehmen Sie die eine Hälfte nach dem Frühstück und die andere Hälfte nach dem Abendessen.

Wenn Sie Ihre Zusatzpräparate alle auf einmal nehmen, so tun Sie das nach der Hauptmahlzeit, nicht nach dem Frühstück.

Wenn Sie alle Vitamine auf einmal nehmen müssen, dann tun Sie das nach der größten Mahlzeit am Tag. Mit anderen Worten: Die besten Ergebnisse erzielen Sie, wenn Sie Ihre Vitamine nach der Hauptmahlzeit, nicht nach dem Frühstück, nehmen. Und denken Sie daran, dass Sie Mineralstoffe brauchen, damit die Vitamine gut resorbiert werden – und nehmen Sie also beides zusammen ein.

Was ist für Sie richtig?

Die Vitamin- und Mineralstoffzusätze, die Sie benötigen, richten sich nach Alter, Geschlecht, Gesundheitszustand, Lebensweise, Stressbelastung und Diätvorschriften. Auch berufliche Veränderungen, Krankheit, körperliche und emotionale Verletzungen wirken sich auf die Ernährungssituation aus. In unserer Zeit, in der mehr Präparate angeboten werden als je zuvor – und in einer größeren Zahl von Darreichungsformen als je zuvor –, gibt es keinen Grund, warum Sie daraus nicht die maximalen gesundheitlichen Vorteile ziehen sollten, indem Sie jene Nährstoffe wählen, die Sie brauchen, in einer Form, die für Sie sinnvoll ist.

Wenn Sie unsicher sind, ob Sie mit Pulver, Tropfen, Gelatinekapseln oder Tabletten besser zurechtkommen, ob Sie normales oder trockenes Vitamin E bevorzugen sollen, ob Sie die Präparate dreimal täglich oder als Kapsel mit Langzeitwirkung nehmen sollen, dann rate ich Ihnen, es doch einfach auszuprobieren. Wenn Ihnen ein Präparat nicht bekommt, versuchen Sie es in einer anderen Form. Vitamin-C-Pulver, in ein Getränk gerührt, ist wahrscheinlich einfacher zu nehmen als mehrere größere Tabletten, wenn Sie einer Erkältung vorbeugen wollen. Und wenn Sie von Vitamin E einen Ausschlag im Gesicht bekommen, dann probieren Sie es mit der trockenen Form. Lesen Sie noch einmal auf Seite 55 nach, welche verschiedenen Darreichungsformen für Vitaminpräparate es gibt. Außerdem:

- Lesen Sie sich die Kapitel III und IV und die Hinweise zur Vorsicht auf Seite 547 ff. genau durch, damit Sie alles über Ihr Präparat wissen.
- Falls Sie Medikamente einnehmen, informieren Sie sich über mögliche Wechselwirkungen zwischen Nährstoffen und Medikamenten bzw. über den Nährstoffabbau durch Medikamente (siehe Seite 467 ff.).

- Vergleichen Sie Ihren Vitaminbedarf mit den Angaben im XIII. Kapitel.

Noch Fragen zu Kapitel II?

»Wenn Vitamine unangenehm riechen, heißt das, dass sie verdorben sind, und können sie dann schädlich sein?«
Ein starker Geruch muss nicht unbedingt heißen, dass das Präparat verdorben ist; es kann aber so sein. Wenn Sie Ihre Vitamine in der Sonne und in der Wärme aufbewahrt haben (was zwar für Sie, aber nicht für die Vitamine gut ist), dann ist es sehr gut möglich, ja wahrscheinlich, dass sie verdorben sind. Aber selbst dann können die Vitamine Ihnen nicht schaden. Das Schlimmste, was passieren kann, ist, dass sie ihre Wirksamkeit verlieren.

»Manchmal sind ein paar meiner Vitamin-B-Tabletten zerbrochen. Kann ich sie dennoch nehmen?«
Ja, das können Sie. Das gilt übrigens auch für Vitamin C und andere Vitamine. Es ist ja nur der Überzug zerbrochen, die Vitamine selbst sind weiterhin wirksam und gut.

»Wie kann es sein, dass Bindemittel wie Gummiarabikum und Alginsäure offiziell als unbedenklich deklariert worden sind, wenn sie es gar nicht sind?«
Nur weil ein Zusatzstoff als unbedenklich deklariert wurde, heißt das noch lange nicht, dass er Ihnen nicht schaden könnte, und zwar aus folgendem Grund: Als 1958 in den USA das neue Gesetz für Lebensmittelzusätze in Kraft trat, das die wissenschaftliche Prüfung aller chemischen Substanzen verlangt, welche zur bedenkenlosen Verwendung in Lebensmitteln geeignet sind, erstellte die zuständige US-Behörde eine Liste von Substanzen, die man bis zu diesem Zeitpunkt ohne Zweifel als unbedenklich erachtet hatte (dazu gehören auch

Zucker, Stärke, Salz, Backpulver usw.). Man tat dies, um die kostspieligen Prüfverfahren zu reduzieren. Infolge dieser Entscheidung wurden sämtliche Zusatzstoffe, die bis dahin verwendet worden waren, als unbedenklich deklariert, was sich leider später in vielen Fällen als völlig unzutreffend herausgestellt hat.

Grundsätzlich sollten Sie bedenken, dass die individuelle Empfindlichkeit und Reaktion auf einen Zusatzstoff sehr unterschiedlich ausfallen kann. So gibt es Zusatzstoffe, die von der Mehrheit der Bevölkerung gut vertragen werden, während einzelne Personen darauf aber mit Unverträglichkeit oder einer Allergie reagieren können.

III

Vitamine und ihre Steckbriefe

Vitamin A

Beschreibung

Vitamin A ist fettlöslich. Fette und Mineralstoffe sind notwendig, damit es im Verdauungstrakt gut resorbiert wird.
Es kann im Körper gespeichert werden und muss nicht jeden Tag neu ergänzt werden.
Es kommt in zwei Formen vor – als Vitamin A, Retinol genannt (ist nur in Nahrungsmitteln tierischen Ursprungs enthalten), und als Provitamin A, bekannt als Carotin (ist in Nahrungsmitteln pflanzlichen Ursprungs enthalten).
Vitamin A wird in IE (Internationalen Einheiten) oder auch in RÄ. (Retinol-Äquivalenten) gemessen.*
Eine Tagesmenge** von 1000 µg RÄ (oder 3333 IE Vitamin A) wird für erwachsene Männer empfohlen, um Mangelerscheinungen zu vermeiden; bei Frauen sind es 800 µg RÄ (2600 IE). Während der Schwangerschaft ist laut den neuen Bedarfszahlen keine Erhöhung der Vitamin-A-Zufuhr erforderlich, aber für stillende Mütter werden in den ersten sechs Mo-

---

* Für eine einheitliche Bewertung der Zufuhr von Vitamin A und Provitamin A rechnet man im Allgemeinen in Retinol-Äquivalenten (RÄ), nur im pharmazeutischen Bereich wird noch in Internationalen Einheiten (IE) gemessen. (Anm. d. Red.)
** Sämtliche empfohlenen Tagesmengen beziehen sich auf die in den USA gültigen Werte. Wo verfügbar, wurden die Empfehlungen der Deutschen Gesellschaft für Ernährung (DGE) ergänzt.

naten der Stillzeit zusätzlich 500 µg RÄ, in den zweiten sechs Monaten zusätzlich 400 µg RÄ empfohlen.*

Für Beta-Carotin gibt es keine exakten Bedarfszahlen, da es (noch) nicht offiziell als essenzieller Nährstoff anerkannt wurde. Man benötigt aber zwischen 10 000 und 15 000 IE Beta-Carotin, um den empfohlenen Tagesbedarf an Vitamin A zu decken.

Ein Hinweis: Im ganzen Buch werden Sie Beta-Carotin als die bevorzugte Form von Vitamin A finden. Ich bevorzuge es deshalb, weil es keine dem Vitamin A vergleichbare mögliche toxische Wirkung hat. Außerdem hat es sich als vorbeugend gegen bestimmte Krebsarten erwiesen, hilfreich zur Senkung der schädlichen Cholesterinwerte, wirksam zur Stärkung des Immunsystems durch Erhöhung der Zahl der infektionsbekämpfenden T-Lymphozyten (T-Zellen) und als ein wesentlicher Faktor zur Senkung des Herzinfarktrisikos.

Was es leisten kann

- Wirkt gegen Nachtblindheit, schlechtes Sehen und hilft bei der Behandlung von vielen Augenkrankheiten. Es macht die Bildung von Sehpurpur im Auge möglich.
- Sorgt für Widerstandskraft gegen Erkrankungen der Atemwege.
- Unterstützt das richtige Funktionieren des Immunsystems.
- Verkürzt die Krankheitsdauer.
- Hält die äußeren Schichten des Gewebes und der Organe gesund.
- Hilft bei der Beseitigung von Altersflecken.
- Steigert das Wachstum, sorgt für kräftige Knochen, gesunde Haut, gesundes Haar, gesunde Zähne und gesundes Zahnfleisch.

---

* Die DEG empfiehlt während der Schwangerschaft eine Zufuhr von 1100 µg RÄ, für stillende Mütter 1500 µg. (Anm. d. Red.)

- Hilft bei der Behandlung von Akne, kleinen oberflächlichen Fältchen, Impetigo (Eiterflechte), Geschwüren und Furunkeln; äußerlich angewendet öffnet es Eiterstellen.
- Hilft bei der Behandlung von Emphysemen und Schilddrüsenüberfunktion.

Mangelerkrankungen

Xerophthalmie (Erkrankung der Bindehaut), Nachtblindheit (zu den Anzeichen von Mangelerscheinungen siehe Seite 333 ff.). Mangelerscheinungen treten häufig als Folge von chronischer mangelnder Fettabsorption auf. Man findet sie am häufigsten bei Kindern unter fünf Jahren, in der Regel aufgrund von unzureichender Ernährung.

Beste natürliche Quellen

Lebertran, Leber, Karotten, dunkelgrüne und gelbe Gemüsesorten, Eier, Milch, Milchprodukte, Margarine und gelbes Obst. Hinweis: Die intensive Färbung von Obst und Gemüse ist jedoch nicht unbedingt ein zuverlässiger Hinweis auf dessen Gehalt an Beta-Carotin.

Zusätzliche Präparate (Nahrungsergänzungsmittel)

Im Allgemeinen in zwei Formen erhältlich, einmal natürlich aus Lebertran gewonnen, zum anderen wasserlöslich. Wasserlösliche Präparate sind entweder Acetat oder Palmitat und für diejenigen zu empfehlen, die Fett nicht vertragen, vor allem für Personen mit Akne. Die übliche Dosierung liegt zwischen 5000 und 10 000 IE Vitamin-A-Säure (All-Trans-Retinsäure) wird häufig bei Akne verschrieben und mittlerweile auch zur Behandlung von oberflächlichen Hautfältchen; sie ist nur auf Rezept erhältlich.

Giftigkeit und Warnzeichen für Überdosierung

Mehr als 50 000 IE täglich können, wenn sie über längere Zeit genommen werden, bei Erwachsenen zu Vergiftungserscheinungen führen.*

Mehr als 18 500 IE täglich können bei Kleinkindern zu Vergiftungserscheinungen führen.

Mehr als 34 000 IE Beta-Carotin täglich können eine Gelbfärbung der Haut verursachen.

Zu den Anzeichen einer Vergiftung gehören Haarausfall, Übelkeit, Erbrechen, Durchfall, schuppige Haut, verschwommenes Sehen, Hautausschlag, Knochenschmerzen, unregelmäßige Menstruation, Erschöpfung, Kopfschmerzen und Lebervergrößerung (siehe Seite 547 ff., »Vorsicht«).

Feinde

Mehrfach ungesättigte Fettsäuren mit Carotin wirken gegen das Vitamin A, es sei denn, es sind Antioxidantien vorhanden (siehe Seite 223 bis 247 zum Thema »Antioxidantien« und Seite 467 ff. zum Thema »Medikamente als Nährstoffräuber«).

Persönliche Empfehlung

Sie brauchen mindestens 10 000 IE Vitamin A, wenn Sie mehr als 400 IE an Vitamin E täglich nehmen. In der Schwangerschaft sollten 10 000 IE Vitamin A wegen des Risikos der Kindesmissbildung jedoch nicht überschritten werden!

Wenn Sie die Pille nehmen, *verringert* sich Ihr Bedarf an Vitamin A.

Wenn Ihr wöchentlicher Speiseplan reichlich Leber, Karotten, Spinat, Süßkartoffeln und Zuckermelonen enthält, brauchen Sie wahrscheinlich kein Vitamin A zusätzlich.

---

*   Schwangere Frauen sollten auf keinen Fall mehr als die dreifache Tagesdosis an Vitamin A aufnehmen, da bei zu hohen Dosen Missbildungen oder Fehlgeburten auftreten können. Mehr als 3 mg Vitamin A bzw. 10 000 IE sollten laut Empfehlung der DGE generell nicht über einen längeren Zeitraum eingenommen werden. (Anm. d. Red.)

Vitamin A sollte nicht in Verbindung mit Vitamin E eingenommen werden, da dieses die Verstoffwechselung von Vitamin A begünstigt.

Vitamin A sollte nicht in Verbindung mit Mineralöl eingenommen werden.

Vitamin A wirkt am besten mit dem Vitamin-B-Komplex, Vitamin D, Vitamin E, Kalzium, Phosphor und Zink zusammen (Zink ist notwendig, damit die Leber das gespeicherte Vitamin A freisetzen kann).

Vitamin A hindert auch Vitamin C an der Oxidation.

Setzen Sie dem Futter Ihres Hundes oder Ihrer Katze kein Vitamin A zu, wenn der Tierarzt das nicht ausdrücklich angeordnet hat.

Wenn Sie Medikamente zur Senkung des Cholesterinspiegels im Blut nehmen (z. B. Colestyramin), wird Vitamin A schneller resorbiert, und eventuell brauchen Sie dann zusätzliche Mengen.

Vitamin A in oraler Verabreichung, das für Hautprobleme verschrieben wird, stellt ein sehr starkes Medikament dar, das zu Geburtsfehlern führen kann und deshalb von Schwangeren nicht verwendet werden sollte.

Vitamin B₁ (Thiamin)

Beschreibung

Wasserlöslich. Wie bei allen Vitaminen der B-Gruppe wird der Überschuss ausgeschieden und nicht im Körper gespeichert. Muss täglich wieder zugeführt werden.

Wird in Milligramm (mg) gemessen.

Da sie zusammenwirken, sind die Vitamine der B-Gruppe effektiver, wenn sie kombiniert statt einzeln genommen werden. B_1, B_2 und B_6 sollten in einem ausgewogenen Verhältnis stehen (beispielsweise 50 mg B_1, 50 mg B_2 und 50 mg B_6), damit sie richtig wirken.

Die empfohlene Tagesmenge für den Erwachsenen liegt bei 1,0 bis 1,3 mg. In der Schwangerschaft und während der Stillzeit sind 1,2 bis 1,4 mg empfehlenswert.
Der Bedarf steigt bei Krankheit, Stress und nach Operationen.
Man nennt das Vitamin B auch das »Stimmungsvitamin«, weil es einen guten Einfluss auf das Nervensystem und die psychische Verfassung hat.
Hat eine leicht harntreibende Wirkung.

Was es leisten kann

- Steigert das Wachstum.
- Hilft bei der Verdauung, besonders der Kohlenhydrate.
- Hebt die psychische Verfassung.
- Sorgt für normale Funktion des Nervensystems, der Muskeln und des Herzens.
- Hilft gegen Reisekrankheit (Seekrankheit, Flugzeug).
- Lindert Schmerzen nach Eingriffen an den Zähnen.
- Hilft bei der Behandlung von Gürtelrose.

Mangelerkrankungen

Beriberi (zu den Anzeichen von Mangelerscheinungen siehe Seite 333 ff.).

Beste natürliche Quellen

Trockenhefe, Vollkornerzeugnisse, Vollweizen, Sojabohnen, Eigelb, Fisch, Haferflocken, Erdnüsse, Biofleisch, mageres Fleisch, vor allem Schweinefleisch, die meisten Gemüsesorten, Weizenkleie, Milch, Leber, Hülsenfrüchte und Kartoffeln.

Zusätzliche Präparate (Nahrungsergänzungsmittel)

Erhältlich in verschiedenen Dosierungen, im Allgemeinen zu 50 mg, 100 mg und 500 mg. Am wirksamsten in Verbindung mit anderen Vitaminen aus der B-Gruppe, zusammen mit B_2 und B_6 zu gleichen Teilen.

Noch wirksamer, wenn in der Zusammensetzung Pantothen-säure (gegen Stress), Folsäure und B_{12} enthalten sind. Die üb-lichen Dosierungen liegen zwischen 100 und 300 mg.

Giftigkeit und Warnzeichen für Überdosierung

Giftigkeit ist bei diesem wasserlöslichen Vitamin nicht be-kannt. Überdosen werden mit dem Urin ausgeschieden und nicht im Gewebe oder in den Organen gespeichert.

Zu den seltenen Anzeichen einer Überdosis (mehr als 5 bis 10 g täglich) gehören Zittern, Herpes, Ödeme, Nervosität, Herzklopfen und Allergien (siehe Seite 547 ff., »Vorsicht«).

Feinde

Die Hitze beim Kochen zerstört dieses Vitamin schnell. An-dere Feinde von Vitamin B_1 sind Koffein, Alkohol, industrielle Bearbeitung von Nahrungsmitteln, Luft, Wasser, Östrogen, Mittel gegen Magensäure und Sulfonamide (siehe Seite 467 ff. zum Thema »Medikamente als Nährstoffräuber«).

Persönliche Empfehlung

Wenn Sie viel rauchen, Alkohol trinken oder Süßigkeiten es-sen, brauchen Sie mehr Vitamin B_1.

Auch wenn Sie schwanger sind, stillen oder die Pille nehmen, ist Ihr Bedarf höher.

Wenn Sie nach dem Essen immer ein Mittel gegen Sodbren-nen nehmen, verlieren Sie das Thiamin wieder, das Sie viel-leicht mit dem Essen aufgenommen haben.

Bei allen belastenden Situationen – Krankheit, Angst, Trau-mata, nach Operationen – sollten Sie verstärkt Vitamine aus der B-Gruppe nehmen, und dazu gehört auch das Thiamin.

Vitamin B$_2$ (Riboflavin)

Beschreibung

Wasserlöslich. Wird leicht resorbiert. Die wieder ausgeschiedene Menge hängt von den Bedürfnissen des Körpers ab; gleichzeitig kann es zu einem Verlust von Proteinen kommen. Wie die anderen Vitamine der B-Gruppe wird es nicht gespeichert und muss regelmäßig durch die Nahrung oder durch zusätzliche Mittel ergänzt werden.

Wird gelegentlich auch als Vitamin G bezeichnet.

Wird in Milligramm (mg) gemessen.

Anders als Thiamin wird Riboflavin nicht durch Hitze, Oxidation oder Säure zerstört, sehr leicht aber durch Lichteinwirkung.

Für den Durchschnittserwachsenen sind 1,2 bis 1,5 mg die empfohlene Tagesmenge. Während der Schwangerschaft empfiehlt sich 1,5 mg, für stillende Mütter 1,6 mg.

Verstärkter Bedarf in Stresssituationen.

Was es leisten kann

- Fördert Wachstum und Fortpflanzung.
- Gut für gesunde Haut, feste Fingernägel und gesundes Haar.
- Unterstützt die Heilung von spröden Lippen, wunden Stellen im Mund und angeschwollener Zunge.
- Gut für das Sehvermögen; hilft bei ermüdeten Augen.
- Wirkt mit anderen Substanzen beim Abbau von Kohlenhydraten, Fetten und Eiweiß.
- Lindert Migränekopfschmerz.

Mangelerkrankungen

Wunde Stellen an Mund, Lippen, Haut und Genitalien (zu den Anzeichen von Mangelerscheinungen siehe Seite 333 ff.).

Beste natürliche Quellen

Milch und Milchprodukte, Leber, Niere, Käse, grünes Blattgemüse, Muskelfleisch, Eier, Fisch, Joghurt, Bohnen, Vollkornprodukte.

Zusätzliche Präparate (Nahrungsergänzungsmittel)

In hohen und niedrigen Dosierungen erhältlich, meistens in 100-mg-Dosierung. Wie die meisten aus dem B-Komplex ist dieses Vitamin am wirksamsten, wenn es mit anderen in einem ausgewogenen Verhältnis steht.

Die üblichen Tagesmengen liegen bei 100 bis 300 mg.

Giftigkeit und Warnzeichen für Überdosierung

Keine giftigen Wirkungen bekannt.

Zu den möglichen Anzeichen für eine zu hohe Einnahme gehören Jucken, Benommenheit, das Gefühl von Brennen oder Kribbeln (siehe Seite 547 ff., »Vorsicht«).

Feinde

Licht – besonders ultraviolette Strahlen – und alkalische Stoffe zerstören Riboflavin (in den undurchsichtigen Milchkartons ist das Riboflavin jetzt geschützt, während es früher in den durchsichtigen Glasflaschen zerstört wurde). Andere natürliche Feinde sind Wasser (B$_2$ löst sich in kochender Flüssigkeit auf), Sulfonamide, Östrogen und Alkohol.

Persönliche Empfehlung

Wenn Sie die Pille nehmen, schwanger sind oder stillen, brauchen Sie mehr Vitamin B$_2$.

Wenn Sie wenig rotes Fleisch oder Milchprodukte essen, sollten Sie mehr Vitamin B$_2$ zu sich nehmen.

Sehr wahrscheinlich wird Ihnen dieses Vitamin fehlen oder nur unzureichend vorhanden sein, wenn Sie über längere Zeit eine Diät einhalten müssen, beispielsweise bei Tumoren oder Diabetes. Werden Sie mit Medikamenten behandelt, so sprechen Sie in jedem Fall mit Ihrem Arzt, wenn Sie Ihre gegenwärtige Kost umstellen wollen.

In allen Stresssituationen brauchen Sie mehr Vitamine der B-Gruppe.

Dieses Vitamin wirkt am besten zusammen mit B_6, Vitamin C und Niacin.

Wenn Sie ein Krebsmittel nehmen müssen, kann zu viel Vitamin B_2 die Wirkung des Medikaments einschränken.

Wenn Sie Antibiotika nehmen, bekommen Sie wahrscheinlich nicht genug B_2.

Wer viel Alkohol trinkt, hat einen erhöhten Bedarf an diesem Vitamin, weil Alkohol die Aufnahme von B_2 beeinträchtigt.

Im New England Center for Headache in Stamford, Connecticut, durchgeführte Studien haben gezeigt, dass bei Migränepatienten, die 400 mg Vitamin B_2 täglich einnahmen, entweder die Häufigkeit, die Dauer oder die Schwere der Migräneanfälle sich um die Hälfte verringerte. Allerdings tritt die Wirkung erst nach einer regelmäßigen Einnahme über drei bis vier Monate ein.

Vitamin B_3 (Niacin, Nicotinsäure, Niacinamid, Nicotinsäureamid)

Beschreibung

Wasserlöslich, gehört zu den Vitaminen des B-Komplexes.

Wird im Allgemeinen in Milligramm (mg) gemessen.

Mithilfe der Aminosäure Tryptophan kann der Körper selbst Niacin bilden.

Bei einem Mangel an B_1, B_2 oder B_6 kann der Körper kein Niacin aus Tryptophan erzeugen.

Ein Mangel an Niacin kann zu negativen Veränderungen der Persönlichkeit führen.

Die empfohlene Tagesmenge für Erwachsene liegt bei 13 bis 17 mg. Für stillende Mütter werden 17 mg empfohlen, für Schwangere 15 mg.

Sehr wichtig für die Synthese der Sexualhormone (Östrogen, Progesteron, Testosteron) ebenso wie für Cortison, Thyroxin und Insulin.

Notwendig für ein gesundes Nervensystem und für gesunde Hirnfunktionen.

Eines der wenigen Vitamine, die relativ stabil in Nahrungsmitteln sind; es kann Kochen und Lagerung gut überstehen, ohne an Wirksamkeit zu verlieren.

Was es leisten kann

- Senkt die Cholesterin- und Triglyceridwerte.
- Hilft beim Fettstoffwechsel, fördert ein gesundes Verdauungssystem, lindert Störungen von Magen und Darm.
- Lässt die Haut gesünder aussehen.
- Beugt Migräneschmerzen vor und lindert sie.
- Regt den Kreislauf an und senkt hohen Blutdruck.
- Lindert manche Arten von Durchfall.
- Vermindert die unerfreulichen Schwindelanfälle bei der Menière-Krankheit (Tinnitus, Ohrgeräusche).
- Steigert die Energie durch richtige Nahrungsverwertung.
- Hilft bei der Beseitigung von Mundschleimhautgeschwüren und oft auch von Mundgeruch.

Mangelerkrankungen

Pellagra, schwere Dermatitis (zu den Anzeichen von Mangelerscheinungen siehe Seite 333 ff.).

Beste natürliche Quellen

Fisch, mageres Fleisch, weißes Geflügelfleisch, Vollweizenprodukte, Bierhefe, Leber, Milch, Weizenkeime, Eier, geröstete Erdnüsse, Avocado, Datteln, Feigen, Backpflaumen (Trockenpflaumen).

Zusätzliche Präparate (Nahrungsergänzungsmittel)

Als Niacin oder Inosithexanicotinat (IHN, auch *No-Flush*-Niacin) bzw. Niacinamid erhältlich. Der einzige Unterschied besteht darin, dass Niacin (Nicotinsäure) Gesichtsrötung *(flush)* hervorrufen kann, Niacinamid (Nicotinsäureamid) und IHN (das Niacin und Inosit enthält) dagegen nicht. Wenn Sie Niacin vorziehen, können Sie die Hautrötung verhindern, indem Sie die Tablette nach dem Essen nehmen und die gleiche Menge an Inosit schlucken.

Allgemein in Dosierungen von 50 bis 1000 mg in Tabletten-, Kapsel- und Pulverform.

Dosierungen von 50 bis 100 mg finden sich im Allgemeinen in hochwertigen Präparaten der Vitamin-B-Gruppe und in Multivitaminpräparaten. (Achten Sie auch auf die Angaben auf der Verpackung.)

Giftigkeit und Warnzeichen für Überdosierung

In großen Mengen kann Niacin die Regulierung der Harnsäure beeinträchtigen und bei Menschen, die zu Gicht neigen, Gichtanfälle hervorrufen.

Hohe Niacinwerte können auch die Fähigkeit des Körpers zur Ausscheidung von Zucker beeinträchtigen, was möglicherweise zu einer Verschlechterung der Glukosesteuerung im Diabetes-Grenzbereich führen und diese Krankheit zum Ausbruch bringen kann. Außerdem kann es Leberfunktionsstörungen fördern.

Abgesehen von möglichen Nebenwirkungen bei Dosierungen von mehr als 100 mg, wie Hautrötung und Juckreiz, ist Niacin grundsätzlich ungiftig.

Nicht an Tiere zu verfüttern, vor allem nicht an Hunde: Das kann bei den Tieren zu Hautreizungen, Schwitzen und großem Unbehagen führen (siehe Seite 547 ff., »Vorsicht«).

Feinde

Wasser, Sulfonamide, Alkohol, Schlaftabletten, Östrogen (siehe Seite 467 ff.).

Persönliche Empfehlung

Wenn Sie Antibiotika nehmen und plötzlich feststellen, dass bei Niacin die Hautrötung stärker wird, machen Sie sich keine Sorgen: Das kommt vor. Die Rötung verschwindet für gewöhnlich nach 20 Minuten wieder. Es hilft, ein Glas Wasser zu trinken. Sie werden sich vermutlich wohler fühlen, wenn Sie zu einem Präparat übergehen, das Inosithexanicotinat (*No-Flush*-Niacin) enthält.

Um Beschwerden bei der Verdauung zu vermeiden, nehmen Sie Niacin nicht vor dem Essen oder zusammen mit heißen Getränken ein.

Wenn Sie Probleme mit dem Cholesterin haben, kann es helfen, wenn Sie mehr Niacin zu sich nehmen. Ich empfehle die Einnahme unter Aufsicht Ihres Arztes, besonders, wenn Sie andere Medikamente nehmen.

Wenn die Haut besonders empfindlich auf Sonnenlicht reagiert, ist das oft ein frühzeitiger Hinweis auf einen Mangel an Niacin.

Vitamin B$_6$ (Pyridoxin)

Beschreibung

Wasserlöslich. Wird wie die anderen Vitamine der B-Gruppe innerhalb von acht Stunden nach der Einnahme wieder ausgeschieden. Muss durch Nahrungsmittel oder zusätzliche Präparate immer wieder ergänzt werden.

B$_6$ ist in Wirklichkeit eine Gruppe von Substanzen – Pyridoxin, Pyridoxal und Pyridoxamin –, die in enger Verbindung zueinander stehen und zusammenwirken.

Wird in Milligramm (mg) gemessen.

Der Bedarf steigt bei einer Ernährung mit hohem Eiweiß-
anteil.
Muss für die Produktion von Antikörpern und roten Blutkör-
perchen vorhanden sein.
Es scheint, dass es sich mit Darmbakterien verbindet und
dass der Verzehr von Gemüse mit Cellulose dazu beiträgt.
Die empfohlene Tagesmenge für einen Erwachsenen liegt bei
1,2 bis 1,5 mg. Während der Schwangerschaft und in der Still-
zeit werden 1,9 mg empfohlen.
Notwendig für die richtige Aufnahme von Vitamin B_{12}.
Erforderlich für die Produktion von Salzsäure und Magnesium.
Milchprodukte sind als Quellen für B_6 ziemlich unzureichend.

Was es leisten kann

- In Verbindung mit Folsäure kann B_6 helfen, die Amino-
  säure Homocystein abzubauen und das Herzinfarktrisiko
  erheblich zu vermindern.
- Stärkt das Immunsystem.
- Trägt zur Vorbeugung gegen Nierensteinbildung bei.
- Wichtig für die Eiweiß- und Fettaufnahme.
- Hilft bei der Umwandlung von Tryptophan, einer essen-
  ziellen Aminosäure, in Niacin.
- Hilft verschiedene Nerven- und Hautstörungen verhin-
  dern.
- Lindert Übelkeit (viele Präparate gegen morgendliche
  Übelkeit enthalten Vitamin B_6).
- Fördert die richtige Synthese der Nukleinsäuren, die gegen
  das Altern wirken.
- Hilft gegen trockenen Mund und Probleme beim Wasser-
  lassen, die durch bestimmte trizyklische Antidepressiva
  (Stimmungsaufheller) verursacht werden.
- Verringert nächtliche Muskelkrämpfe, Krämpfe in den Bei-
  nen, Kribbeln in den Händen und bestimmte Formen von
  Nervenentzündung an den Gliedmaßen.
- Wirkt als natürliches harntreibendes Mittel.

Mangelerkrankungen

Anämie, übermäßige Talgabsonderung der Haut, Entzündung der Zungenschleimhaut (zu den Anzeichen von Mangelerscheinungen siehe Seite 333 ff.).

Beste natürliche Quellen

Bierhefe, Weizenkleie, Weizenkeime, Leber, Fisch, Sojabohnen, Zuckermelonen, Bananen, Kohl, Naturreis, Eier, Hafer, Erdnüsse, Walnüsse.

Zusätzliche Präparate (Nahrungsergänzungsmittel)

Erhältlich in sehr unterschiedlichen Dosierungen von 50 bis 500 mg, einzeln und auch als Vitamin-B-Komplex oder Multivitaminpräparat.

Damit es nicht zu einem Mangel an einem anderen Vitamin der B-Gruppe kommt, sollte Pyridoxin zusammen mit B_1 und B_2 zu gleichen Teilen genommen werden.

Ist in Form von Depotkapseln erhältlich, die eine zeitversetzte Freigabe über zehn Stunden bewirken.

Giftigkeit und Warnzeichen für Überdosierung

Tägliche Mengen von 2 bis 10 g können neurologische Störungen verursachen.*

Ein mögliches Anzeichen für ein Zuviel an B_6 ist nächtliche Unruhe mit lebhaften Träumen, Taubheit an den Füßen und nervösem Zucken.

Dosierungen von mehr als 500 mg sind nicht zu empfehlen (siehe Seite 547 ff., »Vorsicht«).

Feinde

Lange Lagerung der Lebensmittel, Dosenkonservierung, Braten und Kochen von Fleisch, Tiefkühlen von Obst und Ge-

---

* In Deutschland gilt dies bei einer Aufnahme von 50 bis 500 mg pro Tag. (Anm. d. Red.)

müse, Wässern, industrielle Bearbeitung, Alkohol, Östrogen (siehe Seite 467 ff.).

Persönliche Empfehlung

Wenn Sie die Pille nehmen, brauchen Sie wahrscheinlich mehr Vitamin B_6.

Wer viel Eiweiß zu sich nimmt, braucht zusätzliche Mengen von diesem Vitamin.

Zur Verminderung des Herzinfarktrisikos erhöhen Sie die Zufuhr an B_6 und Folsäure.

Vitamin B_6 kann den Insulinbedarf eines Diabetikers senken, und wenn die Dosierung nicht angepasst wird, kann das zu Blutunterzucker führen.

Menschen, die unter Arthritis leiden und mit Penicillaminen behandelt werden, sollten zusätzlich dieses Vitamin nehmen.

Dieses Vitamin wirkt am besten zusammen mit Vitamin B_1, Vitamin B_2, Pantothensäure, Vitamin C und Magnesium.

Zusätzliches Vitamin B_6 sollte bei Schüttellähmung (Parkinson) nicht nehmen, wer mit Levodopa (L-Dopa) behandelt wird.

Vitamin B_{12} (Cobalamin)

Beschreibung

Wasserlöslich und schon in sehr kleinen Mengen wirksam.

Wird auch als »rotes Vitamin« und Cyanocobalamin bezeichnet.

Cyanocobalamin ist die kommerziell erhältliche Form von Vitamin B_{12}, die in Vitamintabletten verwendet wird.

Wird in Mikrogramm (1 μg = 0,001 mg) gemessen.

Das einzige Vitamin mit Spuren von essenziellen Mineralstoffen.

Wird durch den Magen nicht gut aufgenommen. Muss bei der Resorption mit Kalzium zusammenkommen, damit es vom Körper richtig verwertet wird.

Empfohlene Tagesmenge für Erwachsene 3 µg; für Schwangere werden 3,5 µg, für stillende Mütter 4,0 µg empfohlen.

Bei einer Ernährung mit wenig Vitamin B$_1$ und viel Folsäure (wie beispielsweise bei Vegetariern) kommt es oft zu einem Mangel an Vitamin B$_{12}$.

Eine richtig funktionierende Schilddrüse hilft bei der Aufnahme von Vitamin B$_{12}$.

Die Anzeichen für einen Mangel an Vitamin B$_{12}$ können erst nach fünf Jahren oder noch später auftreten, wenn die Speicher im Körper entleert sind.

Bei der menschlichen Ernährung wird Vitamin B$_{12}$ in erster Linie durch tierische Produkte geliefert, da es (mit geringfügigen Ausnahmen) in pflanzlicher Kost nicht enthalten ist.

Als einziges von den wasserlöslichen Vitaminen kann es im Körper gespeichert werden; es kann bis zu drei Jahre dauern, bis die Speicher im Körper abgebaut sind.

Was es leisten kann

- Bildet und regeneriert rote Blutkörperchen und hilft damit vorbeugend gegen Anämie.
- Hilft beim Abbau der Aminosäure Homocystein, wodurch das Herzinfarktrisiko vermindert wird.
- Steigert Wachstum und Appetit bei Kindern.
- Gibt neuen Schwung.
- Erhält ein gesundes Nervensystem.
- Hilft Fette, Kohlenhydrate und Eiweiß richtig verwerten.
- Mildert Reizbarkeit.
- Konzentration, Gedächtnis und Gleichgewicht werden verbessert.
- Bietet Schutz gegen Krebs, der durch Rauchen verursacht wird.
- Kleine Mengen (80 µg) helfen die Knochen zu stärken und so der Osteoporose vorzubeugen.

Mangelerkrankungen

Perniziöse Anämie (Blutarmut), neurologische Störungen (zu den Anzeichen von Mangelerscheinungen siehe Seite 333 ff.).

Beste natürliche Quellen

Leber, Rindfleisch, Schweinefleisch, Eier, Milch, Käse, Fisch.

Zusätzliche Präparate (Nahrungsergänzungsmittel)

Da das Vitamin B_{12} vom Magen nicht gut assimiliert wird, empfehle ich die sublinguale Form, die unter der Zunge aufgenommen wird, oder die Depotform (mit zeitverzögerter Wirkung, in Verbindung mit Sorbit), damit das B_{12} im Dünndarm aufgenommen werden kann.
Es gibt Dosierungen von 50 bis 2000 µg.
Ärzte geben auch Vitamin-B_{12}-Spritzen. Wenn es ernsthafte Anzeichen für einen Mangel gibt oder wenn große Erschöpfung vorliegt, ist dies vermutlich die angemessene Behandlung.
Die Tagesdosis liegt meistens zwischen 5 und 100 µg.

Giftigkeit und Warnzeichen für Überdosierung

Es gibt keine bekannten Fälle von Vitamin-B_{12}-Vergiftungen, selbst nicht bei sehr hohen therapeutischen Dosierungen (siehe Seite 547 ff., »Vorsicht«).

Feinde

Säuren und alkalische Stoffe, Wasser, Sonnenlicht, Alkohol, Östrogen, Schlaftabletten (siehe Seite 467 ff.).

Persönliche Empfehlung

Wenn Sie Vegetarier sind und sowohl Eier als auch Milchprodukte von Ihrem Speiseplan gestrichen haben, brauchen Sie zusätzlich Vitamin B_{12}.
Wenn Sie regelmäßig viel Alkohol trinken, dann ist zusätzliches Vitamin B_{12} wichtig.

Zusammen mit Folsäure kann Vitamin B$_{12}$ sehr wirkungsvoll für neuen Schwung sorgen.

Erstaunlicherweise brauchen Leute, die viel Eiweiß zu sich nehmen, auch zusätzliche Mengen von diesem Vitamin, das mit allen anderen Vitaminen der B-Gruppe und den Vitaminen A, E und C zusammenwirkt.

Bei älteren Menschen gibt es oft Probleme mit der Aufnahme von Vitamin B$_{12}$, weshalb sich Injektionen empfehlen.

Für Frauen kann B$_{12}$ als ein Bestandteil des B-Komplexes während oder kurz vor der Menstruation nützlich sein.

Vitamin B$_{13}$ (Orotsäure)

Beschreibung

In den Vereinigten Staaten und auch in Deutschland nicht als Fertigarznei erhältlich.

Sorgt für die Verwertung von Folsäure und Vitamin B$_{12}$.

Der Tagesbedarf ist nicht genau bekannt.

Was es leisten kann

- Beugt vermutlich bestimmten Leberproblemen und vorzeitigem Altern vor.
- Hilft bei der Behandlung von multipler Sklerose.

Mangelerkrankungen

Anzeichen von Mangelerscheinungen und -erkrankungen im Zusammenhang mit diesem Vitamin sind noch nicht sicher festgestellt worden.

Beste natürliche Quellen

Wurzelgemüse, Molke (flüssiger Anteil von saurer oder geronnener Milch), Milch, Käse, Leber.

Zusätzliche Präparate (Nahrungsergänzungsmittel)

Erhältlich als Kalziumorotat.

Giftigkeit und Warnzeichen für Überdosierung

Über die Orotsäure ist zu wenig bekannt, als dass man genaue Angaben machen könnte (siehe Seite 547 ff., »Vorsicht«).

Feinde

Wasser und Sonnenlicht.

Persönliche Empfehlung

Die Forschung ist hier noch nicht so weit, dass man Empfehlungen geben könnte.

Vitamin B_{15} (Pangamsäure, Dimethylglycin, DMG)

Beschreibung

Wasserlöslich.
Noch ist umstritten, ob B_{15} wesentlich für die Ernährung ist und ob es sich wirklich um ein Vitamin handelt.
Wird in Milligramm (mg) gemessen.
Ähnliche antioxidative Wirkung wie Vitamin E.
Wurde von russischen Wissenschaftlern eingeführt, die von den Testergebnissen begeistert sind, während die Substanz von der *Food and Drug Administration*, der amerikanischen Zulassungsbehörde für Arzneimittel, zum Zeitpunkt der Entstehung dieses Buches vom Markt genommen wurde.
Die Wirkung wird oft gesteigert, wenn es mit Vitamin A und E genommen wird.

Was es leisten kann

- Verlängert die Lebensdauer der Zelle.
- Schränkt die Sucht nach Alkohol ein.

- Beschleunigt die Erholung nach Erschöpfungszuständen.
- Sorgt für einen niedrigen Cholesterinspiegel im Blut.
- Schützt gegen Schadstoffe.
- Schafft Erleichterung bei Angina pectoris und Asthma.
- Schützt gegen Leberzirrhose.
- Bekämpft den Kater nach zu reichlichem Trinken.
- Regt das Immunsystem an.
- Hilft bei der Eiweißsynthese.

Mangelerkrankungen

Auch hier ist die Forschung noch nicht besonders weit, aber es gibt Hinweise auf Störungen der Drüsen und Nerven, auf Herzerkrankungen und verringerte Sauerstoffaufnahme des Gewebes.

Beste natürliche Quellen

Bierhefe, unpolierter Reis, Vollkorn, Kürbiskerne, Sesamsamen.

Zusätzliche Präparate (Nahrungsergänzungsmittel)

Im Allgemeinen erhältlich in einer Dosierung von 50 mg.
Die üblichen Tagesdosierungen liegen bei 50 bis 150 mg.
In Deutschland in Apotheken oder über das Internet erhältlich (Anm. d. Red.).

Giftigkeit und Warnzeichen für Überdosierung

Es sind keine Fälle von Vergiftungen bekannt. Manche Personen geben an, es sei ihnen zu Beginn einer B$_{15}$-Kur schlecht geworden, aber das verschwindet im Allgemeinen nach ein paar Tagen und kann abgemildert werden, wenn man das Vitamin-B$_{15}$-Präparat nach der größten Mahlzeit am Tag nimmt (siehe Seite 547 ff., »Vorsicht«).

Feinde

Wasser und Sonnenlicht.

Persönliche Empfehlung

Trotz aller Kontroversen um dieses Vitamin habe ich festgestellt, dass B_{15} wirksam ist, und ich glaube, dass es bei den meisten Ernährungsformen als Zusatzpräparat von Nutzen und Vorteil sein kann.

Wenn Sie Sportler sind oder sich wie einer fühlen wollen, dann empfehle ich 50 mg morgens zum Frühstück und abends zum Essen.

»Vitamin B_{17}« (Amygdalin, Laetril, Nitrilosid)

Beschreibung

Diese umstrittene Verbindung aus zwei Zuckermolekülen (einem Benzaldehyd und einem Cyanid) wurde viele Jahre lang fälschlicherweise als »Vitamin B_{17}« bezeichnet, was völlig irreführend ist. Aus Aprikosenkernen gewonnen, soll es angeblich spezifische krebshemmende und krebsvorbeugende Eigenschaften besitzen. Es ist jedoch bisher nicht zugelassen, und ich erwähne es in dieser Ausgabe nur deshalb, um jeden noch nicht ausgeräumten Glauben an seinen Vitamin-Status zu beseitigen.

Biotin (Coenzym R oder Vitamin H)

Beschreibung

Wasserlöslich und schwefelhaltig; ein weiteres Mitglied in der Familie des Vitamin-B-Komplexes.

Wird im Allgemeinen in Mikrogramm (µg) gemessen.

Die Synthese der Ascorbinsäure erfordert Biotin.

Wichtig für den normalen Fett- und Eiweißstoffwechsel.

Der Tagesbedarf bei Erwachsenen liegt bei 100 bis 300 µg.[*]

---

[*] Der Schätzwert für eine angemessene Zufuhr bei Erwachsenen liegt in Deutschland bei 30 bis 60 µg. (Anm. d. Red.)

Synthese durch Darmbakterien möglich.
Rohe Eier verhindern die Aufnahme durch den Körper.
Wirkt zusammen mit B_2, B_6, Niacin und A und trägt zur Erhaltung einer gesunden Haut bei.

Was es leisten kann

* Hilft, dass das Haar nicht vorzeitig grau wird.
* Hilft bei vorbeugenden Maßnahmen gegen Glatze.
* Lindert Muskelschmerzen.
* Lindert Ekzeme und Hautausschlag.
* Trägt zur Vorbeugung und Heilung von brüchigen, rissigen und splitternden Fingernägeln bei.

Mangelerkrankungen

Ekzeme an Gesicht und Körper, außergewöhnliche Erschöpfungszustände, Beeinträchtigung des Fettstoffwechsels, Magersucht (Anorexia nervosa), Haarausfall, Depressionen (zu den Anzeichen von Mangelerscheinungen siehe Seite 333 ff.).

Beste natürliche Quellen

Leber, Eigelb, Sojabohnen, Bierhefe, Milch, Erdnussbutter, unpolierter Reis, Haferflocken, Nüsse, Spinat, Champignons, Linsen.

Zusätzliche Präparate (Nahrungsergänzungsmittel)

Biotin ist im Allgemeinen in den Präparaten des B-Komplexes und in Multivitamintabletten enthalten.
Die üblichen Tagesmengen liegen zwischen 25 und 300 µg.

Giftigkeit und Warnzeichen für Überdosierung

Es sind keine Fälle von Biotin-Vergiftung bekannt (siehe Seite 547 ff., »Vorsicht«).

Feinde

Rohes Hühnereiweiß (enthält Avidin, ein Protein, das die Biotin-Aufnahme verhindert), Wasser, Sulfonamide, Östrogen, industrielle Bearbeitung und Alkohol (siehe Seite 467 ff.).

Persönliche Empfehlung

Wenn Sie eiweißreiche Mixgetränke mit rohen Eiern trinken, brauchen Sie wahrscheinlich zusätzliches Biotin.

Sorgen Sie dafür, dass Sie täglich mindestens 25 µg bekommen, wenn Sie Antibiotika oder Sulfonamide nehmen.

Männer, denen die Haare ausgehen, machen vielleicht die Erfahrung, dass ihnen ein zusätzliches Biotinpräparat das Haar länger erhält.

Denken Sie daran, dass Biotin wirksamer mit B_2, B_6, Niacin und A zusammenarbeitet.

Die Biotinwerte nehmen im Verlauf der Schwangerschaft allmählich ab. Es scheint nun doch keinen Zusammenhang zu niedrigem Geburtsgewicht zu geben, aber trotzdem könnten Sie Ihren Arzt nach einem zusätzlichen Biotinpräparat fragen, weil es Ihre Stimmung heben kann.

Nehmen Sie bei brüchigen oder splitternden Fingernägeln über drei Monate 300 µg täglich ein. Wenn Sie eine Besserung feststellen, reduzieren Sie die Einnahme auf die normale Tagesdosis. Wenn Sie dagegen keine Veränderung beobachten, setzen Sie das Präparat ab und konsultieren Sie einen Hautarzt.

Cholin

Beschreibung

Gehört zur Gruppe der B-Vitamine und ist wichtig für den Fettstoffwechsel. Wirkt zusammen mit Inosit (das ebenfalls zum B-Komplex gehört) bei der Verwertung von Fetten und Cholesterin.

Eine der wenigen Substanzen, die die Barriere durchdringen können, welche das Gehirn normalerweise vor den negativen Auswirkungen in der täglichen Kost schützt; diese Substanz dringt direkt in die Gehirnzellen ein und bildet einen chemischen Stoff, der das Gedächtnis fördert.

Der Tagesbedarf ist noch nicht genau bekannt, aber die durchschnittliche Kost eines Erwachsenen enthält zwischen 500 und 900 mg täglich.

Scheint Cholesterin zu emulgieren, sodass dieses sich nicht an den Wänden der Arterien und in der Gallenblase festsetzen kann.

Die Cholin-Verwertung des Körper ist abhängig von Vitamin B_{12}, Folsäure und der Aminosäure L-Carnitin.

Was es leisten kann

- Hilft, den Cholesterinspiegel unter Kontrolle zu halten.
- Hilft bei der Aussendung von Nervenimpulsen, besonders von denen im Gehirn, die zur Bildung des Gedächtnisses gebraucht werden.
- Beugt dem Gedächtnisschwund im höheren Alter vor (Dosierungen von 1 bis 5 g täglich).
- Hilft, Gifte und Medikamente aus dem Körpersystem zu beseitigen, indem es die Arbeit der Leber unterstützt.
- Hat beruhigende Wirkung.
- Hilft bei der Behandlung der Alzheimer-Krankheit.

Mangelerkrankungen

Möglicherweise Zirrhose und Verfettung der Leber, Verhärtung der Arterien und die Alzheimer-Krankheit (zu den Anzeichen von Mangelerscheinungen siehe Seite 333 ff.).

Beste natürliche Quellen

Eigelb, Hirn, Herz, grünes Blattgemüse, Hefe, Leber, Weizenkeime, Lecithin (in kleinen Mengen), Hülsenfrüchte, Frischmilch.

Zusätzliche Präparate (Nahrungsergänzungsmittel)

Cholin wird auch unter der Bezeichnung Phosphatidylcholin oder Phosphatidylinosit vertrieben.

6 Lecithin-Kapseln aus Sojabohnen enthalten 244 mg Inosit und Cholin.

Die üblichen Präparate des Vitamin-B-Komplexes enthalten ungefähr je 50 mg Cholin und Inosit.

Die Tagesmengen liegen meistens zwischen 500 und 1000 mg.

Giftigkeit und Warnzeichen für Überdosierung

Nicht bekannt (siehe Seite 547 ff., »Vorsicht«).

Feinde

Wasser, Sulfonamide, Östrogen, industrielle Bearbeitung, Alkohol (siehe Seite 467 ff.).

Persönliche Empfehlung

Nehmen Sie Cholin immer mit anderen Vitaminen aus dem B-Komplex.

Wenn Sie oft nervös und gereizt sind, kann es angebracht sein, mehr Cholin zu sich zu nehmen.

Wenn Sie Lecithin nehmen, dann brauchen Sie vermutlich ein chelatkomplexgebundenes Kalziumpräparat, damit Phosphor und Kalzium bei Ihnen in einem ausgeglichenen Verhältnis bleiben, denn Cholin scheint den Phosphorgehalt im Körper zu steigern.

Versuchen Sie, mit der Nahrung mehr Cholin aufzunehmen, wenn Sie Ihr Gedächtnis steigern wollen.

Wenn Sie viel Alkohol trinken, achten Sie darauf, dass Sie Ihrer Leber das Cholin zukommen lassen, das sie braucht, um die zusätzliche Arbeit zu bewältigen.

Folsäure (Folacin, Folat)

Beschreibung

Wasserlöslich; gehört ebenfalls zum Vitamin-B-Komplex; auch als B_C oder Vitamin M bekannt.

Wird in Mikrogramm (μg) gemessen.

Wichtig für den Aufbau der roten Blutkörperchen.

Hilft beim Eiweißstoffwechsel.

Empfohlen wird für Erwachsene eine Tagesmenge von 180 bis 200 μg, die doppelte Menge für Schwangere und für stillende Mütter 280 μg in den ersten sechs Monaten der Stillzeit und 260 μg in den zweiten sechs Monaten der Stillzeit. (Bei Frauen, die zum Zeitpunkt der Empfängnis und im Frühstadium der Schwangerschaft die empfohlene doppelte Tagesmenge einnahmen, zeigte sich, dass dadurch ein erheblich besserer Schutz des Neugeborenen vor Neuralrohrdefekten gegeben war.)[*]

Wichtig für die Produktion von Nukleinsäuren (RNS/DNS).

Wesentlich für die Teilung der Körperzellen.

Notwendig für die Verwertung von Zucker und Aminosäuren.

Kann zerstört werden, wenn sie längere Zeit ungeschützt bei Zimmertemperatur gelagert wird.

Was sie leisten kann

- Senkt den Homocysteinspiegel und reduziert das Herzinfarktrisiko.
- Schützt vor Missbildungen bei der Geburt.
- Steigert den Milchfluss bei stillenden Müttern.
- Schützt gegen Darmparasiten und vor Lebensmittelvergiftungen.

---

[*] In Deutschland wird für Erwachsene eine Tagesmenge von 400 μg, die doppelte Menge für Schwangere und für stillende Mütter 600 μg empfohlen. (Anm. d. Red.)

- Fördert eine gesünder aussehende Haut.
- Wirkt schmerzstillend.
- Kann das Ergrauen der Haare verzögern, wenn sie zusammen mit Pantothensäure und Paraaminobenzoesäure (PABS) genommen wird.
- Steigert den Appetit, wenn Sie nicht bei Kräften sind.
- Beugt Ausschlägen am Mund vor.
- Beugt Anämie vor.

Mangelerkrankungen

Ernährungsbedingte Anämie (zu den Anzeichen von Mangelerscheinungen siehe Seite 333 ff.).

Beste natürliche Quellen

Dunkelgrünes Blattgemüse, Karotten, Torula-Hefe, Leber, Eigelb, Zuckermelonen, Aprikosen, Kürbis, Avocado, Sojabohnen, Vollkornroggenmehl.

Zusätzliche Präparate (Nahrungsergänzungsmittel)

Im Allgemeinen in einer Dosierung von 400 und 800 μg erhältlich.

Ist in manchen Vitamin-B-Präparaten in Dosierungen von 400 μg enthalten, meistens aber nur 100 μg (lesen Sie die Packungsbeilage).

Die am häufigsten verordneten Dosierungen liegen zwischen 400 μg und 5 mg.

Halten Sie Ausschau nach Präparaten, die sowohl Folsäure als auch B_{12} enthalten.

Giftigkeit und Warnzeichen für Überdosierung

Keine bekannten giftigen Wirkungen, allerdings reagieren manche Menschen mit Hautallergien. Ein Übermaß an Folsäure kann unter Umständen dazu führen, dass eine durch Vitamin-B_{12}-Mangel hervorgerufene Anämie nicht erkannt wird (siehe Seite 547 ff., »Vorsicht«).

Feinde

Wasser, Sulfonamide, Sonnenlicht, Östrogen, Lebensmittelbearbeitung (vor allem Kochen), Hitze (siehe Seite 467 ff.).

Persönliche Empfehlung

Frauen sollten genug Folsäure und Vitamin B_6 zu sich nehmen. Schon 400 µg Folsäure mit 2 bis 10 mg Vitamin B_6 können das Herzinfarktrisiko um 42 Prozent senken.

Wenn Sie viel Alkohol trinken, ist es ratsam, mehr Folsäure zu sich zu nehmen.

Große Mengen an Vitamin C steigern die Ausscheidung von Folsäure, wer also mehr als 2 g Vitamin C nimmt, sollte auch die Menge an Folsäure erhöhen.

Wenn Sie Dilantin, Östrogen, Sulfonamide, Phenobarbital oder Aspirin nehmen, sollten Sie auch mehr Folsäure zu sich nehmen.

Ich habe festgestellt, dass bei vielen Menschen, die kurzfristig 1 bis 5 g Folsäure täglich zu sich nahmen, eine Umkehrung verschiedener Formen von Hautverfärbung eintrat. Falls Sie zu derartigen Problemen neigen, lassen Sie sich von einem ernährungstherapeutisch erfahrenen Arzt beraten.

Hoch dosierte Folsäure kann mit bestimmten Krebsmedikamenten Reaktionen hervorrufen.

Wenn Sie krank sind oder gegen eine entstehende Krankheit ankämpfen, achten Sie darauf, dass Ihr Präparat viel Folsäure enthält. Bei einem Mangel an Folsäure besteht immer auch ein Mangel an Antikörpern.

Hoch dosierte Folsäure kann bei Epileptikern, die das Medikament Phenytoin nehmen, Krampfanfälle auslösen.

Hinweis: Phenobarbital ist ein Wirkstoff, der in Beruhigungsmitteln und Schlafmitteln enthalten ist. (Anm. d. Red.)

Inosit

Beschreibung

Wasserlöslich, gehört zum Vitamin-B-Komplex und ist am Transport der Fette beteiligt.
Wird in Milligramm (mg) gemessen.
Verbindet sich mit Cholin, um Lecithin zu bilden.
Am Stoffwechsel von Fett und Cholesterin beteiligt.
Wie viel in der täglichen Nahrung enthalten sein sollte, ist nicht festgelegt, aber der gesunde Durchschnittserwachsene nimmt etwa 1 g pro Tag auf.
Wie Cholin ist es wichtig für die Ernährung der Hirnzellen.

Was es leisten kann

- Hilft bei der Senkung des Cholesterinspiegels.
- Fördert gesundes Haar, hilft vorbeugend gegen Haarausfall.
- Hilft bei der Vorbeugung gegen Ekzeme.
- Hilft bei der Verteilung von Körperfett.
- Hat beruhigende Wirkung.

Mangelerkrankungen

Ekzeme (zu den Anzeichen von Mangelerscheinungen siehe Seite 333 ff.).

Beste natürliche Quellen

Leber, Bierhefe, Rinderhirn und -herz, Zuckermelone, Grapefruit, Obst, Rosinen, Weizenkeime, Vollkorngetreide, Erdnüsse, Nüsse, Kohl.

Zusätzliche Präparate

Wie schon beim Cholin erwähnt, enthalten 6 Lecithin-Kapseln auf der Basis von Sojabohnen ungefähr 244 mg Inosit und Cholin.
Erhältlich als Lecithin-Pulver, das sich gut in Flüssigkeit auf-

lösen lässt. Die meisten Präparate des Vitamin-B-Komplexes enthalten etwa 100 mg Cholin und Inosit.

Die üblichen Tagesmengen liegen zwischen 250 und 500 mg.

Giftigkeit und Warnzeichen für Überdosierung

Keine giftigen Wirkungen bekannt (siehe Seite 547 ff., »Vorsicht«).

Feinde

Wasser, Sulfonamide, Östrogen, industrielle Bearbeitung von Lebensmitteln, Alkohol, Kaffee (siehe Seite 467 ff.).

Persönliche Empfehlung

Nehmen Sie Inosit mit Cholin und anderen Vitaminen der B-Gruppe. Wenn Sie viel Kaffee trinken, brauchen Sie vermutlich zusätzlich Inosit.

Wenn Sie Lecithin nehmen, rate ich zusätzlich zu chelatkomplexgebundenem Kalzium, damit Phosphor und Kalzium ausgeglichen bleiben, denn sowohl Inosit als auch Cholin scheinen den Phosphorspiegel steigen zu lassen.

Um die Wirkung von Vitamin E deutlich zu steigern, nehmen Sie ausreichend Inosit und Cholin zu sich.

PABS (Paraaminobenzoesäure)

Beschreibung

Wasserlöslich, eines der neueren Mitglieder der B-Gruppe.

Allgemein in Milligramm (mg) gemessen.

Kann im Körper synthetisiert werden.

Eine Tagesmenge ist nicht festgelegt.

Hilft bei der Bildung von Folsäure und ist wichtig für die Verwertung von Eiweiß.

Begünstigt die Aufnahme – und damit die Wirksamkeit – von Pantothensäure.

Was sie leisten kann

- Lindert Schmerzen bei Verbrennungen.
- Erhält die Haut gesund und weich.
- Trägt zur Verzögerung der Faltenbildung bei.
- Trägt dazu bei, dass Ihr Haar wieder seine natürliche Farbe bekommt.

Mangelerkrankungen

Ekzeme (zu den Anzeichen von Mangelerscheinungen siehe Seite 333 ff.).

Beste natürliche Quellen

Leber, Bierhefe, Niere, Vollkorn, Reis, Kleie, Weizenkeime, schwarze Melasse.

Zusätzliche Präparate (Nahrungsergänzungsmittel)

Erhältlich in Dosierungen zwischen 30 und 1000 mg in normaler Form oder als Langzeitmittel (Depotkapsel).
Die gebräuchlichsten Dosierungen liegen zwischen 30 und 100 mg dreimal täglich.

Giftigkeit und Warnzeichen für Überdosierung

Keine giftigen Wirkungen bekannt, aber Langzeitbehandlungen mit hohen Dosierungen sind nicht zu empfehlen.
Symptome, die auf eine Überdosierung hinweisen könnten, sind meistens Übelkeit und Erbrechen (siehe Seite 547 ff., »Vorsicht«).

Feinde

Wasser, Sulfonamide, industrielle Bearbeitung von Lebensmitteln, Alkohol, Östrogen (siehe Seite 467 ff.).

Persönliche Empfehlung

Manche Leute behaupten, dass durch die Kombination von Folsäure und PABS ihr ergrauendes Haar seine natürliche

Farbe wiederbekommen hat. Bei Tieren hat das funktioniert, vielleicht ist es für jemanden, der eine Alternative zum Färben sucht, einen Versuch wert. Zu diesem Zweck sind 1000 mg (Depotpräparat) täglich an sechs Tagen in der Woche sehr gut geeignet.

Wenn Sie Penicillin einnehmen, dann sollten Sie mehr PABS mit der Nahrung oder durch zusätzliche Präparate zu sich nehmen.

Pantothensäure (Panthenol, Kalziumpantothenat, Vitamin B₅)

Beschreibung

Wasserlöslich, gehört zum B-Komplex.

Hilft beim Zellaufbau, sorgt für normales Wachstum und für die Entwicklung des zentralen Nervensystems.

Lebenswichtig für das richtige Funktionieren der Nebennieren.

Wichtig für die Umwandlung von Fett und Zucker in Energie.

Notwendig für die Synthese von Antikörpern, für die Verwertung von PABS (Paraaminobenzoesäure) und Cholin.

Der Tagesbedarf für Erwachsene liegt bei 10 mg.*

Synthese im Körper ist durch die Darmbakterien möglich.

Was sie leisten kann

• Hilft bei der Wundheilung.
• Bekämpft Infektionen durch die Bildung von Antikörpern.
• Behandlung bei nachoperativen Schockzuständen.
• Beugt Erschöpfung vor.
• Verringert die nachteiligen und giftigen Wirkungen vieler Antibiotika.
• Senkt die Cholesterin- und Triglyceridwerte.

---

* In Deutschland liegt der Schätzwert für eine angemessene Zufuhr für Erwachsene bei 6 mg. (Anm d. Red.)

Mangelerkrankungen

Niedriger Blutzuckerspiegel, Geschwüre am Zwölffingerdarm, Haut- und Blutschäden (zu den Anzeichen von Mangelerscheinungen siehe Seite 333 ff.).

Beste natürliche Quellen

Fleisch, Getreidekörner, Weizenkeime, Kleie, Niere, Leber, Herz, grüne Gemüsesorten, Bierhefe, Nüsse, Hühnerfleisch, Hülsenfrüchte.

Zusätzliche Präparate (Nahrungsergänzungsmittel)

In der Regel in den Präparaten des Vitamin-B-Komplexes vorhanden – in unterschiedlicher Dosierung zwischen 10 und 100 mg.
Der Tagesbedarf liegt im Allgemeinen zwischen 10 und 300 mg.

Giftigkeit und Warnzeichen für Überdosierung

Keine giftigen Wirkungen bekannt (siehe Seite 547 ff., »Vorsicht«).

Feinde

Hitze, industrielle Bearbeitung von Lebensmitteln, Konserven, Koffein, Sulfonamide, Schlaftabletten, Östrogen, Alkohol (siehe Seite 467 ff.).

Persönliche Empfehlung

Wenn Ihnen häufig Hände und Füße kribbeln, sollten Sie vielleicht mehr Pantothensäure zu sich nehmen – in Verbindung mit anderen Vitaminen der B-Gruppe.
Menschen, die ihren Cholesterinspiegel senken wollen, sollten sich vom Arzt bis zu 1000 mg täglich verschreiben lassen.
Pantothensäure kann ein Schutz sein, wenn Sie belastende Situationen auf sich zukommen sehen oder vielleicht schon mittendrin stecken.
Eine Tagesmenge von 1000 mg hat sich bei der Linderung von

Schmerzen in einigen Fällen von Arthritis als recht wirksam herausgestellt.

Wenn Sie unter Allergien leiden, könnten Sie mit Vitamin B$_5$ und Vitamin C Erleichterung finden. Versuchen Sie einmal, mit der Nahrung morgens und abends von beiden 1000 mg zu sich zu nehmen.

Vitamin C (Ascorbinsäure)

Beschreibung

Wasserlöslich; ein hochwirksames Antioxidans.

Die meisten Tiere stellen ihr Vitamin C selbst her, aber Menschen, Affen und Meerschweinchen müssen auf die Nahrung zurückgreifen.

Spielt eine grundlegende Rolle bei der Bildung von Kollagen, das wichtig ist für das Wachstum und die Reparatur von Körperzellen, Zahnfleisch, Blutgefäßen, Knochen und Zähnen.

Hilft dem Körper bei der Aufnahme von Eisen.

Wird in Milligramm (mg) gemessen.

Wird unter Stressbedingungen schneller verbraucht.

Der Tagesbedarf bei Erwachsenen liegt bei 60 mg (höhere Dosierungen während der Schwangerschaft und in der Stillzeit 70 bis 95 mg).*

Raucher und ältere Menschen haben einen erhöhten Bedarf an Vitamin C (jede Zigarette zerstört 25 bis 100 mg).

Verhindert das Oxidieren von schädlichem (LDL-)Cholesterin.

Was es leisten kann

- Heilt Wunden, Verbrennungen und Zahnfleischbluten.
- Steigert die Wirkung von Medikamenten, die zur Behandlung von Erkrankungen der Harnwege verabreicht werden.

---

* In Deutschland werden während der Schwangerschaft ab dem 4. Monat 110 mg und in der Stillzeit 150 mg empfohlen.

- Beschleunigt die Heilung nach Operationen.
- Hilft, den Cholesterinspiegel im Blut zu senken.
- Hilft bei der Vorbeugung gegen viele Virus- oder Bakterieninfektionen und steigert ganz allgemein das Abwehrsystem.
- Gibt Schutz gegen viele Krebsarten.
- Hilft, der Bildung von Nitrosaminen (krebserregenden Stoffen) entgegenzuwirken.
- Wirkt als natürliches Abführmittel.
- Führt zu weniger Blutgerinnseln in den Adern.
- Hilft als Behandlung und Vorbeugung bei Erkältungen.
- Verlängert das Leben, indem es ermöglicht, dass die Kollagenzellen zusammenhalten.
- Erhöht die Resorption von anorganischem Eisen.
- Schwächt die Wirkung von vielen Substanzen, die zu Allergien führen.
- Hilft, hohen Blutdruck zu senken.
- Verhindert Skorbut.

Mangelerkrankungen

Skorbut (zu den Anzeichen von Mangelerscheinungen siehe Seite 334).

Beste natürliche Quellen

Zitrusfrüchte, Beeren, grünes Blattgemüse, Tomaten, Zuckermelonen, Kohlgemüse, Kartoffeln, Paprikaschoten.

Zusätzliche Präparate (Nahrungsergänzungsmittel)

Vitamin C ist das am häufigsten genommene Nahrungsergänzungspräparat. Es ist erhältlich in Form von Tabletten, Depotkapseln, Tropfen, Pulver, Kautabletten – also in fast jeder Form, in der man Vitamine zu sich nehmen kann.

Das »reine« Vitamin C wird aus Maisdextrose gewonnen (obwohl dabei kein Mais und keine Dextrose übrig bleibt).

Der Unterschied zwischen »natürlichem« oder »organischem« Vitamin C und gewöhnlicher Ascorbinsäure liegt hauptsächlich in der individuell unterschiedlichen Ausnutzung durch den Körper.

Die besten Vitamin-C-Präparate enthalten den vollständigen C-Komplex aus Bioflavonoiden, Hesperidin und Rutin.

Tabletten und Kapseln haben normalerweise eine Dosierung bis zu 1000 mg, Pulver manchmal 5000 mg pro Teelöffel.

Die üblichen Tagesdosierungen liegen zwischen 500 mg und 4 g.

Das Vitamin C der Hagebutte enthält Bioflavonoide und andere Enzyme, die bei der Absorption von Vitamin C helfen. Sie sind die reichhaltigste natürliche Quelle für Vitamin C.

Acerola C wird aus Acerolabeeren hergestellt.

Giftigkeit und Warnzeichen für Überdosierung

Übermäßige Einnahme kann zur Bildung von Oxalsäure- oder Harnsäuresteinen führen, was sich aber durch tägliche Einnahme von Magnesium, Vitamin B_6 und reichlich Wasser ausgleichen lässt. Gelegentlich können sehr hohe Dosierungen (mehr als 10 g täglich) unangenehme Nebenwirkungen haben, beispielsweise Durchfall, übermäßigen Harndrang und Hautausschlag. In diesem Fall verringern Sie die Menge.

Vitamin C sollte nicht bei Krebspatienten während der Strahlenbehandlung oder Chemotherapie eingesetzt werden (siehe Seite 547 ff., »Vorsicht«).

Feinde

Wasser, Kochen, Hitze, Licht, Sauerstoff, Rauchen (siehe Seite 467 ff.).

Persönliche Empfehlung

Da Vitamin C je nach Nahrungsmenge im Magen innerhalb von zwei bis drei Stunden ausgeschieden wird und es wichtig

ist, ständig einen gleichbleibenden Vitamin-C-Gehalt im Blutkreislauf zu haben, empfehle ich Depotkapseln, um die beste
Wirkung zu erreichen.

Große Mengen von Vitamin C verändern die Ergebnisse bei
Laboruntersuchungen (z.B. Pap-Abstrich). Wenn Sie also
einen Bluttest oder eine Urinprobe machen, dann informieren Sie Ihren Arzt, dass Sie Vitamin C nehmen, damit es bei
der Diagnose nicht zu Fehlern kommt: Vitamin C kann etwa
verbergen, dass Blut im Stuhl vorhanden ist, was bei Darm-
krebsuntersuchungen von Wichtigkeit ist.

Diabetiker sollten daran denken, dass die Überprüfung des
Urins auf Zucker ungenaue Ergebnisse bringen kann, wenn
sie viel Vitamin C nehmen. Aber es gibt auch Teststreifen,
die nicht auf Vitamin C reagieren. Fragen Sie Ihren Arzt oder
Apotheker.

Diabetes-Medikamente wie Chlorpropamid und Sulfonamide
können durch Vitamin C an Wirksamkeit verlieren.

Menschen mit Diabetes Typ II – sowie alle, die an hohem
Blutdruck leiden – können durch die Einnahme von nur
500 mg Vitamin C täglich sowohl den systolischen als auch
den diastolischen Blutdruckwert senken.

Hohe Dosierungen empfehlen sich nicht für Menschen mit
genetischen Störungen, die eine Eisenspeicherung verursachen, wie z.B. Thalassämie und Hämochromatose.

Wenn Sie täglich mehr als 750 mg nehmen, rate ich zu einem
zusätzlichen Magnesiumpräparat. Das wirkt vorbeugend gegen die Bildung von Nierensteinen.

Kohlenmonoxid zerstört Vitamin C, also sollten Stadtbewohner die Einnahme erhöhen.

Sie brauchen zusätzlich Vitamin C, wenn Sie die Pille nehmen.

Um die Wirkung von Vitamin C zu steigern, denken Sie daran, dass es am besten in Verbindung mit Bioflavonoiden,
Kalzium und Magnesium wirkt.

Ich empfehle eine Erhöhung der Dosierung von Vitamin C,

wenn Sie Aspirin nehmen, weil es die Ausscheidung von Vitamin C verdreifacht.

Wenn Sie Ginsengpräparate nehmen, ist es besser, das zwei Stunden vor oder nach der Aufnahme von Nahrungsmitteln mit hohem Vitamin-C-Gehalt oder von Vitamin C selbst zu tun.

Um eine Erkältung zu lindern, nehmen Sie 1000 mg Vitamin C zweimal täglich. Es wurde nachgewiesen, dass sich dadurch der Histamingehalt im Blut um 40 Prozent vermindert (Histamin ist jene Substanz, die das lästige Tränen der Augen und eine triefende Nase verursacht).

Vitamin D (Calciferol, Ergocalciferol, »Sonnenvitamin«)

Beschreibung

Fettlöslich.

Wird mit der Nahrung aufgenommen oder durch Sonnenlicht gebildet (durch die Einwirkung der ultravioletten Strahlen auf die Haut wird das Vitamin produziert).

Wird es oral zugeführt, wird das Vitamin D mit Fetten durch die Darmwände resorbiert.

Wird in IE (Internationalen Einheiten) oder Mikrogramm (µg) Colecalciferol gemessen.

Die empfohlene Zufuhr für Erwachsene liegt bei 200 bis 400 IE oder 5 bis 10 µg.

Der Verband der amerikanischen Kinderärzte *(American Academy of Pediatrics)* empfiehlt eine Tagesdosis von 200 IE Vitamin D für alle Stillkinder – sofern sie nicht mindestens 500 ml mit Vitamin D angereicherte Säuglingsnahrung zusätzlich erhalten – und für alle nicht gestillten Säuglinge, die weniger als 500 ml mit Vitamin D angereicherte Säuglingsnahrung erhalten. Das britische Gesundheitsministerium empfiehlt für Kinder bis zum Alter von zwei Jahren eine tägliche Gabe von 7 µg (280 IE) Vitamin D, da viele Kinder nicht häufig genug dem Sonnenlicht ausgesetzt sind.*

Dunst und Smog behindern die Sonnenstrahlen, die für die Vitamin-D-Produktion notwendig sind.

Wenn ein bestimmter Bräunungsgrad durch die Sonne erreicht ist, hört die Vitamin-D-Produktion durch die Haut auf.

Was es leisten kann

- Die richtige Verwertung von Kalzium und Phosphor unterstützen, die für kräftige Knochen und Zähne notwendig sind.
- Zusammen mit Vitamin A und C eingenommen, kann es helfen, Erkältungen vorzubeugen.
- Hilft bei der Behandlung von Bindehautentzündung.
- Unterstützt die Aufnahme von Vitamin A.

Mangelerkrankungen

Rachitis, schwerer Zahnverfall, Knochenerweichung und altersbedingte Osteoporose (zu den Anzeichen von Mangelerscheinungen siehe Seite 333 ff.).

Beste natürliche Quellen

Lebertran, Sardinen, Hering, Lachs, Thunfisch, Milch und Milchprodukte, Eigelb, mit Vitamin D angereicherte Margarine.

---

* Die Deutsche Gesellschaft für Kinderheilkunde empfiehlt unabhängig von der Vitamin-D-Produktion durch UV-Licht in der Haut und der Vitamin-D-Zufuhr durch Frauenmilch bzw. Säuglingsmilchnahrung (Basisvitaminierung) zur Rachitisvorbeugung bei gestillten und nicht gestillten Säuglingen die tägliche Gabe einer Vitamin-D-Tablette von 10 bis 12,5 µg (400 bis 500 IE) ab dem Ende der 1. Lebenswoche bis zum Ende des 1. Lebensjahres. Diese Prophylaxe kann im 2. Lebensjahr in den Wintermonaten fortgeführt werden. (Anm. d. Red.)

Zusätzliche Präparate (Nahrungsergänzungsmittel)

Im Allgemeinen erhältlich in Kapseln mit 400 IE, wobei das Vitamin aus Lebertran stammt.

Die gängigsten Tagesdosierungen liegen zwischen 400 und 1000 IE

Giftigkeit und Warnzeichen für Überdosierung

Eine tägliche Menge von 20 000 IE über längere Zeit kann giftige Wirkungen bei Erwachsenen haben.*

Dosierungen von mehr als 1800 IE täglich können bei Kindern nachteilige Wirkungen haben.

Anzeichen für Vergiftung sind ungewöhnlicher Durst, entzündete Augen, juckende Haut, Erbrechen, Durchfall, Harndrang und übermäßige Kalziumablagerungen in den Gefäßwänden, in Lunge, Leber, Nieren und Magen (siehe Seite 547 ff., »Vorsicht«).

Feinde

Mineralöl, Smog (siehe Seite 467 ff.).

Persönliche Empfehlung

Stadtbewohner sollten – vor allem in smoggefährdeten Gebieten – mehr Vitamin D zu sich nehmen.

Menschen, die aus beruflichen Gründen (beispielsweise Nachtarbeiter) oder wegen Bekleidungsvorschriften (beispielsweise Nonnen) mit der Sonne wenig in Berührung kommen, sollten mehr Vitamin D zu sich nehmen.

Wenn Sie ein krampflösendes Medikament nehmen, müssen Sie Ihre Menge an Vitamin D vermutlich erhöhen.

Kinder oder Heranwachsende, die nicht täglich mindestens einen halben Liter mit Vitamin D angereicherte Milch trinken, sollten mehr Vitamin D durch andere Nahrungsmittel

---

* Laut Angaben der DGE kann eine tägliche Vitamin-D-Zufuhr von bis zu 200 IE für Erwachsene als unbedenklich angesehen werden. (Anm. d. Red.)

aufnehmen – oder täglich ein Multivitaminpräparat einnehmen, das mindestens 200 IE Vitamin D enthält.

Dunkelhäutige Menschen, die in nördlichen Klimabereichen leben, brauchen im Allgemeinen mehr Vitamin D.

Wenn Sie älter als 65 Jahre oder übergewichtig sind, nehmen Sie womöglich zu wenig Vitamin D auf.

Wenn Sie in die Sonne gehen, um die Vitamin-D-Produktion anzuregen, achten Sie darauf, dass Sie sich nicht zu lange ohne ausreichenden Sonnenschutz im Freien aufhalten (höchstens ein Viertel der Zeit, in der Ihre Haut beginnt sich zu röten).

Mischen Sie nicht zusätzlich Vitamin D unter das Futter Ihres Hundes oder Ihrer Katze, wenn der Tierarzt nicht ausdrücklich dazu rät.

Vitamin D wirkt am besten zusammen mit Vitamin A, Vitamin C, Cholin, Kalzium und Phosphor.

Vitamin E (Tocopherole/Tocotrienole)

Beschreibung

Fettlöslich; wird gespeichert in Leber, Fettgewebe, Herz, Muskeln, Hoden, Gebärmutter und Blut sowie in den Nebennieren und in der Hirnanhangdrüse.

Früher wurde es nach Gewicht gemessen, aber heute wird es entsprechend seiner biologischen Aktivität im Allgemeinen nach Internationalen Einheiten berechnet. Bei dem synthetisch hergestellten all-rac-Alpha-Tocopherylacetat ist 1 IE dasselbe wie 1 mg.*

Vitamin E ist aus Bestandteilen zusammengesetzt, die Toco-

---

* Natürliches Vitamin E wird in mg-Äquivalent gemessen, bezogen auf die Wirksamkeit von natürlich vorkommendem Alpha-Tocopherol (RRR-Alpha-Tocopherol). 1 mg RRR-Alpha-Tocopherol-Äquivalent = 1,49 IE. (Anm. d. Red.)

pherole und Tocotrienole heißen. Die vier Tocopherole werden als Alpha-, Beta-, Gamma- und Delta-Tocopherol bezeichnet, ebenso wie die vier Tocotrienole. Von den acht Verbindungen ist das Alpha-Tocopherol das biologisch aktivste, aber Gamma-Tocopherol trägt am stärksten dazu bei, den Blutspiegel des antioxidativen Enzyms Superoxiddismutase (SOD) (s. Seite 245) zu erhöhen, und schützt am besten gegen Krankheiten, die mit chronischen Entzündungen einhergehen, einschließlich Krebs, Alzheimer-Krankheit, Herzerkrankungen und Alterungsprozessen.

Der bei Nahrungsergänzungsmitteln angegebene IE-Wert bezieht sich auf Alpha-Tocopherol. Von den anderen Tocopherolen und Tocotrienolen vermutet man, dass sie einen IE-Wert von null haben.

Die Mengenangaben in IE auf einem Ergänzungsmittel sagen nichts darüber aus, ob das Produkt nur Alpha-Tocopherol oder auch andere Tocopherole und Tocotrienole enthält.

Ein aktives Antioxidans; verhindert die Oxidation von Fettbestandteilen ebenso wie die von Vitamin A, Selen, zwei Schwefelaminosäuren und Vitamin C.

Steigert die Wirksamkeit von Vitamin A.

Die empfohlene Menge für Erwachsene liegt bei 8 bis 10 IE täglich. (Dieser Wert beruht auf den aktuellsten vom amerikanischen Forschungsrat genehmigten Empfehlungen.) *

60 bis 70 Prozent der täglich aufgenommenen Menge werden mit dem Stuhl wieder ausgeschieden. Anders als andere fettlösliche Vitamine wird E nur ziemlich kurze Zeit im Körper gespeichert, vergleichbar mit Vitamin C und den B-Vitaminen.

Wichtig für die Durchblutung der Gefäße und als Wirkstoff gegen die Blutgerinnung.

Präparate mit 25 µg Selen auf 200 IE synthetisch hergestelltem Vitamin E steigern die Wirkung des Vitamins.

---

* Für Deutschland werden 12 bis 15 mg Äquivalent-Tocopherol empfohlen. (Anm. d. Red.)

Was es leisten kann

- Lässt Sie jünger aussehen, weil es das durch die Oxidation bedingte Altern der Zellen verzögert.
- Verhindert die Oxidation von »schlechtem« Cholesterin.
- Liefert dem Körper Sauerstoff, sodass Sie mehr Ausdauer haben.
- Schützt die Lunge im Zusammenwirken mit Vitamin A vor den Auswirkungen der Luftverschmutzung.
- Hilft bei der Verhinderung verschiedener Formen von Krebs.
- Verstärkt die Wirkung der krankheitsbekämpfenden T-Zellen.
- Hilft, das Wachstum von Brustkrebszellen zu hemmen.
- Verhindert Blutgerinnsel und löst bestehende auf.
- Baut Erschöpfungszustände ab.
- Verringert das Risiko, an grauem Star zu erkranken.
- Verhindert innerlich und äußerlich hässliche Narbenbildung (bei örtlicher Anwendung kann es durch die Haut aufgenommen werden).
- Beschleunigt die Heilung von Verbrennungen.
- Hat eine harntreibende und blutdrucksenkende Wirkung.
- Hilft bei der Vorbeugung gegen Fehlgeburten.
- Hilft bei der Linderung von Beinkrämpfen und Muskelkater.
- Verringert das Risiko von ischämischen Herzerkrankungen (Arteriosklerose) und Schlaganfall.
- Vermindert das Alzheimer-Risiko.

Mangelerkrankungen

Zerstörung der roten Blutkörperchen, Muskelschwund, einige Formen der Anämie, Störungen der Fruchtbarkeit (zu den Anzeichen von Mangelerscheinungen siehe Seite 333 ff.).

Beste natürliche Quellen

Weizenkeimöl, Sonnenblumenöl, Maiskeimöl, Rapsöl, Sojaöl, Weizenkeimel, Sojabohnen, Nüsse (Walnüsse, Pekanüsse und Erdnüsse enthalten besonders viel Gamma-Tocopherol), Rosenkohl, grüne Blattgemüse, Spinat, Vollweizen, Vollkornflocken, Eier.

Zusätzliche Präparate (Nahrungsergänzungsmittel)

Erhältlich als Kapseln auf Ölbasis, aber auch als wasserlösliche Tabletten.

Natürliche Alpha-Tocopherol-Präparate sind biologisch doppelt so aktiv wie synthetische.

Im Allgemeinen in Dosierungen von 100 bis 1500 IE Die trockene Form ist empfehlenswert für Menschen, die das Öl nicht vertragen oder davon Hautausschläge bekommen, sowie für Menschen über 40.

Die übliche Tagesdosis liegt meist bei 200 bis 1200 IE

Giftigkeit und Warnzeichen für Überdosierung

Nicht giftig (siehe Seite 547 ff., »Vorsicht«). Gelegentlich treten bei hoher Dosierung Störungen des Magen-Darm-Trakts und erhöhte Schilddrüsenhormonspiegel im Blut auf. Als obere Zufuhrmenge ohne unerwünschte Nebenwirkungen werden 200 mg Tocopherol-Äquivalente pro Tag angesehen. (Anm. d. Red.)

Feinde

Hitze, Sauerstoff, Temperaturen unter dem Gefrierpunkt, industrielle Bearbeitung von Lebensmitteln, Eisen, Chlor, Mineralöl (siehe Seite 467 ff.).

Persönliche Empfehlung

Wenn Sie eine Diät mit einem hohen Anteil an mehrfach ungesättigten Fettsäuren machen, brauchen Sie vermutlich zusätzlich Vitamin E.

Hohe Dosierungen von Vitamin E verstärken die Wirkung von blutverdünnenden Medikamenten und können die Aufnahme von Vitamin K beeinträchtigen, das die Blutgerinnung fördert. Falls Sie operiert werden, empfehle ich, dass Sie die Einnahme von Vitamin E für zwei Wochen vor und nach der Operation unterbrechen, sofern Ihr Arzt es nicht anders verordnet.

Der Körper nimmt das Vitamin E von natürlichen Präparaten doppelt so gut auf wie von synthetischen. Natürliche Präparate tragen die Bezeichnung D-Alpha-Tocopherol, synthetische sind mit »DL« gekennzeichnet.

Es ist sehr wichtig, Tocotrienole zusammen mit öl- oder fetthaltigen Nahrungsmitteln einzunehmen.

Die Einnahme von Alpha-Tocopherol in hohen Dosen verringert den Spiegel von Gamma-Tocopherol im Blut, das gegen stickstoffbasierte Freie Radikale schützen kann. (Stickstoffbasierte Freie Radikale spielen zum Beispiel bei Krebs, Alzheimer-Krankheit und Herzerkrankungen eine Rolle.)

Die Einnahme von Gamma-Tocopherol erhöht den Alpha-Tocopherol- sowie den Gamma-Tocopherol-Spiegel.

Es hat sich herausgestellt, dass Gamma-Tocotrienol am effektivsten das Wachstum von Krebszellen hemmt.

Anorganisches Eisen (Eisensulfat) zerstört Vitamin E, also sollte beides nicht zusammen genommen werden. Wenn Sie ein Mittel mit anorganischem Eisen nehmen, sollte das Vitamin-E-Präparat mindestens acht Stunden vorher oder nachher eingenommen werden.

Organische Eisenkomplexe wie Eisenglukonat, -citrat und -fumarat zerstören Vitamin E nicht.

Wenn Ihr Trinkwasser gechlort ist, brauchen Sie mehr Vitamin E.

Schwangere oder stillende Frauen und solche, die die Pille oder Hormone nehmen, brauchen mehr Vitamin E.

Ich rate Frauen in den Wechseljahren, ihre Vitamin-E-Aufnahme zu erhöhen. (Wenn Sie jünger als 40 sind, genügt eine Dosis von 400 IE täglich; für Frauen über 40 empfehle ich eine Tagesdosis von 800 IE, vorzugsweise in trockener Form.)*

---

* Die Deutsche Gesellschaft für Ernährung empfiehlt 200 mg Tocopherol-Äquivalente = 298 IE. (Anm. d. Red.)

Vitamin F (ungesättigte Fettsäuren, Linolsäure, Linolensäure, Arachidonsäure)

Beschreibung

Fettlöslich, aus ungesättigten Fettsäuren in den Nahrungsmitteln gebildet.

Wird in Milligramm (mg) gemessen.

Eine festgelegte Menge für den Tagesbedarf gibt es nicht, aber es ist ratsam, dass ca. 1 Prozent der gesamten Kalorienmenge aus essenziellen ungesättigten Fettsäuren bestehen sollte.

Ungesättigte Fette helfen bei der Verbrennung gesättigter Fette; Einnahme von Linolsäure (Omega-6-Fettsäure) und Linolensäure (Omega-3 Fettsäure) im Verhältnis 5 : 1.

12 Teelöffel Sonnenblumenkerne oder 18 Pekannusshälften können die vollständige Tagesmenge decken.

Ist genügend Linolsäure vorhanden, so können die beiden anderen Fettsäuren synthetisiert werden.

Bei Verzehr von viel Kohlenhydraten steigt der Bedarf.

Was es leisten kann

- Hilft bei der Vorbeugung gegen Cholesterinablagerungen in den Arterien.
- Fördert gesunde Haut und gesundes Haar.
- Schützt bis zu einem gewissen Grad vor den schädlichen Einflüssen von Röntgenstrahlen.
- Trägt zum Wachstum und zum allgemeinen Wohlbefinden bei, da es die Drüsenfunktion anregt und den Zellen das Kalzium verfügbar macht.
- Wirkt gegen Herzerkrankungen.
- Fördert die Gewichtsabnahme durch Verbrennung gesättigter Fette.

Mangelerkrankungen

Ekzeme, Akne (zu den Anzeichen von Mangelerscheinungen siehe Seite 333 ff.).

Beste natürliche Quellen

Pflanzenöle aus Weizenkeimen, Leinsamen, Sonnenblumenkernen, Saflor (Distel), Erdnüssen und Sojabohnen; sowie Erdnüsse, Sonnenblumenkerne, Walnüsse, Pekannüsse, Mandeln, Avocados.

Zusätzliche Präparate (Nahrungsergänzungsmittel)

Gibt es als Kapseln mit 100 bis 150 mg.

Giftigkeit und Warnzeichen für Überdosierung

Keine bekannten giftigen Wirkungen, aber ein Zuviel kann zu unerwünschten Pfunden führen (siehe Seite 547 ff., »Vorsicht«).

Feinde

Gesättigte Fette, Hitze, Sauerstoff (siehe Seite 467 ff.).

Persönliche Empfehlung

Damit das Vitamin F richtig aufgenommen wird, nehmen Sie es zusammen mit Vitamin E zum Essen ein.

Wenn Sie viel Kohlenhydrate essen, brauchen Sie mehr Vitamin F.

Wer sich um seinen Cholesterinspiegel Sorgen macht, sollte auf die richtige Menge an Vitamin F achten.

Zwar sind die meisten Nüsse gute Lieferanten für ungesättigte Fettsäuren, Paranüsse und Cashewnüsse jedoch nicht.

Hüten Sie sich vor jeder Modediät mit einem hohen Anteil an gesättigten Fetten.

Vitamin K (Menadion)

Beschreibung

Fettlöslich.
Im Allgemeinen in Mikrogramm (µg) gemessen.

Bei Vitamin K gibt es eine Dreiergruppe: K_1 (Phyllochinon) das mit pflanzlichen Lebensmitteln aufgenommen wird, K_2 (Menachinone) können durch natürliche Bakterien im Darm gebildet werden und den in der Natur nicht vorkommenden Grundkörper Menadion (K_3).

Die Vitamine K_1 und K_2 sind unter verschiedenen Aspekten für eine gute Gesundheit unentbehrlich.

Vitamin K_3 produziert Freie Radikale, die im Körper nicht wie richtiges Vitamin K wirken, und ist deshalb für sich genommen keine gute Quelle dieses Vitamins.

Der Schätzwert einer angemessenen Zufuhr für Erwachsene beträgt 65 bis 80 µg.

Wichtig für die Bildung von Prothrombin, das die Blutgerinnung fördert.

Was es leisten kann

- Hilft bei der Vorbeugung gegen innere Blutungen und Hämorrhoiden.
- Hilft gegen zu starke Monatsblutungen.
- Fördert die richtige Blutgerinnung.
- Schützt gegen brüchige Knochen.

Mangelerkrankungen

Zöliakie (gluteninduzierte Enteropathie im Kindesalter) und einheimische Sprue (bei Erwachsenen), Kolitis (zu den Anzeichen von Mangelerscheinungen siehe Seite 333 ff.).

Beste natürliche Quellen

Grüne Blattgemüse, Milch- und Milchprodukte, Alfalfa (Luzerne), Eigelb, Muskelfleisch, Eier, Früchte, Safloröl (Distelöl), Sojaöl, Lebertran, Kelp-Alge.

Zusätzliche Präparate (Nahrungsergänzungsmittel)

In Tabletten von 100 µg erhältlich.
Kann in Multivitaminpräparaten enthalten sein.

Giftigkeit und Warnzeichen für Überdosierung

Obwohl sich Vitamin K – im Unterschied zu anderen fettlöslichen Nährstoffen – nicht im Körper anreichert, sind mehr als 500 µg an synthetischem Vitamin K nicht zu empfehlen (siehe Seite 547 ff., »Vorsicht«).

Feinde

Röntgenstrahlen und Bestrahlung, Tiefkühlkost, Aspirin, Luftverschmutzung, Mineralöl (siehe Seite 467 ff.).

Persönliche Empfehlung

Menschen mit Gallensteinen, Lebererkrankungen oder Erkrankungen des Magen-Darm-Traktes sind anfällig für einen Vitamin-K-Mangel.

Hohe Vitamin-E-Gaben können die Aufnahme von Vitamin K beeinträchtigen.

Extremer Durchfall kann ein Symptom für Mangel an Vitamin K sein, aber bevor Sie es auf eigene Faust einnehmen, ziehen Sie lieber einen Arzt zu Rate.

Grüne Blattgemüse sind die beste Vorbeugung gegen einen Mangel an Vitamin K.

Wenn Sie oft Nasenbluten haben, versuchen Sie den Anteil an Vitamin K in Ihrer Kost durch natürliche Quellen zu steigern. Alfalfa-Tabletten könnten helfen.

Wenn Sie Mittel zur Blutverdünnung nehmen, machen Sie sich klar, dass dieses Vitamin (selbst in natürlichen Nahrungsmitteln) die Wirkung des Medikaments ins Gegenteil verkehren kann.

Cholesterinsenkende Medikamente können einen Vitamin-K-Mangel hervorrufen. Wenn Sie längerfristig Breitbandantibiotika nehmen, erhöht sich Ihr Risiko eines Mangels an Vitamin K. Erhöhen Sie den Anteil Vitamin-K-reicher Kost und ziehen Sie bezüglich zusätzlicher Präparate einen ernährungstherapeutisch erfahrenen Arzt zu Rate.

Vitamin P (Vitamin-C-Komplex, Citrin, Bioflavonoide, Rutin, Hesperidin)

Beschreibung

Wasserlöslich; zusammengesetzt u.a. aus Quercitrin, Rutin, Hesperidin sowie aus Flavonen und Flavonolen.

Im Allgemeinen in Milligramm (mg) gemessen.

Notwendig für die richtige Wirkung und Aufnahme von Vitamin C.

Flavonoide sind Substanzen, die das Gelb und Orange bei Zitrusfrüchten bewirken (siehe Seite 229 ff.).

Auch Permeabilitätsfaktor für Kapillargefäße genannt (P steht für Permeabilität = Durchlässigkeit). Die Hauptaufgabe der Bioflavonoide ist es, die Kapillargefäße zu kräftigen und die Aufnahme von Nährstoffen zu steuern.

Unterstützt das Vitamin C in der Gesunderhaltung des Bindegewebes.

Der tägliche Bedarf ist nicht festgelegt, aber die meisten Ernährungswissenschaftler empfehlen, dass man pro 500 mg Vitamin C mindestens 100 mg Bioflavonoide zu sich nehmen sollte.

Synergistische (gesteigerte) Wirkung zusammen mit Vitamin C.

Was es leisten kann

- Verhindert die Zerstörung von Vitamin C durch Oxidation.
- Kräftigt die Wände der Kapillargefäße und beugt damit blauen Flecken vor.
- Hilft beim Aufbau der Widerstandskraft gegen Infektionen.
- Hilft bei der Vorbeugung und Heilung von Zahnfleischbluten.
- Steigert die Wirksamkeit von Vitamin C.
- Hilft bei der Behandlung von Ödemen und Schwindel, der durch Erkrankungen des Innenohrs verursacht wird.

Mangelerkrankungen

Schwäche der Kapillargefäße (zu den Anzeichen von Mangelerscheinungen siehe Seite 333 ff.).

Beste natürliche Quellen

Die weiße Haut und die Trennhaut bei Zitrusfrüchten – Zitronen, Orangen und Grapefruits. Kommt auch in Aprikosen,
Buchweizen, Brombeeren, Kirschen und Hagebutten vor.

Zusätzliche Präparate (Nahrungsergänzungsmittel)

Mit dem Vitamin-C-Komplex oder allein erhältlich. Meistens
500 mg Bioflavonoide auf 50 mg Rutin und Hesperidin. Es
sollte entweder gleich viel Rutin und Hesperidin oder aber
doppelt so viel Rutin enthalten sein.
Alle Vitamin-C-Präparate wirken besser, wenn gleichzeitig
Bioflavonoide vorhanden sind.
Die übliche Dosierung von Rutin und Hesperidin liegt bei
100 mg dreimal täglich.

Giftigkeit und Warnzeichen für Überdosierung

Nicht bekannt (siehe Seite 547 ff., »Vorsicht«).

Feinde

Wasser, Kochen, Hitze, Licht, Sauerstoff, Rauchen (siehe Seite
467 ff.).

Persönliche Empfehlung

Bei Frauen in den Wechseljahren können die Anfälle von auf-
steigender Hitze gemildert werden, wenn sie Bioflavonoide
zusammen mit Vitamin C nehmen.
Wenn Ihr Zahnfleisch häufig beim Zähneputzen blutet, überprüfen Sie, ob Sie genügend Rutin und Hesperidin bekommen.
Jeder, der zu blauen Flecken neigt, kann von einem Vitamin-
C-Präparat mit Bioflavonoiden, Rutin und Hesperidin profitieren.

Bioflavonoide gibt es in Deutschland in Form von Bioflavonoid-Komplexen in Apotheken zu kaufen. (Anm. d. Red.)

Vitamin T

Über dieses Vitamin weiß man nicht viel, außer dass es zur Blutgerinnung und der Bildung von Blutplättchen beiträgt. Deswegen ist es wichtig bei der Vorbeugung gegen bestimmte Formen der Anämie und der Bluterkrankheit. Es gibt keinen festgelegten Tagesbedarf, und es sind keine Präparate im Handel. Vitamin T kommt in Sesamsamen und Eigelb vor. Über Vergiftungswirkungen ist nichts bekannt.

Vitamin U

Noch weniger als über Vitamin T ist über Vitamin U bekannt. Es steht in dem Ruf, eine wichtige Rolle bei der Heilung von Geschwüren zu spielen, aber die medizinischen Meinungen weichen hier stark voneinander ab. Es kommt in rohem Kohl vor. Vergiftungswirkungen sind nicht bekannt.

Noch Fragen zu Kapitel III?

»Meine Mutter ist 70 Jahre alt und ziemlich gesund, außer dass sie sich jede Erkältung und jeden ›Virus‹, der gerade im Umlauf ist, einfängt. Fehlt ihr vielleicht ein bestimmtes Vitamin?«
Das ist ziemlich wahrscheinlich. Die Immunabwehr nimmt im Alter ab, und neuere Untersuchungen haben gezeigt, dass ältere Menschen mit niedrigen Vitamin-E-Werten im Blutserum häufig empfänglicher sind für Infektionskrankheiten. Eine Studie des *American Journal of Clinical Nutrition* ergab, dass die kurzzeitige Einnahme von hohen Vitamin-E-Dosie-

rungen die Immunreaktion bei gesunden Menschen über 60 erheblich verbesserte. Ich meine daher, dass Ihre Mutter ihrem Immunsystem einen Gefallen tun würde, wenn sie ihre Ernährung durch ein hochwirksames Multivitaminpräparat mit aminosäure-chelatisierten Mineralstoffen ergänzt und mindestens 400 bis 500 IE Vitamin E, trockene Form plus Tocotrienol-Komplex, täglich zu sich nimmt.

»Ich habe gelesen, dass eine Kost, die reich an Brokkoli, Rosenkohl und Karotten ist, das Krebsrisiko herabsetzen kann, aber ich mag dieses Gemüse nicht. Welche Vitamine könnte ich stattdessen nehmen?«

Es gibt diese Gemüsesorten aus der Familie der Kreuzblütler – wie Kohl, Brokkoli, Rosenkohl, Blumenkohl – und auch das carotinreiche Gemüse – wie Spinat und Karotten – in konzentrierter Form als Tabletten. Ich würde Ihnen empfehlen, diese Präparate täglich zu nehmen. Sie werden aus Gemüse hergestellt, das reif geerntet, sorgfältig gewaschen und ohne Kochen schnell getrocknet wird, und werden außerdem mit den Vitaminen A, C und E, mit Beta-Carotin und Selen angereichert und bieten deshalb einen optimalen Nährwert.

»Können Sie mir sagen, wie Cholin bei der Behandlung von Alzheimer wirkt?«

Die Alzheimer-Krankheit, bei der es sich um einen allmählichen Verlust der geistigen Fähigkeiten handelt, wird anscheinend dadurch verursacht, dass dem zentralen Nervensystem die Reserven an Acetylcholin entzogen werden (und nicht etwa durch ein Virus oder durch Aluminium, wie man früher annahm).

Es wurde festgestellt, dass den Patienten mit Alzheimer-Krankheit nicht nur das Acetylcholin fehlt, sondern auch das Enzym Cholinacetyltransferase, das bei der Produktion von Acetylcholin als Katalysator wirkt. Durch die Aufnahme von mehr Cholin kann offensichtlich verhindert werden, dass vorhandenes Acetylcholin abgebaut wird. Heute wird Phosphatidylcholin, eine neuere, noch wirksamere Form, empfohlen. Es gibt immer noch keine Spezialbehandlung für diese Krankheit, aber man hat festgestellt, dass bestimmte Medikamente den Zustand eines Patienten noch verschlimmern können – beispielsweise Schlafmittel, Herzmittel und Medikamente gegen Darmkrämpfe.

»Was für eine Art von Vitamin ist Beta-Carotin? Und warum gibt es dafür keine empfohlene Tagesmenge?«
Lassen Sie mich die zweite Frage zuerst beantworten. Der Grund, warum es keine empfohlene Tagesmenge gibt, liegt darin, dass es eigentlich kein Vitamin ist. Erst wenn es vom Körper aufgenommen wurde, wandelt es sich in Vitamin A um. Beta-Carotin stammt in erster Linie von gelben und orangefarbenen Pflanzen (Karotten, Kürbis, Süßkartoffeln, Zuckermelonen) und wurde als äußerst hilfreich bei der Verhinderung von Herzkrankheiten und vielen Formen von Krebs nachgewiesen. Die Beta-Carotin-Werte nehmen mit dem Alter ab, aber es kann auch unnötigerweise abgebaut werden durch Fastenkuren, Rauchen und häufigen Alkoholgenuss (siehe Seite 226).
Die Deutsche Gesellschaft für Ernährung schätzt die notwendige Aufnahme von Beta-Carotin auf 2 bis 4 mg pro Tag. (Anm. d. Red.)

»Ich habe von den Bioflavonoiden Rutin und Hesperidin gehört, aber was ist Quercetin?«
Davon werden Sie noch viel hören. Quercetin gehört zur Vitamin-P-Gruppe der Bioflavonoide und ist ein hochwirksames Antioxidans. Es kommt in roten und gelben Zwiebeln, Weintrauben und Zucchini vor und gilt als eines der wirksamsten Antikrebsmittel, die bisher entdeckt wurden. Es kann helfen, Krebs im Frühstadium zu stoppen, indem es die zerstörerischen Zellveränderungen, die den Krebs einleiten, verhin-

dert, und es hilft, die Ausbreitung der Krebszellen zu hemmen. Außerdem hat sich gezeigt, dass Quercetin die Freisetzung von Histaminen blockiert und eine wirksame Behandlung für Allergien und entzündliche Prozesse darstellt. Es sind einige Präparate im Handel* und die empfohlene Menge beträgt jeweils 1 Kapsel zu 400 mg vor jeder Mahlzeit.

---

* In Deutschland bisher nur als Einzelpräparate über das Internet zu beziehen. (Anm. d. Red.)

IV

Wichtige Mineralstoffe und Spurenelemente

Chlor (Chlorid)

Beschreibung

Reguliert das Gleichgewicht der alkalischen Säuren im Blut.
Wirkt im Verbund mit Natrium und Kalium.
Hilft dabei, den Körper von Schadstoffen zu reinigen, indem es die Leberfunktion unterstützt.
Es gibt keinen festgelegten Tagesbedarf, aber wenn Sie jeden Tag eine durchschnittliche Menge Salz zu sich nehmen, bekommen Sie ausreichend Chlor.*

Was es leisten kann

- Hilft bei der Verdauung.
- Hält Sie körperlich geschmeidig.

Mangelerkrankungen

Verlust von Haar und Zähnen.

Beste natürliche Quellen

Tafelsalz, Kelp-Alge, Oliven.

Zusätzliche Präparate (Nahrungsergänzungsmittel)

Die meisten guten Multivitaminpräparate enthalten es.

---

* Der Schätzwert für eine minimale Zufuhr bei Erwachsenen liegt in Deutschland bei 830 mg Chlorid pro Tag. (Anm. d. Red.)

Giftigkeit und Warnzeichen für Überdosierung

Mehr als 15 g täglich können zu unerwünschten Nebenwirkungen führen (siehe Seite 547 ff., »Vorsicht«).

Persönliche Empfehlung

Wenn Ihr Trinkwasser gechlort ist, bekommen Sie nicht so viel Vitamin E, wie Sie glauben (gechlortes Wasser zerstört Vitamin E).
Wer gechlortes Wasser trinkt, sollte Joghurt essen; das ist ein gutes Mittel, um die Darmbakterien zu ersetzen, die vom Chlor zerstört werden.

Chrom

Beschreibung

Wirkt zusammen mit Insulin beim Zuckerstoffwechsel.
Hilft beim Transport von Eiweiß an die Stellen, wo es gebraucht wird.
Eine offizielle Tagesmenge ist nicht festgelegt, aber 50 bis 200 µg ist die tägliche Dosis, zu der einem Erwachsenen vorläufig geraten wird.*
Wenn Sie älter werden, speichern Sie weniger Chrom im Körper.

Was es leisten kann

• Hilft beim Wachstum.
• Hilft bei der Vorbeugung gegen zu hohen Blutdruck und kann ihn senken.
• Beugt Diabetes vor.
• Hilfreich zur Vermeidung von Heißhunger auf Süßes und von plötzlichem Energieabfall.

---

* Der Schätzwert für eine minimale Zufuhr bei Erwachsenen liegt in Deutschland bei 30–100 µg pro Tag. (Anm. d. Red.)

Mangelerkrankungen

Man vermutet, dass Chrom bei der Entstehung von Arteriosklerose und Diabetes eine Rolle spielt.

Beste natürliche Quellen

Fleisch, Kalbsleber, Weizenkeime, Bierhefe, Huhn, Maisöl, Muscheln, Tomaten, Kopfsalat, Pilze, Kakao.

Zusätzliche Präparate (Nahrungsergänzungsmittel)

Ist in den besseren Multimineralstoffpräparaten enthalten.

Giftigkeit und Warnzeichen für Überdosierung

Keine giftigen Wirkungen des in der Nahrung erhaltenen Chroms bekannt (siehe Seite 547 ff., »Vorsicht«).

Persönliche Empfehlung

Falls Sie zu wenig Chrom haben (und 90 Prozent der Erwachsenen nehmen nicht genug davon mit der Nahrung auf), könnten Sie es einmal mit einem zusätzlichen Zinkpräparat versuchen. Aus irgendeinem Grund scheint chelatkomplexgebundenes Zink das fehlende Chrom gut zu ersetzen.

Die beste Garantie für eine ausreichende Chromversorgung ist eine abwechslungsreiche Ernährung, die außerdem genügend andere lebenswichtige Nährstoffe liefert.

Eisen

Beschreibung

Wesentlich und erforderlich für das Leben, notwendig für die Produktion von Hämoglobin (roter Blutfarbstoff), Myoglobin (Farbstoff in den Muskeln) und bestimmten Enzymen.

Nur etwa 8 Prozent des Eisens, das Sie aufnehmen, werden resorbiert und gelangen in den Blutkreislauf.

Ein durchschnittlicher, ungefähr 70 kg schwerer Erwachsener

hat etwa 4 g Eisen im Körper. Das Hämoglobin enthält das meiste Eisen und wird wiederverwertet, da die Blutzellen etwa alle 120 Tage ersetzt werden. An Eiweiß gebundenes Eisen (Ferritin) wird im Körper gespeichert, genau wie Eisen im Muskel (Myoglobin) in sehr kleinen Mengen gespeichert wird.

Die vom amerikanischen Forschungsrat empfohlene Tagesmenge liegt bei 10 bis 15 mg für Erwachsene und 30 mg für Schwangere. Die Empfehlung für stillende Frauen entspricht der für nicht schwangere Frauen (15 mg).*

Kupfer, Kobalt, Mangan und Vitamin C sind notwendig, damit das Eisen resorbiert wird.

Eisen ist notwendig für den richtigen Stoffwechsel der Vitamine des B-Komplexes.

Ein Übermaß an Zink und Vitamin E beeinträchtigt die Eisenresorption.

Zu viel Eisen im Blut kann die Bildung von Freien Radikalen und eine Zunahme des Herzinfarktrisikos, besonders bei Männern, begünstigen.

Was es leisten kann

- Hilft beim Wachstum.
- Steigert die Widerstandsfähigkeit gegen Krankheiten.
- Beugt Erschöpfungszuständen vor.
- Heilt und verhindert eine durch Eisenmangel bedingte Anämie.
- Ist gut für die Haut.

Mangelerkrankungen

Durch Eisenmangel bedingte Anämie (zu den Anzeichen von Mangelerscheinungen siehe Seite 333 ff.).

---

* Die von der DGE empfohlene Tageszufuhr liegt bei 10 bis 15 mg für Erwachsene und 30 mg für Schwangere. Die Empfehlung für stillende Frauen sind 20 mg. (Anm. d. Red.)

Beste natürliche Quellen

Schwein, Rind, Leber, rotes Fleisch, Muscheln, getrocknete Pfirsiche, Stärkemehl, Eigelb, Austern, Nüsse, Bohnen, Spargel, schwarze Melasse, Haferflocken, Brot.

Zusätzliche Präparate (Nahrungsergänzungsmittel)

Am besten wird Eisen in Form eines an Aminosäure gebundenen Chelats aufgenommen, das heißt als organisches Eisen, das für die schnelle Assimilation bearbeitet wurde. Es führt nicht zu Verstopfung und ist gut verträglich.

Anorganisches Eisen in Form von Eisensulfat taucht in vielen Vitamin- und Mineralstoffpräparaten auf und kann das Vitamin E zerstören (beides sollte im Abstand von acht Stunden nacheinander eingenommen werden). Prüfen Sie die Packungsbeilage; viele Präparate enthalten Eisensulfat.

Präparate mit organischem Eisen (Eisenglukonat, -fumarat, -citrat oder -peptonat) haben keine neutralisierende Wirkung auf Vitamin E. Es gibt sie in vielen unterschiedlichen Dosierungen, in der Regel bis hin zu 320 mg.

Giftigkeit und Warnzeichen für Überdosierung

Überdosierung kommt bei normalen, gesunden Menschen kaum vor. Die Erwachsenenmengen können jedoch für Kinder gefährlich werden. Eine Dosierung von 3 g kann für ein zweijähriges Kind tödlich sein. Menschen mit idiopathischer Hämochromatose (Eisenspeicherkrankheit) bringen ein genetisches Risiko für Eisenüberschuss mit. Achten Sie darauf, dass Sie Vitamin-Kautabletten, die Eisen enthalten, außer Reichweite von Kindern aufbewahren und den Kindern klarmachen, dass das keine Süßigkeiten sind (siehe Seite 547 ff., »Vorsicht«).

Feinde

Bestimmte Stoffe im Ei (Phosphoproteine) und in Vollkornbrot ohne Hefe und Sauerteig (Phytate) können die Aufnahme von Eisen durch den Körper einschränken.

Persönliche Empfehlung

Für Frauen mit starken menstruellen Blutungen und Menschen, die sich streng vegetarisch oder nach einer extrem kalorienarmen Diät ernähren, empfehle ich zusätzliches Eisen. Prüfen Sie die Packungsbeschreibung auf Ihrem Multivitamin- oder Mineralstoffpräparat, um zu sehen, wie viel Eisen Sie bereits zusetzen, und die Dosis entsprechend anzupassen. Es kann sinnvoll sein, die Serumeisenkonzentration vom Arzt testen zu lassen, um sicherzugehen, dass Sie nicht zu viel Eisen aufnehmen.

Wenn Sie das entzündungshemmende Medikament Indocin* oder täglich Aspirin nehmen, steigt Ihr Eisenbedarf. Sprechen Sie mit Ihrem Arzt darüber.

Achten Sie darauf, dass Eisenpräparate nicht in die Reichweite von Kindern gelangen.

Kaffee- und Teetrinker sollten daran denken, dass es die Eisenaufnahme beeinträchtigt, wenn sie viel von diesen Getränken zu sich nehmen.

Wenn Sie schwanger sind, sprechen Sie mit Ihrem Arzt, bevor Sie Eisen oder Vitaminpräparate mit Eisenzusatz nehmen (bei Babys, deren Mütter während der Schwangerschaft zu viele Eisentabletten eingenommen hatten, wurden Eisenvergiftungen festgestellt).

Nehmen Sie keine Eisenpräparate, wenn Sie eine Infektion haben: Bakterien benötigen Eisen für ihr Wachstum, und zusätzliches Eisen würde ihre Vermehrung fördern.

Eine Frau nach den Wechseljahren braucht in der Regel kein zusätzliches Eisen.

---

*   In Deutschland verschreibungspflichtig. (Anm. d. Red.)

Fluor (Fluorid)

Beschreibung

Bestandteil der synthetischen Verbindung Natriumfluorid (wie es dem Trinkwasser zugesetzt wird) und von Kalziumfluorid (einer natürlichen Substanz).

Hält Zahnverfall und Karies in Grenzen; zu viel Fluor kann allerdings zu Zahnverfärbungen führen.

Eine Tagesmenge ist nicht festgesetzt, doch die meisten Menschen nehmen etwa 1 mg täglich durch mit Fluor versetztes Trinkwasser auf. Der Forschungsrat der amerikanischen Akademie der Wissenschaften empfiehlt, 1,5 bis 4 mg täglich über die Nahrung, durch das Trinkwasser und durch Zusatzstoffe aufzunehmen.*

Was es leisten kann

• Wirkt Karies entgegen.
• Kräftigt die Knochen.

Mangelerkrankungen

Karies.

Beste natürliche Quellen

Einige Mineralwässer, Fisch, schwarzer Tee.

Zusätzliche Präparate (Nahrungsergänzungsmittel)

In Multimineralstoffpräparaten normalerweise nicht enthalten. Ist in rezeptpflichtigen Multivitaminpräparaten für Kinder (Kariesschutz) enthalten, für den Fall, dass das Trinkwasser keinen Fluorzusatz enthält. Bei ausgewogener Ernährung treten jedoch keine Mangelerscheinungen auf.

---

* Die DGE nennt als angemessene Fluoridgesamtzufuhr für Erwachsene pro Tag 3,1 bis 3,8 mg (Gesamtmenge, die über die Nahrung, das Trinkwasser und Zusatzstoffe aufgenommen wird). (Anm. d. Red.)

Giftigkeit und Warnzeichen für Überdosierung

Dosierungen von 20 bis 80 mg täglich bei Erwachsenen können giftige Wirkungen haben (siehe Seite 547 ff., »Vorsicht«).

Feinde

Kochgeschirr aus Aluminium.

Persönliche Empfehlung

Nehmen Sie nur zusätzlich Fluoride, wenn der Arzt oder der Zahnarzt es empfiehlt.

Der Fluoridgehalt in der Nahrung wird erheblich gesteigert, wenn man mit fluoridiertem Wasser bzw. in Kochtöpfen mit Teflonbeschichtung kocht.

Jod (Jodid)

Beschreibung

Zwei Drittel des Jods im Körper befinden sich in der Schilddrüse. Da die Schilddrüse den Stoffwechsel kontrolliert und Jod die Schilddrüse beeinflusst, kann eine Unterversorgung mit diesem Mineralstoff zu verlangsamter geistiger Reaktion, Gewichtszunahme und Energiemangel führen.

Die vom amerikanischen Wissenschaftsrat eingeführte empfohlene Tagesmenge für einen Erwachsenen liegt bei 150 µg (1 µg pro Kilogramm Körpergewicht) beziehungsweise für schwangere und stillende Frauen bei 175 bis 200 µg.[*]

Was es leisten kann

- Hilft bei der Verbrennung von überschüssigem Fett.
- Fördert das Wachstum.

---

[*] Die von der DGE empfohlene Tageszufuhr für einen Erwachsenen liegt bei 180 bis 200 µg, für Schwangere bei 230 µg und für Stillende bei 260 µg. (Anm. d. Red.)

- Spendet zusätzliche Energie.
- Steigert die geistige Beweglichkeit.
- Fördert gesundes Haar, gesunde Haut, gesunde Nägel und Zähne.

Mangelerkrankungen

Kropf, Unterfunktion der Schilddrüse.

Beste natürliche Quellen

Kelp-Alge, in jodreichem Boden angebautes Gemüse, Zwiebeln, Meeresfische und Meeresfrüchte und jodiertes Speisesalz (Meersalz).

Zusätzliche Präparate (Nahrungsergänzungsmittel)

Enthalten in Multimineralstoffpräparaten und in hochwirksamen Vitaminpräparaten in Dosen von 0,15 mg.
Natürliches Kelp ist eine gute Quelle für ausreichende Versorgung mit Jod.

Giftigkeit und Warnzeichen für Überdosierung

Bei natürlichem Jod ist keine giftige Wirkung bekannt, doch mehr als 500 µg täglich sollte man nicht aufnehmen.
Als Medikament kann Jod schädlich sein, wenn es nicht richtig verschrieben und dosiert wird (siehe Seite 547 ff., »Vorsicht«).

Feinde

Lebensmittelbearbeitung, nährstoffarmer Boden.

Persönliche Empfehlung

Abgesehen von Kelp und dem Jod, das sich in Multimineralstoff- und Multivitaminpräparaten befindet, empfehle ich keine zusätzlichen Präparate, es sei denn, ein Arzt verschreibt sie Ihnen.
Wenn Sie in Süddeutschland oder den Alpenländern leben, wo das Wasser und die Atemluft einen geringen Jodgehalt ha-

ben, sollten Sie unbedingt anstelle von normalem Speisesalz jodiertes Speisesalz verwenden.

Wenn Sie gern große Mengen rohen Krautsalat essen, könnte es sein, dass Sie nicht genügend Jod aufnehmen, weil darin Stoffe enthalten sind, die die richtige Verwertung von Jod verhindern. Wenn das der Fall ist, könnten Sie zusätzlich Kelp zu sich nehmen.

Kalium

Beschreibung

Wirkt zusammen mit Natrium, um den Wasserhaushalt des Körpers zu regulieren und den Herzrhythmus zu normalisieren (Kalium wirkt innerhalb der Zellen, Natrium außerhalb).

Die Funktionen von Nerven und Muskeln leiden, wenn das Gleichgewicht zwischen Natrium und Kalium gestört ist.

Zu niedriger Blutzucker (Hypoglykämie) führt zu einem Verlust an Kalium ebenso wie langes Fasten und starker Durchfall.

Eine Tagesmenge ist nicht festgelegt, aber 2000 mg täglich gelten für einen gesunden Erwachsenen als Schätzwerte für eine minimale Zufuhr.

Geistiger und körperlicher Stress kann zu einem Kaliumdefizit führen.

Was es leisten kann

- Fördert klares Denken, indem es dem Gehirn Sauerstoff zuführt.
- Trägt zur Ausscheidung der Stoffwechselprodukte bei.
- Hilft bei der Senkung des Blutdrucks.
- Hilft bei der Behandlung von Allergien.

Mangelerkrankungen

Ödeme, Hypoglykämie (Blutunterzuckerung; zu den Anzeichen von Mangelerscheinungen siehe Seite 333 ff.).

Beste natürliche Quellen

Zitrusfrüchte, Zuckermelonen, Tomaten, Wasserkresse, alle grünen Blattgemüse, Minzeblätter, Sonnenblumenkerne, Bananen, Kartoffeln.

Zusätzliche Präparate (Nahrungsergänzungsmittel)

Enthalten in den meisten hochwirksamen Multivitamin- und Multimineralstoffpräparaten.
Anorganische Kaliumsalze sind Kaliumsulfat, -chlorid, -oxid und -karbonat. Organisches Kalium ist in Kaliumglukonat, -citrat und -fumarat enthalten.
Im Handel erhältlich als Kaliumglukonat, -citrat oder -chlorid in Dosierungen bis zu 600 mg (99 mg elementares Kalium). Glyciniertes Kaliumcitrat ist die zu bevorzugende Form.

Giftigkeit und Warnzeichen für Überdosierung

Die Einnahme von 18 g Kaliumchlorid kann zu Vergiftungen führen (siehe Seite 547 ff., »Vorsicht«).

Feinde

Alkohol, Kaffee, Zucker, harntreibende Mittel (siehe Seite 467 ff.).

Persönliche Empfehlung

Wenn Sie viel Kaffee trinken, um gegen Müdigkeit anzukämpfen, könnte diese möglicherweise durch Kaliumverlust verursacht sein.
Wer viel Alkohol trinkt oder oft Heißhunger auf Süßes hat, sollte wissen, dass sein Kaliumspiegel vermutlich sehr niedrig ist.
Wenn Sie einen niedrigen Blutzuckerspiegel haben, verlieren Sie wahrscheinlich auch Kalium, weil Sie Wasser zurückhalten und speichern. Und wenn Sie ein harntreibendes Mittel nehmen, verlieren Sie sogar noch mehr Kalium! Achten Sie auf Ihre Ernährungsweise; essen Sie mehr grünes Gemüse und nehmen Sie ausreichend Magnesium zu sich, damit die

Balance zwischen den beiden Mineralstoffen wiederherge-
stellt wird.

Wenn Sie durch eine kohlenhydratarme Diät abzunehmen
versuchen, verlieren Sie wahrscheinlich nicht nur Pfunde –
vermutlich ist auch Ihr Kaliumspiegel niedrig. Achten Sie auf
Schwächezustände und mangelhafte Reflexe.

Überschüssiges Kalium wird normalerweise durch die Nieren
ausgeschieden. Menschen mit gestörter Nierenfunktion sollten keine kaliumreiche Nahrung oder zusätzliche Kaliumpräparate zu sich nehmen.

Kalzium

Beschreibung

Im menschlichen Körper ist mehr Kalzium als jeder andere
Mineralstoff enthalten.

Kalzium und Phosphor wirken zusammen und sorgen für gesunde Knochen und Zähne.

Kalzium und Magnesium wirken zusammen und sorgen für
gesunde Herzgefäße.

Fast das gesamte Kalzium im Körper (2 bis 3 Pfund) befindet
sich in Knochen und Zähnen.

20 Prozent des Knochenkalziums eines Erwachsenen werden
jedes Jahr ersetzt (neue Knochenzellen bilden sich, während
andere absterben).

Kalzium muss in einem Verhältnis von 2 : 1 mit Phosphor vorhanden sein (zwei Teile Kalzium und ein Teil Phosphor).

Damit Kalzium aufgenommen werden kann, muss der Körper ausreichend Vitamin D zugeführt bekommen.

In den USA wurde die empfohlene Tagesdosis für Erwachsene
von 800 mg auf 1200 mg angehoben. Die Empfehlung der
amerikanischen Gesundheitsinstitute liegt jetzt für Schwangere und stillende Mütter bei 1200 bis 1500 mg und für Frauen
über 50 und Männer über 65 bei 1500 mg. Diese Werte wei-

chen von den in Großbritannien empfohlenen Tagesdosen ab, die für erwachsene Männer und Frauen bei 700 mg liegen, für stillende Mütter um 550 mg höher.*

Kalzium und Eisen sind die beiden Mineralstoffe, an denen es besonders Frauen am häufigsten in der Ernährung mangelt.

Was es leisten kann

- Sorgt für starke Knochen und gesunde Zähne.
- Vermindert das Risiko für Knochenschwund und Knochenbrüche.
- Hilft, das Risiko von Darmkrebs zu verringern.
- Lässt das Herz regelmäßig schlagen.
- Hilft bei Schlaflosigkeit.
- Ist am Stoffwechsel von Eisen im Körper beteiligt.
- Unterstützt das Nervensystem, besonders bei der Übermittlung von Impulsen.
- Hilft bei der Regulierung des Körpergewichts.

Mangelerkrankungen

Rachitis, Knochenerweichung, Osteoporose – man spricht auch von brüchigen Knochen (zu den Anzeichen von Mangelerscheinungen siehe Seite 333 ff.).

Beste natürliche Quellen

Milch, Milchprodukte, Käse, Sojabohnen, Tofu, Sardinen, Lachs, Erdnüsse, Walnüsse, Sonnenblumenkerne, Trockenbananen, Grünkohl, Brokkoli, grünes Gemüse und einige Mineralwässer.

Zusätzliche Präparate (Nahrungsergänzungsmittel)

Am häufigsten in Tabletten zu 250 bis 500 mg erhältlich.
Am besten sind Hydroxyapatit, Kalziumcitrat und Kalziumhydrogenphosphat.

---

* Die von der DGE empfohlene Tageszufuhr für Erwachsene liegt bei 1000 mg. (Anm. d. Red.)

Kalziumcitrat liefert das meiste verwertbare Kalzium pro Tablette. Kalziumcitrat-Kautabletten sind mit verschiedenen Geschmacksrichtungen erhältlich. Kalziumcitrat ist aber auch in Form von Brausetabletten zu haben, die sich im Wasser auflösen und ein wohlschmeckendes Getränk ergeben.

Knochenmehl, früher eines der populärsten Kalziumpräparate, wird heute nicht mehr empfohlen, besonders nicht für Kinder, weil es möglicherweise einen hohen Bleigehalt hat (versuchen Sie vom Hersteller eine Analyse zu bekommen).

Kalziumglukonat (pflanzlicher Herkunft) oder Kalziumlaktat (aus Milchzucker) sind mit Sicherheit bleifrei. Glukonat ist leichter aufzunehmen als Laktat.

In vielen guten Multivitamin- oder Mineralstoffpräparaten ist Kalzium enthalten.

Wird es mit Magnesium kombiniert, sollte doppelt so viel Kalzium wie Magnesium vorhanden sein.

Giftigkeit und Warnzeichen für Überdosierung

Übermäßige Einnahme von täglich mehr als 2500 mg kann zu einem Überangebot an Kalzium führen und Verstopfung, Nierensteine und Harnweginfekte verursachen (siehe Seite 547 ff., »Vorsicht«).

Feinde

Große Mengen Fett, Oxalsäure (kommt in Schokolade, Spinat, Mangold, Petersilie, Rote Bete und Rhabarber vor) und Phytinsäure (in Getreidekörnern enthalten) können die Resorption von Kalzium verhindern (siehe Seite 467 ff.).

Persönliche Empfehlung

Wenn Sie Antibiotika nehmen, ist zu beachten, dass deren Wirksamkeit durch Kalziumpräparate beeinträchtigt werden kann. Befragen Sie hierzu Ihren Apotheker.

Wenn Sie unter Rückenschmerzen leiden, können chelatisierte Kalziumpräparate helfen.

Krämpfe während der Menstruation werden oft gelindert, wenn Sie mehr Kalzium zu sich nehmen.

Wenn Sie gern an einem Hühnerbein oder Putenschenkelknochen nagen, tun Sie gut daran. Die Knochenenden von Geflügelknochen enthalten viel Kalzium.

Wenn Sie 1500 mg Kalzium täglich zu sich nehmen und zu Harnweginfektionen neigen, empfehle ich Ihnen, das Präparat mit Preiselbeersaft einzunehmen. Dieser Saft enthält Bestandteile, die um die Bakterien einen Film bilden und so verhindern, dass sie sich in den Harnwegen anlagern.

Jugendliche, die an »Wachstumsbeschwerden« leiden, machen im Allgemeinen die Erfahrung, dass diese bei höherer Kalziumaufnahme verschwinden.

Der Verzehr von kalziumhaltigen Milchprodukten über einen langen Zeitraum kann die Verbrennung von Fetten aus der Nahrung fördern.

Menschen mit zu niedrigem Blutzucker sollten mehr Kalzium zu sich nehmen. Ich empfehle Kalziumcitrat in Dosierungen von 1000 bis 1500 mg täglich, da es am besten resorbiert wird.

Wenn Sie große Mengen an Erfrischungsgetränken zu sich nehmen, sollten Sie wissen, dass diese durch ihren hohen Phosphorgehalt die Kalziumaufnahme im Körper erschweren und damit das Osteoporoserisiko erhöhen.

Kalzium wirkt am besten zusammen mit den Vitaminen A, C, D, mit Eisen, Magnesium und Phosphor. Zu viel Phosphor kann allerdings, wie schon erwähnt, Kalzium abbauen.

Kalziumpräparate werden am besten resorbiert, wenn sie zu den Mahlzeiten genommen werden. Für die Einnahme auf leeren Magen bzw. für Personen über 60 Jahre sind Kalziumcitrate und Kalziumhydroxyapatit am besten geeignet.

Die Einnahme von schlecht verwertbaren Kalziumpräparaten kann zusätzliche Probleme wie Gelenksteifigkeit und Verhärtung der Blutgefäße hervorrufen.

Der Körper kann maximal 500 mg Kalzium aus einem eingenommenen Ergänzungsmittel resorbieren, Sie sollten die Einnahme also auf mehrere Dosen verteilen. Die an einem Tag
vom Körper aufgenommene Kalziummenge kann sogar insgesamt gesteigert werden, wenn Sie mehrmals am Tag kleinere Dosen einnehmen.

Wenn Sie eine Woche oder länger bettlägerig sind, benötigen Sie zusätzliches Kalzium. Der Körper büßt durch längere
Bettruhe an Knochendichte ein.

Wenn Sie Kalzium und Magnesium vor dem Schlafengehen
nehmen, werden Sie möglicherweise besser schlafen.

Kobalt

Beschreibung

Ein Mineral, das Bestandteil von Vitamin B_{12} ist.
Wird im Allgemeinen in Mikrogramm (µg) gemessen.
Wichtig für die roten Blutkörperchen.
Muss aus der Nahrung bezogen werden.
Eine Tagesmenge ist nicht festgesetzt, aber es sind nur sehr
kleine Mengen in der Nahrung notwendig (im Allgemeinen
nicht mehr als 8 µg).

Was es leisten kann

• Verhindert Anämie.

Mangelerkrankungen

Anämie.

Beste natürliche Quellen

Fleisch, Niere, Leber, Milch, Austern, Muscheln.

Zusätzliche Präparate (Nahrungsergänzungsmittel)

Gibt es kaum als Einzelpräparat.

Giftigkeit und Warnzeichen für Überdosierung

Keine giftige Wirkung bekannt (siehe Seite 547 ff., »Vorsicht«).

Feinde

Dieselben wie bei Vitamin B_{12}.

Persönliche Empfehlung

Wenn Sie strenger Vegetarier sind, fehlt Ihnen dieser Mineralstoff wahrscheinlich eher als jemandem, der auch Fleisch und Fisch isst.

Kupfer

Beschreibung

Notwendig, um das Eisen im Körper in Hämoglobin umzuwandeln.

Kann schon 15 Minuten nach der Einnahme in den Blutkreislauf gelangen.

Macht die Aminosäure Tyrosin verwertbar; sie kann durch Kupfer als Pigmentfaktor für Haar und Haut wirken.

Vorhanden in Antibabypillen sowie in Zigaretten und Autoabgasen.

Wichtig für die Verwertung von Vitamin C.

Eine Tagesmenge wurde vom amerikanischen Forschungsrat bisher nicht festgelegt, aber für Erwachsene werden etwa 1,5 bis 3 mg empfohlen.*

Was es leisten kann

• Erhält Ihre Energie, indem es zur wirkungsvollen Eisenaufnahme beiträgt.

---

* Als Schätzwert für eine angemessene Zufuhr für Erwachsene werden 1,0 bis 1,5 mg pro Tag angegeben. (Anm. d. Red.)

Mangelerkrankungen

Anämie, Ödeme, Skelettverformungen und möglicherweise rheumatische Arthritis.

Beste natürliche Quellen

Bohnen, Erbsen, Vollkorn, Pflaumen, Innereien, Krabben, die meisten Meeresfrüchte, Nüsse, Kakao, Schokolade, Kaffee, Tee.

Zusätzliche Präparate (Nahrungsergänzungsmittel)

Kommt im Allgemeinen in Dosierungen von 2 mg in Multivitamin- und Mineralstoffpräparaten vor.

Giftigkeit und Warnzeichen für Überdosierung

Selten (siehe Seite 547 ff., »Vorsicht«).

Feinde

Wird nicht leicht zerstört.

Persönliche Empfehlung

So wichtig Kupfer auch ist – die meisten von uns bekommen heute nicht genug davon durch die Nahrung. Ich rate zur Einnahme eines Multivitamin-Mineralstoff-Präparates, das 2 mg glyciniertes Kupfer enthält. Ein Übermaß scheint den Zinkspiegel zu senken und zu Schlaflosigkeit, Haarausfall, unregelmäßigen Monatsblutungen und Depressionen zu führen.

Wenn Sie genügend Vollkornprodukte und frisches grünes Gemüse essen, dazu noch Innereien, dann müssen Sie sich um Ihre Kupferaufnahme keine Gedanken machen.

Durch die Zubereitung oder Lagerung von säurehaltigen Lebensmitteln in Kupfertöpfen kann man die tägliche Zufuhr erhöhen.

Magnesium

Beschreibung

Notwendig für den Stoffwechsel von Kalzium, Vitamin C, Phosphor, Natrium und Kalium.

Wird in Milligramm (mg) gemessen.

Wichtig für das richtige Funktionieren von Nerven und Muskeln.

Bedeutsam bei der Umwandlung von Blutzucker in Energie.

Wirkt besonders gegen Stress.

Alkoholiker haben immer einen Mangel an Magnesium.

Erwachsene brauchen 250 bis 500 mg täglich, für Schwangere und stillende Mütter werden vom amerikanischen Forschungsrat 300 bis 355 mg empfohlen.*

Der menschliche Körper enthält ungefähr 21 g Magnesium.

Was es leisten kann

- Hilft bei der Verbrennung von Fett und liefert Energie.
- Wirkt Depressionen entgegen.
- Fördert ein gesünderes Herzgefäßsystem und trägt zur Verhinderung von Herzinfarkt bei.
- Reguliert den Cholesterinspiegel.
- Hilft Muskelkrämpfen vorzubeugen.
- Hilft die Schmerzen bei Angina zu lindern.
- Senkt das Risiko von Frühgeburten.
- Erhält die Zähne gesünder.
- Trägt zur Verhinderung von Kalkablagerungen, Nieren- und Gallensteinen bei.
- Hilft bei Magenverstimmungen und Verdauungsstörungen.
- Kann zusammen mit Kalzium als natürliches Beruhigungsmittel wirken.
- Lindert das prämenstruelle Syndrom (PMS).

---

* Die von der DGE empfohlene tägliche Zufuhr für Erwachsenen liegt bei 300 bis 400 mg, für Schwangere bei 310 mg, für Stillende bei 390 mg. (Anm. d. Red.)

Mangelerkrankungen

Zu den Anzeichen von Mangelerscheinungen siehe Seite 333 ff.

Beste natürliche Quellen

Vollkorngetreideprodukte, Leber, Geflügel, Fisch, Kartoffeln, Feigen, Mandeln, Nüsse, Samen und Kerne, dunkelgrüne Gemüse, Sojabohnen, Bananen, Beerenobst, Orangen.

Zusätzliche Präparate (Nahrungsergänzungsmittel)

Magnesium und Kalzium in richtiger Ausgewogenheit (halb so viel Magnesium wie Kalzium) ist die bevorzugte Form der Verabreichung.

Ist in vielen Multivitamin- und Mineralstoffpräparaten enthalten.

Erhältlich als Magnesiumoxid: 250 mg starkes Magnesiumoxid entsprechen 150 mg Magnesium pro Tablette. Meist erhältlich in einer Stärke von 133,3 mg, wird viermal täglich eingenommen.

Magnesiumpräparate sollten nicht nach dem Essen genommen werden, weil sie die Magensäure neutralisieren.

Giftigkeit und Warnzeichen für Überdosierung

Größere Mengen, über längere Zeit genommen, können giftig sein, wenn Sie viel Kalzium und Phosphor zu sich nehmen oder wenn Ihre Nierenfunktion beeinträchtigt ist (siehe Seite 547 ff., »Vorsicht«).

Feinde

Harntreibende Mittel, Alkohol (siehe Seite 467 ff.).

Persönliche Empfehlung

Wenn Sie viel Alkohol trinken, rate ich Ihnen, die Magnesiumzufuhr zu erhöhen.

Bei anstrengender sportlicher Betätigung brauchen Sie mehr Magnesium.

Frauen, die die Antibabypille oder Östrogen in irgendeiner Form nehmen, sind gut beraten, wenn sie magnesiumreiche Nahrung zu sich nehmen. Bedenken Sie, dass Fleisch, Fisch und Milchprodukte relativ wenig Magnesium liefern.

Wenn Sie viel Nüsse, Samenkerne, Milchprodukte und grünes Gemüse essen, erhalten Sie vermutlich ausreichend Magnesium, ebenso wie Menschen, die in Gegenden mit hartem Wasser leben.

Wenn Sie Diabetiker und gegen Insulin resistent sind, kann eine magnesiumreiche Kost blutdrucksenkend wirken. Sprechen Sie aber mit Ihrem Arzt, bevor Sie ein Magnesiumpräparat einnehmen.

Magnesium wirkt am besten zusammen mit Vitamin A, Kalzium und Phosphor.

Magnesium pur eingenommen kann Durchfall verursachen, achten Sie also darauf, dass Sie es zusammen mit Kalzium, als Bestandteil eines Multivitaminpräparates oder in Form von Magnesiumglycinat, -gluconat oder -citrat einnehmen.

Beachten Sie, dass Magnesium die Enzyme aktiviert, die für die Verwertung von Vitamin B_1, B_2 und B_6 notwendig sind, und dass daher ein Magnesiummangel zu Symptomen führen kann, die für einen Vitamin-B-Mangel charakteristisch sind, speziell Muskelkrämpfe.

VORSICHT! Sollten Sie aufgrund einer Herzerkrankung Digitalis einnehmen, beachten Sie bitte, dass dieses Medikament toxisch wirken kann, wenn Sie an einem Magnesium- oder Kaliummangel leiden. Denken Sie auch daran, dass viele Arzneimittel dem Körper Magnesium entziehen (siehe Seite 467 ff.). Dies gilt insbesondere für Aminoglycoside, Cisplatin, Corticosteroide, Cyclosporin, Diuretika (harntreibende Mittel), Foscarnet, Gentamicin und Pentacarinat.

Mangan

Beschreibung

Hilft bei der Aktivierung von Enzymen, die notwendig sind, damit der Körper Biotin, Vitamin B_1 und Vitamin C richtig verwertet.

Notwendig für einen guten Knochenaufbau.

Wird in Milligramm (mg) gemessen.

Wichtig für die Bildung von Thyroxin (Haupthormon der Schilddrüse).

Wichtig für die richtige Verdauung und Verwertung von Nahrungsmitteln.

Es ist kein offizieller Tagesbedarf festgelegt, aber der amerikanische Forschungsrat empfiehlt für den durchschnittlichen Erwachsenen 2 bis 5 mg.[*]

Wichtig für die Fortpflanzung und das richtige Funktionieren des zentralen Nervensystems.

Was es leisten kann

- Hilft gegen Erschöpfungszustände.
- Unterstützt die Muskelreflexe.
- Wirkt vorbeugend gegen Osteoporose.
- Verbessert das Gedächtnis.
- Verringert nervöse Reizbarkeit.

Mangelerkrankung

Ataxie (Störung im geordneten Zusammenspiel der Muskeln, Bewegungsunsicherheit).

Beste natürliche Quellen

Vollkorngetreide, Nüsse, grünes Blattgemüse, Erbsen, Rote Bete, Erdbeeren.

---

[*] Die DGE nennt als Schätzwert für eine angemessene Zufuhr für den durchschnittlichen Erwachsenen 2 bis 5 mg. (Anm. d. Red.)

Zusätzliche Präparate (Nahrungsergänzungsmittel)

Kommt am häufigsten in Multivitamin- und Mineralstoffpräparaten in Dosierungen von 1 bis 9 mg vor.

Giftigkeit und Warnzeichen für Überdosierung

Überdosierungen sind selten, ausgenommen Fälle in der Industrie (siehe Seite 547 ff., »Vorsicht«).

Feinde

Große Mengen von Kalzium und Phosphor verhindern die Manganresorption ebenso wie der hohe Ballaststoff- und Phytingehalt von Kleie und Bohnen (siehe Seite 467 ff.).

Persönliche Empfehlung

Wenn Sie unter häufig wiederkehrenden Schwindelanfällen leiden, versuchen Sie, mehr Mangan mit der Nahrung aufzunehmen.

Ich rate vergesslichen Leuten oder generell Menschen mit Gedächtnisproblemen, auf eine ausreichende Zufuhr von Mangan zu achten.

Wer viel Milch trinkt und Fleisch isst, braucht auch mehr Mangan.

Molybdän

Beschreibung

Unterstützt den Kohlenhydrat- und Fettstoffwechsel.

Ein lebenswichtiger Teil jenes Enzyms, das für die Eisenverwertung verantwortlich ist.

Der Tagesbedarf steht nicht fest, aber die geschätzte tägliche Menge von 75 bis 250 µg gilt allgemein als angemessen.*

---

* Die DGE empfiehlt für Kinder ab 10 und Erwachsene 50 bis 100 µg. (Anm. d. Red.)

Was es leisten kann

- Wirkt vorbeugend gegen Anämie.
- Steigert das allgemeine Wohlbefinden.

Mangelerkrankungen

Nicht bekannt.

Beste natürliche Quellen

Dunkelgrünes Blattgemüse, Vollkornprodukte, Hülsenfrüchte.

Zusätzliche Präparate (Nahrungsergänzungsmittel)

Normalerweise nicht erhältlich.

Giftigkeit und Warnzeichen für Überdosierung

Überdosierungen selten, aber 10 bis 15 mg täglich werden als giftig eingeschätzt (siehe Seite 547 ff., »Vorsicht«).

Persönliche Empfehlung

So wichtig Molybdän auch ist, so scheint doch keine Notwendigkeit zu bestehen, zusätzliche Präparate einzunehmen, es sei denn, Ihre gesamte Kost stammt aus einem nährstoffarmen Boden.

Natrium

Beschreibung

Natrium und Kalium wurden zusammen entdeckt, und es zeigte sich, dass beide für ein gesundes Wachstum unabdingbar sind.

Eine hohe Aufnahme von Natrium (z. B. in Form von Speisesalz) hat den Abbau von Kalium zur Folge.

Eine salzreiche Kost ist häufig für hohen Blutdruck verantwortlich.

Ein offizieller Tagesbedarf wurde nicht festgelegt, aber der vom amerikanischen Forschungsrat geschätzte Bedarf für einen gesunden Erwachsenen liegt bei 500 mg Natriumchlorid (Kochsalz) täglich.*

Natrium trägt dazu bei, dass Kalzium und andere Mineralstoffe im Blut löslich sind.

Was es leisten kann

- Hilft Hitzschlag und Sonnenstich vermeiden.
- Unterstützt das richtige Funktionieren von Nerven und Muskeln.

Mangelerkrankungen

Schlechte Verdauung von Kohlenhydraten, möglicherweise Neuralgie.

Beste natürliche Quellen

Speisesalz und damit konservierte Produkte, Schalentiere, Karotten, Rote Bete, Artischocken, getrocknetes Rindfleisch, Hirn, Niere, Speck, manche Mineralwässer.

Zusätzliche Präparate (Nahrungsergänzungsmittel)

Nicht nötig, da hierzulande die Kochsalzaufnahme viel zu hoch ist.

Giftigkeit und Warnzeichen für Überdosierung

Mehr als 14 g Natriumchlorid (Kochsalz) täglich können vergiftend wirken (siehe Seite 547 ff., »Vorsicht«).

Persönliche Empfehlung

Wenn Sie meinen, dass Sie nicht viel Salz zu sich nehmen, dann lesen Sie die Abschnitte auf Seite 501 ff. und denken Sie noch einmal darüber nach.

---

* Der von der DGE festgelegte Schätzwert für eine minimale Zufuhr für einen gesunden Erwachsenen liegt bei 550 mg Natrium täglich (1 g Speisesalz/Natriumchlorid = 0,4 g Natrium). (Anm. d. Red.)

Falls Sie hohen Blutdruck haben, schränken Sie die Salzaufnahme ein. Achten Sie auf die Packungsangaben – nicht nur auf die Bezeichnung »Salz«, sondern auch auf »Natriumchlorid« oder die chemische Formel »NaCl«.

Es ist einfach, Ihrer Kost Natrium hinzuzufügen, aber schwierig, es wieder herauszubekommen! Vermeiden Sie Frühstücksfleisch, Frankfurter Würstchen, gesalzenes (gepökeltes) und geräuchertes Fleisch wie Schinken und Speck, Corned beef, gesalzenen Fisch und alle Würzmittel wie Ketchup, Chilisauce, Sojasauce und Senf.

Phosphor

Beschreibung

Kommt in jeder Körperzelle vor.

Vitamin D und Kalzium sind notwendig, damit Phosphor richtig wirkt.

Kalzium und Phosphor sollten im Verhältnis 2:1 stehen, damit sie am besten wirken (doppelt so viel Kalzium wie Phosphor).

Ist an buchstäblich allen physiologisch-chemischen Reaktionen beteiligt.

Notwendig für den gesunden Aufbau von Knochen und Zähnen.

Ohne Phosphor kann Niacin nicht aufgenommen werden.

Wichtig für einen regelmäßigen Herzschlag.

Wesentlich für die normale Nierenfunktion.

Notwendig für die Übermittlung von Nervenimpulsen.

Der Tagesbedarf für Erwachsene liegt bei 800 bis 1200 mg, wobei die höheren Werte für schwangere und stillende Frauen gelten.

Was es leisten kann

• Unterstützt das Wachstum und die Zellerneuerung im Körper.

- Liefert Kraft und Energie durch seine Mitwirkung beim Fett- und Kohlenhydratstoffwechsel.
- Lindert arthritische Schmerzen.
- Sorgt für gesundes Zahnfleisch und gesunde Zähne.

Mangelerkrankungen

Rachitis, Parodontose.

Beste natürliche Quellen

Fisch, Geflügel, Fleisch, Vollkornprodukte, Eier, Nüsse, Samen und Kerne.

Zusätzliche Präparate (Nahrungsergänzungsmittel)

Knochenmehl ist eine gute natürliche Quelle für Phosphor. (Achten Sie darauf, dass es auch Vitamin D enthält, damit der Phosphor besser verwertet werden kann, und dass das Knochenmehl bleifrei ist.)*

Giftigkeit und Warnzeichen für Überdosierung

Keine giftigen Wirkungen bekannt (siehe Seite 547 ff., »Vorsicht«).

Feinde

Zu viel Eisen, Aluminium und Magnesium können Phosphor wirkungslos machen (siehe Seite 467 ff.).

Persönliche Empfehlung

Wenn Sie zu viel Phosphor zuführen, bringen Sie die Mineralstoffe aus dem Gleichgewicht und verringern die Aufnahme von Kalzium. Unsere Kost enthält normalerweise zu viel Phosphor, denn er kommt in fast allen Nahrungsmitteln vor – die Folge ist häufig Kalziummangel. Denken Sie daran und stimmen Sie Ihre Kost entsprechend ab.

---

* In Deutschland ist Knochenmehl für den menschlichen Bedarf nicht erhältlich. (Anm. d. Red.)

Wenn Sie älter als 40 sind, sollten Sie Ihre wöchentliche Fleischration verringern und mehr Blattgemüse essen und Milch trinken. Der Grund dafür liegt darin, dass unsere Nieren, wenn wir älter als 40 Jahre sind, nicht mehr so effizient daran mitwirken, überschüssigen Phosphor auszuscheiden, und dadurch wird die Aufnahme von Kalzium verschlechtert. Achten Sie auf Nahrungsmittel, die mit Phosphaten konserviert wurden, und seien Sie sich dessen bewusst, dass dies Ihre Phosphorzufuhr steigert.

Schwefel

Beschreibung

Wesentlich für die Gesundheit von Haut, Haar und Nägeln.
Hilft, das für eine gesunde Gehirnfunktion notwendige Sauerstoffgleichgewicht zu erhalten.
Wirkt zusammen mit den Vitaminen des B-Komplexes auf den Körperstoffwechsel und ist Bestandteil der gewebebildenden Aminosäuren.
Hilft der Leber bei der Absonderung von Gallenflüssigkeit.
Eine Tagesmenge ist nicht festgelegt, aber eine Kost mit ausreichend Eiweiß enthält im Allgemeinen stets genügend Schwefel.

Was er leisten kann

* Tut der Haut gut und macht das Haar glänzender.
* Hilft bei der Abwehr von bakteriellen Infektionen.

Mangelerkrankungen

Keine bekannt.

Beste natürliche Quellen

Mageres Rindfleisch, getrocknete Hülsenfrüchte, Fisch, Eier, Kohl, Grünkohl, Knoblauch, Rosenkohl.

Zusätzliche Präparate (Nahrungsergänzungsmittel)

Methylsulfonylmethan (MSM), ein organisches Schwefelpräparat, ist in Tabletten zu 1000 mg zusammen mit Vitamin-C-Komplex erhältlich, mittlerweile auch in Deutschland.
MSM gibt es auch als Lotion bei Hautproblemen.

Giftigkeit und Warnzeichen für Überdosierung

Vergiftungserscheinungen durch organischen Schwefel sind nicht bekannt, aber anorganischer Schwefel kann in großen Mengen zu negativen Reaktionen führen (siehe Seite 547 ff., »Vorsicht«).

Persönliche Empfehlung

Organischer Schwefel (MSM) ist nicht allergen. Sie sollten ihn nicht mit den synthetischen schwefelhaltigen Medikamenten verwechseln, die bei vielen Menschen allergische Reaktionen hervorrufen können.

In Verbindung mit Glukosamin, einer anderen Schwefelverbindung, kann MSM die Schmerzen und Steifheit bei Arthritis erheblich vermindern.

Gegen Allergien, Parasiteninfektionen und zur schnelleren Erholung nach sportlicher Betätigung hat MSM mit einem Vitamin-C-Bioflavonoid-Komplex fantastische Wirkung gezeigt. (Allergikern empfehle ich die Einnahme von 1000 bis 3000 mg zwei- bis dreimal täglich zu den Mahlzeiten bei Ausbruch der Allergie oder an Tagen mit verstärktem Pollenflug.)

Schwefelsalben und -cremes sind sehr erfolgreich bei den verschiedensten Hautkrankheiten angewendet worden. Achten Sie auf die Zutaten; es gibt viele gute Naturprodukte.

Selen

Beschreibung

Vitamin E und Selen haben eine synergistische Wirkung, das heißt, sie erzielen eine gegenseitige Steigerung der Wirksamkeit. Vitamin E und Selen sind beides Antioxidantien und verhindern – oder zumindest verzögern – die Alterung und Verhärtung des Gewebes durch Oxidation.

Selen ist wesentlich für die Bildung von Glutathionperoxidase; sie ist das primäre Antioxidans im Körper, das in jeder Zelle vorkommt.

Männer haben offenbar einen höheren Bedarf an Selen. Fast die Hälfte der im Körper enthaltenen Menge konzentriert sich in den Hoden und in jenen Bereichen der Samenleiter, die der Prostata am nächsten liegen. Mit dem Samen geht auch Selen verloren.

Die Schätzwerte der DGE für eine angemessene Zufuhr liegen für Erwachsene bei 30 bis 70 µg pro Tag. (Anm. d. Red.)

Was es leisten kann

- Schützt vor einigen Krebserkrankungen.
- Hilft das Risiko von Herzinfarkt und Schlaganfall senken.
- Hilft bei der Erhaltung der jugendlichen Elastizität des Gewebes.
- Mildert Hitzewallungen und Beschwerden in den Wechseljahren.
- Hilft bei der Behandlung und Vermeidung von Schuppen.
- Erhöht die Spermamenge und männliche Fruchtbarkeit.

Mangelerkrankungen

Vorzeitiger Verlust der Vitalität, Keshan-Krankheit.

Beste natürliche Quellen

Meeresfrüchte, Fisch, Fleisch, Eier, Linsen, Spargel, Niere, Leber, Weizenkeime, Kleie, Thunfisch, Zwiebeln, Tomaten, Brokkoli, Knoblauch, brauner Reis.

Zusätzliche Präparate (Nahrungsergänzungsmittel)

Erhältlich in kleinen Mikrogramm-Dosierungen (25, 50, 100 und 200 µg).

Auch in Kombination mit Vitamin E und anderen Antioxidantien erhältlich.

Selenmethionin ist die bevorzugte Form.

Giftigkeit und Warnzeichen für Überdosierung

Hohe Dosierungen können giftige Wirkung haben und Magen-Darm-Störungen, knoblauchähnlichen Atemgeruch, brüchige Nägel, einen metallischen Geschmack im Mund und gelbliche Haut verursachen. Bis man mehr darüber weiß, empfehle ich Ihnen, eine Tagesdosis von 400 µg nicht zu überschreiten. In bisherigen Untersuchungen wurden Vergiftungserscheinungen bei einer Tagesmenge von 800 µg nachgewiesen, aber ich meine, man sollte lieber übervorsichtig sein, bis die unbedenkliche Menge eindeutig feststeht (siehe Seite 547 ff., »Vorsicht«).

Feinde

Industrielle Lebensmittelbearbeitung (siehe Seite 467 ff.).

Persönliche Empfehlung

Wenn selenreiche Nahrungsmittel in ausgelaugten Böden, die kein Selen mehr enthalten, angebaut werden, können Sie mit dieser Nahrung nicht mehr ausreichend Selen aufnehmen.

Ich empfehle deshalb zusätzlich die Einnahme von Selenpräparaten, 100 bis 200 µg täglich, zur Vorbeugung gegen Krankheiten.

Die FDA (die amerikanische Zulassungsbehörde für Arzneimittel, Lebensmittelzusätze usw.) betrachtet es mittlerweile als erwiesen, dass Selen gegen manche Krebserkrankungen schützen kann. Dies ist ein Schritt in die richtige Richtung, obwohl die empfohlenen Tagesdosen immer noch erstaunlich niedrig sind.

Vanadium

Beschreibung

Vermindert die Ablagerung von Cholesterin in den Blutgefäßen.
Notwendig für die Bildung von Zähnen und Knochen.
Tagesbedarf nicht festgesetzt.
Ahmt die Wirkung des Hormons Insulin nach.

Was es leisten kann

- Wirkt vorbeugend gegen Herzanfälle.
- Hilft bei der Regulierung von insulinresistentem und Typ-II-Diabetes.
- Verbessert die Nährstoffverteilung in den Zellen und erhöht die Energie.

Mangelerkrankungen

Nicht bekannt.

Beste natürliche Quellen

Fisch, Oliven, Vollkornprodukte.

Zusätzliche Präparate (Nahrungsergänzungsmittel)

Am besten in Form eines an Aminosäure gebundenen Chelats.
Die übliche Tagesmenge beträgt 50 µg elementares Vanadium.
Diabetiker sollten ihren Arzt über die richtige Dosierung befragen.

Giftigkeit und Warnzeichen für Überdosierung

Kann in synthetischer Form leicht giftig sein (siehe Seite 547 ff., »Vorsicht«).

Persönliche Empfehlung

Von diesem Mineralstoff braucht man keine zusätzlichen Mengen zu nehmen. Eine gute Fischmahlzeit pro Woche liefert Ihnen all das Vanadium, das Sie benötigen.

VORSICHT! Falls Sie Diabetes haben, sollten Sie sich auf keinen Fall selbst therapieren! Vanadyl kann eine zu rasche Senkung des Blutzuckerspiegels bewirken, was problematisch sein kann.

Vanadylsulfat ist als Nahrungsergänzung im Handel, ist allerdings in Deutschland nicht zugelassen. Bodybuilder haben behauptet, es helfe beim Aufbau der Muskeln und erhöhe deren Festigkeit und Kraft. Die empfohlene Dosierung für das Bodybuilding beträgt 10 mg, eine halbe Stunde vor dem Training zu nehmen.

Zink

Beschreibung

Zink ist wie ein Verkehrspolizist, der den ordnungsgemäßen Ablauf der körperlichen Prozesse, die Steuerung des Enzymsystems und Erhaltung der Zellen dirigiert und überwacht.
Wichtig für die Proteinsynthese und Bildung von Kollagen.
Sorgt für die Fähigkeit der Muskeln, sich zusammenzuziehen.
Hilft bei der Bildung von Insulin.
Bestandteil vieler lebenswichtiger Enzyme, z. B. der antioxidativ wirkenden Superoxiddismutase (SOD).
Wichtig für die Ausgewogenheit des Blutes (es sorgt für die richtige Vitamin-E-Konzentration im Blut) und das Säure-Basen-Gleichgewicht im Körper.
Übt eine normalisierende Wirkung auf die Prostata aus und ist wichtig für alle Fortpflanzungsorgane.
Neuere Studien deuten auf die Wichtigkeit von Zink für die Gehirnfunktion und für die Behandlung von Schizophrenie hin.
Es gibt deutliche Anzeichen dafür, dass es für die Synthese der DNS notwendig ist.

Der vom amerikanischen Forschungsrat festgelegte Tagesbedarf für Erwachsene liegt bei 12 bis 15 mg (etwas höhere Tagesmenge für stillende Frauen).*
Bei übermäßigem Schwitzen kann es zu einem Verlust von bis zu 3 mg Zink pro Tag kommen.
Das meiste Zink in den Nahrungsmitteln geht bei deren Verarbeitung verloren, oder es war aufgrund nährstoffarmer Böden von vornherein nicht ausreichend vorhanden.

Was es leisten kann

- Beschleunigt die Heilung bei inneren und äußeren Verletzungen.
- Beseitigt weiße Flecken auf den Fingernägeln.
- Hilft, den Geschmackssinn wiederherzustellen.
- Wirkt unterstützend bei der Behandlung von Unfruchtbarkeit.
- Wirkt vorbeugend gegen Probleme mit der Prostata.
- Fördert Wachstum und geistige Beweglichkeit.
- Hilft beim Abbau von Cholesterinablagerungen.
- Unterstützt die Behandlung von geistigen Störungen.
- Hilft, die Dauer und Heftigkeit von Erkältungen zu verringern.

Mangelerkrankungen

Vermutlich (nicht bösartige) Vergrößerung der Prostata, Arteriosklerose, Hypogonadismus (fehlende oder verminderte endokrine Aktivität der Geschlechtsdrüsen).

Beste natürliche Quellen

Fleisch, Leber, Geflügel, Meeresfrüchte (vor allem Austern), Weizenkeime, Bierhefe, Kürbiskerne, Eier, Milch, Käse.

---

* Die von der DGE empfohlene Tageszufuhr liegt bei 7,0 bis 10,0 mg für Erwachsene, für Stillende bei 11 mg. (Anm. d. Red.)

Zusätzliche Präparate (Nahrungsergänzungsmittel)

In allen guten Multivitamin- und Mineralstoffpräparaten enthalten.

Kann als Zinksulfat, Zinkglukonat oder Zinkpicolinat in Tablettenform mit einer Dosierung von 15 bis 50 mg an elementarem Zink gekauft werden. Zinksulfat und Zinkglukonat sind vermutlich gleich wirksam, doch scheint Zinkglukonat leichter verträglich zu sein.

Gliciniertes Zinkcitrat ist zur zusätzlichen Einnahme am besten geeignet.

Zink gibt es auch in Kombination mit Vitamin C, Magnesium und Vitaminen aus dem B-Komplex.

Zinklutschtabletten gegen Erkältungen entfalten ihre Wirksamkeit, wenn sie sich im Mund auflösen.

Giftigkeit und Warnzeichen für Überdosierung

Überdosierte Einnahme kann Magen-Darm-Reizungen, Beeinträchtigung des Immunsystems und Kupfermangel zur Folge haben. Dosierungen von 1000 mg und darüber können giftige Wirkung haben (siehe Seite 547 ff., »Vorsicht«).

Feinde

Die in Getreide und Hülsenfrüchten vorkommenden Phytate reagieren mit Zink und verhindern so dessen Aufnahme (siehe Seite 467 ff.).

Persönliche Empfehlung

Sie brauchen mehr Zink, wenn Sie viel Vitamin B_6 einnehmen. Das gilt auch, wenn Sie viel Alkohol trinken oder Diabetiker sind.

Männer sind zum Schutz vor Prostataproblemen und deren Behandlung gut beraten, ihren Zinkspiegel hoch zu halten.

Ich habe Fälle der erfolgreichen Behandlung von Impotenz mit einer Kombination aus Vitamin B_6 und Zink erlebt.

Ältere Menschen, die Angst vor Altersschwäche haben, können möglicherweise von einem Präparat aus Zink und Mangan profitieren.

Wenn Sie unter unregelmäßigen Monatsblutungen leiden, könnten Sie ein Zinkpräparat versuchen, bevor Sie zu Hormonen greifen.

Bei Durchfall und einem hohen Ballaststoffanteil in der Nahrung können die Zinkwerte absinken.

Denken Sie daran, dass Sie mehr Vitamin A brauchen, wenn Sie zusätzlich Zink nehmen. Zink wirkt am besten in Verbindung mit Vitamin A, Kalzium und Phosphor.

Wenn Sie sowohl Eisen- als auch Zinkpräparate nehmen, sollten Sie das zu verschiedenen Zeiten tun, da sie sich in der Wirkung gegenseitig behindern.

VORSICHT! Obwohl Zink das Immunsystem ankurbelt, können Dosierungen über 150 mg täglich die Immunreaktion beeinträchtigen.

Wasser

Beschreibung

Es ist eine einfache Wahrheit: Wasser ist unser wichtigster Nährstoff.

Unser Körpergewicht besteht zur Hälfte bis zu vier Fünfteln aus Wasser.

Der Mensch kann wochenlang ohne feste Nahrung leben, aber nur höchstens drei Tage ohne Wasser.

Wasser ist das wichtigste Lösungsmittel für alle Verdauungsprodukte und wesentlich für die Beseitigung von Abfallstoffen.

Wasser ist zur Regulierung der Körpertemperatur notwendig.

Es gibt keine festgelegte Bedarfsmenge, denn der Wasserverlust ist von Mensch zu Mensch verschieden und schwankt außerdem je nach Klima und Situation, aber unter normalen

Bedingungen werden 6 bis 8 Gläser Wasser pro Tag als gesundheitsfördernd betrachtet. Ich empfehle 8 bis 10 Gläser Wasser täglich (siehe »Persönliche Empfehlung« unten). Stillende Mütter haben einen erhöhten Wasserbedarf, weil sie Wasser mit ihrer Milch abgeben.

Ältere Menschen haben ein weniger ausgeprägtes Durstgefühl, wenn sie Flüssigkeit benötigen.

Dunkelgelber Urin kann ein Hinweis dafür sein, dass Ihr Körper mehr Flüssigkeit benötigt.

Was es leisten kann

• Es hält sämtliche Körperfunktionen in Gang.
• Hilft bei einer Diät als Appetitzügler vor den Mahlzeiten.
• Wirkt vorbeugend gegen Verstopfung.
• Hilft zur Vermeidung von Nierensteinen.

Mangelerkrankungen

Austrocknung (Dehydrierung).

Beste natürliche Quellen

Trinkwasser, Säfte, Obst und Gemüse.

Zusätzliche Präparate (Nahrungsergänzungsmittel)

Unser täglicher Wasserbedarf kann durch sämtliche trinkbare Flüssigkeiten gedeckt werden.

Giftigkeit und Warnzeichen für Überdosierung

Keine Giftigkeit bekannt, aber die Aufnahme von etwa 6 l in einer Stunde könnte für einen Erwachsenen gefährlich werden und ein Kleinkind töten.

Persönliche Empfehlung

Ich rate zu 8 bis 10 Gläsern Wasser täglich.
Wer eine Diät macht, sollte das Wasser eine halbe Stunde vor dem Essen trinken.

Wenn Sie Fieber haben, trinken Sie viel, damit Sie nicht austrocknen und die Schadstoffe und Abfallprodukte im Körper weggespült werden.

Trinken Sie mehr Wasser, wenn Sie bemerken, dass Ihr Urin dunkler ist als normal.

Je mehr Wasser Sie zum Schlucken eines Medikaments trinken, das den Magen angreift (z. B. Aspirin, Ibuprofen, Antibiotika), umso geringer ist die Wahrscheinlichkeit, dass Ihr Magen darunter leidet.

Kaffee und Alkohol können die Dehydrierung fördern und sollten bei der getrunkenen Flüssigkeit nicht mitgezählt werden. (Für Kaffee trifft das nur auf Menschen zu, die Kaffeetrinken nicht gewohnt sind. Anm. d. Red.)

Milch ist ein Nahrungsmittel und sollte nicht als Ersatz für Wasser angesehen werden.

Wer noch alte Bleileitungen hat: Trinken Sie kein Wasser aus dem Heißwasserhahn, weil sich Blei in heißem Wasser leichter löst als in kaltem. Und lassen Sie am Morgen das Wasser immer zunächst ein wenig laufen, um das Blei aus den Leitungen, das sich in der Nacht angesammelt hat, ablaufen zu lassen.

Wenn Sie in einer Gegend mit hartem Wasser leben, erhalten Sie vermutlich mehr Kalzium und Magnesium, als Sie glauben.

Warnende Hinweise zum Wasser

Frieren Sie Wasser niemals in Plastikflaschen ein, da dadurch Dioxine – hochgiftige, krebserregende Stoffe – aus dem Kunststoff freigesetzt werden können.

Wenn Sie in einem alten Haus mit Wasserleitungen aus Blei wohnen, lassen Sie einmal eine Wasseranalyse machen. Durch Wasser mit dem falschen ph-Wert kann sich das Blei aus den Leitungsrohren lösen, und Kinder könnten eine Bleivergiftung bekommen. Auch bei Wasserleitungen aus Kupfer sind die Verbindungsstellen oft mit Blei gelötet, was sich auf die Wasserqualität negativ auswirken kann.

Die meisten Wasserfilter für den Hausgebrauch haben Nachteile und können ein Gesundheitsrisiko darstellen:

- Aktivkohlefilter könnten durch giftige Schadstoffe verunreinigt sein, wenn sie nicht regelmäßig ausgewechselt werden.
- Umkehr-Osmosesysteme können zwar verschiedene chemische Substanzen herausfiltern, aber nicht unbedingt anorganische Giftstoffe – und sie müssen von Zeit zu Zeit überprüft werden, weil sich Bakterien ansammeln können, ohne dass man es an der Durchflussgeschwindigkeit merkt.
- Destillatoren sind im Allgemeinen wirksamer bei anorganischen Schadstoffen als bei organischen Verunreinigungen, müssen aber regelmäßig entkalkt und gereinigt werden. Wenn das nicht geschieht, kann sich die Wasserqualität verschlechtern statt verbessern!
- Wenn Sie einen eigenen Wasserfilter verwenden, denken Sie daran, ihn regelmäßig zu reinigen und prüfen zu lassen. Kaufen Sie kein Produkt unbekannter Hersteller.

Noch Fragen zu Kapitel IV?

»Ich bin eine 40-jährige Frau und trinke täglich 3 Glas Milch. Brauche ich darüber hinaus noch mehr Kalzium?«
Wenn das Ihre einzige Kalziumquelle ist, dann ja! 3 Glas Vollmilch à ca. 220 Milliliter liefern Ihnen nur ungefähr 776 mg Kalzium, und das ist nicht genug. Und das ist es bestimmt nicht wert, dass Sie dadurch außerdem noch 360 mg Natrium, 33 mg Cholesterin, 15 g gesättigtes Fett und 577 Kalorien zu sich nehmen! Entrahmte Magermilch oder Buttermilch hat zwar einen geringeren Gehalt an Kalorien und Fett, liefert Ihnen aber noch immer nicht ausreichend Kalzium (weitere natürliche Quellen siehe Seite 134 ff.).

»Ich habe gelesen, dass gechlortes Trinkwasser Krebs verursachen kann. Stimmt das? Und wenn ja, warum wird dann dem Wasser Chlor zugesetzt?«

Leider ist tatsächlich die Chlorierung des Trinkwassers mit einer Gruppe von krebserregenden Substanzen, den Trihalogenmethanen, in Verbindung gebracht worden. In der in Deutschland eingesetzten Dosis bestehen jedoch keine gesundheitlichen Bedenken gegen die Chlorierung. Die Wasserwerke sind bemüht, die Chlorierung des Trinkwassers einzustellen.

»Ich mache mir Gedanken über all die Giftstoffe in unseren Flüssen und Seen. Wie kann ich wissen, dass es ungefährlich ist, das Wasser aus der Leitung zu trinken?«

Sie können sich bei Ihrem Wasserwerk über die Zusammensetzung des Trinkwassers informieren. Es gibt in der Bundesrepublik Deutschland strenge Qualitätsnormen, die durch die Gesundheitsämter überwacht werden.

Solange Sie sich aber nicht sicher sind, ob Ihr Wasser unbedenklich zu trinken ist, können Sie folgende Notmaßnahmen treffen:

- Lassen Sie das Wasser drei bis vier Minuten lang aus der Leitung laufen, bevor Sie es verwenden. Dadurch wird das möglicherweise aus den Rohren gelöste Blei, Kadmium und Kobalt weggespült.
- Kochen Sie das Wasser in einem Topf ohne Deckel mindestens 20 Minuten lang, bevor Sie es verwenden. Durch das Abkochen werden Bakterien getötet und einige organische Chemikalien beseitigt.
- Wenn Sie wegen der Trihalomethane (krebserregende Stoffe in gechlortem Wasser) besorgt sind, rühren Sie das Wasser mit einem Mixer 15 Minuten lang unzugedeckt gut durch. Durch die Luftzufuhr werden Chlor und chlorhaltige organische Stoffe entfernt.
- Kaufen Sie sich ein Wasserfiltergerät.

»Mich verwirrt das Angebot im Supermarkt. Ist es besser, Mineral-wasser statt Quellwasser zu kaufen?«
Besser? Nicht wirklich. Natürliches Mineralwasser muss wie Quellwasser direkt an der Quelle abgefüllt werden. Beide dürfen in ihrer Zusammensetzung nicht verändert werden. Das natürliche Mineralwasser muss aufgrund seines Mineralstoffgehaltes günstige ernährungsphysiologische Wirkungen haben und staatlich anerkannt sein. Für das Quellwasser gibt es dieses Kriterium nicht. In vielen Regionen weist jedoch das Leitungswasser einen höheren Mineralstoffgehalt auf als einige Mineral- und Quellwässer.

»Ich weiß, dass ich Kalzium benötige, aber ich bin allergisch gegen Milchprodukte. Können Sie mir andere Nahrungsquellen für Kalzium empfehlen?«
Viele! Z. B. liefert Ihnen 0,2 l Orangensaft mit Kalziumzusatz ca. 200 mg. Eine 100-g-Dose Sardinen (mit Gräten) liefert weitere 200 bis 300 mg. Auch Tofu (Sojakäse), der mithilfe von Kalziumsulfat hergestellt wird, liefert Kalzium (150 mg für eine Portion von 120 g), gute Kalziumlieferanten sind auch Mandeln, Paranüsse und Haselnüsse. Auch könnten Sie es mit Nori-Algen und anderen Seetang-Varianten versuchen. Man muss sich zwar erst an den Geschmack gewöhnen, aber sie sind reich an Kalzium.

»Ich habe gehört, dass Kalzium beim Abnehmen helfen soll. Stimmt das, und wenn ja, wie viel muss ich davon essen oder zusätzlich einnehmen?«
Es tut mir leid, Sie enttäuschen zu müssen, aber die Aussage ist falsch. Kalzium hilft Ihnen nicht beim Abnehmen. Es kann Ihnen allerdings dabei helfen, dass Sie mehr Gewicht verlieren und Fett abbauen, wenn Sie zugleich eine kalorienreduzierte Diät einhalten. Ich gebe zu, das klingt widersprüchlich, also werde ich es Ihnen erklären. Studien haben gezeigt, dass der Kalziumspiegel in Fettzellen abnimmt, wenn die Nahrung

mehr Kalzium enthält. Dieser niedrigere Kalziumspiegel in den Zellen wirkt sich auf den Fettstoffwechsel aus, was die Gewichtsabnahme begünstigt. Die Fettsynthese nimmt ab und der Fettabbau nimmt zu, was dazu führt, dass weniger Fett gespeichert wird und das Körpergewicht abnimmt. Übergewichtige Erwachsene, die eine kalorienreduzierte Diät mit hohem Kalziumgehalt befolgten, verloren mehr Gewicht und Fett als solche, die eine kalorienreduzierte Diät einhielten, die weniger Kalzium enthielt. Und interessanterweise scheint der Einfluss von Kalzium auf die Gewichtsabnahme noch größer zu sein, wenn es aus fettarmen Milchprodukten und nicht aus Ergänzungsmitteln stammt. (Beste natürliche Kalziumquellen: Siehe Seite 135.)

V

Eiweiß und die erstaunlichen Aminosäuren

Der Zusammenhang zwischen Proteinen und Aminosäuren

Eiweiß (Protein) ist lebensnotwendig für die Ernährung des Menschen und aller Tiere. In Wirklichkeit wird jedoch nicht das Eiweiß selbst benötigt, sondern die Aminosäuren sind die Bausteine der Proteine.

Aminosäuren, die zusammen mit Stickstoff Tausende von verschiedenen Proteinen bilden, sind nicht nur die Grundeinheiten, aus denen die Proteine hergestellt werden, sondern auch das Endprodukt der Eiweißverdauung.

Wenn auch nur eine einzige essenzielle Aminosäure zu wenig oder gar nicht vorhanden ist, wird die Wirksamkeit aller anderen entsprechend eingeschränkt.

Es sind 23 Aminosäuren bekannt; acht davon werden *essenzielle Aminosäuren* genannt. Diese essenziellen Aminosäuren können nicht wie die anderen vom menschlichen Körper hergestellt werden, sondern müssen ihm durch die Ernährung oder durch zusätzliche Präparate zugeführt werden.

Eine neunte Aminosäure, Histidin, gilt nur bei Säuglingen und Kindern als essenziell.

Die 23 Aminosäuren

Alanin, Arginin, Asparagin, Asparaginsäure, Cystein, Cystin, Glutamin, Glutaminsäure, Glycin, *Histidin (für Säuglinge und Kinder), *Isoleucin, *Leucin, *Lysin, *Methionin, Ornithin,

*Phenylalanin, Prolin, Serin, Taurin, *Threonin, *Tryptophan, Tyrosin, *Valin.

(Essenzielle Aminosäuren sind mit * gekennzeichnet.)

Damit der Körper Eiweiß richtig verwertet und synthetisiert, müssen alle essenziellen Aminosäuren vorhanden sein, und zwar im richtigen Verhältnis zueinander. Selbst das vorübergehende Fehlen auch nur einer einzigen essenziellen Aminosäure kann die Eiweißsynthese negativ beeinflussen. Es ist in der Tat so: Wenn irgendeine essenzielle Aminosäure nur wenig oder gar nicht vorhanden ist, dann wird die Wirkung der anderen entsprechend beeinträchtigt.

Wie viel Eiweiß brauchen Sie wirklich?

Der Eiweißbedarf ist bei jedem Menschen anders; er hängt von einer Reihe von Faktoren ab, u. a. Gesundheit, Alter und Größe. Je größer und je jünger Sie sind, desto mehr Eiweiß brauchen Sie. Ihre persönliche, empfohlene Tagesmenge in Gramm pro kg Körpergewicht (nach Empfehlung der DGE, Anm. d. Red.) zeigt folgende Übersicht:

	Alter	empfohlene Eiweißzufuhr [g/kg/Tag]
Kinder	0 bis < 1 Monat	2,7
	1 bis < 2 Monate	2,0
	2 bis < 4 Monate	1,5
	4 bis < 6 Monate	1,3
	6 bis < 12 Monate	1,1
	1 bis < 4 Jahre	1,0
	4 bis < 7 Jahre	0,9
	7 bis < 10 Jahre	0,9
	10 bis < 13 Jahre	0,9
	13 bis < 15 Jahre	0,9
Jugendliche	15 bis < 19 Jahre	0,8 – 0,9
und Erwachsene	ab 19 Jahre	0,8

▷

	empfohlene Eiweißzufuhr [g/Tag]
Schwangere	58
Stillende	63

Der durchschnittliche Mindest-Eiweißbedarf für Erwachsene liegt bei 45 g täglich; das bedeutet 15 g pro Mahlzeit. Sie müssen nicht eine Menge Fleisch essen, um das zu bekommen. Eine 120-g-Portion Hühnerbrust enthält etwa 30 bis 35 g, 250 g Joghurt liefern etwa 8 g, ebenso wie 1 Glas Milch mit 1,5 Prozent Fett und 2 Weizenschrotkekse.

Verschiedene Arten von Eiweiß – wo liegen die Unterschiede?

Nicht alle Proteine sind gleich, obwohl sie aus denselben 23 Aminosäuren hergestellt werden. Sie haben unterschiedliche Funktionen und wirken in verschiedenen Bereichen des Körpers.
Es gibt grundsätzlich zwei Arten von Eiweiß: vollständiges und unvollständiges Eiweiß.

Vollständiges Eiweiß sorgt für das richtige Gleichgewicht zwischen acht zur Gewebsbildung notwendigen Aminosäuren; es kommt in Nahrungsmitteln tierischen Ursprungs vor, z. B. Fleisch, Geflügel, Fisch, Eiern, Milch und Käse.
Unvollständiges Eiweiß – ihm fehlen bestimmte essenzielle Aminosäuren, und es kann allein nicht ausreichend verwertet werden. Wenn man dazu jedoch eine kleine Menge tierisches Eiweiß isst, wird es vollständig. Man findet es in Samenkernen, Nüssen, Erbsen, Getreidekörnern und Bohnen.

Wenn Sie vollständiges und unvollständiges Eiweiß mischen, ernähren Sie sich besser, als wenn Sie eins von beiden allein zu sich nehmen. Eine gute Mahlzeit mit Reis, Bohnen und etwas Käse kann genauso nahrhaft, aber weniger teuer und weniger fetthaltig sein als ein Steak.

Märchen über Eiweiß

Viele Leute scheinen zu glauben, dass Eiweiß nicht dick macht. Diese Fehleinschätzung hat schon so manchen frustriert, der entschlossen eine Diät hielt, dabei auf Brot verzichtete, stattdessen gehörige Portionen Steak aß und sich dann wunderte, warum er nicht abnahm. Tatsache ist:

1 g Eiweiß	→	4 Kalorien
1 g Kohlenhydrate	→	4 Kalorien
1 g Fett	→	9 Kalorien

Mit anderen Worten: Eiweiß und Kohlenhydrate haben pro Gramm denselben Brennwert.

Manche Menschen glauben auch, Eiweiß könne Fett verbrennen. Doch dies ist eine falsche Annahme, die dazu führt, dass Leute, die abnehmen wollen, dann verständnislos auf ihre Waage starren. Es stimmt einfach nicht, dass Sie umso schlanker werden, je mehr Eiweiß Sie essen. Und ob Sie es glauben oder nicht, eine selbst gemachte Frikadelle oder ein Stück Käsepizza liefern Ihnen mehr Proteine als zwei Eier oder vier Scheiben Schinken oder 1 Tasse Milch. Wenn Sie natürlich an die Pizza oder die Frikadelle noch alle möglichen weiteren Zutaten geben, dann ist es besser, wenn Sie Ihre Proteindiät einschränken und bei den Eiern bleiben.

Proteinpräparate

Für jeden, der seinen täglichen Eiweißbedarf nicht mit der Nahrung decken kann, sind Proteinpräparate gut. Die besten stammen von Sojabohnen, Eiweiß, Molke und Magermilch und enthalten sämtliche essenziellen Aminosäuren. Es gibt sie als Flüssigkeit oder Pulver, frei von Kohlenhydraten und Fetten; 2 Esslöffel liefern im Allgemeinen etwa 26 g Eiweiß. Das ist etwa dieselbe Menge, die Sie an Eiweiß bekommen, wenn Sie ein Steak von 100 g essen.

Diese Ergänzungsmittel können leicht Getränken oder der Nahrung zugesetzt werden. Außerdem gibt es »Sojafleisch« und andere texturierte pflanzliche Eiweißsubstanzen, mit denen z. B. Vegetarier ihren Eiweißbedarf decken können.

2 Esslöffel eines Proteinpräparats enthalten die gleiche Menge an Eiweiß wie ein Steak von 100 g.

Aminosäurepräparate

Aminosäuren sind heute in ausgewogenen Kombinationen oder als einzelne Präparate frei erhältlich, weil man festgestellt hat, dass viele von ihnen die Gesundheit fördern – von der Stärkung des Immunsystems bis hin zur Einschränkung der Abhängigkeit von Drogen und Medikamenten (siehe dazu die Aminosäuren auf Seiten 170–187).

Wenn Sie zusätzlich Aminosäuren einnehmen, ist es gut, wenn Sie sich auch die Hauptvitamine zuführen, die zu deren Stoffwechsel gehören – Vitamin B_6, B_2 und Niacin beispielsweise. Und wenn Sie ein Aminosäurepräparat nehmen, achten Sie darauf, dass seine Zusammensetzung ausgeglichen ist! Lesen Sie den Beipackzettel. Für die Eiweißsynthese muss ein Gleichgewicht zwischen essenziellen und nicht essenziellen Aminosäuren bestehen, und die essenziellen müssen im richtigen Verhältnis zueinander stehen: Lysin etwa sollte in einem 2:1-Verhältnis zu Methionin stehen, 3:1 zu Tryptophan usw. Wenn Sie unsicher sind, lassen Sie sich in der Apotheke oder von einem Ernährungsspezialisten beraten. Sie sollten eine Zusammensetzung wählen, die den natürlich vorkommenden Proteinen gleicht, damit sie einen therapeutischen Wert hat.

VORSICHT! Es ist gefährlich, Aminosäurepräparate in großen Mengen regelmäßig anstelle richtiger Nahrungsmittel zu nehmen oder sie anstelle von Medikamenten ohne Beratung durch den Arzt einzusetzen. Verwahren Sie die Präparate immer außerhalb der Reichweite von Kindern.

Tryptophan und 5-HTP

Tryptophan ist eine essenzielle Aminosäure, die zusammen mit Vitamin B_6, Niacin (oder Niacinamid) und Magnesium vom Gehirn gebraucht wird, um Serotonin zu produzieren, einen Botenstoff (Neurotransmitter), der Signale zwischen den Gehirnzellen vermittelt.

Was es leisten kann
- Hilft beim natürlichen Einschlafen.
- Verringert die Schmerzempfindlichkeit.
- Wirkt als natürliches Mittel gegen Depressionen.
- Lindert Migränekopfschmerzen.
- Hilft bei der Verminderung von Angst und Stress.
- Hilft bei der Linderung einiger Symptome von biochemischen Störungen im Körper, die durch Alkohol ausgelöst werden, und ist eine Hilfe bei Alkoholentzug.

Beste natürliche Quellen
Hüttenkäse, Milch, Fleisch, Fisch, Truthahn, Bananen, getrocknete Datteln, Erdnüsse, jede proteinreiche Kost.

Zusätzliche Präparate (Nahrungsergänzungsmittel)

Tryptophan ist auch in den USA nicht mehr frei verkäuflich, jedoch auf Rezept erhältlich. (Es wurde in Großbritannien verboten und im Jahr 1988 von der amerikanischen Zulassungsbehörde für Arzneimittel vom Markt genommen, nachdem eine fehlerhafte Charge aus Japan mehrere Todesfälle verursacht hatte. Das Problem war nicht das Tryptophan an sich, sondern Fehler bei der Herstellung.) Neu ist das Präparat 5-HTP (5-Hydroxytryptamin), das dem Tryptophan sehr ähnlich ist und als natürliche Alternative zu Prozac gepriesen wird. 5-HTP ist ein selektiver Serotonin-Rezeptorantagonist, der ähnlich wie Prozac die Wirkung von Serotonin verstärkt. Zum Unterschied von rezeptpflichtigen Antidepressiva und Schlafmitteln verursacht 5-HTP jedoch keine unangenehmen Nebenwirkungen, wie beispielsweise Trockenheit im Mund und Verlust der Libido. Es wurde außerdem nachgewiesen, dass 5-HTP nicht nur Depressionen lindert und den Schlaf fördert, sondern auch als Appetitzügler wirkt – was bei Menschen, die abnehmen wollen, allein schon die Stimmung heben kann!

Als Zusatzpräparat empfehle ich 1 oder 2 Kapseln zu 50 mg täglich auf leeren Magen.

In Deutschland ist 5-HTP nicht zugelassen, jedoch über Import zu erhalten. (Anm. d. Red.)

Persönliche Empfehlung und zusätzliche Hinweise

Die besten Ergebnisse mit 5-HTP (oder L-Tryptophan) erzielen Sie, wenn Sie auch ein vollständiges, ausgewogenes Vitamin-B-Komplex-Präparat (50 bis 100 mg Vitamin B_1, B_2 und B_6) morgens und abends zum Essen nehmen.

Phenylalanin

Phenylalanin ist eine essenzielle Aminosäure und ein Neuro-transmitter – eine Substanz, die Signale zwischen den Nervenzellen und dem Gehirn übermittelt. Im Körper wird es zu Norepinephrin und Dopamin verwandelt, zwei Erregungs-transmitterstoffen, die die geistige Beweglichkeit und die Vitalität fördern (nicht zu verwechseln mit DL-Phenylalanin, siehe Seite 173). Phenylalanin ist auch der halbe Bestandteil des künstlichen Süßstoffs Aspartam (Phenylalanin und Asparaginsäure), der in fast allen Diätlimonaden und in den meisten diätetischen Lebensmitteln und vielen Medikamenten enthalten ist.

Was es leisten kann
- Reduziert Hungergefühle.
- Steigert das sexuelle Interesse.
- Verbessert das Gedächtnis und die geistige Beweglichkeit.
- Lindert Depressionen.

Beste natürliche Quellen
Alle proteinreichen Nahrungsmittel, Brotgetreide, Sojaprodukte, Hüttenkäse, Magermilchpulver, Mandeln, Erdnüsse, Limabohnen, Kürbiskerne und Sesamsamen.

Zusätzliche Präparate (Nahrungsergänzungsmittel)
In Tabletten von 250 bis 500 mg erhältlich. Um den Appetit zu hemmen, sollten die Tabletten eine Stunde vor dem Essen mit Saft oder Wasser (nicht mit Eiweiß) genommen werden.
Zur Steigerung der geistigen Beweglichkeit und Vitalität sollten die Tabletten zwischen den Mahlzeiten genommen werden, ebenfalls mit Saft oder Wasser (nicht mit Eiweiß).

VORSICHT! Phenylalanin sollte nicht während der Schwangerschaft und von Menschen genommen werden, die an Phenylketonurie (PKU,

Fölling-Krankheit, erblich bedingte Stoffwechselanomalie) oder an Hautkrebs leiden.

Persönliche Empfehlung und zusätzliche Hinweise

Bevor Sie zu Medikamenten greifen, rate ich, dass Sie diesem natürlichen »Aufputschmittel« eine Chance geben. Denken Sie aber daran, dass es nicht in den Stoffwechsel übergehen kann, wenn bei Ihnen nicht ausreichend Vitamin C vorhanden ist.

Phenylalanin macht nicht abhängig, aber es kann den Blutdruck erhöhen. Wenn Sie an Bluthochdruck oder Herzschwäche leiden, sollten Sie erst mit Ihrem Arzt sprechen, bevor Sie Phenylalanin nehmen (in den meisten Fällen dürfen Personen mit Bluthochdruck Phenylalanin nach dem Essen einnehmen, aber sprechen Sie das mit Ihrem Arzt ab).

DL-Phenylalanin (DLPA)

Diese Form der essenziellen Aminosäure ist eine Mischung zu gleichen Teilen aus synthetischem (D) und natürlichem (L) Phenylalanin. Indem es morphinähnliche Hormone, Endorphine genannt, produziert und aktiviert, verstärkt und verlängert es die natürliche körpereigene, schmerzstillende Wirkung bei Verletzung, Unfall und Krankheit.

Viele Menschen, die auf die üblichen schmerzstillenden Mittel nicht reagieren, reagieren auf DL-Phenylalanin.

Bestimmte Enzymsysteme im Körper zerstören ständig Endorphine, aber DL-Phenylalanin behindert diese Enzyme wirkungsvoll, sodass die schmerzstillenden Endorphine ihre Arbeit verrichten können. Bei Menschen mit chronischen Schmerzen ist die Endorphinaktivität im Blut und in der Rückenmarksflüssigkeit herabgesetzt. Da DL-Phenylalanin einen normalen Endorphinspiegel wiederherstellen kann, kann es auch dem Körper helfen,

Schmerz auf natürliche Weise zu lindern – ohne den Gebrauch
von Medikamenten.

Da DL-Phenylalanin dazu in der Lage ist, Schmerz selek-
tiv abzublocken, kann es wirkungsvoll chronische, langwie-
rige Störungen bessern, während es die natürlichen Verteidi-
gungsmechanismen des Körpers bei akutem Schmerz (Verbrennungen, Schnittwunden und Ähnliches) nicht behindert.
Die Wirkung von DL-Phenylalanin ist oft gleich oder größer
als die von Morphinen und anderen Opiumderivaten, aber
DL-Phenylalanin unterscheidet sich von diesen darin, dass

- es nicht abhängig macht
- die Schmerzlinderung mit der Zeit wirkungsvoller wird
  (ohne dass größere Mengen genommen werden)
- es stark gegen Depressionen wirkt
- es bis zu einem Monat lang für ständige Schmerzlinderung
  sorgen kann, ohne dass zusätzlich ein Medikament genommen wird
- es nicht giftig ist
- es mit jedem anderen Medikament oder mit jeder anderen Therapie kombiniert werden kann, um die gute Wirkung zu steigern und ohne schädliche Reaktionen hervorzurufen.

Was es leisten kann

DL-Phenylalanin kann als natürliches Schmerzmittel wirken
bei Zuständen wie Peitschenschlagsyndrom, Osteoarthritis,
rheumatoider Arthritis, Schmerzen im unteren Rückenbe-
reich, Migräne, Bein- und Muskelkrämpfen, Schmerzen nach
Operationen und Neuralgien.

Zusätzliche Präparate (Nahrungsergänzungsmittel)

DL-Phenylalanin gibt es im Allgemeinen in Tabletten zu 375 mg.
Die richtige Dosierung ist unterschiedlich, je nach individuel-
lem Schmerzempfinden.

6 Tabletten täglich (je 2 etwa eine Viertelstunde vor jeder Mahlzeit) sind am besten, um mit der Behandlung mit DL-Phenylalanin anzufangen. Die Schmerzlinderung sollte innerhalb der ersten vier Tage eintreten, obwohl es in einigen Fällen bis zu drei oder vier Wochen dauern kann. Wenn in den ersten drei Wochen keine wesentliche Besserung eintritt, verdoppeln Sie die Anfangsmenge noch einmal für zwei bis drei Wochen. Wenn dann immer noch keine Wirkung eintritt, brechen Sie ab. Es hat sich herausgestellt, dass 5 bis 15 Prozent der Menschen nicht auf die schmerzlindernde Wirkung dieser Substanz ansprechen.

VORSICHT! DL-Phenylalanin darf während der Schwangerschaft und von Patienten, die an Phenylketonurie (PKU, Fölling-Krankheit, erblich bedingte Stoffwechselanomalie) leiden, nicht genommen werden. Weil es den Blutdruck steigern kann, sollten Menschen mit Herzbeschwerden oder Bluthochdruck erst mit dem Arzt sprechen, bevor sie diese Substanz einnehmen. Im Allgemeinen dürfen sie DL-Phenylalanin nehmen, aber erst nach dem Essen.

Persönliche Empfehlung und zusätzliche Hinweise

Mit DL-Phenylalanin verschwindet der Schmerz im Allgemeinen in der ersten Woche. Dann können die Dosierungen nach und nach verringert werden, bis nur noch ein minimaler Bedarf besteht. Wie viel Sie auch nehmen, die einzelnen Dosierungen sollten gleichmäßig über den Tag verteilt werden.

Manche Menschen brauchen nur einmal im Monat eine Woche lang DL-Phenylalanin zu nehmen, andere benötigen es ständig. Ich finde die Entdeckung interessant, dass ein Teil der Leute, die auf die üblichen Schmerzmittel nicht reagieren, auf dieses Mittel ansprechen.

Lysin

Diese essenzielle Aminosäure ist lebenswichtig für bestimmte Proteine. Sie wird benötigt für das Wachstum, für Ausbesserungen im Gewebe und die Produktion von Antikörpern, Hormonen und Enzymen.

Was es leisten kann

- Hilft bei der Heilung bzw. Vorbeugung von Herpes (Fieberblasen und Bläschen am Mund).
- Sorgt für bessere Konzentrationsfähigkeit.
- Verwertet Fettsäuren richtig, die für die Energieproduktion gebraucht werden.
- Fördert die Resorption von Kalzium.
- Unterstützt die Vorbeugung und Behandlung von Osteoporose.
- Hilft bei manchen Problemen mit der Fruchtbarkeit.

Beste natürliche Quellen

Fisch, Milch, getrocknete Bohnen, Fleisch, Käse, Hefe, Eier, Sojaprodukte, alle eiweißreichen Nahrungsmittel.

Zusätzliche Präparate (Nahrungsergänzungsmittel)

L-Lysin ist im Allgemeinen in Kapseln oder Tabletten zu 500 mg erhältlich. Die übliche Dosierung liegt bei 1 bis 2 Kapseln täglich, eine halbe Stunde vor dem Essen.

Persönliche Empfehlung und zusätzliche Hinweise

Wenn Sie oft müde sind, sich nicht konzentrieren können, zu geröteten Augen, Übelkeit, Schwindel, Haarausfall und Anämie neigen, dann könnte ein Lysinmangel daran schuld sein. Ältere Menschen, vor allem Männer, brauchen mehr Lysin als jüngere.

Lysin fehlt in bestimmten Getreideproteinen wie Gliadin (bei Weizen) und Zein (bei Mais). Wenn Sie Nahrungsmitteln auf

Weizenbasis Lysin zusetzen, wird deren Proteinqualität gesteigert (siehe vollständige und unvollständige Proteine auf Seite 167).

Kinder unter zehn Jahren sollten ohne ärztliche Anordnung keine Lysin-Präparate einnehmen. (Nicht erkannte Allergien bei kleineren Kindern können unerwünschte Nebeneffekte haben.) Wenn Sie an einer Herpesinfektion leiden, ist Lysin in Dosierungen von 3 bis 6 g täglich – zusammen mit lysinreicher Nahrung – sehr zu empfehlen. Zur Verhinderung von Fieberblasen und Mundinfektionen sind 500 bis 1000 mg täglich zwischen den Mahlzeiten ratsam.

Arginin, das »natürliche Viagra«

Diese Aminosäure ist notwendig für das normale Funktionieren der Hirnanhangdrüse. Zusammen mit Ornithin, Phenylalanin und anderen Substanzen wird Arginin für die Synthese und Freisetzung des Wachstumshormons der Hypophyse benötigt (siehe Seite 182). Es wird in der Naturheilkunde häufig als Mittel bei Erektionsschwierigkeiten empfohlen, da es die Durchblutung des Penis verstärkt und zu härteren Erektionen führt. Bedauerlicherweise hat es nicht für jeden diese Wirkung, und wenn, dann auch nur kurzfristig. Die beste Wirkung zur Verbesserung der sexuellen Leistungsfähigkeit erzielt man, wenn man Arginin etwa 45 Minuten vor dem Geschlechtsverkehr einnimmt. Arginin kann auch die Spermamenge erhöhen (die Samenflüssigkeit enthält bis zu 80 Prozent dieser proteinbildenden Substanz), und es kann bei der Behandlung der männlichen Unfruchtbarkeit helfen. Außerdem vermag Arginin die Immunabwehr zu steigern, indem es die Thymusdrüse stimuliert, in der die krankheitsbekämpfenden T-Zellen (T-Lymphozyten) gespeichert werden, bis sie benötigt werden. Untersuchungen haben gezeigt, dass Arginin die Zahl der T-Zellen erhöhen kann und dass es sogar die

Bildung natürlicher Killerzellen aktivieren kann, die den Körper in der Abwehr von Krebszellen unterstützen können.

Was es leisten kann

- Stimuliert die Freisetzung von menschlichen Wachstumshormonen (siehe Seite 181 f.).
- Steigert die Anzahl der Samenzellen und erhöht die sexuelle Leistungsfähigkeit des Mannes.
- Trägt zur Immunreaktion und Heilung von Wunden bei.
- Hilft beim Stoffwechsel von gespeichertem Fett und stärkt die Muskelgewebe.
- Fördert die körperliche und geistige Beweglichkeit.
- Hilft LDL, das »schlechte« Cholesterin, zu senken.

Beste natürliche Quellen

Nüsse, Popcorn, Johannisbrot, Süßspeisen mit Gelatinezusatz, Schokolade, Naturreis, Hafergrütze, Rosinen, Sonnenblumenkerne und Sesamsamen, Vollkornweizenbrot, alle proteinreichen Nahrungsmittel.

Zusätzliche Präparate (Nahrungsergänzungsmittel)

L-Arginin gibt es als Tabletten und Pulver. Am besten wird es auf leeren Magen genommen (mit Saft oder Wasser, ohne Eiweiß). Präparate mit Langzeitwirkung sind die bevorzugte Form (1500 mg zweimal täglich). Zur Steigerung der Abwehrkräfte und zur Förderung der körperlichen und geistigen Beweglichkeit empfiehlt es sich, eine Dosis von 2 g (2000 mg) unmittelbar vor dem Schlafengehen zu nehmen. Zur Muskelstärkung können Sie 2 g (2000 mg) eine Stunde vor einer größeren sportlichen Anstrengung nehmen. Um Ihr Liebesleben zu verbessern, ist es ratsam, 3 bis 6 g (3000 bis 6000 mg) L-Arginin eine Dreiviertelstunde vorher einzunehmen.

VORSICHT! Nicht heranwachsenden Kindern geben (es könnte zu übermäßigem Wachstum führen) und auch nicht Menschen, die an

Schizophrenie leiden. Argininpräparate und argininreiche Kost sind für alle Menschen tabu, die an Herpes leiden oder ACE-Hemmer einnehmen. Arginin kann vorübergehend die Blutgefäße erweitern und Auswirkungen auf die Behandlungsdosis von blutdrucksenkenden und gefäßerweiternden Medikamenten haben, wie auch auf die Wirkung und Behandlungsdosis von Nitratpräparaten wie Nitroglycerin, Isosorbid Mononitrat, Isosorbid Dinitrat und Amylnitrat. (Sprechen Sie mit einem ernährungswissenschaftlich geschulten Arzt oder Heilpraktiker, bevor Sie Arginin-Präparate einnehmen.)

Dosierungen von mehr als 20 bis 30 g täglich sind nicht zu empfehlen (das könnte zu vergrößerten Gelenken und Knochendeformierungen führen).

Persönliche Empfehlung und zusätzliche Hinweise

Erwachsene brauchen Arginin, weil es nach dem 30. Lebensjahr fast kaum mehr von der Hirnanhangdrüse abgesondert wird.

Wenn Sie merken, dass Ihre Haut dick oder grobkörnig wird, nehmen Sie zu viel Arginin. Sehr hohe Dosierungen über mehrere Wochen könnten zu dieser Nebenwirkung führen, die sich aber rückgängig machen lässt: Verringern Sie einfach die Dosierung.

Jedes körperliche Trauma steigert Ihren Bedarf an Arginin in der Nahrung.

Arginin und Lysin werden in demselben Prozess von den Zellen resorbiert. Wenn Sie zu viel Arginin oder Lysin einnehmen, kann dies den Spiegel der jeweils anderen Aminosäure im Körper senken und die Einnahme eines entsprechenden Ergänzungsmittels erforderlich machen.

L-Arginin zusammen mit L-Ornithin kann zu schnellerer Gewichtsabnahme führen.

Taurin

Diese nichtessenzielle Aminosäure wird im Körper hergestellt und ist der Baustein für alle anderen Aminosäuren. Taurin ist reichlich vorhanden im Herzgewebe, in den Skelettmuskeln und im zentralen Nervensystem. Es wird benötigt für die Fettverdauung, für die Aufnahme von fettlöslichen Vitaminen und die Regulierung des Blutcholesterinspiegels. Außerdem hat es eine Schutzwirkung für das Gehirn.

Was es leisten kann

- Stärkt die Herzfunktion.
- Unterstützt die Sehkraft und verhindert Makuladegeneration (fortschreitender zentraler Sehverlust).
- Hilft bei der Behandlung von Angstzuständen und Epilepsie.

Beste natürliche Quellen

Eier, Fisch, Fleisch, Milch.

Zusätzliche Präparate (Nahrungsergänzungsmittel)

Taurin gibt es als Kapseln mit 500 mg. Nehmen Sie bis zu 3 Kapseln mit 500 mg täglich mit Saft oder Wasser (kein Eiweiß) eine halbe Stunde vor dem Essen.

Persönliche Empfehlung und zusätzliche Hinweise

Taurin ist nicht in pflanzlichen Proteinen enthalten, aber es kann im Körper wirkungsvoll synthetisiert werden, wenn ausreichend Vitamin B_6 vorhanden ist.

Übermäßiger Alkoholkonsum führt dazu, dass der Körper die Fähigkeit verliert, Taurin richtig zu verwerten.

Diabetes erhöht den Bedarf an Taurin. Wenn Taurin in Verbindung mit Cystin genommen wird, kann es den Bedarf an Insulin senken.

Freisetzer des Wachstumshormons

Freisetzer des Wachstumshormons sind Nährstoffe, die die Produktion dieses Hormons im Körper anregen. Das menschliche Wachstumshormon wird in der Hirnanhangdrüse (Hypophyse) gespeichert, und der Körper setzt es frei als Reaktion auf Schlaf, körperliche Betätigung und eingeschränkte Nahrungsaufnahme.

Was es leisten kann

- Hilft bei der Verbrennung von Fett und seiner Umwandlung in Energie und Muskeln.
- Steigert die Widerstandskraft gegen Krankheiten.
- Beschleunigt die Wundheilung.
- Hilft bei der Gewebserneuerung.
- Stärkt das Bindegewebe und sorgt so für gesündere Bänder und Sehnen.
- Fördert die Eiweißsynthese für das Muskelwachstum.
- Senkt den Harnstoffspiegel in Blut und Urin.

Wichtige Freisetzer des Wachstumshormons sind die Aminosäuren Ornithin, Arginin, Tryptophan, Glutamin, Glycin und Tyrosin, die synergistisch wirken (im Zusammenspiel eine stärkere Wirkung zeigen als allein), wenn sie mit Vitamin B_6, Niacinamid, Zink, Kalzium, Magnesium, Kalium und Vitamin C kombiniert werden, um die nächtliche Ausschüttung des Wachstumshormons auszulösen. Der Höhepunkt der Absonderung des Wachstumshormons ist etwa 90 Minuten nach dem Einschlafen erreicht. Der Spiegel des natürlichen Wachstumshormons senkt sich, wenn wir älter werden. Irgendwann um das Alter von 50 Jahren herum wird die Produktion vollstän-

Wenn Sie Ihrer Nahrung zusätzlich Aminosäuren und Vitamine zusetzen, die das Wachstumshormon anregen, kann die Produktion wieder auf den Stand eines jungen Erwachsenen gebracht werden.

dig eingestellt. Aber wenn Sie Ihrer Nahrung zusätzlich Aminosäuren und Vitamine beigeben, die die Ausschüttung des Wachstumshormons anregen, kann die Produktion wieder auf den Stand eines jungen Erwachsenen gebracht werden.

Das dynamische Duo der Aminosäuren: Ornithin und Arginin

Ornithin und Arginin, zwei der Aminosäuren, die an der Freisetzung des menschlichen Wachstumshormons beteiligt sind, gehören zu den beliebtesten Aminosäurepräparaten, weil sie zum Schlankwerden beitragen und für Sie arbeiten, während Sie schlafen (wenn das Wachstumshormon freigesetzt wird). Während einige Hormone den Körper dazu anregen, Fett zu speichern, mobilisiert das Wachstumshormon das Fett, und so sehen Sie nicht nur besser aus, Sie haben auch mehr Energie.

Ornithin regt die Insulinausschüttung an und trägt dazu bei, dass das Insulin als anabolisches (muskelbildendes) Hormon wirkt (die Rolle der Anabolika im Sport ist ja viel diskutiert worden). Wenn Sie zusätzlich Ornithin nehmen, steigt der Argininspiegel im Körper. Es ist tatsächlich so, dass Arginin aus Ornithin gebildet wird, und Ornithin wird in einem permanenten Kreislauf von Arginin freigesetzt.

Da Ornithin und Arginin so eng zusammenhängen, treffen die charakteristischen Züge und Warnungen auf beide gleichermaßen zu (siehe Seite 177, »Arginin«). Als zusätzliches Präparat wirkt Ornithin am besten, wenn es auf dieselbe Art und zur selben Zeit wie Arginin genommen wird (auf leeren Magen, mit Wasser, nicht mit Eiweiß).

Weitere erstaunliche Aminosäuren

Glutamin und Glutaminsäure

Glutaminsäure ist in erster Linie Brennstoff für das Gehirn. Sie hat die Fähigkeit, überschüssiges Ammoniak – das die richtige Gehirnfunktion behindern kann – aufzunehmen und in den »Stoßdämpfer« Glutamin zu verwandeln. Da Glutamin eine bemerkenswerte Steigerung von Glutaminsäure hervorruft, kann ein Glutaminmangel in der Nahrung zu einem Defizit der Säure im Gehirn führen.

Glutamin ist auch ein Bestandteil von Glutathion, dem primären körpereigenen Antioxidans, das in praktisch jeder Zelle vorhanden ist. Wenn Sie also einen Mangel an Glutamin haben, werden Sie in der Regel auch einen Mangel an Glutathion haben. Außerdem kann Glutamin helfen, den Wachstumshormonspiegel anzuheben.

Außer dass es die Intelligenz fördert (sogar den Intelligenzquotienten von geistig behinderten Kindern), hat Glutamin bewiesen, dass es eine Hilfe bei Alkoholentzug sein kann. Es hat sich auch herausgestellt, dass Glutamin die Heilungszeit bei Geschwüren verkürzen und Erschöpfung, Depressionen und Impotenz lindern kann. Außerdem hat sich gezeigt, dass es den Heilungsprozess bei Verbrennungsopfern unterstützt und dem Muskelschwund bei chronisch Kranken vorbeugt. Vor kurzem wurde es erfolgreich bei der Behandlung von Schizophrenie und Senilität eingesetzt sowie bei Krebspatienten, bei denen eine Knochenmarkstransplantation durchgeführt wurde, wobei sich die Dauer des Krankenhausaufenthaltes verkürzte und das Infektionsrisiko verminderte. Es hat sich auch gezeigt, dass es den Muskelumfang bei gesunden Menschen, die Sport betreiben, steigert.

L-Glutamin, die natürliche Form von Glutamin, gibt es als Kapseln zu 500 mg. Ich empfehle eine Dosis von bis zu 3 Kapseln oder Tabletten mit 500 mg täglich, entweder eine halbe Stunde vor oder zwei Stunden nach dem Essen. Ich würde vorschlagen, dass Sie mit einer Dosis von 500 bis 1000 mg in den ersten Wochen anfangen und diese im Laufe eines Monats allmählich auf 1500 mg steigern.

VORSICHT! Obwohl Glutamin und Glutaminsäure keineswegs dasselbe sind wie Natriumglutamat, können Menschen, die gegen das Letztere empfindlich sind, allergisch reagieren, und sollten deshalb einen Arzt zu Rate ziehen, bevor sie diese Präparate nehmen.

Asparaginsäure

Asparaginsäure hilft bei der Entfernung von schädlichem Ammoniak aus dem Körper – wenn Ammoniak in den Blutkreislauf gerät, wirkt es sehr giftig – und trägt dadurch zum Schutz des zentralen Nervensystems bei. Neuere Forschungen weisen darauf hin, dass diese Aminosäure ein wichtiger Faktor zur Steigerung der Widerstandskraft gegen Erschöpfung sein kann. Als Sportler Salze der Asparaginsäure verabreicht bekamen, zeigten sie entschieden mehr Durchhaltevermögen und Ausdauer.

L-Asparaginsäure, die natürliche Form der Asparaginsäure, gibt es als Tabletten mit 250 und 500 mg. Die übliche Dosierung liegt bei 500 mg ein- bis dreimal täglich mit Saft oder Wasser (kein Eiweiß) genommen.

Cystin und Cystein

Cystin ist die stabile Form der schwefelhaltigen Aminosäure Cystein (ein wichtiger Nährstoff gegen das Altern). Der Körper verwandelt schnell eins in das andere, je nachdem, wie es gebraucht wird, und beide Formen können im Stoffwechsel als eine einzige Aminosäure betrachtet werden. Beim Stoffwechsel gibt Cystin Schwefelsäure ab, die mit anderen Substanzen zusammenwirkt und bei der Entgiftung des Körpersystems hilft.

Schwefelhaltige Aminosäuren, besonders Cystin und Methionin, haben sich als wirkungsvoller Schutz gegen Kupfervergiftung erwiesen (eine übermäßige Ansammlung von Kupfer im Körper ist ein Anzeichen für die Wilson-Krankheit, eine seltene erbliche Stoffwechselanomalie). Cystin/Cystein kann auch dazu beitragen, den Körper vor anderen schädlichen und zerstörerischen Substanzen, die durch Rauchen und Trinken entstehen, zu schützen. Ein Cysteinpräparat, das täglich zusammen mit Vitamin C (dreimal so viel Vitamin C wie Cystein) genommen wird, ist gut für Raucher und Menschen, die viel Alkohol trinken (die Präparate sollten nicht auf leeren Magen genommen werden). Neuere Forschungen weisen darauf hin, dass therapeutische Dosierungen von Cystein ein hohes Maß an Schutz gegen radioaktive Strahlen bieten können.

VORSICHT! Hohe Dosierungen von Cystin/Cystein, Vitamin C und Vitamin B_1 sind nicht empfehlenswert für Diabetiker und sollten nur genommen werden, wenn der Arzt dazu rät. Die Verbindung dieser Nährstoffe könnte die Wirkung des Insulins zunichte machen.

Methionin

Methionin ist eine essenzielle Aminosäure, die bei der Fettaufspaltung hilft, und überdies ein hochwirksames Antioxidans. Wie Cystein ist Methionin eine schwefelhaltige Aminosäure. Es hilft, den Körper vor toxischen Substanzen sowie den schädlichen Freien Radikalen zu schützen. Es hilft in manchen Fällen von Schizophrenie, indem es die Bluthistaminwerte senkt, die dafür verantwortlich sein können, dass das Gehirn falsche Botschaften weitergibt. In Verbindung mit Folsäure und Cholin hat Methionin eine Schutzwirkung gegen bestimmte Tumore gezeigt. Es ist auch günstig für Frauen, die orale Empfängnisverhütungsmittel nehmen, da es die Östrogenproduktion fördert.

Ein Mangel an Methionin kann die Fähigkeit des Körpers, Urin abzugeben, stark einschränken, und das führt zu Ödemen (Schwellungen durch Flüssigkeitsablagerungen im Gewebe) und zu Anfälligkeit gegen Infektionen. Methioninman-

gel war bei Versuchstieren im Labor verbunden mit Cholesterinablagerungen, Arteriosklerose und Haarausfall.

Da Methionin im Körper nicht synthetisch erzeugt wird,
muss es durch die Nahrung oder durch zusätzliche Präparate
zugeführt werden. Gute Nahrungsquellen für diese Aminosäuren sind Bohnen, Fisch, Eier, Knoblauch, Sojabohnen,
Fleisch, Zwiebeln, Samenkerne und Joghurt.

Glycin

Manchmal als die einfachste Aminosäure bezeichnet, besitzt
Glycin einige bemerkenswerte Vorteile. Sie hat sich als hilfreich erwiesen bei der Behandlung einer Funktionsschwäche
der Hirnanhangdrüse. Und da sie dem Körper zusätzliches
Kreatin (wesentlich für die Muskelfunktion) liefert, ist sie
auch wirksam bei der Behandlung von fortschreitendem
Muskelschwund. Interessanterweise kann ein Überschuss an
dieser Aminosäure Müdigkeit verursachen, aber bei der richtigen Menge wird mehr Energie erzeugt.

Glycin ist notwendig für die Funktion des zentralen Nervensystems; es wurde schon zur Behandlung von manischer Depression und Hyperaktivität eingesetzt und kann zur Verhinderung epileptischer Anfälle beitragen.

Viele ernährungswissenschaftlich orientierte Ärzte setzen
Glycin bei der Behandlung von Blutunterzucker (Hypoglykämie) ein. Glycin regt die Freisetzung von Glukagon an, das
Glykogen mobilisiert, und dieses gelangt dann als Glukose
ins Blut.

Zusätzlich hilft Glycin bei der Behandlung von zu viel Magensäure (und ist ein Bestandteil von vielen säurehemmenden
Magenpräparaten). Es wurde auch eingesetzt, um bestimmte
Formen der Azidose (Übersäuerung des Blutes) zu behandeln, besonders die, die durch einen Überschuss an Leucin
hervorgerufen wird und üblen Körper- und Mundgeruch bewirkt (ein Zustand, der früher nur durch Einschränkung der
Leucinaufnahme durch die Nahrung behandelt wurde).

Tyrosin

Obwohl Tyrosin eine nichtessenzielle Aminosäure ist, spielt sie als Neurotransmitter eine besonders wichtige Rolle in der Anregung und Regulierung der Hirnaktivitäten. Damit beispielsweise Phenylalanin stimmungshebend und appetitzügelnd wirken kann (siehe Seite 172), muss es erst in Tyrosin umgewandelt werden. Wenn diese Umwandlung nicht stattfindet, entweder weil irgendein Enzym fehlt oder weil an anderer Stelle im Körper ein großer Bedarf an Phenylalanin besteht, dann werden unzureichende Mengen von Norepinephrin im Gehirn produziert, und das führt zu Depressionen.

Tyrosin unterstützt die gesunde Funktionsweise der Nebennieren, der Gehirnanhangs- und der Schilddrüse. Es stimuliert auch die Freisetzung des Wachstumshormons und bildet Norepinephrin, das appetithemmend wirkt.

Klinische Studien haben gezeigt, dass ein Tyrosinpräparat helfen kann, Depressionen und Angstzustände unter Kontrolle zu bekommen, die auf Medikamente nicht angesprochen hatten. Dadurch konnten die Patienten die Einnahme von Amphetaminen (zur Hebung der Stimmung oder als Appetitzügler) innerhalb von ein paar Wochen auf ein Minimum reduzieren.

Tyrosin hat auch Kokain-Abhängigen geholfen, von der Sucht loszukommen, indem es Depressionen, Erschöpfung und der außerordentlichen Reizbarkeit vorbeugt, die den Entzug begleiten.

Eine Behandlung mit Tyrosin, in Orangensaft aufgelöst, zusammen mit Vitamin C, Tyrosin-Hydroxylase (ein Enzym, durch das der Körper Tyrosin verwerten kann) sowie Vitamin B_1, B_2 und Niacin scheint hier sehr wirksam zu sein.

L-Tyrosin-Präparate sollten mit kohlenhydratreichen Mahlzeiten oder zur Schlafenszeit eingenommen werden, damit sie nicht der Aufnahme anderer Aminosäuren entgegenwirken. Gute natürliche Quellen sind Milchprodukte, Bananen, Avocados, Limabohnen, Mandeln, Kürbiskerne und Sesamsamen.

Noch Fragen zu Kapitel V?

»Ich würde gern weiterhin vegetarisch leben, aber ich frage mich, ob ich meinem Körper mit dieser Ernährung genügend Aufbaustoffe zuführe. Gibt es ein Lebensmittel, das mit dem vollständigen Eiweiß aus einer Fleischmahlzeit vergleichbar ist?«

Ich freue mich, Ihnen darauf mit einem eindeutigen Ja antworten zu können! Und es schmeckt auch noch vorzüglich! Ich spreche von Quinoa (»kiin-wa« gesprochen). Obwohl dieses fantastische Nahrungsmittel aussieht und schmeckt wie Getreide und auch genauso verarbeitet wird, handelt es sich dabei um die getrocknete Frucht einer Pflanze. Quinoa war ein Hauptnahrungsmittel der Ureinwohner Südamerikas. (Die hohe Meinung der Inkas über Quinoa spiegelt sich in dem Namen wider, den sie ihm gegeben haben; sie nannten es das »Mutterkorn«.) Ungewöhnlicherweise – und wunderbarerweise! – ist Quinoa reich an jenen acht essenziellen Aminosäuren, die zusammen ein vollständiges Protein ausmachen und normalerweise nur in rotem Fleisch, Eiern und Milchprodukten enthalten sind. Quinoa bietet jedoch im Vergleich zu diesen Nahrungsmitteln einen entscheidenden Vorteil: Es enthält viel weniger Kalorien und Fett, dafür aber reichlich Ballaststoffe. Eine Portion Quinoa (etwa 37 g) enthält nur 129 Kalorien, 2 Gramm Fett, aber 4,6 Gramm Ballaststoffe. Darüber hinaus ist es ein ausgezeichneter Kalium- und Eisenlieferant und eine gute Quelle für Zink und verschiedene B-Vitamine. Quinoa schmeckt mild und benötigt 10 bis 15 Minuten Garzeit.

Mit einem Schuss Olivenöl sowie ein paar Kräutern und gedämpftem Gemüse angerichtet, schmeckt es vorzüglich. Wenn Sie es ein wenig würziger mögen, mischen Sie Sesamsaat, Sonnenblumenkerne oder Tamari unter. Sie können auch zunächst Gemüse und Kerne in Sesamöl andünsten und dann Quinoa untermengen. Es wird Ihnen nicht schwer fallen, mit Quinoa kreativ zu kochen, weil es einfach wunderbar schmeckt und Ihnen obendrein gut tut!

»*Ich neige zu krampfartigen Anfällen, und vor einem Jahr hat mir der Arzt ein krampflösendes Mittel (Phenytoin) verschrieben. Kürzlich erzählte mir eine Freundin von Taurin; sie sagte, das sei eine nichtessenzielle natürliche Aminosäure und könne mir vielleicht genauso helfen. Ich möchte nun gern wissen, ob Taurin für mich notwendig ist und warum es wirken sollte, wenn es doch nichtessenziell ist.*«

Lassen Sie mich erst einen Punkt klären, der in Bezug auf die Aminosäuren immer wieder missverstanden wird: »Nichtessenziell« bedeutet nicht dasselbe wie »nicht notwendig«. *Alle* Aminosäuren sind notwendig, nur dass die, die als essenziell bezeichnet werden, vom Körper nicht in ausreichender Menge synthetisiert werden können, um wirkungsvoll in die Eiweißsynthese einzugreifen. Wenn diese essenziellen Säuren nicht mit der Nahrung geliefert werden, reduzieren sich alle Aminosäuren in demselben Maß wie die, die wenig oder gar nicht vorhanden sind. Taurin (ein Bestandteil der Gallenflüssigkeit) anstelle eines krampfhemmenden Medikaments einzusetzen – diese Entscheidung kann nur Ihr Arzt treffen. Ich kann allerdings sagen, dass Taurin schon recht erfolgreich gegen Krämpfe gewirkt hat, wenn es in Kombination mit Glutaminsäure und Asparaginsäure genommen wurde. Aber ich würde nicht dazu raten, es ohne vorheriges Gespräch mit dem Arzt zu nehmen.

»*Ich habe gelesen, dass körperliche Anstrengung die Freisetzung des Wachstumshormons anregt. Ich mache täglich mindestens 20 Minuten lang tänzerische Gymnastik. Bedeutet das, dass ich vermutlich kein zusätzliches Präparat mit dem Wachstumshormon brauche?*«

Im Gegenteil. Wahrscheinlich brauchen Sie es umso mehr. Nur bestimmte Übungen wie Gewichtheben – und dabei das »Reißen« – fördern ein beträchtliches Freisetzen des Wachstumshormons. Andere Übungen, selbst Dauerbelastungen, produzieren nur unwesentliche Mengen des Wachstumshormons (wenn überhaupt) – es sei denn, es gehören ähnliche

Muskelbewegungen wie beim Reißen dazu. Da Sie beim Schwitzen über die Haut Aminosäuren verlieren, steigert sportliche Betätigung Ihren Bedarf an Aminosäuren, die das Wachstumshormon anregen.

»Gibt es eine Aminosäure, die dem Alterungsprozess entgegenwirkt?«
Ja, die gibt es. L-Glutathion (GSH), ein aus drei Aminosäuren synthetisiertes Tripeptid – aus natürlichem Cystein, natürlicher Glutaminsäure und Glycin –, hat antioxidative Wirkung und macht die Freien Radikalen unschädlich, die den Alterungsprozess beschleunigen. Diese Substanz wirkt auch der Bildung von Krebstumoren entgegen und steigert die Gehirndurchblutung. Sie wird nicht nur zur Behandlung von Allergien, grauem Star, Diabetes, Unterzuckerung des Blutes und Arthritis angewendet, sondern schwächt auch die schädlichen Wirkungen einer starken radioaktiven Bestrahlung und der Chemotherapie ab sowie die negativen Auswirkungen von Röntgenstrahlen. Und außerdem schützt sie noch vor den schädlichen Wirkungen von Zigarettenrauch und Alkohol!
Glutathion kommt in Obst und Gemüse vor, seine Wirkung wird aber durch das Kochen herabgesetzt. Ich empfehle eine Dosis von 1 Kapsel mit 50 mg ein- bis zweimal täglich.

»Was ist mit der Aminosäure L-Carnitin, von der ich gehört habe?«
Sie ist ein potenzieller Lebensverlängerer. Ihre wichtigste Aufgabe besteht darin, das Herz und das Knochenskelett mit Energie zu versorgen. Sie kann bei der Behandlung von Herzerkrankungen helfen, Angina-pectoris-Anfälle lindern, eine Unterzuckerung des Blutes unter Kontrolle bringen, das Fortschreiten der Alzheimer-Krankheit verlangsamen sowie Patienten mit Diabetes, Leber- und Nierenerkrankungen helfen.
Sie spielt eine wichtige Rolle in der Umwandlung von gespeichertem Körperfett in Energie und wird von Sportlern ver-

wendet, um eine intensive körperliche Belastung über längere Trainingsperioden zu ermöglichen.

Die natürlichen Hauptquellen für L-Carnitin sind Fleisch und Milchprodukte. Eine empfohlene Tagesmenge gibt es nicht, aber der durchschnittliche Erwachsene verbraucht davon zwischen 100 und 300 mg täglich. Als Nahrungsergänzung empfehle ich 2 Kapseln mit 500 mg pro Tag. In seltenen Fällen können Menschen, die mehr als 1 g Carnitin täglich zu sich nehmen, einen fischigen Geruch ausströmen (hervorgerufen durch den Abbau des Carnitins durch Darmbakterien), der aber in der Regel wieder verschwindet, sobald man die Menge reduziert.

VORSICHT! Es gibt zwei Formen von Carnitin: L-Carnitin und D-Carnitin. Halten Sie sich an Produkte, die nur reines L-Carnitin enthalten, da einige Untersuchungen darauf hinweisen, dass D-Carnitin giftig sein könnte. Wenn Sie Probleme mit dem Herzen haben, sollten Sie keines dieser Präparate nehmen, ohne Ihren Arzt zu fragen.

»Bei all diesen Krankheiten wie Krebs und Aids und was es heute sonst noch alles gibt – kann man irgendetwas tun, um das eigene Abwehrsystem zu stärken?«

Ja, das kann man zum Glück! Den besten Schutz scheinen die Aminosäuren zu liefern, die das Wachstumshormon freisetzen (siehe Seite 559 ff.).

Wenn wir älter werden, geschieht Folgendes: Unser Immunsystem – diese allzeit bereite Armee von weißen Blutkörperchen (T-Zellen unter dem Kommando der Thymusdrüse), die gesagt bekommen, wann und wo sie angreifen sollen und welche Antikörper ihre Mitstreiter, die B-Zellen (die im Knochenmark entstehen), produzieren sollen – beginnt schwächer zu werden, weil die Thymusdrüse schrumpft und an Leistungsfähigkeit verliert. Das führt nicht nur zu einem unwirksamen Verteidigungssystem, es kann auch eine gefährliche Verwirrung verursachen, bei der die weißen

Blutkörperchen Freunde für Feinde halten und die eigenen Zellen angreifen, wodurch das Immunsystem völlig durcheinander gerät. Man spricht dann von den sogenannten Autoimmunerkrankungen. Es wird vermutet, dass multiple Sklerose, Myasthenie (abnorme Ermüdbarkeit der willkürlichen Muskulatur) und Arthritis auf diese Weise verursacht werden.

Kürzlich wurde jedoch entdeckt, dass dieser Zusammenbruch höchstwahrscheinlich die Folge einer verringerten Menge des von der Hirnanhangdrüse produzierten Wachstumshormons ist, das wiederum notwendig für die Funktion der Thymusdrüse und damit des Abwehrsystems ist. Es hat sich aber herausgestellt, dass Präparate mit Antioxidantien, Vitamin C, Alpha- und Beta-Carotin, Lutein, Lycopin, Selen, Traubenkernextrakt, Grüntee-Extrakt, Alpha-Liponsäure, Soja-Isoflavonoide (Genistein und Daidzein), Zink und Enzymen wie Papain bei der Umkehrung dieses degenerativen Erscheinungsbildes Wunder wirken können.

»Ich bin professioneller Gewichtheber und möchte gern wissen, ob es irgendwelche legalen, natürlichen Alternativen zu den Steroidpräparaten gibt.«

Zweifellos gibt es die. Verzweigtkettige Aminosäuren (Leucin, Valin und Isoleucin) sind natürliche Anabolika (muskelaufbauende Substanzen). Sie steuern die Proteinverwertung im Körper und spielen eine einzigartige Rolle für den Eiweißstoffwechsel im Muskelgewebe. Während alle anderen Aminosäuren in der Leber abgebaut werden, werden diese Substanzen in den peripheren Muskeln oxidiert.

Die verzweigtkettigen Aminosäuren stellen tatsächlich für die Muskeln des Menschen die wichtigsten Kalorienlieferanten dar. Intensive körperliche Anstrengung führt zur raschen Ausscheidung von Stickstoff, wodurch die Muskelproteinsynthese herabgesetzt wird. Diesem Vorgang wirken die verzweigtkettigen Aminosäuren entgegen.

Bei starker körperlicher Beanspruchung, wie es beim Gewichtheben der Fall ist, bewirkt der auf den Muskel einwirkende Stress dessen Zusammenbruch (Katabolismus), und die Aminosäuren können das nicht nur verhindern, sondern diesen Prozess tatsächlich umkehren. Sie wirken demnach anabolisch, weil sie den Muskel aufbauen.

Einige Hinweise zur Unterstützung für Ihr Training:

• Verzweigtkettige Aminosäuren können den Appetit zügeln, während sie gleichzeitig die Eiweißspeicherung im Körper aufrechterhalten.

• Muskelgewebe macht einen großen Teil Ihres Körpergewichts aus, und die Muskeln bestehen zu 15 bis 20 Prozent aus verzweigtkettigen Aminosäuren.

• Diese Substanzen sind zu 50 Prozent innerhalb von einer Stunde nach ihrer Einnahme für die Muskeln verfügbar, zu 100 Prozent in zwei Stunden.

• Sie erzeugen Glykogen, das die Insulinausschüttung im Gleichgewicht hält.

• Sie wirken sich unmittelbar auf Änderungen des Muskel- und Körpergewichts aus und fördern eine gleichmäßige Muskelverteilung.

Alle diese Präparate sollten eine halbe Stunde vor dem Training genommen werden.

»Ich bin etwas verwirrt in Bezug auf N-Acetylcystein (NAC) und seine Wirkung. Ist es sinnvoll, diese Aminosäure zusätzlich zu nehmen?«
Das will ich meinen! Als Aminosäure ist NAC eine Vorstufe von Glutathion, dem im Körper am häufigsten vorkommenden Antioxidans. Untersuchungen haben gezeigt, dass NAC helfen kann, Erkrankungen der Atemwege vorzubeugen – wie Bronchitis, Bronchialasthma, Emphysem, chronische Nebenhöhlenentzündung; ja es kann sogar vor Lungenschäden schützen, die durch krebserregende Chemikalien im Zigaret-

tenrauch verursacht werden. NAC ist auch mit Erfolg eingesetzt worden, um Menschen mit schweren Innenohrinfektionen zu behandeln. Und beim Bodybuilding hat es sich gezeigt, dass NAC den Sportlern hilft, sich nach dem Training schneller wieder zu erholen. Als zusätzliches Präparat können 1 bis 3 Kapseln oder Tabletten von 500 mg zu den Mahlzeiten genommen werden.

VORSICHT! Nehmen Sie kein NAC, wenn Sie unter Magengeschwüren leiden oder Medikamente konsumieren, die zu Verletzungen der Magenwand führen können.

VI

Fette und ihre Beeinflussung

Lipotrope Verbindungen: Was ist das?

Methionin, Cholin, Inosit und Betain sind lipotrope Verbindungen, deren Hauptfunktion darin besteht, eine abnorme und übermäßige Fettansammlung in der Leber zu verhindern.

Lipotrope Verbindungen steigern auch die Lecithinproduktion der Leber, was das Cholesterin löslicher macht; sie entgiften die Leber und steigern die Widerstandskraft gegen Krankheiten, indem sie der Thymusdrüse helfen, ihren Aufgaben nachzukommen.

Wer braucht sie und warum?

Wir alle brauchen lipotrope Verbindungen, einige mehr, andere weniger: Wer viel Protein zu sich nimmt, braucht mehr. Methionin und Cholin sind notwendig, um die Amine zu entgiften, die Nebenprodukte des Proteinstoffwechsels sind. Weil wir fast alle zu viel Fett essen und ein guter Teil davon gesättigtes Fett ist (der Durchschnittsverbrauch in Deutschland liegt bei ca. 35–40 Prozent der Gesamtkalorienmenge), sind lipotrope Verbindungen unerlässlich. Indem sie der Leber bei der Produktion von Lecithin helfen, tragen sie dazu bei, die Bildung gefährlicher Cholesterinablagerungen in den Blutgefäßen zu verhin-

Lipotrope Verbindungen halten das Cholesterin gefahrlos in Bewegung.

dern – was die Gefahr von Herzanfällen, Arteriosklerose und Gallensteinbildung verringert.

Wir brauchen auch lipotrope Verbindungen, um gesund zu bleiben, da sie die Thymusdrüse anregen, Antikörper zu produzieren. Das Wachstum und das Wirken der Phagozyten (die eindringende Viren und Mikroben einkreisen und auffressen) wird gefördert, ebenso die Zerstörung von fremdem oder anormalem Gewebe.

Die Sache mit dem Cholesterin

Wie bei allen anderen Dingen gibt es auch beim Fett eine gute und eine schlechte Seite: Die allgemein gängige Annahme, dass alle Fette schlecht seien, ist einfach nicht richtig, so weit sie auch verbreitet sein mag. Und den allerschlechtesten Ruf hat dabei das Cholesterin.

Praktisch jeder weiß, dass Cholesterin für Arteriosklerose, Herzerkrankungen und viele andere Krankheiten verantwortlich sein kann; aber nur wenige haben eine Ahnung, wie wichtig dieses Fett tatsächlich für unsere Gesundheit ist.

Mindestens zwei Drittel des Cholesterins in unserem Körper wird in der Leber oder im Darm hergestellt. Dort findet man es genauso wie im Gehirn, in den Nebennieren und im Stützgewebe der Nerven. Und dieses »gute« Cholesterin hat wirklich lebenswichtige Funktionen:

- Das Cholesterin in der Haut wird durch die ultravioletten Sonnenstrahlen in das so wichtige Vitamin D umgewandelt.
- Cholesterin ist am Kohlenhydratstoffwechsel beteiligt. Je mehr Kohlenhydrate man zu sich nimmt, umso mehr Cholesterin wird erzeugt.
- Cholesterin ist ein Hauptlieferant der lebenswichtigen Hormone der Nebennieren, wie Cortison.

• Cholesterin ist ein Bestandteil der Zellmembranen und notwendig für die Produktion der männlichen und weiblichen Geschlechtshormone.

Cholesterin verhält sich unterschiedlich, je nachdem, an welches Protein es gebunden ist. Die Lipoproteine sind jene Bestandteile in unserem Blut, die das Cholesterin transportieren. *Lipoproteine von geringer Dichte* (= LDL; *Low-Density Lipoproteins*) transportieren ungefähr 65 Prozent des Blutcholesterins und sind die »Bösen«, die es in den Arterien ablagern, wo es in Verbindung mit anderen Substanzen zu Arterienverkalkung führt.

Lipoproteine von sehr geringer Dichte (= VLDL; *Very-Low-Density Lipoproteins*) transportieren nur ungefähr 15 Prozent des Blutcholesterins, werden aber von der Leber gebraucht, damit sie LDL (Lipoproteine von geringer Dichte) erzeugen kann. Je mehr VLDL vorhanden ist, umso mehr LDL sendet die Leber aus und umso mehr erhöht sich das Risiko von Herzerkrankungen.

Lipoproteine von hoher Dichte (= HDL; *High-Density Lipoproteins*) transportieren ungefähr 20 Prozent des Blutcholesterins und sind die »Guten«, die eine positive Wirkung haben: Sie bestehen hauptsächlich aus Lecithin, das Cholesterin spaltet und es leicht durch das Blut transportieren kann, ohne dass es in den Arterien Klümpchen bildet. Interessanterweise hat man herausgefunden, dass Menschen mit breiten Hüften und schlanker Taille einen höheren HDL-Prozentsatz aufweisen als Leute mit Bierbauch – was vielleicht erklären könnte, warum Frauen im Durchschnitt acht Jahre länger leben als Männer!

Im Wesentlichen gilt: Je höher die Dichte der Lipoproteine ist, desto geringer ist Ihr Risiko, Anzeichen für eine Herzerkrankung zu entwickeln.

Erwähnenswert ist auch, dass trotz der Halbierung des Eierverbrauchs in den USA seit 1945 *keine* vergleichbare Abnahme der Herzerkrankungen festzustellen war. Die Amerikanische Gesellschaft für Herzerkrankungen stuft Eier zwar als gefährlich ein, aber eine Ernährung ohne Eier kann genauso gefährlich sein. Eier enthalten nicht nur die vollständigsten Eiweißbestandteile von allen Nahrungsmitteln, sie enthalten auch Lecithin, was bei der Assimilation von Fett hilft. Und – was das Wichtigste ist: Sie erhöhen den HDL-Anteil.

Eier sind vielleicht gar nicht so schädlich, wie Sie dachten.

Wie bringt man den Cholesterinspiegel ins Gleichgewicht?

Wenn man von »Cholesterinspiegel« spricht, meint man die Gesamtmenge an Cholesterin im Blut (Serumcholesterinwerte). Diese Menge wird in Milligramm pro Deziliter (mg/dl) gemessen und sollte bei *jedem* Menschen 200 mg/dl nicht überschreiten.

Das Verhältnis zwischen HDL (dem »guten« Cholesterin) und LDL (dem »schlechten« Cholesterin) ist genauso wichtig wie die Relation zwischen HDL und dem Gesamtcholesterin. Je größer der HDL-Anteil, umso größer ist auch der Schutz gegen Arteriosklerose.

Beim Blutcholesterintest werden normalerweise auch die Triglyceridwerte gemessen. Diese Fette unterscheiden sich vom Cholesterin, aber es gibt eine Verbindung: Man kann zwar hohe Triglyceridwerte haben ohne ein entsprechend hohes Cholesterin (und umgekehrt), doch eine Senkung der Triglyceridwerte scheint auch die Senkung des Cholesterinspiegels zu fördern.

Wenn Sie Ihren erhöhten Cholesterinspiegel senken wollen, ist es unbedingt notwendig, die tägliche Aufnahme von Fett unter 30 Prozent (besser noch 20 Prozent) der Gesamtkalorienaufnahme zu reduzieren, und davon sollte nicht mehr als 10 Prozent gesättigtes Fett sein.

Vergleich zwischen gesättigten und ungesättigten Fettsäuren

Gesättigte Fette stammen aus tierischen Quellen (mit einigen wenigen Ausnahmen, insbesondere Kokos- und Palmöl, sowie gehärteten oder teilweise gehärteten pflanzlichen Ölen), und sämtliche tierische Fette enthalten Cholesterin.

Ungesättigte Fettsäuren (ob einfach oder mehrfach ungesättigt) stammen aus fetthaltigen pflanzlichen Quellen.

Aber – und das ist ein großes Aber: Auch wenn Nahrungsmittel kein Cholesterin enthalten, heißt das nicht, dass sie kein Fett enthalten. Beispielsweise enthalten Avocados kein Cholesterin, aber schon mit einer einzigen Avocado für Ihre Guacamole nehmen Sie mehr als 30 g Fett zu sich.

Wirklich ungesund: Trans-Fettsäuren

Als die Lebensmittelhersteller begriffen, dass die Verbraucher bemerkt hatten, dass gesättigte Fette ungesund sind, begannen sie diese durch Trans-Fettsäuren zu ersetzen – ungesättigte Öle, denen Wasserstoff beigemengt wurde, damit sie fest genug wurden, um sie zum Backen oder als Margarine zu verwenden. Diese Trans-Fettsäuren bzw. sogenannten gehärteten Fette bewirkten zudem, dass abgepackte Lebensmittel länger haltbar blieben, und man glaubte, sie damit sicherer zu machen.

Schon bald stellte sich allerdings heraus, dass bereits kleine Mengen Trans-Fettsäuren den LDL-Spiegel (das »schlechte« Cholesterin) erhöhen, den HDL-Spiegel (das »gute« Cholesterin) senken und das Diabetesrisiko deutlich steigern konnten.

Nahrungsmittel, Nährstoffe und neue Präparate, die den Cholesterinspiegel auf natürliche Weise senken

Es folgt eine Liste von natürlichen Lebensmitteln, Nährstoffen und cholesterinsenkenden Präparaten (die kursiv gesetzten Markenbezeichnungen sollen nur zu Ihrer Information und nicht als Werbung dienen).

Bevor Sie sich entschließen, zusätzliche Mittel zur Senkung eines zu hohen Cholesterinspiegels zu nehmen, sollten Sie Ihren Arzt befragen. Es kann gefährlich sein, auf eigene Faust von einem rezeptpflichtigen Medikament auf Zusatzpräparate umzusteigen oder zusätzlich zu den verschriebenen Medikamenten noch andere Präparate zu nehmen. Und denken Sie daran, dass kein Mittel – egal, was es auch sei – Wunder wirken kann. In jedem Fall sind eine fettarme Kost und regelmäßige sportliche Betätigung unerlässlich, um den Cholesterinspiegel zu senken.

Den Cholesterinspiegel senken:

- Auberginen
- Backpflaumen
- Ballaststoffe: 25 bis 35 g täglich
- Cayenne-Pfeffer (nehmen Sie täglich ein Ergänzungsmittel oder würzen Sie Ihre Speisen mit Cayenne)
- Cholestatine: enthalten Phytosterine, also Verbindungen, die z. B. in Reis und Sojabohnen enthalten sind, hauptsächlich Sitosterin; die empfohlene Dosierung beträgt 6 bis 8 Kapseln täglich, zwischen den Mahlzeiten genommen
- Chrompicolinat: die am besten resorbierte Form von Chrom; besonders gut in Verbindung mit Niacinamid; nehmen Sie bis zu 3 Kapseln mit 200 µg täglich
- einfach ungesättigte Öle: Oliven-, Erdnuss-, Rapsöl
- Bockshornkleesamen
  VORSICHT! Sollte während der Schwangerschaft nicht genommen werden.

- Fischöle: EPA und DHA (Eicosapentaensäure und Docosa-hexaensäure, beides Omega-3-Fettsäuren); nehmen Sie bis zu 6 Kapseln zu 1000 mg täglich.

  VORSICHT! Können der normalen Blutgerinnung entgegenwirken. Sollten nicht zusammen mit Blutverdünnungsmitteln (z. B. Heparin) genommen werden, es sei denn, der Arzt empfiehlt es ausdrücklich.

- Flohsamen: Psyllium-Hülsen; Metamucil wird durch einen Walzvorgang aus Flohsamen gewonnen; 3 gehäufte Teelöffel liefern 10 g cholesterinsenkende lösliche Ballaststoffe.
- Gerste
- Grüner Tee (als Ergänzungsmittel nehmen Sie bis zu dreimal täglich 1 Tablette.)
- Guargummi: ein Extrakt aus den Kernen der Guarpflanze; die Tabletten müssen gut gekaut oder langsam gelutscht und mit viel Wasser hinuntergespült werden.

  VORSICHT! Nicht zu empfehlen bei Schluckproblemen oder nach Magen-Darm-Operationen.

- Gugulipid: ein Extrakt des Mukulmyrrhebaums, der in Indien heimisch ist und seit vielen Jahrhunderten in der ayurvedischen Medizin Verwendung findet; nehmen Sie 1 Kapsel von 25 mg dreimal täglich zu den Mahlzeiten.

  VORSICHT! Kann bei manchen empfindlichen Personen Hautreizungen oder Nesselausschlag verursachen.

- Haferkleie
- Hülsenfrüchte: Pinto-, Lima- und weiße Bohnen
- Ingwer: Nehmen Sie zusätzlich 1 Kapsel bis zu dreimal täglich.
- Joghurt
- rohe Karotten
- Knoblauch: Nehmen Sie zusätzlich 1 Kapsel bis zu dreimal täglich.

- Kohlgemüse: Brokkoli, Blumenkohl u. a. Gemüse aus der Familie der Kreuzblütler

  VORSICHT! Sollte nicht von Personen genommen werden, die an Blutgerinnungsstörungen leiden oder Blutverdünnungsmittel nehmen, außer auf Anraten des Arztes.

- Maiskleie
- mehrfach ungesättigte Öle: Sonnenblumen-, Maiskeim-, Safloröl (Distelöl)
- N-Acetylcystein (NAC) (500 mg dreimal täglich)
- Nachtkerzenöl: enthält Gammalinolensäure (GLA); ich empfehle 250 mg ein- bis dreimal täglich.
- Niacin: Nehmen Sie *No-Flush*-Präparate mit Inosithexanicotinat (IHN), in Dosierungen von bis zu 3 Kapseln zu 500 mg täglich.

  VORSICHT! Kann bei Menschen, die dazu neigen, zu Gichtanfällen führen; hohe Dosierungen können Leberfunktionsstörungen verursachen.

- rote Paprika
- Pektin: Apfel, Grapefruit
- Phytosterine: Beta-Sitosterin, Stigmasterin, Campesterin (in pflanzlichen Nahrungsmitteln wie Reis und Sojabohnen natürlich vorkommende Verbindungen)
- Sojabohnen
- Vitamin C (1000 mg dreimal täglich. Bei Durchfällen die Dosis herabsetzen, bis die Beschwerden aufhören.)
- Vitamin E
- Vollkornprodukte
- Zitronengrasöl
- Zwiebeln

Wissen Sie, was Ihren Cholesterinspiegel ansteigen lässt?

Viele Faktoren, die Ihnen vielleicht nicht einmal bewusst sind, können Ihre Cholesterinwerte anheben bzw. Ihre Bemühungen, den Cholesterinspiegel zu senken, zunichte machen. Hier sind einige Faktoren, über die Sie nachdenken sollten:

* Rauchen
* Koffein
* Stress
* Antibabypille
* weißer Zucker
* Lebensmittelzusätze
* Umweltschadstoffe

Wer auf seinen Cholesterinspiegel achten muss, ist mit einer Mahlzeit aus hellem Truthahnfleisch gut beraten. Denken Sie daran, dass rund 100 g Putenfleisch nur ungefähr 67 mg Cholesterin enthalten, während dieselbe Menge an rotem Fleisch 75 mg enthält. Aber Vorsicht vor Truthahnleber: 100 g enthält mehr als 400 mg!

Omega-3-Fettsäuren und was sie leisten können

Omega-3-Fettsäuren sind ein einzigartiger Bestandteil von Fisch und Fischölen (EPA – Eicosapentaensäure – und DHA – Docosahexaensäure). In geringerem Maße sind diese gesunden Nährstoffe auch in Eiern enthalten. Man hat herausgefunden, dass sie viele krankheitsvorbeugende und heilende Eingeschaften haben. So können sie zum Beispiel

- helfen, den schädlichen Cholesterin- und Triglyceridspiegel und damit das Herzinfarkt- und Schlaganfall-Risiko zu senken.
- helfen, gefährlichen Herzrhythmusstörungen vorzubeugen.
- die »Klebrigkeit« der Blutplättchen und den Fibrinspiegel im Blut reduzieren und so das Risiko der Entstehung von Blutgerinnseln senken.
- dazu beitragen, das Brustkrebsrisiko zu senken, und womöglich bei der Behandlung dieser Erkrankung hilfreich sein.
- den Juckreiz und die Schuppenbildung bei Schuppenflechte lindern.
- den Abstoßungsprozess nach Gewebetransplantationen vermindern.
- helfen, die Häufigkeit und Schwere von Migräneanfällen zu verringern.
- die schädlichen Effekte der Prostaglandine bekämpfen (die die Immunabwehr schwächen und das Tumorwachstum fördern) und zur Vorbeugung von Brustkrebs beitragen.
- helfen, Arteriosklerose vorzubeugen.
- die Gesundheit von Haut, Haaren und Nägeln erhalten.
- zur Linderung von rheumatischer Arthritis beitragen.

Wenn Sie keinen Fisch mögen oder ihn nicht regelmäßig essen können, sind Fischöl-Ergänzungsmittel eine Alternative. 10 Kapseln konzentrierten Fischöls liefern in der Regel 1,8 Gramm EPA (eine 120-Gramm-Portion Lachs enthält ungefähr 1 Gramm). Auch Alpha-Linolensäure (ALA), die in Leinsamen, Walnüssen und Kürbiskernen reichlich enthalten ist, bietet eine gute Quelle für Omega-3-Fettsäuren.

VORSICHT! Die Einnahme von Omega-3-Ergänzungsmitteln in hohen Dosen kann bei einigen Menschen dazu führen, dass schon bei kleinen Verletzungen starke Blutungen und blaue Flecken auftreten. Wenn Sie ohnehin zu solchen Reaktionen neigen, rate ich Ihnen von der Einnahme von Omega-3-Ergänzungsmitteln generell ab. Genau wie bei der Einnahme großer Mengen Vitamin E könnten sonst unter Umständen innere Blutungen auftreten. Wenn Sie blutverdünnende Medikamente wie Coumadin oder Heparin einnehmen, verzichten Sie bitte ebenfalls auf Omega-3-Ergänzungsmittel, es sei denn, Ihr Arzt hat Ihnen dazu geraten. Am bestem sprechen Sie die Einnahme jeglicher Ergänzungsmittel zuvor mit Ihrem Arzt ab.

Was Sie beim Verzehr von Omega-3-haltigem Fisch beachten sollten

Dass manche Fischsorten besonders viel Omega-3-Fettsäuren enthalten, heißt nicht, dass Sie genau diese auch besonders oft essen sollten. Große Fische, die sich von anderen Fischarten ernähren, weisen die höchste Belastung mit Quecksilber und giftigen PCBs (polychlorierte Biphenyle) auf. (Eine Quecksilbervergiftung kann zu Gedächtnisverlust, Depressionen, Nervenschäden, Geburtsschäden, Herzproblemen und anderen Störungen führen.) Die amerikanische Zulassungsbehörde für Nahrungsmittel und die amerikanische Umweltschutzbehörde sind sich zwar noch nicht einig, welcher Quecksilberwert in Fisch als »unbedenklich« eingestuft werden kann, haben jedoch bereits eine Liste mit Fischsorten herausgegeben, die von Kindern und schwangeren Frauen gemieden werden sollten – und meiner Meinung nach von jedem Menschen, dem seine Gesundheit am Herzen liegt.

Fische, die Sie meiden sollten

Hai, Schwertfisch, Königsmakrele, Ziegelbarsch, Schnapper, Thunfischsteak (frisch), Seebarsch, Marlin, Heilbutt, Zander, Forellenbarsch, Bernsteinmakrele und Zackenbarsch.

Fische, an denen Sie sich ruhig satt essen können

Sardinen, Lachs, Shrimps, Tilapia, Wels, Muscheln und Austern.
(Muscheln und Krustentiere enthalten in der Regel wenig Quecksilber.) Grundsätzlich kann man sagen, dass Zuchtfische weniger Quecksilber enthalten als frei lebende.

Weitere Alternativen

Flunder, Mahimahi (Goldmakrele), Roter Schnapper und Forelle können von Männern und Frauen, die die Familienplanung abgeschlossen haben, gelegentlich – einmal pro Woche – verzehrt werden. (Mahimahi und Roter Schnapper weisen mittlere Quecksilberspiegel auf und sollten von Kindern und Frauen im geburtsfähigen Alter höchstens einmal im Monat verzehrt werden. Gilt nicht für Deutschland – Anm. d. Red.)

Noch Fragen zu Kapitel VI?

»Ich möchte gern wissen, ob es einen Unterschied macht, ob jemand ›hyperlipidämisch‹ oder ›hypercholesterinämisch‹ ist.«
Ja, schon. Aber es macht leider nur einen geringen Unterschied, wenn es um das Risiko einer Herzgefäßerkrankung geht. Ein »Hyperlipidämiker« hat ganz allgemein erhöhte Blutfettwerte, ein »Hypercholesterinämiker« lediglich erhöhte Cholesterinwerte. Was den Gesundheitszustand angeht, ist das aber nur eine sprachliche Spitzfindigkeit.

»Ich finde es verwirrend, dass manche Produkte einen ›niedrigen Fettgehalt‹ und andere einen ›niedrigen Cholesteringehalt‹ deklarieren. Macht das einen Unterschied?«
Und ob! Tatsächlich kann ein Produkt, das als »cholesterinfrei« angepriesen wird, mit Fett überlastet sein. Sie müssen nämlich wissen, dass Cholesterin und Fett nicht gleichbedeutend sind. Im Unterschied zu Fett wird Cholesterin nicht in

Energie umgesetzt; es dient in erster Linie für den Transport der Fette zu den Zellen im ganzen Körper.

»Inwieweit wirken sich mehrfach und einfach ungesättigte Öle auf die Senkung des Cholesterinspiegels aus?«
Mehrfach ungesättigte Öle (Sonnenblumen-, Maiskeim-, Saflor-[Distel-] und Sojaöl) reduzieren sowohl das »gute« (HDL-) als auch das »schlechte« (LDL-)Cholesterin. Einfach ungesättigte Öle (Oliven-, Erdnuss-, Rapsöl) hingegen senken nicht nur den »schädlichen« LDL-Cholesterinanteil, sondern erhöhen die »günstigen« HDL-Cholesterinwerte.

»Gibt es lipotrope Verbindungen auch als zusätzliche Präparate, und wenn ja, welche Dosierung wird empfohlen? Gibt es Vorschriften für die Einnahme?«
Lipotrope Verbindungen gibt es in Tablettenform (meistens entspricht eine Menge von 3 Tabletten 1000 mg oder 1 g des jeweiligen lipotropen Wirkstoffes). Die am häufigsten empfohlene Dosierung beträgt 1 bis 2 Tabletten dreimal täglich zu den Mahlzeiten.

»Sind Ihrer Meinung nach Zusätze von lipotropen Verbindungen für manche Menschen wichtiger als für andere?«
Zweifellos, vor allem für Fleischesser. Lipotrope Verbindungen sind Substanzen, die die Fette verflüssigen oder homogenisieren können. Nach meiner Meinung sind zusätzliche Präparate besonders wichtig für alle, die proteinreiche Kost essen, weil die lipotropen Verbindungen die Amine entgiften, die Nebenprodukte beim Eiweißstoffwechsel sind. Auch wer sich wegen Gallensteinbildung Sorgen macht, sollte darüber nachdenken, solche Präparate zu nehmen.

»Meine Schwiegertochter nimmt ein Hanfölpräparat, und ich habe keine Ahnung, was das ist. Ich weiß nur, dass Marihuana aus einer

Hanfpflanze gewonnen wird. Hat dieses Präparat etwa eine ähnliche halluzinogene Wirkung?«

Überhaupt nicht. Hanf gehört zwar zur Pflanzenfamilie der *Cannabis sativa* und fällt damit unter das Betäubungsmittelgesetz, ist jedoch unter bestimmten Bedingungen seit 1996 in Deutschland zum Anbau freigegeben; die Produkte, die daraus gewonnen werden, haben keine halluzinogene Wirkung, sondern besondere gesundheitliche Vorzüge. Man kann Hanfprodukte in Naturkostläden bekommen.

Hanföl ist eine reiche Quelle zweier essenzieller Fettsäuren, nämlich (vor allem) der Omega-3- und Omega-6-Fettsäuren – zweier »gesunder« Fette, die für die Gesundheit von Körper und Geist unabdingbar sind (siehe die vorhergehende Frage über deren Vorzüge). Die meisten Menschen bekommen mit der Nahrung ausreichend an Omega-6, aber nicht genug an Omega-3. In der Tat ist es schwierig, ausreichend Omega-3 allein durch die Nahrung aufzunehmen, vor allem auch deshalb, weil es durch Erwärmung zerstört wird. Hanföl kann Salatsaucen und anderen Speisen zugesetzt werden, aber erst *nach* dem Kochen. Die Hanfölkapseln, die Ihre Schwiegertochter einnimmt, sind die einfachste Möglichkeit, von den essenziellen Vorteilen des Hanfs für die Gesundheit zu profitieren.

»Ich bin Vegetarier und esse keinen Fisch. Gibt es irgendwelche pflanzlichen Quellen für Omega-3-Fettsäuren?«

Omega-3-Fettsäuren sind auch in Pflanzenölen enthalten wie z. B. in Soja-, Raps-, Lein- und Hanföl, die Umwandlung in EPA und DHA geht dann jedoch viel langsamer vor sich.

»Welchen Unterschied macht es, ob man bei einer cholesterinsenkenden Diät Omega-3- oder Omega-6-Fettsäuren verwendet?«

Die Omega-3-Fettsäuren allein reduzieren nicht nur die Cholesterin-, sondern auch die Triglyceridwerte.

»Wenn Thunfisch Quecksilber enthält, wie viel Dosenthunfisch kann man dann ohne Bedenken essen?«

Die amerikanische Zulassungsbehörde für Nahrungsmittel erklärt den Verzehr von zwei normalen Dosen Thunfisch (ca. 360 Gramm) pro Woche für Frauen im geburtsfähigen Alter und Kinder für unbedenklich, die amerikanische Umweltschutzbehörde rät jedoch zu einem geringeren Verzehr: Kleine Kinder sollen nach Ansicht der Umweltschutzbehörde nicht mehr als eine Dritteldose Thunfisch wöchentlich essen.

»Ich verwende seit Jahren Margarine, weil mir gesagt wurde, ich solle gesättigtes Fett vermeiden. Jetzt erfahre ich, dass Margarine unter Umständen sogar schädlicher ist als Butter. Ist das wahr?«

Nicht unbedingt. Lassen Sie es mich so sagen: Margarine ist nicht schlechter als Butter – aber sie ist auch nicht viel besser. Wir alle wissen, dass gesättigte Fette den Cholesterinspiegel auf ungesunde Weise anheben, während ungesättigte Fette das nicht tun. Neuere Studien haben aber gezeigt, dass gehärtete (hydrierte) ungesättigte Fette (die sich aufgrund der Hydrierung ähnlich wie Butter bei Zimmertemperatur verhalten) nicht nur die Cholesterinwerte anheben, sondern zudem eine Wirkung haben, die die gesättigten Fette nicht haben: Sie *senken* den (wünschenswerten) HDL-Cholesterinanteil im Körper. Deshalb sollten Sie nur ungehärtete Margarine, die frei von Trans-Fettsäuren ist, verwenden. Oder am besten nehmen Sie stattdessen Olivenöl oder Rapsöl.

»Können Sie mir bitte erklären, was es mit den Prostaglandinen in Bezug auf Fette, Öle, Aspirin und Herzinfarkte auf sich hat? Ich bin ein wenig verwirrt, weil ich gehört habe, dass man einem Herzinfarkt vorbeugen kann, wenn man die Prostaglandine hemmt, aber andererseits habe ich gelesen, dass sie für alle Zellen des Körpers wichtig sind.«

Ihre Verwirrung ist verständlich, aber ich denke, ich kann zur Aufklärung beitragen. Prostaglandine sind hormonähnliche

Substanzen, die an der Regulation der komplexen Abläufe zwischen den Körperzellen beteiligt sind. Aber es gibt »gute« und »schlechte« Prostaglandine. Einige können, wenn sie im Körper im Übermaß vorkommen, bei der Entstehung von Herzerkrankungen, bei Entzündungen und Schmerzen eine Rolle spielen. Und damit kommen wir zum Aspirin: Aspirin hemmt die Produktion von Prostaglandinen. Dummerweise hemmt es aber nicht nur die Produktion von »schlechten«, sondern auch von »guten« Prostaglandinen – und dadurch auch das Immunsystem.

Während die »schlechten« Prostaglandine das Zusammenklumpen von Blutzellen fördern können, was wiederum einen Herzinfarkt oder Schlaganfall auslösen kann, haben die »guten« Prostaglandine eine Menge positiver Eigenschaften: Sie senken den Blutdruck, verhindern die Entstehung von Blutgerinnseln – und die Produktion von Cholesterin – und reduzieren entzündliche Reaktionen. Mit anderen Worten: Die »guten« Prostaglandine, die meist aus Omega-3-Fetten stammen, können die gleiche positive Wirkung auf das Herz haben wie Aspirin, ohne dass sie Magenreizungen oder andere unerwünschte Nebeneffekte haben.

»Was sind die Fakten in Bezug auf die neuen Fettersatzstoffe wie z. B. Olestra oder Z-Trim?« [*]
Ziemlich mager, was den Nährwert angeht. Das synthetische Fett mit der Bezeichnung Olestra (auch als Olean oder Saccharosepolyester bekannt) wird aus Saccharose und Fettsäuren hergestellt und wurde im Hinblick darauf entwickelt, dass es nicht durch die körpereigenen Enzyme aufgespalten und vom Körper resorbiert werden kann. Theoretisch ist das großartig, aber dieses künstliche Fett, das derzeit vor allem bei Kartoffelchips, Käsebällchen und ähnlichem Knabberge-

---

[*] Diese Produkte werden in Deutschland noch nicht hergestellt. (Anm. d. Red.)

bäck Verwendung findet, hat ein paar Nebenwirkungen, die alles andere als großartig sind. Abgesehen von den braunen Flecken (von denen viele Konsumenten ein Lied singen können, die unter Durchfall und dringendem Stuhlgang leiden) raubt es dem Körper die fettlöslichen Vitamine A, D, E und K. Man hat zwar jetzt angefangen, Olestra diese Vitamine zuzusetzen, aber nur, um den Bestimmungen der Behörden betreffend der Mindestmenge zur Verhinderung von Mangelerscheinungen Genüge zu tun, und nicht im Interesse einer optimalen Gesundheit (bei den ersten Tests mit Olestra wurde festgestellt, dass 6 Chips pro Tag die vorhandene Menge an Beta-Carotin um 50 Prozent senken können). Olestra reduziert zwar zugegebenermaßen das Gesamtgewicht des verbrauchten Fetts, doch man bezahlt einen hohen Preis dafür, dass man eine Portion Potatochips von 150 auf 70 Kalorien reduziert.

Z-Trim ist ein Neuzuwachs in der Riege der Fettersatzstoffe. Es wurde vom amerikanischen Landwirtschaftsministerium entwickelt und aus Haferhülsen hergestellt, um einerseits Kalorien einzusparen und andererseits mehr Ballaststoffe aufzunehmen, und es kann zum Kochen verwendet werden. Zum gegenwärtigen Zeitpunkt scheint es keine Nebenwirkungen zu haben, doch solange die langfristige Sicherheit nicht garantiert ist, würde ich Ihnen empfehlen, Ihre Fettzufuhr auf die altmodische Weise zu reduzieren: indem Sie einfach weniger fettreiche Lebensmittel essen. Was die anderen falschen Fette angeht, so sind sie nicht hitzebeständig und können zumindest bisher nicht für gekochte Produkte verwendet werden. Wenn man bedenkt, dass die meisten unserer Fette aus gekochten Speisen stammen, ist der Fettanteil, den man durch Produkte mit Fettersatzstoffen einsparen kann, nicht gerade beeindruckend. Noch schlimmer ist aber, dass diese falschen Fette Ihnen ein falsches Gefühl von Sicherheit im Hinblick auf den Fettkonsum suggerieren und Sie zum Verzehr von Produkten verführen können, die Sie normalerweise gar nicht essen würden. Sie bewirken aber keine grundsätzliche Änderung des Essverhaltens in Bezug auf Fette.

»Was ist eigentlich Enova? Eine Margarine oder ein Fettersatzstoff?«

Weder noch. Enova ist eine Mischung aus Soja- und Rapsöl, die in einigen Fällen zu einer Reduktion des Körperfetts und -gewichts geführt hat. Diese Wirkung wurde dem in Enova enthaltenen Diacylglycerol (DAG) zugeschrieben, einer natürlichen Substanz, die in vielen pflanzlichen Ölen enthalten ist. Tatsächlich enthält sie die gleichen Fettsäuren wie Olivenöl: Ölsäure, Linolsäure und Linolensäure. Im Unterschied zu anderen Fettsäuren werden DAGs vom Körper nicht leicht aufgenommen und in Fettzellen gespeichert, sondern wandern in die Leber und werden schließlich in Energie umgewandelt. Enova eignet sich zum Kochen, aber es wird Ihnen nicht beim Abnehmen helfen, wenn Sie nicht gleichzeitig andere Fette weglassen. Der Hersteller behauptet, dass 20 Gramm Enova täglich den Triglycerid-Spiegel um 50 Prozent senken kann, aber meiner Meinung nach gibt es bessere Methoden, dieses Ziel zu erreichen.

»Was ist der Unterschied zwischen sogenannten ›cholesterinfreien‹ und ›cholesterinarmen‹ Lebensmitteln?«

Der Unterschied liegt ungefähr bei 18 bis 20 mg für eine typische Portion. Cholesterinfreie Lebensmittel enthalten 2 oder weniger mg Cholesterin pro Portion und weniger als 2 g gesättigtes Fett pro Portion (gesättigtes Fett stimuliert die Cholesterinproduktion im Körper). Die Bezeichnung »cholesterinarm« auf der Packung bedeutet, dass das Produkt nicht mehr als 20 mg Cholesterin pro Portion enthält. Wenn Sie auf Ihren Cholesterinspiegel achten wollen, sollten Sie aber daran denken, dass auch die Größe der Portionen eine Rolle spielt!

VII
Kohlenhydrate und Enzyme

Warum Kohlenhydrate wichtig sind

Kohlenhydrate – eine Plage für jeden, der schlecht informiert eine Diät macht – sind die Hauptlieferanten für die Energie unseres Körpers. Während der Verdauung werden Stärke und Zucker – die Hauptarten der Kohlenhydrate – in Glukose aufgespalten, besser bekannt als Blutzucker. Dieser Blutzucker liefert die wesentliche Energie für unser Gehirn und das zentrale Nervensystem.

Sie brauchen Kohlenhydrate in der täglichen Nahrung, damit das Eiweiß, das zur Bildung lebenswichtiger Gewebe benötigt wird, nicht zur Gewinnung von Energie verschwendet wird, während es vielleicht gerade zur Reparatur von Gewebe gebraucht wird.

Wenn Sie zu viel Kohlenhydrate essen, mehr als in Glukose oder Clykogen (das in der Leber und in den Muskeln gespeichert wird) verwandelt werden kann, dann ist das Ergebnis – wie wir alle nur zu gut wissen – Fett. Wenn der Körper mehr Brennstoff braucht, wird das Fett in Energie umgewandelt, und Sie verlieren Gewicht.

Kohlenhydrate enthalten ebenso viele Kalorien wie Proteine.

Nehmen Sie nicht zu wenig Kohlenhydrate zu sich: Sie sind für eine gute Gesundheit genauso wichtig wie andere Nährstoffe und enthalten etwa ebenso viele Kalorien wie Protein. Obwohl keine offiziellen Bedarfsmengen festgelegt sind, empfiehlt sich eine Tagesmenge von 50 g, um Ketose zu vermeiden (ein Übersäuerungszustand des Blutes, der eintritt, wenn das körpereigene Fett überwiegend zur Energiegewinnung herangezogen wird).

Nachschlagetabelle für Kohlenhydrate: Der glykämische Index

Nicht alle Kohlenhydrate sind gleich, was ihre Rangordnung auf einer Skala betrifft, die man den glykämischen Index (Blutzuckerindex) nennt. Er lässt sich rechnerisch ermitteln und gibt an, wie schnell und wie stark der Blutglukosespiegel nach dem Verzehr bestimmter Nahrungsmittel ansteigt. Lebensmittel mit einem hohen glykämischen Index sind reich an Kohlenhydraten (hoher Zucker- und Stärkegehalt) und geben schnell Glukose ins Blut ab. An sich ist Glukose nichts Schlechtes (sie ist der Brennstoff, den jede Zelle im Körper braucht), doch um sie zu verwerten, muss die Bauchspeicheldrüse Insulin ausschütten. Je mehr Nahrung mit hohem glykämischen Index Sie zu sich nehmen, umso mehr muss die Bauchspeicheldrüse arbeiten. Und wenn sie zu häufig überlastet wird, kann ihre Funktionsfähigkeit nachlassen – die Folge ist dann Diabetes.

Außerdem verursachen die raffinierten Kohlenhydrate mit hohem glykämischen Index einen Anstieg des Blutzuckers und infolgedessen des Insulins, und das Insulin wandelt daraufhin die ganze zusätzliche Glukose in Fett um. Das ist der Grund, warum viele Menschen trotz weit verbreiteter fettarmer oder fettfreier Nahrungsmittel immer noch so dick sind.

Am glykämischen Index (GI) lässt sich ablesen, wie sich 50 Gramm Kohlenhydrate aus einem bestimmten Nahrungsmittel zwei bis drei Stunden nach dem Verzehr auf den Blutzuckerspiegel auswirken. Im Allgemeinen beeinflussen Nahrungsmittel mit einem GI zwischen 1 und etwas über 60 den Blutzuckerspiegel nur minimal und sind deshalb zu bevorzugen. Nahrungsmittel mit einem GI zwischen 60 und 85 haben eine mittlere Auswirkung auf den Blutzuckerspiegel und sollten in Maßen verzehrt werden, und solche mit einem GI von 90 und mehr wirken sich stark auf den Blutzuckerspiegel aus und sollten nur selten verzehrt werden. Allerdings sagt der glykämische Index nichts über die Größe der jeweiligen Portion eines Nahrungsmittels aus. (So sind zum Beispiel in sieben Karotten 50 g Kohlenhydrate enthalten – mehr, als man meistens auf einmal isst –, weshalb sie einen höheren glykämischen Index haben als vier Esslöffel Zucker, die ebenfalls 50 g Kohlenhydrate enthalten.) Es gibt eine andere Maßeinheit, die die Portionsgröße eines Nahrungsmittels mit berücksichtigt: die glykämische Last (GL). Doch diese kann zu zusätzlicher Verwirrung führen, da die Auswirkung, die ein bestimmtes Nahrungsmittel auf den Blutzuckerspiegel hat, bei jedem Menschen anders sein kann. Obendrein gibt es bei manchen Nahrungsmitteln erhebliche natürliche Schwankungen. Kartoffeln weisen zum Beispiel je nach Sorte, Herkunft, Anbau und Zubereitungsart unterschiedliche Messwerte auf.

Der Schlüssel, um gesund und schlank zu bleiben, liegt darin, glukosereiche Stärke durch langsamer verdaute, ballaststoffreiche Kohlenhydrate zu ersetzen. (Dummerweise wird auf den Zutatenlisten nicht zwischen guten und schlechten Kohlenhydraten unterschieden. Achten Sie also auch auf den Ballaststoffgehalt. Ballaststoffe enthalten zwar auch Kohlenhydrate, können aber im Körper nicht abgebaut werden und passieren den Verdauungstrakt, ohne in Glukose umgewandelt zu werden.) Die besten Ergebnisse werden mit Lebensmitteln auf der unteren Skala des glykämischen Index erzielt. Die folgenden Listen sollen Ihnen einen Anhaltspunkt für die Auswahl der richtigen Nahrungsmittel geben.

Nahrungsmittel mit hohem glykämischen Index (GI über 85):

- Raffinierter weißer und mit Melasse gefärbter Zucker
- süße Zwischenmahlzeiten wie Bonbons, Kekse und Kuchen
- Kartoffelchips, Salzgebäck und ähnliche Snacks
- Teigwaren aus weißem Mehl
- geschälter Reis
- Waffeln
- Nudeln mit Käse
- Süßes Hefegebäck aus weißem Mehl
- Kartoffeln
- kohlensäurehaltige Erfrischungsgetränke, v. a. solche mit hohem Zuckergehalt
- Zuckermais
- Cornflakes
- Grieß
- Wassermelone

Nahrungsmittel mit mittlerem glykämischen Index (GI zwischen 60 und 85):

- Vollkorncerealien
- Baked Beans
- Kidneybohnen (aus der Dose)
- Popcorn
- Orangen und Orangensaft
- Trauben
- Mango
- Ananassaft
- Pitabrot aus Weißmehl und anderes Weißbrot
- Bananen
- Erbsen
- fettarme Eiscreme

Nahrungsmittel mit niedrigem glykämischen Index (GI unter 60):

• Vollkornnudeln
• Bohnen: Feldbohnen, Sojabohnen, Mungbohnen
• Perlgraupen
• Vollkornbrot
• Haferflocken, Kleie
• ballaststoffreiches Obst und Gemüse (Äpfel, Blaubeeren, Brokkoli, Grapefruit, Gurke, Paprika, rohe Pfirsiche und Birnen, Rosenkohl, Sellerie, Spargel)
• Sojamilch, Magermilch
• getrocknete Datteln und Feigen
• Joghurt (Natur)

Die Aufgabe der Enzyme

Enzyme sind notwendig für die Verdauung der Nahrung; sie setzen wertvolle Vitamine, Mineralstoffe und Aminosäuren frei, die uns gesund und vital erhalten.

Enzyme sind Katalysatoren, das heißt, sie haben die Kraft, im Körper etwas in Bewegung zu bringen, ohne dass sie selbst dabei verändert oder zerstört werden.

Enzyme werden durch Hitze zersetzt.

Enzyme gewinnt man am besten aus rohem, unbearbeitetem Obst, Gemüse, Eiern, Fleisch und Fisch.

Jedes Enzym wirkt auf einen bestimmten Nahrungsbestand-teil; eines kann das andere nicht ersetzen. Mangel, Knappheit oder Fehlen von einem einzigen Enzym kann den Unterschied zwischen Krankheit und Gesundheit ausmachen.

Enzyme mit der Endung »-ase« sind nach der Substanz benannt, auf die sie wirken, z.B. wirkt Phosphatase auf Phosphor und Saccharase auf Zucker (Saccharose).

Pepsin ist ein lebenswichtiges Verdauungsenzym, das die Proteine in der aufgenommenen Nahrung in verwertbare Aminosäuren spaltet. Ohne Pepsin könnte Eiweiß nicht verwertet werden, um für eine gesunde Haut, ein kräftiges Skelett, gute Blutversorgung und starke Muskeln zu sorgen.

Rennin (oder Labferment) ist ein Verdauungsenzym, das zur Gerinnung von Milch führt, indem es ihr Protein, das Casein, in eine für den Körper verwertbare Form umwandelt. Rennin setzt die wertvollen Mineralstoffe der Milch – Kalzium, Phosphor, Kalium und Eisen – frei, die der Körper braucht, um den Wasserhaushalt zu stabilisieren, das Nervensystem zu stärken und kräftige Zähne und Knochen hervorzubringen.

Lipase spaltet Fett, das dazu dient, um die Hautzellen zu ernähren, den Körper vor Blutergüssen und Schwellungen zu schützen und dem Eindringen infektiöser Viren sowie dem Auftreten von Allergien vorzubeugen.

Salzsäure im Magen wirkt auf schwer verdauliche Nahrungsmittel wie faseriges Fleisch, Gemüse und Geflügel. Sie verdaut Eiweiß, Kalzium und Eisen. Ohne Salzsäure (Chlorwasserstoff, HCl) können sich Probleme wie angeborener Magensaftmangel, perniziöse Anämie, Magengeschwüre bzw. -karzinome und Allergien entwickeln. Weil Stress, Anspannung, Ärger und Angstzustände vor dem Essen und der Mangel an bestimmten Vitaminen (vor allem aus der B-Gruppe) und Mineralstoffen zu einem Mangel an Chlorwasserstoff führen können, haben mehr Menschen zu wenig Magensäure, als es wissen. Wenn Sie glauben, dass Sie Probleme mit zu viel Säure oder Sodbrennen haben und sich dagegen selbst ein Antisäuremittel verordnen, dann wissen Sie vermutlich nicht, dass die Symptome für zu wenig Säure genau dieselben sind wie für zu viel Säure, und in diesem Fall ist das Einnehmen eines Mittels gegen zu viel Magensäure das Schlimmste, was Sie tun können.

Dr. Alan Nittler, der ein Buch über die neue Ärztegeneration geschrieben hat, verweist mit Nachdruck darauf, dass jeder, der älter als 40 Jahre ist, ein zusätzliches Chlorwasserstoffpräparat nehmen sollte.

Betain-HCl und Glutaminsäure-HCl sind die besten im Handel erhältlichen Formen von Chlorwasserstoff.

VORSICHT! Wenn Sie Geschwüre haben, beraten Sie sich erst mit Ihrem Arzt, bevor Sie solche Präparate nehmen.

Die zwölf Gewebesalze und ihre Funktion

Gewebesalze sind anorganische mineralische Bestandteile des Körpergewebes. Sie werden auch Schüßlers biochemische Zellsalze (Schüßler-Salz) genannt, nach Dr. W. H. Schüßler, der sie Ende des 19. Jahrhunderts isolierte. Dr. Schüßler fand heraus, dass es bei einem Mangel an irgendeinem dieser Salze im Körper zu Krankheiten kam, und wenn der Mangel ausgeglichen wurde, konnte der Körper sich selbst heilen. Mit anderen Worten, diese Salze sind kein Heilmittel, sie sorgen nur für Abhilfe.

Dies sind die zwölf Gewebesalze:

Kalziumfluorid: Bestandteil aller Bindegewebe im Körper. Ein Ungleichgewicht kann zu Krampfadern, spät kommenden Zähnen bei Kleinkindern, Spannungen in den Muskelsehnen, Karbunkeln und rissiger Haut führen.

Kalziumphosphat: Kommt in allen Zellen und Flüssigkeiten des Körpers vor; wichtiges Element für die Magensäfte und für Knochen und Zähne. Ein Ungleichgewicht oder ein Mangel kann zu kalten Händen und Füßen, Taubheit des Gewebes, Hydrozele (Wasserbruch), Schmerzen in der Brust und nächtlichen Schweißausbrüchen führen.

Kalziumsulfat: In kleinsten Partikeln ein Bestandteil aller Bindegewebe und der Leberzellen. Ein Ungleichgewicht oder ein Mangel kann Ursache sein für Hautausschläge, tiefe Abszesse oder chronisch eiternde Geschwüre.

Eisenphosphat: Bestandteil des Blutes und anderer Körperzellen, nicht aber der Nerven. Ein Ungleichgewicht oder ein Mangel kann Ursache sein für ständigen Durchfall oder – paradoxerweise – ständige Verstopfung. Hilft auch bei Nasenbluten oder starker Regelblutung.

Kaliumchlorid: Kommt in den Organauskleidungen und den Körperzellen unter der Oberfläche vor. Ein Ungleichgewicht oder ein Mangel kann Ursache sein für Granulation an den Augenlidern, blasenbildende Ekzeme und Warzen.

Kaliumsulfat: Die Zellen, die die Haut und die inneren Organwände bilden, stehen in Wechselwirkung zu diesem Salz. Ein Ungleichgewicht oder ein Mangel kann Ursache sein für Hautausschlag, gelblichen Zungenbelag, ein Gefühl der Schwere und Schmerzen in den Gliedmaßen.

Kaliumphosphat: Kommt in allen Körpergeweben, vor allem in Nerven-, Gehirn- und Blutzellen vor. Ein Ungleichgewicht oder ein Mangel kann Ursache sein für schlechte Fettverdauung, Gedächtnisschwäche, Schlaflosigkeit und einen schwachen, schnellen Puls.

Magnesiumphosphat: Ein weiteres mineralisches Element der Knochen und Zähne, des Gehirns, der Nerven, des Bluts und der Muskeln. Ein Ungleichgewicht oder ein Mangel kann Ursache sein für Krämpfe, Neuralgien, stechenden Schmerz und Koliken.

Natriumcarbonatchlorid: Reguliert die Feuchtigkeitsmenge im Körper und bringt die Feuchtigkeit zu den Zellen. Ein Ungleichgewicht oder ein Mangel kann Ursache sein für Heißhunger auf Salz, Heuschnupfen, tränende Augen und eine laufende Nase.

Natriumcarbonatphosphat: Emulgiert Fettsäuren und macht die Harnsäure im Blut löslich. Ein Ungleichgewicht oder ein Mangel kann Ursache sein für Gelbsucht, Mundgeruch und einen sauren oder kupferähnlichen Geschmack im Mund.

Natriumcarbonatsulfat: Reizt das Gewebe leicht und regt zur natürlichen Flüssigkeitsabgabe an. Ein Ungleichgewicht oder ein Mangel kann Ursache sein für leichtes Fieber, Ödeme, Depressionen und Störungen der Gallenblase.

Kieselsäure (Silicea): Teil aller Zellen des Bindegewebes und der Haare, der Nägel und der Haut. Ein Ungleichgewicht oder ein Mangel kann Ursache sein für schlechtes Gedächtnis, Karbunkel, Haarausfall und geriffelte, eingewachsene Nägel. Wenn Sie Vollkornprodukte essen, sollte das den normalen Bedarf an diesem Salz decken.

Noch Fragen zu Kapitel VII?

»Mein Schwiegervater leidet schrecklich unter Sodbrennen und nimmt so häufig ein Mittel dagegen, dass das schon buchstäblich zum Nachtisch für ihn geworden ist. Gibt es keine natürliche Alternative?«

Sicher gibt es die, und sie schmeckt viel besser als irgendein künstliches Mittel. Kautabletten mit dem Enzym der Papaya können 2230-mal so viel Stärke wie ihr eigenes Gewicht verdauen. Das tun sie, weil sie Papain und Prolase enthalten, Enzyme, die bei der Eiweißverdauung helfen und sich mit Mylase, einem hochwirksamen Enzym zur Verdauung von Stärke, verbinden (Papain ist übrigens ein gutes Mittel, um zähes Fleisch zart zu machen). Das amerikanische Landwirtschaftsministerium hat bestätigt, dass Papaya wertvolle verdauungsfördernde Eigenschaften aufweist, Ihr Schwiegervater wäre also gut beraten (und vermutlich glücklicher), wenn er nach dem Essen ein schmackhaftes natürliches Papainpräparat nehmen würde. Wenn er mag, kann er bei Magenverstimmungen auch Papayasaft trinken. Ich empfehle je nach

Bedarf einen Teelöffel bis einen Esslöffel. Zusätzlich sollte er vor jeder Mahlzeit ein bis drei mehrfache Verdauungsenzyme einnehmen, um die Gefahr eines Säurerückflusses zu verringern.

»Ich will abnehmen. Was ist förderlicher: wenn ich Pasta oder ein Steak esse?«

Ich persönlich würde Ihnen Fisch empfehlen. Er ist reich an Proteinen, hat wenig Kalorien, und eine 100-g-Portion Scholle oder Seezunge hat nur 80 Kalorien und 1 g Fett. Kohlenhydrate sind trotz des gleichen Kalorienwertes wie Eiweiß weniger dick machend als Fett (das ein Steak reichlich enthält). Es funktioniert so: Um 100 Kalorien aus Kohlenhydraten umzuwandeln, verbrauchen Sie 25 Kalorien; um 100 Kalorien aus Fett umzuwandeln, verbrauchen Sie nur 3 Kalorien. Denken Sie aber daran, dass eine Portion Pasta nicht eine ganze Schüssel bedeutet. Die Menge, die einer Beilagenportion entspricht, hat in etwa die Größe von zwei Kugeln Eiscreme.

VIII

Sinn und Zweck von Antioxidantien

Soll ich Antioxidantien nehmen?

Meine Antwort ist ein uneingeschränktes Ja! Mit jedem Atemzug, den Sie tun, erzeugen Sie Freie Radikale – unkontrollierte Oxidationsprodukte also, die die Zellen schädigen. Je älter Sie werden, umso weniger natürliche Antioxidantien produziert Ihr Körper, um diese zerstörerischen Moleküle in Schach zu halten. Sie sammeln sich an und bewirken eine Verschlechterung Ihrer Gesundheit und beschleunigen den Alterungsprozess. Das kann Sie für alles anfälliger machen – von den Falten bis zu ernsthaften degenerativen Erkrankungen.

Wir bekommen zwar Antioxidantien aus der Nahrung, aber viele Menschen haben einen erhöhten Bedarf an Antioxidantien, der durch die Ernährung allein nicht gedeckt werden kann. Raucher beispielsweise brauchen zwei- bis dreimal so viel Vitamin C, um die gleichen Antioxidantienmengen im Blut zu erreichen wie Nichtraucher. Andere Faktoren, die die Menge der Freien Radikalen erhöhen können, sind Luftverschmutzung, chronische Krankheiten, passives Rauchen, krebserregende Substanzen in der Nahrung (z. B. bei hohen Temperaturen gebratene oder auf Holzkohle gegrillte Speisen, Nitrite, geräuchertes oder gepökeltes Fleisch), erblich bedingte Veranlagungen für bestimmte Krankheiten, Infektionen, körperliche Überanstrengung, die Wechseljahre, psychischer Stress, Sonnenbestrahlung und Röntgenstrahlen. Außerdem liegt es nicht immer an der Art der Nahrungsmittel, die Sie zu sich nehmen, sondern daran, wie sie zubereitet werden: Z. B. liefern gekochte Karotten mehr für den Körper auswertbares Beta-Carotin als rohe.

Der beste Schutz gegen die Freien Radikalen besteht darin, die Antioxidantien zu kennen und zu wissen, wie sich ihre Wirkung durch die Ernährung und durch zusätzliche Präparate steigern lässt.

Was Antioxidantien leisten können

- Sie verzögern den Alterungsvorgang,
- senken den Cholesterinspiegel,
- reduzieren das Arterioskleroserisiko,
- erhöhen den Schutz vor Herzerkrankungen und Schlaganfall,
- vermindern das Risiko für alle Arten von Krebs,
- verlangsamen das Fortschreiten der Alzheimer-Krankheit,
- wirken hemmend auf das Tumorwachstum,
- helfen dem Körper, krebserregende Stoffe zu entgiften,
- schützen die Augen vor Makuladegeneration (Netzhautschädigung, die zum fortschreitenden Sehverlust führt),
- unterstützen den Körper, Schäden durch Zigarettenrauch abzuwehren,
- bieten zusätzlichen Schutz gegen chronisch-obstruktive Lungenerkrankungen wie Asthma, Bronchitis und Emphyseme,
- bieten Schutz gegen Umweltschadstoffe.

Phytochemische Substanzen (Sekundäre Pflanzenstoffe)

Das sind natürliche chemische Wirkstoffe pflanzlicher Herkunft; gesundheitsfördernde Nährstoffe (manchmal als Phytonährstoffe bezeichnet), die Obst, Gemüse, Getreide und Hülsenfrüchten Farbe, Geschmack und Resistenz gegen

Krankheiten verleihen. Sie machen das Immunsystem der Pflanze aus. Außerdem haben sie eine starke antioxidative Wirkung und schützen nachgewiesenermaßen vor vielen Krankheiten, wie Herzerkrankungen, Diabetes, Bluthochdruck, Osteoporose, Lungenleiden und Krebs.

Carotinoide

Carotinoide sind hochwirksame phytochemische Substanzen mit Antioxidationswirkung und stark krebshemmenden Eigenschaften. Es sind dies die fettlöslichen Pigmente, die in orangefarbenem, gelbem, rotem und grünem Obst und Gemüse vorkommen und dieses vor der ständigen Einwirkung der UV-Strahlen·im Sonnenlicht und anderen krebserregenden Umweltfaktoren schützen, da sie die Bildung der gefährlichen Freien Radikalen verhindern. Derzeit sind 600 Carotinoide bekannt, davon etwa 50 in essbaren Früchten und Gemüsesorten. Als »Star-Antioxidantien« des 21. Jahrhunderts gelten die fünf Substanzen Alpha-Carotin, Beta-Carotin, Kryptoxanthin, Lycopin, Lutein und Zeaxanthin.

Alpha-Carotin

Wird bei Bedarf vom Körper in Vitamin A umgewandelt. Bei Tieren hat man eine drastische Reduzierung von Tumoren festgestellt. Es kann bis zu zehnmal wirksamer als Beta-Carotin sein, um Haut, Augen, Leber und Lunge vor Schäden durch Freie Radikale zu schützen.

Empfehlungen für die Ernährung und Zusatzpräparate
Die beste Nahrungsquelle für Alpha-Carotin sind gekochte Karotten und Kürbis. Als zusätzliches Präparat ist Alpha-Carotin allein oder mit anderen Antioxidantien kombiniert erhältlich. Ich empfehle 3 bis 6 Carotinoid-Kombitabletten täglich.

Beta-Carotin

Wird bei Bedarf vom Körper in Vitamin A umgewandelt; das übrige Beta-Carotin hat antioxidative Wirkung. Aus Untersuchungen geht hervor, dass Beta-Carotin eine wichtige Rolle bei der Krebsverhütung spielt, indem es die Entstehung Freier Radikale hemmt. Außerdem unterstützt es das Immunsystem, vermindert das Risiko für Arteriosklerose, Herzinfarkt und Schlaganfall und wirkt vorbeugend gegen grauen Star.

Empfehlungen für die Ernährung und Zusatzpräparate
Greifen Sie zu intensiv gefärbtem Obst und Gemüse, z. B. Aprikosen, Süßkartoffeln, Brokkoli (am besten gedünstet), Zuckermelonen, Kürbis, Karotten, Mango, Pfirsich und Spinat. Beta-Carotin-Präparate gibt es allein, aber auch in Kombination mit anderen Carotinoiden, und sind in den meisten Multivitaminpräparaten sowie in kombinierten Antioxidanspräparaten vorhanden.
Beta-Carotin ist in zwei Formen erhältlich: All-Trans-Beta-Carotin und 9-Cis-Beta-Carotin, wobei das Letztere vom Körper besser resorbiert wird.

VORSICHT! Wenn Sie unter Schilddrüsenunterfunktion leiden, ist Ihr Körper wahrscheinlich nicht in der Lage, Alpha- oder Beta-Carotin in Vitamin A umzuwandeln, und dann sollten Sie diese Präparate vermeiden.

Kryptoxanthin

Kann bei Bedarf vom Körper in Vitamin A umgewandelt werden. Studien, bei denen die Carotinoidspiegel im Blut von Frauen mit Gebärmutterhalskrebs mit denen gesunder Frauen verglichen wurden, haben gezeigt, dass die gesunden Frauen einen deutlich höheren Kryptoxanthinspiegel im Blut aufwiesen. Dies deutet darauf hin, dass Kryptoxanthin einen gewissen Schutz gegen diese Krebsart bieten kann. Rauchen kann den Kryptoxanthinspiegel senken. Als Wissenschaftler die Vitamin-E- und Carotinoid-Spiegel im Blut von Männern, die Tabak rauchten oder kauten, mit denjenigen von Männern verglichen, die keinen Tabak konsumierten, wurden bei den Tabakkonsumenten deutlich niedrigere Kryptoxanthinspiegel festgestellt.

Empfehlungen für die Ernährung und Zusatzpräparate
Wenn Sie sich auf gesunde und wohlschmeckende Art mit Kryptoxanthin versorgen wollen, sollten Sie sich selbst täglich mit köstlichen Früchten wie Pfirsichen, Papayas, Mandarinen oder Orangen verwöhnen.
Kryptoxanthin ist auch in gemischten Carotinoidpräparaten enthalten. Die empfohlene Tagesdosis liegt bei 3 bis 6 mg täglich.

Lycopin

Ein Carotinoid, das nicht als Provitamin A wirkt (das heißt, es wird nicht bei Bedarf vom Körper in Vitamin A umgewandelt), aber an antioxidativer Wirkung dem Beta-Carotin bei weitem überlegen ist. Lycopin ist die Substanz, die Tomaten, Wassermelonen, rosa Grapefruits und anderen Früchten und Gemüsesorten ihre rote Färbung verleiht, und es wurde nachgewiesen, dass es das Wachstum vieler Arten von Krebszellen hemmt. In der Tat hat sich gezeigt, dass Männer, die häufig Pizza essen, weniger zu Prostatakrebs neigen – offenbar, weil die verzehrte Tomatensauce reich an Lycopin ist. Auch wurde nachgewiesen, dass Lycopin erhöhten Schutz vor den Karzinogenen im Tabakrauch und vor der UV-Strahlung im Sonnenlicht bietet. Neuere Studien haben gezeigt, dass es auch dazu beiträgt, Herzerkrankungen vorzubeugen.

Empfehlungen für die Ernährung und Zusatzpräparate
Die Blut-Lycopinwerte sinken mit zunehmendem Alter. Zudem ist Lycopin ein fettlösliches Pigment, das vom Körper nicht leicht resorbiert wird, es sei denn, es wird erwärmt und

mit etwas Fett, z. B. Olivenöl, kombiniert. Aus diesem Grund liefert eine gekochte Tomatensauce mehr von diesem Carotinoid als rohe Tomaten. Wenn Sie älter als 50 Jahre sind und nicht täglich Tomatenprodukte zu sich nehmen, empfiehlt sich also 1 Kapsel mit 6 bis 10 mg täglich zum Essen.*

Lutein

Ein weiteres Carotinoid, das im Körper nicht in Vitamin A umgewandelt wird, aber eine beeindruckende Antioxidationswirkung besitzt. Besonders hilfreich zum Schutz der Augen; man hat herausgefunden, dass Lutein die Freien Radikale ausschaltet, die durch schädliche UV-Strahlung erzeugt werden, und die Makuladegeneration hinauszögert, die die häufigste Ursache für Blindheit bei Menschen über 65 ist.

Empfehlungen für die Ernährung und Zusatzpräparate
Lutein kommt reichlich vor in Spinat und grünem Gemüse; wenn Sie davon also täglich viel zu sich nehmen, brauchen Sie vermutlich kein zusätzliches Präparat. Wenn Sie aber kein besonderer Freund von diesem Gemüse sind, können Sie Lutein in Tablettenform bekommen, auch in Kombipräparaten (die aber mindestens 6 mg enthalten sollten). Wenn es einzeln genommen wird, empfehle ich 1 Tablette von 6 bis 20 mg täglich zu einer Mahlzeit. Medikamente oder Nahrungsergänzungsmittel, die die Fettresorption verringern (wie z. B. Xenicol oder Formoline 112), können die Verwertbarkeit von Lutein beeinträchtigen. Wenn Sie schwanger sind, sprechen Sie mit Ihrem Arzt, bevor Sie ein Luteinpräparat einnehmen. Wenn Sie eine Allergie gegen Ringelblumen haben, sollten Sie keine Luteinpräparate** einnehmen.

---

* Lycopin-Präparate gibt es derzeit noch nicht in Deutschland zu kaufen, sie sind lediglich in Kombi-Multivitamin-Präparaten verfügbar. (Anm. d. Red.)
** In Deutschland sind Luteinpräparate in Apotheken erhältlich. (Anm. d. Red.)

Zeaxanthin

Ähnlich wie Lutein schützt auch dieses Carotinoid die Augen vor Makuladegeneration, die durch Freie Radikale ausgelöst wird (die Beschädigung der Makula oder des gelben Flecks, einer winzigen Netzhauterhebung, die für das feine Sehen zuständig ist, kann verschwommenes Sehen verursachen und schließlich zu zentralem Sehverlust führen; obwohl das Fortschreiten dieses Prozesses auf operativem Wege verlangsamt werden kann, gibt es keine Heilung dafür, weshalb die Prophylaxe so wichtig ist). Zeaxanthin kann auch helfen, gegen verschiedene Arten von Krebs zu schützen, indem es als Radikalfänger wirkt und das Tumorwachstum bremst.

Empfehlungen für die Ernährung und Zusatzpräparate
Zeaxanthin kommt in beträchtlichen Konzentrationen in Mangold, Chicoree, Rote Bete und Spinat vor. Wenn Sie diese grünen Gemüse nicht oft in Ihrer Kost verwenden, sollten Sie ein gutes kombiniertes Carotinoid- oder Antioxidanspräparat mit 30 bis 130 mg Zeaxanthin* täglich zu den Mahlzeiten in Erwägung ziehen.

Flavonoide

Diese phytochemischen Substanzen mit Antioxidationswirkung bilden die wasserlöslichen Farbstoffe von Gemüse, Obst, Getreide, Blättern und Rinden. Biologisch aktive antioxidative Flavonoide heißen Bioflavonoide. Es gibt zahlreiche Arten von Flavonoiden, und sie kommen in unterschiedlichen Konzentrationen in verschiedenen Pflanzen vor. Es hat sich gezeigt, dass manche Flavonoide die Antioxidationswirkung von Vitamin C und E sogar um das Fünfzigfache übertreffen, und die in roten Weintrauben enthaltenen Flavonoide

* Zeaxantin ist in Deutschland in Apotheken erhältlich. (Anm. d. Red.)

sind sogar mehr als tausendmal wirksamer als Vitamin E, um die Oxidation von LDL-Cholesterin beim Menschen zu verhindern. Es folgt eine Aufstellung einiger Flavonoide, über die Sie zumindest ein paar Informationen haben sollten, da sie so viel für Ihre Gesundheit tun können.

Catechine

Sie gehören zur Familie der Polyphenol-Flavonoide und haben sich als wachstumshemmend für antibiotikaresistente Staphylokokken, die zu lebensbedrohlichen Infektionen führen können, erwiesen; sie können auch helfen, bei cholesterinreicher Nahrung einen ausgeglichenen Cholesterinspiegel zu bewahren, und wirken vorbeugend gegen Karies und Zahnfleischerkrankungen. Außerdem gibt es eindeutige Hinweise, dass sie prophylaktisch gegen Magen- und Lungenkrebs wirken, DNS-Schäden verhindern und den Beginn von Arteriosklerose hinauszögern können.

Empfehlungen für die Ernährung und Zusatzpräparate
Catechine kommen in hohen Konzentrationen in grünem Tee vor und sind auch in Weintrauben, Traubensaft und daraus hergestelltem Wein vorhanden. Eine übermäßige Zufuhr von Catechinen kann giftig wirken. Ich habe jedoch festgestellt, dass täglich 1 bis 2 Tassen grüner Tee unbedenklich und wohltuend sind.

VORSICHT! Schwangere oder stillende Frauen sowie Menschen mit Herzrhythmusstörungen sollten die Zufuhr auf höchstens 2 Tassen grünen Tee täglich beschränken. (Es sind auch Nahrungsergänzungsmittel mit entkoffeiniertem Grüntee-Extrakt erhältlich.)

Reserveratrol

Ein weiteres wichtiges Mitglied der Polyphenol-Flavonoid-Gruppe; Untersuchungen haben gezeigt, dass es das Risiko von Herzerkrankungen und Schlaganfall reduzieren kann, indem es die Bildung von Blutgerinnseln und LDL-Cholesterin (»schlechtem« Cholesterin) verhindert. Es zeigt sich auch wirksam, um die Entstehung von Krebszellen blockieren zu helfen und sogar bösartige Zellen wieder in gutartige umzuwandeln.

Empfehlungen für die Ernährung und Zusatzpräparate
Reserveratrol ist eine Verbindung, die in der Schale und den Kernen von Weintrauben vorkommt. Gemeinsam mit Catechinen und Anthocyanidin, dem Antioxidans, das für die dunkelviolette Farbe von blauen Weintrauben verantwortlich ist, scheint Reserveratrol die Antwort zu liefern auf das sogenannte »französische Paradoxon«: die Tatsache nämlich, dass die Franzosen trotz ihrer äußerst fett- und cholesterinreichen Kost eine der niedrigsten Raten für Herzerkrankungen auf der ganzen Welt haben. Viele Wissenschaftler meinen, dies liege am Rotwein, den die Franzosen zum Essen trinken. Falls Sie kein Weinliebhaber sind oder die negativen Auswirkungen übermäßigen Alkoholkonsums vermeiden wollen, aber dennoch die gesundheitlichen Vorteile genießen wollen, gibt es eine Alternative: Auch dunkelroter Traubensaft enthält Reserveratrol, wenn auch in geringeren Mengen, und außerdem gibt es Zusatzpräparate zu kaufen. Ich empfehle, täglich entweder 1 Kapsel mit 1000 µg Reserveratrol oder 2 Kapseln mit 30 mg Polyphenol zu nehmen. (Bereits in Deutschland erhältlich. Anm. d. Red.)

Proanthocyanidine und Anthocyanidine (PCO)

Sie sind auch als oligomere Proanthocyanidine (OPC) bekannt; diese Flavonoide haben eine hohe Gefäßschutzwirkung und besitzen eine erstaunliche Fähigkeit, die vielen Kollageneiweißstränge im Körper zusammenzuhalten und zu verstärken, vor allem im Bindegewebe, in Sehnen, Bändern und Knochen. Aufgrund dieser Eigenschaft fördern sie eine gute Durchblutung aller Drüsen und Organe (wesentlich für die Verhinderung und Überwindung von Krankheiten); sie stabilisieren die empfindlichen Kapillargefäße, helfen gegen blaue Flecken, Krampfadern und Hämorrhoiden und haben einen entscheidenden Einfluss auf die Verhinderung von Osteoporose. Außerdem können sie Sport- und Fitnessanhängern von Nutzen sein, da sie aufgrund ihrer wasserlöslichen Eigenschaften in den Gewebsflüssigkeiten die Freien Radikalen neutralisieren können, die beim intensiven Training entstehen.

Empfehlungen für die Ernährung und Zusatzpräparate
Ob PCOs oder OPCs, sie werden vor allem aus Traubenkernen und Kiefernrindenextrakt gewonnen. Pycnogenol, eines der wenigen Antioxidantien, die die Blut-Hirn-Schranke überwinden können und Hirn- und Nervengewebe vor Oxidation schützen, wird häufig mit Kiefernrinde gleichgesetzt. In Wirklichkeit handelt es sich jedoch um den geschützten Namen einer Substanz, die zu 50 bis 60 Prozent aus Proanthocyanidinen besteht. Sie wird mittels eines patentierten Verfahrens hergestellt, bei dem Flavonoide und andere Substanzen aus der Kiefernrinde gewonnen werden.
Diese Flavonoide kommen auch in anderen Obst- und Gemüsesorten vor, doch da für die gesunde Ernährung Rinde, Stängel, Blätter und Schale meistens weniger begehrt sind, werden sie üblicherweise weggeworfen. Glücklicherweise gibt es sie als Nahrungsergänzungsmittel. Meine Empfehlung wäre, bis zu 3 Tabletten mit 30 bis 100 mg PCO täglich zwischen den Mahlzeiten zu nehmen. Nehmen Sie die niedrigere Dosis, außer Sie sind über 65 oder haben ein schwaches Immunsystem.

Isoflavone

Diese Nährstoffe pflanzlicher Herkunft kommen in Sojabohnen und anderen Hülsenfrüchten vor und sind verwandt mit den Flavonoiden. Im Körper werden sie zu Phytoöstrogenen (Pflanzenöstrogenen) umgewandelt – hormonähnlichen Verbindungen, die helfen können, das Wachstum hormonabhängiger und anderer Formen von Krebs zu blockieren. Sie scheinen auch dazu beizutragen, den Gesamtcholesterinspiegel zu senken und hohe Bluttriglyceridwerte zu reduzieren, und bieten dadurch Schutz vor Herzerkrankungen. Auch können sie Hitzewallungen bei Frauen in den Wechseljahren verhindern. Die bekanntesten Isoflavone sind Genistein und Daidzein.

Genistein

Hilft, die Ausbreitung von krebsartigen Tumorzellen zu blockieren, indem es das Wachstum neuer Blutgefäße verhindert, welche die Krebszellen ernähren. Kann das Risiko von Brust- und Prostatakrebs senken.

Empfehlungen für die Ernährung und Zusatzpräparate
Genistein kommt ausschließlich in Sojaerzeugnissen wie Sojamilch oder Tofu, Miso und Tempeh vor. Wenn Sie kein Liebhaber von Tofu und Soja sind, können Sie es als Tablette oder in Pulverform mit Daidzein und anderen Isoflavonen bekommen. Ich empfehle 1 Sojaproteinmixgetränk oder 2 Tabletten Sojakonzentrat (mit 10 mg Genistein und Daidzein) täglich.

Daidzein

Wirkt zusammen mit Genistein blockierend auf Enzyme, die das Tumorwachstum fördern. Es kann besonders für Frauen hilfreich sein, um die Wirkung starker Östrogengaben zu regulieren, die das Wachstum von Brustkrebszellen anregen können. Außerdem hilft es bei der Senkung des Blutalkoholspiegels und zur Linderung eines Katers (siehe Seite 400).

Empfehlungen für die Ernährung und Zusatzpräparate
Daidzein kommt wie Genistein in Sojaprodukten vor. Als
Antioxidans und krebsbekämpfendes Mittel empfehlen sich
1 Sojaproteinmixgetränk täglich oder 2 Tabletten Sojakonzentrat (mit Genistein und anderen Isoflavonen). Daidzein ist
auch das Isoflavon, das in Kudzu (*Pueraria lobata*, Pfeilwurzelmehl), einer in der orientalischen Medizin verwendeten
Pflanzensubstanz, vorkommt und bei Alkoholgenuss einem
Kater vorbeugt bzw. den»Alkoholdurst« reduziert. Kudzuprä-
parate sind als Kapseln erhältlich. Ich empfehle 3 Kapseln zu
500 mg täglich, vor oder nach dem Genuss von Alkohol.

Vitamine

Die wichtigsten Vitamine mit antioxidativer Wirkung sind Vitamin A, C und E.

Vitamin A

Vitamin A, besonders die Provitamine Alpha- und Beta-Carotin, ist ein hochwirksamer und wichtiger Radikalfänger. Es
vermag Karzinogene zu zerstören und bietet nachweislich
Schutz gegen viele Formen von Krebs.

Empfehlungen für die Ernährung und Zusatzpräparate
Siehe Seite 67 ff.

Vitamin C

Dieses wasserlösliche Zaubermittel könnte mit Recht als *das*
Antioxidans schlechthin bezeichnet werden, weil es auch die
anderen Antioxidantien im Körper schützt. Es hemmt die
Entstehung von krebserzeugenden Nitrosaminen, verringert
das Risiko vieler Krebsarten, erhöht die Aktivität der lebenswichtigen Immunzellen, verhindert die gefährliche Oxidation
von LDL-Cholesterin und senkt das Herzinfarktrisiko.

Empfehlungen für die Ernährung und Zusatzpräparate
Siehe Seite 101 ff.

Vitamin E

Ein fettlöslicher »Kampfstoff« gegen Freie Radikale, der die Zellmembranen und andere lipidhaltige Gewebe schützt. Es hat sich gezeigt, dass es vorbeugend gegen grauen Star hilft, die Immunreaktion des Körpers verbessert, prophylaktisch gegen viele Arten von Krebs wirkt und das Risiko eines tödlichen Herzinfarkts erheblich vermindert.

Empfehlungen für die Ernährung und Zusatzpräparate
Siehe Seite 108 ff.

Mineralstoffe

Sämtliche Mineralstoffe sind Antioxidantien, doch zum Unterschied von einigen Vitaminen kann nicht ein einziger Mineralstoff im Körper gebildet werden, und deshalb müssen alle Mineralstoffe der Nahrung zugesetzt werden. Die Wichtigkeit ihres Vorhandenseins im Körper in den richtigen Mengen kann gar nicht genug betont werden, da die Vitamine ohne die Hilfe der Mineralstoffe weder wirken noch resorbiert werden können. Von allen Mineralstoffen sind Selen und Zink die wichtigsten Radikalfänger.

Selen

Synergistische Wirkung mit Vitamin E (bei gleichzeitiger Gabe steigert sich die Wirkung); nachweislich ein wichtiges Mittel zur Krebsvorbeugung, besonders hilfreich zum Schutz vor Schäden, die durch Strahlung und krebserregende Chemikalien verursacht werden. Selen stimuliert auch eine erhöhte Antikörperreaktion bei Infektionen, hilft bei der Verhinderung von Blutgerinnseln, die zu einem Schlaganfall führen können, und es kann Schmerzen und Steifheit bei Arthritis lindern helfen. Außerdem steht es in dem Ruf, die männliche Libido zu steigern.

Empfehlungen für die Ernährung und Zusatzpräparate
Siehe Seite 152 f.

Zink

Ein hochwirksames Mittel zur Bekämpfung von Schnupfen und Erkältung: Es aktiviert das Immunsystem und erhöht die Zahl der infektionsbekämpfenden T-Zellen, vor allem bei älteren Menschen. Es kann auch helfen, den durch Makuladegeneration verursachten Sehverlust hinauszuzögern sowie die Prostata vor Vergrößerung und sogar gegen Krebs zu schützen.

Empfehlungen für die Ernährung und Zusatzpräparate
Siehe Seite 155 ff.

Zwiebelgemüse *(Allium)*

Es gibt mehr als 500 Pflanzen der *Allium*-Familie, aber die Superstars unter den Antioxidantien sind Knoblauch (siehe Seite 255 f.), Zwiebeln, Frühlingszwiebeln (Schalotten) und Lauch. All diese Gemüse enthalten Flavonoide, Vitamin C, Selen und Schwefelverbindungen, von denen nachgewiesen wurde, dass sie hochwirksame krebsbekämpfende Eigenschaften besitzen; insbesondere helfen sie den Zellen, karzinogene Substanzen auszuscheiden. Auch wirken sie vorbeugend gegen Herzinfarkt und Schlaganfall, da sie den Cholesterinspiegel und den Blutdruck senken und Blutgerinnseln vorbeugen. Außerdem unterstützen sie die Leber, indem sie entgiftende Enzymsysteme aktivieren, und sie können hilfreich sein bei der Verhinderung von Allergien und Asthma.

Empfehlungen für die Ernährung und Zusatzpräparate
Sie müssen keine rohen Zwiebeln oder Knoblauch essen, um die Wohltaten dieser Gemüsesorten ernten zu können; auch im gekochten Zustand scheinen sie ihre antioxidative Wirkung beizubehalten. Und wenn Sie nicht riskieren wollen, Sodbrennen oder schlechten Atem zu bekommen, können Sie auf Knoblauchkapseln zurückgreifen, die geruchlos sind. Frische Petersilie ist ein natürliches Mittel zur Atemverbesserung, aber es gibt auch Kapseln aus Petersiliensamenöl, die den Mundgeruch verbessern und leichter zu transportieren sind.

Heidelbeere (Blaubeere)

Die Heidelbeere ist ein hochwirksames Antioxidans. Sie enthält Anthocyanoside, denen man nachsagt, dass sie die Kapillargefäße stärken, gegen grauen Star, Nachtblindheit und andere Sehprobleme schützen und die Durchblutung fördern. Sie wirkt auch gegen das Bakterienwachstum und besitzt nicht nur entzündungshemmende, sondern auch krebshemmende Eigenschaften.

Empfehlungen für die Ernährung und Zusatzpräparate
Heidelbeerpräparate sind in Form von Kapseln oder als Flüssigextrakt erhältlich. Nehmen Sie 1 Kapsel mit 500 mg bis zu dreimal täglich. Oder mischen Sie 15 bis 40 Tropfen mit Wasser oder Saft und trinken Sie es dreimal täglich. Heidelbeere wirkt am besten in Verbindung mit Vitamin C (bis zu 500 mg Vitamin C täglich).

VORSICHT! Überschreiten Sie nicht die empfohlenen Dosierungen. Obwohl die kommerziell erhältlichen Extrakte unbedenklich sind, können Heidelbeerblätter giftig wirken, wenn sie über einen längeren Zeitraum eingenommen werden.

Coenzym Q_{10} (Co-Q_{10}, Ubichinon)

Dieser antioxidative Nährstoff kommt in allen lebenden Zellen vor und ist lebenswichtig, um uns mit der Energie zu versorgen, die für alle Körperfunktionen notwendig ist. Wenn wir altern, sinkt die Menge an Coenzym Q_{10} im Körper, was in direktem Zusammenhang mit zahlreichen altersbedingten Beschwerden und Erkrankungen stehen kann (siehe Seite 521). Auch schlechte Essgewohnheiten, Stress und Infektionen können die Fähigkeit des Körpers beeinträchtigen, ausreichende Mengen bereitzustellen. Coenzym Q_{10} hat mit seinen antioxidativen Eigenschaften vieles gemeinsam mit Vitamin E, z. B. liefert es mehr Energie, verbessert die Herzfunktion, hilft bei Zahnfleischerkrankungen und stärkt das Immunsystem.

Zudem deutet eine im Oktober 2002 in *Archives of Neurology* veröffentlichte, vom *National Institute of Neurological Disorders and Stroke* finanzierte Studie darauf hin, dass Coenzym Q_{10} das Voranschreiten der Parkinson-Krankheit verlangsamen kann. Gewiss müssen noch weitere Studien durchgeführt werden, doch diese ersten Ergebnisse sind sehr viel versprechend. Bisher gibt es zwar Medikamente, die die Symptome der Parkinson-Krankheit lindern können, aber keine der derzeit bekannten Therapien kann das Voranschreiten dieser Erkrankung verlangsamen. Die Forscher glauben, dass Coenzym Q_{10} wirkt, indem es die Funktion der Mitochondrien steigert, jener »Kraftwerke«, die die Energie in den Zellen produzieren – insbesondere, da bereits frühere Studien gezeigt haben, dass der Coenzym-Q_{10}-Spiegel in den Mitochondrien von Parkinson-Patienten verändert war.

Viele ältere Menschen mit eingeschränkter Herzfunktion haben von einem fast unmittelbar empfundenen Energieschub berichtet, und Menschen, die an einer Halsentzündung litten, berichteten, dass Coenzym Q_{10} die Schmerzen besser linderte als andere traditionelle Medikamente. Statine, die von Millionen Menschen mit zu hohem Cholesterinspiegel – ein bedeutender Risikofaktor für Herzerkrankungen – eingenommen werden, verringern das im Körper gespeicherte Coenzym Q_{10}. Mit anderen Worten, diese Millionen Menschen, die durch die Einnahme eines Medikamentes das Risiko für eine Herzerkrankung senken wollen, *erhöhen* es womöglich gerade dadurch. Wenn Sie Statine einnehmen, ist die Anwendung eines Coenzym-Q_{10}-Ergänzungsmittels ratsam.

Empfehlungen für die Ernährung und Zusatzpräparate
Coenzym Q_{10} kommt in Fleisch, Getreideflocken, Gemüse, Eiern und Milchprodukten vor, aber es wird erheblich abgebaut durch lange Lagerung, industrielle Bearbeitung und die Art der Zubereitung. Als Zusatzpräparat empfehle ich 1 Kapsel mit 30 mg bis zu dreimal täglich. Co-Q_{10} wird am besten aufgenommen und ist am leichtesten zu schlucken in Form eines Gels, in dem das Co-Q_{10} an Sojaöl gebunden ist. Ergänzungsmittel auf Ölbasis sind vom Körper besser verwertbar – und deshalb wirksamer –, da Co-Q_{10} ein fettlöslicher Nährstoff ist.

Kohlgemüse (Kreuzblütler)

Diese Gruppe von antioxidantienreichen Gemüsesorten (wie Brokkoli, Rosenkohl, Kohl, Grünkohl etc.) enthält – neben Vitamin C und anderen Flavonoiden – phytochemische Substanzen, die als Indole und Sulforaphan bezeichnet werden. Die Indole machen die Östrogene unwirksam, die das Wachstum von Tumoren, speziell Brusttumoren, begünstigen. Es hat sich gezeigt, dass Sulforaphan die Zellen dazu stimuliert, krebsbekämpfende Enzyme herzustellen. Die Kombination all der hochwirksamen Antioxidantien, die in den Gemüsen der Kohlfamilie vorkommen, hat nachweislich eine Schutzwirkung gegen viele Krebsformen.

Empfehlungen für die Ernährung und Zusatzpräparate
Trotz oder gerade wegen ihrer ernährungsphysiologischen Vorzüge rangieren die Kohlgemüse (Brokkoli, Grünkohl, Blumenkohl, Rosenkohl, Chinakohl u. Ä.) bei den meisten Menschen ziemlich weit oben auf der Liste der Lieblingsspeisen. Und außerdem sind heute viele von den gesundheitsfördernden Wirkstoffen, die diese Gemüse enthalten, als Zusatzpräparate erhältlich. Eine Pille zu schlucken, liefert Ihnen zwar nicht die Ballaststoffe und all die anderen Nährstoffe des frischen Gemüses, aber es ist immer noch besser, als auf dessen Gesundheitsvorteile zu verzichten. Ich habe herausgefunden, dass ein kombiniertes Präparat aus verschiedenen Obst- und Gemüsesorten mit isolierten Wirkstoffen oder Extrakten des Brokkoli ein hervorragender Energiespender zwischen den Mahlzeiten sein kann – und eine gute Möglichkeit, die Grundbedürfnisse an gesunden Nährstoffen zu decken.

Ginkgo *(Ginkgo biloba)*

Dieser hochwirksame antioxidative Pflanzenwirkstoff ist am meisten für seine durchblutungsfördernde Wirkung bekannt. Durch die Erhöhung der Sauerstoffzufuhr zum Herzen, zum Gehirn und allen anderen Teilen des Körpers hilft Ginkgo, die geistige Leistungsfähigkeit und das Konzentrationsvermögen zu steigern, Muskelschmerzen zu lindern und Impotenz entgegenzuwirken. Tatsächlich haben mir zahlreiche Männer bestätigt, dass er für sie wie ein natürliches Potenzmittel wirkt. Er kann Symptome von Schwindelgefühlen und Tinnitus (Ohrklingeln) vermindern und die Wahrnehmung sowie soziale Funktionsfähigkeit bei Patienten, die an der Alzheimer-Krankheit leiden, verbessern. Durch seinen Beitrag zum Schutz der Zellen gegen Freie Radikale kann er auch den Alterungsprozess verzögern helfen und vorbeugend gegen Krebs wirken.

Neuere Studien haben ergeben, dass Ginkgo bei der Vorbeugung und Behandlung von Makuladegeneration helfen kann und darüber hinaus eine deutliche antidepressive Wirkung bei Menschen zeigt, die auf die übliche Behandlung mit Antidepressiva nicht ansprechen.

Empfehlungen für die Ernährung und Zusatzpräparate
Standardisierter Ginkgo biloba ist in Dosierungen von 40 und 60 mg erhältlich. Sie können bis zu 3 Kapseln oder Tabletten mit 60 mg täglich nehmen.

VORSICHT! In Verbindung mit Aspirin kann dieses Präparat zu roten Äderchen im Auge führen.

Glutathion

Dieses dreifache Antioxidans wird in der Leber aus den drei Aminosäuren Cystein, Glutaminsäure und Glycin gebildet. Es schützt die Zellen im ganzen Körper ebenso wie das Organgewebe, und es kann Krebs vorbeugen, speziell in der Leber. Glutathion aktiviert das Immunsystem, wirkt entgiftend gegen Schwermetalle und Medikamente und kann auch vor Strahlungsvergiftungen und den schädlichen Wirkungen von Zigarettenrauch und Alkoholmissbrauch schützen. Außerdem wird es zur entzündungshemmenden Behandlung bei Arthritis und Allergien eingesetzt.

Empfehlungen für die Ernährung und Zusatzpräparate
Glutathion kommt in Obst und Gemüse vor, kann aber durch Kochen an Wirksamkeit verlieren. Als zusätzliches Präparat empfehle ich 1 Kapsel zu 50 mg ein- bis zweimal täglich. Die Aminosäure Methionin hilft, dem Glutathion-Abbau vorzubeugen; es ist daher sinnvoll, in die Ernährung natürliche Quellen für Methionin einzubeziehen, wie Bohnen,

Eier, Fisch, Knoblauch, Linsen, Sojabohnen und Joghurt. Außerdem kann ein Aminosäurepräparat, das L-Cystein und L-Methionin enthält, die Bildung von körpereigenem Glutathion steigern.
Hinweis: In Deutschland nicht frei verkäuflich, sondern nur als rezeptpflichtiges Medikament erhältlich. (Anm. d. Red.)

Liponsäure

Liponsäure ist ein hervorragender Radikalfänger und wird oft als »Universalantioxidans« bezeichnet; es ist eine vitaminähnliche Substanz, die der Körper auf natürliche Weise erzeugt. Im Unterschied zu anderen körpereigenen Antioxidantien, die spezifische Aufgaben zu erfüllen haben, ist die Liponsäure weder ausschließlich fettlöslich noch wasserlöslich; dadurch kann sie die Aktivität anderer Antioxidantien im Körper verstärken, aber auch für sie einspringen. Wenn z. B. die Depots der antioxidativen Vitamine C und E abgebaut sind, übernimmt die Lipoinsäure vorübergehend deren Aufgaben. Aufgrund ihrer Fähigkeit, die Blut-Hirn-Schranke zu überwinden, kann sie auch helfen, die negativen Auswirkungen eines Gehirnschlags wieder rückgängig zu machen. Liponsäure hilft auch, die Blutzuckerwerte zu normalisieren, und kann ernsten Komplikationen bei Diabetes vorbeugen.

Empfehlungen für die Ernährung und Zusatzpräparate
Wenn wir altern, stellt unser Körper die Produktion von Liponsäure in ausreichenden Mengen ein. Wenn Sie über 40 sind, wollen Sie vielleicht auf ein zusätzliches Präparat nicht verzichten. Liponsäure ist in Form von Tabletten erhältlich und in kombinierten Antioxidationspräparaten enthalten. Ich empfehle 1 bis 2 Tabletten mit 50 mg täglich.
Hinweis: In Deutschland nicht frei verkäuflich, sondern nur als rezeptpflichtiges Medikament erhältlich. (Anm. d. Red.)

Melatonin

Dieses antioxidative Hormon wird im Gehirn von der Zirbeldrüse (Epiphyse) im Schlaf erzeugt und unterstützt die Aufrechterhaltung der natürlichen Biorhythmen des Körpers. Weil es unsere Körperuhr (Schlaf-Wach-Zyklen) steuert, erweist es sich als sehr hilfreich zur Behandlung von Jetlag (Zeitverschiebung bei Langstreckenflügen) und Schlaflosigkeit.

Wenn wir altern, nehmen unsere Melatoninwerte ab. Durch Einnahme zusätzlicher Präparate lässt sich der Alterungsprozess hinauszögern – vor allem dadurch, dass man die Schädigung der Gehirnzellen durch Oxidation verhindert, was zu einem ganzen Spektrum von Krankheiten beiträgt, wie z. B. Alzheimer. Es zeigte sich auch, dass Melatonin die Häufigkeit von »Cluster«-Kopfschmerz (Bing-Horton-Syndrom, Histaminkopfschmerz) reduziert und die Immunreaktion ankurbelt, indem es krebsbekämpfende Zellen aktiviert, die die Ausbreitung von bösartigen Zellen stoppen können.

Empfehlungen für die Ernährung und Zusatzpräparate
Melatonin ist in Nahrungsmitteln wie zum Beispiel Tomaten enthalten, weshalb es als Ergänzungsmittel verkauft werden kann, obwohl es sich dabei um ein Hormon handelt.[*]

Zur Vermeidung von Jetlag empfehle ich 1 bis 3 mg als Sublingualtablette (unter der Zunge) eine halbe Stunde vor dem Einschlafen am Zielort. Wenn Sie Tabletten oder Kapseln nehmen (die nicht so schnell wirken), empfehle ich 1 bis 3 mg eineinhalb Stunden vor der gewünschten Einschlafzeit. Bei Schlaflosigkeit 1 bis 5 mg vor dem Schlafengehen. Beginnen Sie mit 1 mg und erhöhen Sie die Dosis, wenn nötig,

---

[*] In Deutschland gilt es als verschreibungspflichtige (Import-)Arznei. (Anm. d. Red.)

aber nicht über 5 mg. Als allgemeines alterungsverzögerndes Mittel empfehle ich 0,5 bis 1 mg sublingual vor dem Schlafengehen.

Tipp: Wenn Sie gern vor dem Schlafengehen noch etwas naschen, wäre eine Banane genau das Richtige, da sie die Melatoninproduktion ankurbeln kann.

Einige Arzneimittel, einschließlich der frei verkäuflichen nichtsteroidalen entzündungshemmenden Medikamente, stören die Melatoninproduktion im Gehirn. Bereits eine normale Dosis Aspirin kann die Melatoninproduktion um 75 Prozent verringern. Wenn Sie solche Medikamente einnehmen, schlucken Sie die letzte Dosis nach dem Mittagessen. Auch Benzodiazepine wie Valium und Xanax, Koffein, Alkohol, Medikamente gegen Erkältungen, harntreibende Mittel, Betablocker, Kalziumkanalblocker, Diätmittel und Corticosteroide wie Prednison können die Melatoninproduktion im Gehirn beeinträchtigen.

VORSICHT! Melatonin kann Sie sehr schläfrig machen, und Sie sollten es nur vor dem Schlafengehen nehmen. Nach der Einnahme sollte man keinesfalls Auto fahren oder schwere Maschinen bedienen. Wenn Sie Medikamente nehmen, an einer ernsten Krankheit leiden, schwanger sind oder stillen, Diabetiker sind oder an durch andere Krankheiten bedingten hormonellen Störungen leiden oder wenn Sie in den Wechseljahren sind und eine Hormonersatztherapie machen, sollten Sie Melatonin *nicht* nehmen, ohne vorher Ihren Arzt zu konsultieren. Außerdem kann es die Immunfunktion zu stark anregen, und darum sollten Menschen, die an einer Autoimmunerkrankung leiden oder immununterdrückende Medikamente nehmen, *kein* Melatonin nehmen.

Superoxiddismutase (SOD)

Ein Enzym, das als hochwirksames Antioxidans wirkt, besonders im Hautgewebe; es revitalisiert die Zellen und vermindert die Geschwindigkeit des Zellabbaus. Tatsächlich haben SOD-Injektionen sich bei der Behandlung von Sklerodermie bewährt. SOD hilft dem Körper, lebenswichtiges Zink, Kupfer und Mangan auszuwerten, aber seine Wirkung lässt nach, wenn diese Mineralstoffe nicht zugeführt werden. Wenn wir altern, erzeugt unser Körper immer weniger SOD; darum kann sich die zusätzliche Einnahme von Präparaten vorteilhaft auf die Faltenverringerung und die Verzögerung des Alterungsprozesses auf allen Ebenen auswirken.

Empfehlungen für die Ernährung und Zusatzpräparate
Zu den besten natürlichen Quellen von SOD gehören Gerstengras (Nahrungsergänzungsmittel), Brokkoli, Rosenkohl, Kohl und Weizengras. SOD wird im Magen abgebaut, deshalb müssen Präparate mit einem magenresistenten Überzug versehen sein, damit das Enzym in den Dünndarm gelangen und dort resorbiert werden kann. Als Bestandteil einer alterungsverzögernden Kur (siehe Seite 520 f.) sollten Sie 125 µg täglich nehmen.

Noch Fragen zu Kapitel VIII?

»Meine Schwester ist Krankenschwester und hat mir erzählt, dass die Einnahme von Beta-Carotin-Präparaten die Wirksamkeit meines Vitamin-E-Präparates vermindern kann. Ist das wahr?«
Es ist wahr, aber sehr unwahrscheinlich. Die Vitamin-E-Resorption kann vermindert werden, wenn Sie hohe Mengen an Vitamin A und Beta-Carotin im Körper haben, aber solange Sie es mit Ihren Zusatzpräparaten nicht übertreiben (und sich Ihre Haut nicht durch die Carotinoid-Überdosierung orange färbt), würde ich mir keine Gedanken machen.

»*Gibt es eine Möglichkeit festzustellen, ob mir Antioxidantien fehlen?*«
Allerdings, die gibt es. Es gibt einen Test, bei dem der sogenannte »oxidative Stress« bestimmt wird. Hierfür entnimmt
man Harn- und Blutproben, um den Gehalt an Freien Radikalen und die Glutathionreserven im Körper zu bestimmen.
Wenn Sie sich guter Gesundheit erfreuen und keine ernsten
Symptome oder schwerwiegenden Sorgen haben, sehe ich
keine Notwendigkeit, die Kosten eines solchen Tests auf sich
zu nehmen. Aber wenn Sie sich Sorgen machen, ist es natürlich am besten, einen Arzt zu befragen, der sich in Ernährungsfragen gut auskennt (siehe Seite 569 f.).

»*Was kann ich ergänzend einnehmen, um meine Werte für Antioxidantien auf natürliche Weise zu erhöhen?*«
Dazu fallen mir zwei Präparate ein. Eines ist Silymarin, das
drei aus der Mariendistel gewonnene Bioflavonoide (Silybin,
Silydianin und Silychristin) enthält. Es ist ein natürliches Antioxidans, das die Leberfunktion verbessert (die Mariendistel
wird seit Jahrhunderten zur Behandlung von Leberstörungen
verwendet), und es steigert auch den Anteil von zwei der
wichtigsten körpereigenen Antioxidantien, Glutathion und
Superoxiddismutase (SOD). Sie können bis zu drei Silymarin-
Kapseln mit 500 mg täglich nehmen.
Außerdem gibt es ein altes pflanzliches Tonikum der Chinesen namens Cordycepin, das traditionell zur Bekämpfung
von Ermüdungserscheinungen und zur Steigerung der Vitalität eingesetzt wird und die körpereigenen Antioxidantien-
werte anheben kann. Ich empfehle 2 Kapseln zu 525 mg täglich zu den Mahlzeiten.
(Cordycepin ist in Deutschland nicht erhältlich. Anm. d. Red.)

»*Ist an dem köstlichen Gerücht etwas dran, dass Schokolade die
Wirkung von Antioxidantien ankurbelt?*«
Wenn Sie dunkle Schokolade mögen, habe ich süße Neuigkei-
ten für Sie – das Gerücht stimmt. In einer kürzlich durchge-

führten Studie, die in dem Wissenschaftsjournal *Nature* veröffentlicht wurde, haben Wissenschaftler herausgefunden, dass der Genuss von Bitterschokolade – nicht von Vollmilchschokolade! – den Antioxidantien-Spiegel im Blut erhöhte. Zwölf freiwillige Probanden aßen an verschiedenen Tagen jeweils 100 Gramm Bitterschokolade, 100 Gramm dunkle Milchschokolade beziehungsweise 200 Gramm Vollmilchschokolade. Blutuntersuchungen, die eine Stunde nach dem Verzehr der Bitterschokolade durchgeführt wurden, zeigten einen deutlich erhöhten Spiegel von Antioxidantien, einschließlich Epicatechin, eines bekannten, in Lebensmitteln enthaltenen Flavonoids. Im Gegensatz dazu konnte bei den Versuchspersonen, die dunkle Milchschokolade beziehungsweise Vollmilchschokolade verzehrt hatten, keine große Veränderung des Antioxidantien-Spiegels beobachtet werden. Die Aufnahme von Epicatechin ins Blut war überdies viel geringer als nach dem ausschließlichen Verzehr von Bitterschokolade. Nach Auffassung der Wissenschaftler weisen diese Ergebnisse darauf hin, dass bestimmte Nahrungsbestandteile die antioxidative Aktivität von Flavonoiden im Körper reduzieren könnten. Und sie weisen darauf hin, dass man kein schlechtes Gewissen mehr haben muss, wenn man Bitterschokolade isst – in Maßen natürlich.

»Enthält schwarzer Tee dieselben Antioxidantien wie grüner Tee?«
Nein, schwarzer Tee – der mehr Verarbeitungsprozesse erfährt als grüner Tee – enthält etwas weniger Antioxidantien. Interessanterweise haben Studien gezeigt, dass sowohl schwarzer als auch grüner Tee, wenn man ihn etwa fünf Minuten ziehen lässt, mehr als 80 Prozent der Catechine (die in Tee enthaltenen Antioxidantien) freisetzt, und das, obwohl Tee auf vielfältige Art und Weise zubereitet wird und in seiner chemischen Zusammensetzung verschieden ist. Instant-Eistee enthält dagegen nur geringe Mengen an Catechinen. Wenn Sie Ihren Nachmittagstee also besonders nährstoffreich zubereiten wollen, lassen Sie den Teebeutel im Wasser und halten Sie die Kanne heiß.

IX
Andere »Wundermittel«

Probiotika: *Lactobacillus acidophilus*

Probiotika sind Organismen, die zur Gesundheit des Verdauungstraktes beitragen. Es sind nützliche Bakterien, die dem Körper helfen, Krankheiten abzuwehren. Der *Lactobacillus acidophilus* oder Acidophilus, wie er gemeinhin heißt, ist eine Quelle für nützliche Darmbakterien und als Kapsel oder Granulat wirkungsvoller als der übliche Joghurt. Es gibt Acidophilus-Kulturen auf Soja-, Milch- oder Hefebasis in Reformhäusern.

Viele Ärzte raten bei einer Tablettenbehandlung mit Antibiotika gleichzeitig zu Acidophilus, da die Antibiotika die nützliche Darmflora zerstören, was oft zu Durchfall und einem Überhandnehmen des Pilzes *Candida albicans* führt. Dieser Pilz kann im Darm, in der Scheide, in der Lunge, in der Mundschleimhaut, an den Fingern und unter den Nägeln gedeihen. Meistens verschwindet er nach einigen Tagen wieder, wenn man reichliche Mengen an Acidophilus-Kulturen zu sich nimmt.

Regelmäßige Aufnahme von Acidophilus hält den Darm rein. Das kann auch schlechten Atem beseitigen, der durch Darmfäulnis verursacht wird (jene Art von schlechtem Atem, die jeder Mundspülung und jedem Mundspray widersteht). Acidophilus wirkt gegen Verstopfung und übelriechende Blähungen und hilft bei der Behandlung von Akne und anderen Hautstörungen. Er kann auch das Immunsystem ankurbeln,

Die regelmäßige Aufnahme von Acidophilus reinigt den Darm.

das mit dem Älterwerden nachlässt, und macht Frauen in den Wechseljahren weniger anfällig für Scheidenpilzinfektionen infolge Trockenheit, die durch das Absinken des Östrogenspiegels verursacht wird.

Denken Sie daran, dass Milchzucker, komplexe Kohlenhydrate, Pektin und Vitamin C plus Ballaststoffe (siehe Seite 257 ff.) das Wachstum der Darmflora zusätzlich fördern. Das ist wichtig, denn nützliche Bakterien können innerhalb von fünf Tagen absterben, wenn sie nicht ständig mit irgendeiner Form von Milchsäure oder Milchzucker beliefert werden.

Wenn Sie Joghurt kaufen, sollten Sie darauf achten, dass er Inulin enthält. Inulin hat eine prebiotische Wirkung, das heißt, es ist wissenschaftlich erwiesen, dass es die Aktivität der nützlichen Bakterien (wie zum Beispiel des Bifidobakteriums) fördert und zugleich das Wachstum von schädlichen Bakterien im Darmtrakt hemmt. Inulin, das in bekannten Obst- und Gemüsesorten wie Artischocken, Spargel, Zwiebeln, Rosinen und Bananen enthalten ist, bietet eine gute Quelle für lösliche Ballaststoffe. Für Diabetiker ist es geeignet, da es den Blutzucker- oder den Insulinspiegel im Blut nicht erhöht. Zudem kurbelt es die Resorption von Kalzium an und hilft bei der Abwehr von Bakterien, die eine Reihe nahrungsbedingter Krankheiten hervorrufen, wie zum Beispiel E. coli, Salmonellen, Staphylokokken oder Listeria.

Als allgemeinen Zusatz zur Nahrung nehmen Sie 2 Acidophilus-Kapseln – oder 2 Esslöffel Flüssigkeit – dreimal täglich eine halbe Stunde vor oder nach dem Essen. Oder 1 Packung Acidophilus-Granulat in 0,2 l Saft ein- oder zweimal pro Tag. Da während des Essens mehr Magensäure produziert wird, haben Probiotika einen noch größeren Einfluss auf die freundlichen Bakterien in Ihrem Darm, wenn Sie die Ergänzungsmittel zwischen den Mahlzeiten einnehmen.

Bromelain

Ananas ist mehr als nur ein guter Nachtisch. Bromelain, ein Enzym, das aus dem Stamm der Ananaspflanze gewonnen wird, ist eine Mischung von eiweißspaltenden Enzymen, die die Verdauung fördert, während sie gleichzeitig die Resorption von Nährstoffen aus der Nahrung und zusätzlichen Präparaten verbessert. Es kann auch helfen, Schmerzen und Schwellungen bei Arthritis und Verletzungen zu lindern, ähnlich wie nichtsteroidale entzündungshemmende Medikamente, aber ohne deren Nebenwirkungen, die den Magen-Darm-Trakt beeinträchtigen. Solche Medikamente, wie Aspirin und Ibuprofen, hemmen die Prostaglandine – Verbindungen, die Entzündungen verursachen können, aber auch eine Schutzwirkung auf die Magenwand ausüben. Bromelain kann auch abnorm hohe Fibrinogenwerte verhindern, die zur spontanen Bildung von Blutgerinnseln und damit zu Herzinfarkt und Schlaganfall führen können.

Zur Unterstützung der Verdauung empfehle ich 1 oder 2 Tabletten mit 500 mg nach dem Essen, zur Entzündungshemmung 1 bis 3 Tabletten zu 500 mg täglich. Für die Gesundheit des Herz-Kreislauf-Systems nehmen Sie eine Tablette mit 500 mg täglich.

Curcumin

Wenn Sie häufig indisch essen gehen, geben Sie Ihrer Gesundheit mehr »Würze«, als Ihnen wahrscheinlich bewusst ist. Curcumin wird aus Kurkuma gewonnen, einem Gewürz, das dem Currypulver seine markante gelbe Farbe verleiht. (Nicht zu verwechseln mit Cumin, das ebenfalls ein Bestandteil von Currypulver ist!) Curcumin ist ein sehr wirkungsvolles Antioxidans, das sich als besonders hilfreich zur Verringerung des Schadens durch Freie Radikale erwiesen hat, den die krebserregenden Substanzen in Zigaretten bei Rauchern verursachen. Es kann auch Entzündungen bei rheumatischer Arthritis vermindern. Tatsächlich hat es bei vielen Menschen, die an Arthritis leiden, zu einer Verbesserung geführt, die dem Phenylbutazon, einem nichtsteroidalen entzündungshemmenden Medikament, vergleichbar ist, aber ohne dessen unangenehme Nebenwirkungen. Außerdem scheint es die Aktivität bestimmter Proteine zu hemmen, die das Wachstum von Brusttumorzellen auslösen können, und es kann hohe Blutcholesterinwerte senken.

Das Gewürz Kurkuma selbst wird seit langem von indischen Heilern in der Praxis der ayurvedischen Medizin eingesetzt, um die Leberfunktion zu stärken, und viele alternative Heilkundige verschreiben heute Curcumin bei Patienten mit der Leberkrankheit Hepatitis C. Kurkuma kann auch die Bildung von Blutgerinnseln verhindern helfen, die einen Herzinfarkt auslösen können. Als zusätzliches Präparat empfiehlt sich eine Dosierung von 1 bis 3 Curcumin-Kapseln zu 500 mg täglich mit den Mahlzeiten. Viele handelsübliche Präparate kombinieren Curcumin mit Bromelain, das ebenfalls entzündungshemmend wirkt. Diese beiden Substanzen wirken am besten gemeinsam, da Bromelain die Curcumin-Resorption unterstützt.

Ginseng

Es ist allgemein anerkannt, dass Ginseng anregend auf die geistige und körperliche Energie wirkt. Die Chinesen kennen ihn seit fast 5000 Jahren und schätzen ihn als Vorbeugungs- und Allheilmittel. Er ist auch ein mildes Abführmittel und hilft dem Körper, Gifte schneller auszuscheiden. Er hilft, die LDL-Cholesterinwerte (»schlechtes« Cholesterin) zu senken, fördert die Durchblutung, lindert Beschwerden während der Wechseljahre, indem er den Östrogenspiegel erhöht (er liefert reichlich pflanzliches Östrogen). Außerdem hemmt er das Wachstum von krebsartigen Tumoren, reguliert den Blutdruck und hilft bei der Behandlung von Erkältungskrankheiten. Ginseng wird seit Jahrhunderten als Aphrodisiakum gepriesen, und viele Frauen berichten von gesteigerter Libido. Wegen seiner stimulierenden Wirkung kann er auch bei Männern die sexuelle Leistungsfähigkeit stärken. (Nach einer Studie im *Journal of Urology* hatten Männer mit Erektionsstörungen, die über acht Wochen dreimal täglich 900 mg koreanischen roten Ginseng einnahmen, dann eine zweiwöchige Einnahmepause machten und anschließend erneut für acht Wochen dieselbe Dosis erhielten, deutlich bessere Erektionswerte nach dem Internationalen Index für Erektile Funktion als Männer, die ein Placebo bekamen.)

Ernährungsphysiologisch bringt Ginseng den Vorteil, dass er bei der Aufnahme von Vitaminen und Mineralstoffen hilft, da er die Drüsen zu innerer Sekretion anregt. Am besten nimmt man ihn auf nüchternen Magen, vorzugsweise vor dem Frühstück oder mindestens eine Stunde vor oder nach dem Essen, wenn er seine größte Wirkung entwickeln soll.

Vitamin C kann einen Teil der Vorzüge des Ginseng neutralisieren. Wenn Sie ein Vitamin-C-Präparat nehmen, sollten Sie es zwei Stunden vor oder nach der Einnahme von Ginseng tun (ein Vitamin-C-Präparat mit zeitversetzter Vitaminfreigabe macht Gegenwirkungen weniger wahrscheinlich).

Die wichtigsten Ginseng-Arten sind: asiatischer Ginseng *(Panax ginseng)*, auch orientalischer, chinesischer oder Korea-Ginseng genannt, sowie amerikanischer Ginseng *(Panax quinquefolius)* und sibirischer Ginseng *(Eleutherococcus senticosus)*, der zwar kein echter (Panax-)Ginseng, aber mit diesem nahe genug verwandt ist, um viele der gleichen Vorzüge zu liefern, insbesondere Energiezuwachs und Senkung der Cholesterinwerte.

Ginseng gibt es auch in Form von Kapseln zu 500 bis 650 mg, von denen ich aber nicht mehr als 6 Kapseln zu 500 mg täglich empfehle; außerdem gibt es ihn als Tee, Pulver und flüssiges Konzentrat zu kaufen. Er gilt heute als erstklassiges Adaptogen (eine nichttoxische Substanz, die die Widerstandskraft des Körpers gegen eine Reihe von körperlichen, chemischen oder biologischen Stressfaktoren erhöht). Wenn Sie asiatischen oder amerikanischen Ginseng verwenden, sollten Sie nach Produkten Ausschau halten, die 4 bis 7 Prozent Ginsenoside (biologisch aktive Inhaltsstoffe) enthalten; bei sibirischem Ginseng nehmen Sie am besten Produkte, die Eleutheroside im Verhältnis von 1 Prozent zum Gesamtgewicht enthalten.

VORSICHT! In seltenen Fällen kann Ginseng bei Frauen in den Wechseljahren vaginale Blutungen verursachen, die zwar nicht gefährlich sind, aber irrtümlich für ein Symptom von Gebärmutterkrebs gehalten werden könnten. Sie sollten auf jeden Fall den Arzt aufsuchen, falls Blutungen auftreten, und ihm mitteilen, dass Sie Ginseng nehmen. Auch können bei manchen Menschen durch Panax-Ginseng Kopfschmerzen und hoher Blutdruck die Folge sein, und es ist deshalb ratsam, den Arzt zu befragen, bevor man eine Ginseng-Kur beginnt.

Alfalfa, Knoblauch, Chlorophyll und Yukka

Alfalfa

Alfalfa (die Futterpflanze Luzerne) wurde von dem bekannten Biologen und Autor Frank Bouer zur »großen Heilerin« ernannt; er entdeckte, dass die grünen Blätter dieser bemerkenswerten Pflanze acht wichtige Enzyme enthalten. Außerdem enthält Alfalfa auf 100 g 8000 IE Vitamin A und 20 000 bis 40 000 Einheiten Vitamin K, das gegen Blutstürze und bei der Blutgerinnung hilft. Zusätzlich ist Alfalfa eine gute Quelle für die Vitamine B_6 und E und reich an Kalzium, Magnesium, Kalium und Beta-Carotin, und sie enthält genug Vitamin D, Kalk und Phosphor, um bei heranwachsenden Kindern für starke Knochen und Zähne zu sorgen.

Alfalfa ist auch ein gutes Abführmittel sowie ein natürliches harntreibendes Mittel und wird oft zur Behandlung von Harnweginfektionen eingesetzt. Sie bringt auch Erleichterung bei rheumatischer Arthritis, erhöht den Appetit und wird in der Behandlung von Magenbeschwerden und schmerzhaften Blähungen verwendet. Alfalfa ist in Form von Kapseln oder Tabletten als Zusatzpräparat erhältlich – ich empfehle 3 bis 6 täglich.

VORSICHT! Man sagt, dass Alfalfa Lupus verschlimmert, sie sollte daher von Menschen gemieden werden, die diese Krankheit haben oder an anderen Autoimmunstörungen leiden.

Knoblauch

Er enthält Kalium, Phosphor und beachtliche Mengen an Vitamin B und C, Kalzium und Eiweiß sowie einige erstaunliche gesundheitsfördernde Verbindungen, deren großer medizinischer Wert jetzt endlich auch von der Schulmedizin anerkannt wird. Knoblauch wurde früher in der russischen Armee als natürliches Antibiotikum so intensiv eingesetzt, dass er den Spitznamen »russisches Penicillin« erhielt. In jüngerer Zeit hat man herausgefunden, dass Knoblauch die Cholesterinwerte (insbesondere LDL-Cholesterin) senkt und als natürliches Blutverdünnungsmittel wirkt, wodurch die Bildung von Blutgerinnseln verhindert und eine hohe Schutzwirkung gegen Herzinfarkt und Schlaganfall zu erzielen ist.

Neuere Forschungen haben gezeigt, dass Diallylsulfid (DAS), ein Bestandteil von Knoblauchöl, hochwirksame Karzinogene unwirksam machen und das Wachstum von krebsartigen Tumoren hemmen kann. Knoblauch hat sich auch als sehr wirksam zur Senkung von hohem Blutdruck und zur Reinigung des Blutes von überschüssiger Glukose erwiesen (hoher Blutzucker gilt neben Cholesterin als eine Ursache für Arteriosklerose und Herzerkrankungen). Außerdem sagt

man, dass er Bronchitis (mit festsitzendem Schleim), Halsschmerzen und Grippesymptome lindern kann.

Am besten nimmt man Knoblauch in Form von Perlen zu
sich. Die gealterten, rohen, geruchlosen Knoblauchkapseln
enthalten wertvolles Knoblauchöl und hinterlassen keinen
unangenehmen Mundgeruch. Um ganz sicherzugehen, dass
Ihr Atem frisch ist, können Sie zusätzlich ein Präparat aus
Petersiliensamenöl verwenden.

Chlorophyll

Einem Bericht von G. W. Rapp im *American Journal of Pharmacy* zufolge besitzt Chlorophyll antibakterielle Wirkung. Es
scheint, dass es auch bei der Wundheilung eine Rolle spielt
und, während es die Bildung von neuem Gewebe anregt, die
Gefahr bakterieller Ansteckung verringert.

Als natürliches Deodorant wird Chlorophyll für kommerzielle
Luftreinigungsmittel, Körperdeodorants und in Form von
Tabletten für frischen Atem benutzt. Es gibt Chlorophyll als
Tabletten und als Flüssigkeit.

Yucca

Yucca-Extrakt wird aus Bäumen und Sträuchern gewonnen,
die zur Familie der Liliengewächse *(Liliaceae)* gehören. Die In-
dianer setzten Yucca für viele Zwecke ein und schätzten es als
eine Pflanze, die für Gesundheit und Leben stand. Dr. John W.
Yale, ein Botaniker und Biochemiker, extrahierte das Steroid
Saponin aus dieser Pflanze und verwendete den Extrakt in
einer Tablette zur Behandlung von Arthritis. Diese Behandlung erwies sich mit einer Tagesdosis von 4 Tabletten als sicher
und wirkungsvoll, ohne dass eine Reizung des Magen-Darm-
Traktes eintrat. Yucca-Extrakt in Form von Tabletten oder als
Flüssigkeit ist ungiftig und in einschlägigen Läden erhältlich.
Zur Linderung von Entzündungen und Gelenkschmerzen bei
Arthritis oder Rheuma empfehle ich 1 Tablette oder Kapsel
oder 10 bis 30 Tropfen Flüssigkeit bis zu dreimal täglich.

VORSICHT! Eine langfristige Einnahme kann die Aufnahme der fett-löslichen Vitamine A, D, E und K verlangsamen. Wenn Sie Yucca über einen längeren Zeitraum verwenden, sollten Sie mit Ihrem Arzt spre-chen, um festzustellen, ob Sie zusätzlich mehr fettlösliche Vitamine nehmen sollten.

Ballaststoffe und Kleie

Als vor Jahren in der Zeitschrift der amerikanischen Ärztever-einigung, *Journal of the American Association,* Forschungs-ergebnisse veröffentlicht wurden, die darauf hinwiesen, dass wir alle viel gesünder und länger leben könnten, wenn wir eine ballaststoffreichere Nahrung zu uns nehmen würden, die mehr unverdauliche Faserstoffe enthält, sprangen kluger-weise viele Leute auf diesen Zug, obwohl die meisten nicht wussten (und es immer noch nicht wissen), dass nicht alle Ballaststoffe gleich sind und dass unterschiedliche Formen auch unterschiedlich wirken.

Ballaststoffe, die Sie kennen sollten

Cellulose: In Vollkornmehl, Kleie, Kohl, jungen Erbsen, grü-nen Bohnen, Wachsbohnen, Brokkoli, Rosenkohl, Gurken-schalen, Paprika, Äpfeln und Karotten enthalten. Besteht aus unlöslichen Fasern.

Hemicellulose: In Kleie, Getreideflocken, ganzen Körnern, Rosenkohl, Senfkörnern und Roten Beten enthalten. Be-steht aus unlöslichen und löslichen Fasern.

Cellulose und Hemicellulose nehmen Wasser auf und haben eine positive Wirkung auf die Funktion des Darms. Im We-sentlichen binden sie Schadstoffe und transportieren sie schneller durch den Dickdarm. Das kann nicht nur Ver-stopfung verhindern, sondern auch vor Divertikeln, Darm-krämpfen, Hämorrhoiden, Darmkrebs und Krampfadern schützen.

VORSICHT! Bei bestimmten Darmstörungen ist eine Erhöhung der Faserstoffmenge nicht angezeigt. Man sollte den Arzt konsultieren, bevor man sich zu einer ballaststoffreichen Ernährung entschließt.

Gummi: Im Allgemeinen in Hafermehl und anderen Haferprodukten (Haferflocken) sowie in getrockneten Bohnen enthalten. Liefern lösliche Fasern.

Pektin: In Äpfeln, Zitrusfrüchten, Karotten, Blumenkohl, Kohl, getrockneten Erbsen, grünen Bohnen, Kartoffeln, Kürbis und Erdbeeren enthalten. Liefert lösliche Fasern.

Gummi und Pektin beeinflussen im Wesentlichen die Resorption im Magen und im Dünndarm. Indem sie sich mit Gallensäure verbinden, verringern sie die Fettaufnahme und senken den Cholesterinspiegel. Sie verzögern die Leerung des Magens, indem sie die Wände der Eingeweide umhüllen; dadurch verlangsamen sie die Zuckeraufnahme nach dem Essen – ein Plus für Diabetiker, weil der Bedarf an Insulin gesenkt wird.

VORSICHT! Gummi und Pektin können die Wirksamkeit bestimmter pilzhemmender Medikamente beeinträchtigen, die Griseofulvin enthalten, wie zum Beispiel Grifulvin V[*], Grisactin und Fulvicin[**]

Lignin: Dieser Faserstoff kommt in vielen Frühstücksgetreideprodukten (wie Cornflakes) und Kleie vor, in älterem Gemüse (wenn Gemüse nicht jung geerntet ist, steigt der Ligninanteil, und es wird weniger gut verdaulich), Auberginen, grünen Bohnen, Erdbeeren, Birnen und Radieschen. Besteht aus unlösliche Fasern. Lignin verringert die Verdaulichkeit von anderen Ballaststoffen. Es verbindet sich auch mit Gallensäure und senkt dadurch den Cholesterinspiegel, und es beschleunigt den Nahrungstransport durch den Darm.

[*] In Deutschland als Fulcin 500 mg, Griseo 500 mg oder Likuden 500 mg erhältlich. (Anm. d. Red.)
[**] Nicht in Deutschland erhältlich. (Anm. d. Red.)

VORSICHT! Es stimmt zwar, dass die meisten von uns immer noch zu wenig Faser- und Ballaststoffe in der Nahrung haben, aber zu viel davon kann vorübergehend zu Blähungen, Übelkeit, Erbrechen und Durchfall führen und die Fähigkeit des Körpers beeinträchtigen, bestimmte Mineralstoffe wie Zink, Kalzium, Eisen, Magnesium und Vitamin B_{12} aufzunehmen. Dem kann man leicht durch eine abwechslungsreiche Mischkost vorbeugen.

Wie viel ist nötig?

Die empfohlene Tagesmenge an Ballaststoffen beträgt für Erwachsene etwa 20 bis 35 g. Die folgende Tabelle soll Ihnen helfen, die Quellen für die besten Ballaststofflieferanten zu finden. (1 Tasse entspricht etwa 235 ml.)

Quellen für Faserstoffe

Portion	Lebensmittel	Ballaststoffe (g)
1 Tasse	Kleiepro	23
1 mittelgroße	Avocado	12
1 Tasse	Kürbis (gewürfelt)	9
1 Tasse	Himbeeren	8
1 Tasse	Brombeeren	7,2
$1/_2$ Tasse	Limabohnen	7
$1/_2$ Tasse	Kidney-Bohnen	6,9
1 großer	Apfel	6
1 Tasse	Rosinen	6
$3/_4$ Tasse	Pastinaken (gekocht)	5,9
1 Tasse	Vollkornspaghetti (gekocht)	5,4
5	Pfirsichhälften (getrocknet)	5,3
1 $1/_2$ Tassen	Popcorn (mit wenig Fett)	5
3 mittelgroße	Feigen	5
1 große	Birne	5
1 mittelgroße	Kartoffel (ungeschält)	5
$2/_3$ Tasse	Maiskörner	4,2
$1/_2$ Tasse	Erbsen	4
1 mittelgroßer	Vollkorn-Muffin	4
1 mittelgroße	Karotte (roh)	3,7

Kelp

Diese besondere Meeresalge enthält mehr Vitamine (vor allem des B-Komplexes) und Mineralstoffe als jedes andere Nahrungsmittel. Durch seinen natürlichen Jodgehalt wirkt Kelp ausgleichend auf die Schilddrüse. Mit anderen Worten bedeutet dies, dass magere Menschen mit Schilddrüsenproblemen mithilfe von Kelp zunehmen können, während korpulente Menschen damit abnehmen können. Eine seit einigen Jahren sehr verbreitete Modediät verwendet Kelp, Lecithin, Essig und Vitamin B_6 (siehe Seite 484 f.).

In der Homöopathie wird Kelp bei Dickleibigkeit, schlechter Verdauung, Blähungen, hartnäckiger Verstopfung und zum Schutz gegen Bestrahlung eingesetzt. Außerdem soll es eine sehr positive Wirkung auf das Gehirngewebe haben sowie auf die Hirnhaut, die sensorischen Nerven und den Rückenmarkskanal.

Kelp kann roh verzehrt werden, aber normalerweise wird es getrocknet und zu einem Pulver vermahlen, das als Würzmittel oder Salzersatz verwendet werden kann. Es ist auch in Tablettenform oder flüssig erhältlich.

Pilze

Pilze werden in China und Japan seit Jahrhunderten wegen ihres Geschmacks und ihrer einzigartigen medizinischen Eigenschaften geschätzt und treten nun endlich auch im Westen ins Licht der gesundheitsorientierten Öffentlichkeit. Man hat nachgewiesen, dass sie das Immunsystem stärken, das Tumorwachstum hemmen, die Cholesterinwerte senken, den Blutdruck vermindern, dem Herzinfarkt vorbeugen, wirksame Mittel zur Behandlung gegen Krebs in Verbindung mit Chemotherapie darstellen und vieles andere mehr.

Pilze sind reich an Wasser und haben einen niedrigen Fett-, Kohlenhydrat- und Kaloriengehalt (400 g frische Pilze haben nur knapp 100 Kalorien). Doch wenn sie getrocknet sind, enthalten sie gewichtsmäßig fast ebenso viel Protein wie Kalbfleisch. Auch durch das Kochen wird Feuchtigkeit entfernt und das Eiweiß konzentriert. Man sollte Pilze niemals in größeren Mengen roh essen.

Maitake-Pilz *(Grifola frondosa)*

Dies ist ein Pilz von der Größe eines Basketballs; sein Name bedeutet wörtlich »tanzender Pilz«, weil der Sage nach jeder, der ihn findet, vor Freude zu tanzen anfängt. Er wirkt als sogenanntes Adaptogen, das heißt, er hilft dem Körper, sich Stresssituationen anzupassen, und er normalisiert die Körperfunktionen. Es wurde nachgewiesen, dass er Tumore zum Schrumpfen bringt, die Wirksamkeit der Chemotherapie erhöht, deren Nebenwirkungen wie Übelkeit und Erschöpfung reduziert, blutdruck- und cholesterinsenkend wirkt und die Zerstörung der T-Zellen durch das HI-Virus, das die Immunschwäche Aids hervorruft, verhindert – mit wenig oder gar keinen Nebenwirkungen; große Mengen Maitake-Pilz auf leeren Magen sollte man jedoch vermeiden. Vitamin C zusammen mit Pilzpräparaten steigert die Aufnahmefähigkeit und Wirksamkeit. Dosierungen richten sich nach den individuellen gesundheitlichen Bedürfnissen. Zur allgemeinen Vorbeugung empfehle ich 1 Tablette zu 100 mg täglich.

Reishi-Pilz *(Ganoderma lucidum)*

Auch als »Elixier der Unsterblichkeit« bekannt, ist der Reishi-Pilz eines der seit mehr als 2000 Jahren am meisten geschätzten Mittel der chinesischen Arzneikunde. Er wird von asiatischen Heilern seit vielen Jahrhunderten bei Angina und Schmerzen in der Brust verschrieben. Reishi gilt als Adaptogen, das die Widerstandskraft gegen Stress stärkt und das allgemeine Wohlbefinden hebt, und es wird mit Erfolg als

Schmerzmittel, natürlicher Entzündungshemmer, Mittel gegen Schlaflosigkeit und in der Krebstherapie eingesetzt. In Reishi enthaltene Verbindungen aktivieren die Makrophagen und T-Zellen, jene krankheitsbekämpfenden Zellen, die dem Körper helfen, alle fremden Eindringlinge, einschließlich Krebszellen, loszuwerden. Reishi wird auch verwendet, um hohe Cholesterinwerte, Leberstörungen, das chronische Müdigkeitssyndrom und die Höhenkrankheit zu behandeln. Es ist erhältlich in Kapsel-, Pillen- und Extraktform sowie als frische oder getrocknete Pilze in der Nahrung (dabei sollten Sie die Trockenpilze in warmem Wasser oder Gemüsebrühe eine halbe Stunde vor der Verwendung einweichen). Die empfohlene Dosierung steigert sich je nach Bedarf des individuellen Gesundheitszustandes. Obwohl von Vergiftungen nichts bekannt ist, sollte man einen in Ernährungsfragen erfahrenen Arzt oder Heilpraktiker zu Rate ziehen, ehe man ernsthafte Erkrankungen damit behandelt. Zur Linderung von Gelenkschmerzen und Entzündungen oder allgemein zur Stärkung des Immunsystems empfehle ich 100 mg Reishi-Extrakt täglich.

Shiitake-Pilz *(Lentinus edodes)*

Dies ist ein weiterer Pilz, der wahre Wunder wirken kann; er enthält ein Polysaccharid namens Lentinan, das das Immunsystem stärkt, indem es die Funktion der T-Zellen intensiviert. Nach Forschungsberichten von Wissenschaftlern des staatlichen japanischen Krebszentrums hemmt Shiitake das Wachstum von Tumoren. Außerdem senkt er den Cholesterinspiegel, beugt Herzkrankheiten vor und hat virusbekämpfende Eigenschaften. Wie Reishi-Pilze bekommt man Shiitake-Pilze frisch oder getrocknet zu kaufen, und es sind Zusatzpräparate in Form von Kapseln, Pillen und Extrakt erhältlich.

Haifischknorpel

Es hat eine Weile gedauert, aber jetzt gewinnt Haifischknorpel allmählich auch die Anerkennung von Schulmedizinern bei der Behandlung von vielen verschiedenen Formen von Krebs. Gereinigter Haifischknorpel wird aus dem zähen, elastischen Material gewonnen, aus dem das Haifischskelett besteht, und er enthält eine Verbindung, die die Entstehung von neuen Blutgefäßen hemmt, welche für das Wachstum von Tumoren nötig sind – die Tumore werden praktisch »ausgehungert«. Auch hat es sich gezeigt, dass Haifischknorpel das Immunsystem ankurbelt, arthritische Schmerzen und Gelenkentzündungen vermindert und eine Hilfe darstellt bei der Behandlung von Schuppenflechte, Sklerodermie und einer Vielzahl anderer Hauterkrankungen. Er ist erhältlich als Kapseln oder Pulver; lesen Sie aber die Packungsbeilage sorgfältig, denn nicht alle Produkte enthalten 100 Prozent reinen Haifischknorpel.

VORSICHT! Haifischknorpel blockiert die Fähigkeit des Körpers, neue Blutgefäße zu bilden, und sollte deshalb *nicht* von Kindern, Bodybuildern, Schwangeren und Frauen, die sich ein Kind wünschen, sowie jedem, der kürzlich einen Herzinfarkt oder eine größere Operation hatte, eingenommen werden.

Propolis

Propolis ist reich an Bioflavonoiden, die offenbar erhöhten Schutz gegen Viren bieten, besonders bei älteren Menschen und solchen mit geschwächtem Immunsystem. Als Nebenprodukt von Bienenhonig wird Propolis seit Jahrtausenden wegen ihrer medizinischen, wundheilenden Eigenschaften geschätzt. Sie enthält natürliche antibiotische, virentötende und entzündungshemmende Verbindungen; außerdem haben neuere Untersuchungen gezeigt, dass Propolis das Wachstum von krebsartigen Zellen im Dickdarm hemmen kann.

Propolis kann sowohl äußerlich als auch innerlich angewandt werden. Sie hat sich als hervorragendes Mittel bei Halsentzündungen und Zahnfleischerkrankungen herausgestellt. Außerdem ist sie wirksam gegen Herpesviren; wenn Propolis auf Fieberblasen aufgetragen wird, hilft sie, den Schmerz zu lindern, und als Kapsel oral eingenommen kann sie die Immunreaktion stimulieren. Propolispräparate sind erhältlich als Salbe (zur äußeren Anwendung), als Dragée (bei Halsentzündung) und Kapseln. Meine generelle Empfehlung lautet 1 Kapsel von 200 mg täglich. Als Teil einer »Verjüngungskur« kann man bis zu dreimal täglich eine 500-mg-Kapsel nehmen.

Hefe

Man nennt sie das Wundernahrungsmittel der Natur, und sie leistet viel, um sich diesen Ruf auch zu verdienen. Hefe ist eine ausgezeichnete Quelle für Protein und ein großartiger Lieferant von natürlichen Vitaminen des B-Komplexes. Sie ist eine der reichhaltigsten Quellen für organisches Eisen und eine Goldgrube für Mineralstoffe, Spurenelemente und Aminosäuren. Sie hilft bei der Senkung des Cholesterinspiegels (wenn sie mit Lecithin kombiniert wird), lindert Gicht sowie die Beschwerden und Schmerzen bei Nervenentzündungen.

Eine der reichhaltigsten Quellen für organisches Eisen.

Es gibt verschiedene Quellen für Hefe:

Bierhefe (aus Hopfen, ein Nebenprodukt der Biererzeugung), mitunter auch Nährhefe genannt.

Torula-Hefe, die man auf Pulpe (Zellstoff), wie sie in der Papierherstellung verwendet wird, züchtet oder aus schwarzer Melasse gewinnt.

Molke, ein Nebenprodukt bei der Herstellung von Milch und Käse (am wirkungsvollsten und am schmackhaftesten).

Flüssige Hefe wird mit Kräutern, Honigmalz und Orangen oder Grapefruits gezüchtet.

Vermeiden Sie lebende Backhefe! Lebendige Hefezellen bauen die B-Vitamine im Verdauungstrakt ab und rauben Ihrem Körper alle Vitamine. Bei der Bierhefe werden die lebenden Zellen durch Hitze abgetötet, wodurch ein Vitamin-Abbau verhindert wird.

Hefe hat alle wichtigen Vitamine des B-Komplexes, bis auf B_{12}, das ihr aber gesondert beigegeben werden kann. Sie enthält 16 Aminosäuren, 14 oder mehr Mineralstoffe und 17 Vitamine (bis auf A, E und C). Sie kann als nahezu vollwertiges Nahrungsmittel betrachtet werden.

Weil Hefe wie alle anderen Eiweißnahrungsmittel einen hohen Phosphoranteil hat, ist es ratsam, der Nahrung zusätzlich Kalzium beizufügen, wenn Sie Hefe nehmen. Obwohl es mit Kalzium zusammenwirkt, kann Phosphor dem Körper Kalzium entziehen und so einen Mangel verursachen. Abhilfe ist einfach: Steigern Sie die Aufnahme von Kalzium (Kalziumlaktat beispielsweise wird gut vom Körper aufgenommen). Vitamine des B-Komplexes sollten zusammen mit der Hefe genommen werden, um eine größere Wirkung zu erreichen. Gemeinsam arbeiten sie wie ein Kraftwerk.

Hefe kann unter jede Flüssigkeit – etwa Saft oder Wasser – gerührt oder zwischen den Mahlzeiten genommen werden. Viele Menschen, die sich erschöpft fühlen, nehmen 1 Esslöffel oder mehr in flüssiger Form und spüren, wie die Kräfte innerhalb von Minuten zurückkehren, und die guten Wirkungen halten für Stunden an. Hefe kann auch als Appetitzügler benutzt werden: Rühren Sie sie unter eine Flüssigkeit und trinken Sie sie direkt vor dem Essen. Das bremst den großen Appetit und lässt Sie eine Menge Kalorien sparen.

Das Soja-Phänomen

Das Erstaunlichste an diesem wunderbaren Nahrungsmittel ist, dass so viele Menschen *keinen* Gebrauch davon machen. Die Chinesen und Japaner ernähren sich seit Jahrhunderten von einer Kost, die reich an Sojaprodukten ist, und ziehen daraus beeindruckende Vorteile: eine höhere Lebenserwartung und weniger Todesfälle durch Krebs und Herzerkrankungen als im Westen. In der Tat sind manche Ernährungswissenschaftler heute der Auffassung, dass eine Beigabe von nur 60 g Sojanahrung täglich zu einer ausgewogenen Ernährung eine hochwirksame Waffe gegen Krankheit darstellt.

Soja ist reich an Ballaststoffen und Phytoöstrogenen, insbesondere den beiden wichtigen Isoflavonen Genistein und Daidzein. Darüber hinaus ist Soja eines der wenigen pflanzlichen Nahrungsmittel, die vollwertiges Eiweiß liefern; es enthält die acht essenziellen Aminosäuren im ausgewogenen Verhältnis (siehe Seite 165 ff.). Die amerikanische Regierung hat Soja inzwischen als gleichwertige alternative Eiweißquelle zum Fleisch anerkannt, und laut des *American Journal of Clinical Nutrition* kann Sojaeiweiß – außer bei frühgeborenen Babys – als ausschließliche Eiweißquelle für den menschlichen Körper dienen. Wie auch bei anderen pflanzlichen Eiweißstoffen erhöht sich der Nährwert von Soja, wenn es zusammen mit Getreideprodukten wie Reis oder Nudeln gegessen wird.

Vorteile von Soja gegenüber tierischem Eiweiß

• Weniger fetthaltig
• cholesterinfrei
• reich an phytochemischen Substanzen
• gute Ballaststoffquelle

- gute Quelle für Mineralstoffe wie Kalzium, Eisen, Magnesium, Phosphor sowie die B-Vitamine Thiamin, Riboflavin und Niacin

Hinweis: Sojabohnen liefern (mit Ausnahme von Tempeh, einem fermentierten Produkt aus ganzen Sojabohnen) kein Vitamin B_{12}. Vegetarier sollten daher zusätzlich Vitamin B_{12} zu sich nehmen.

Mögliche Vorteile durch Soja

- Sojaprodukte enthalten Antioxidantien, die gegen viele Arten von Krebs und vorzeitige Alterung schützen können.
- Soja kann Nierenschäden bei Menschen mit eingeschränkter Nierenfunktion hinauszögern oder verhindern.
- Es kann helfen, den Cholesterinspiegel zu senken.
- Soja hilft, die Knochendichte aufrechtzuerhalten und Osteoporose zu verhindern.
- Es wirkt unterstützend für das Immunsystem.
- Es kann bei Frauen in den Wechseljahren helfen, den Blutdruck zu senken.
- Es kann Hitzewallungen bei Frauen in den Wechseljahren lindern.

Die Palette der sojahaltigen Lebensmittel

Sojanüsse sind frittierte oder geröstete Sojabohnen, die gesalzen oder mit Würzmitteln versehen sein können. Eine ausgezeichnete Lieferquelle für Eiweiß, Ballaststoffe und Isoflavone. Bei einer kürzlich an 61 Frauen in den Wechseljahren (12 von ihnen hatten hohe, die anderen 49 normale Blutdruckwerte) durchgeführten Studie stellte Dr. Francine Welty fest, dass Frauen mit hohem Blutdruck, die acht Wochen lang täglich eine halbe Tasse salzarme, geröstete Sojanüsse verzehrten, um zehn Prozent niedrigere systolische Blutdruckwerte und um sieben Prozent niedrigere diastolische Blutdruckwerte hatten. Die Frauen mit normalem Blutdruck hatten um die Hälfte dieser Prozentzahlen verringerte Blutdruckwerte. Sie sollten aber bedenken, dass Sojanüsse – wie echte Nüsse – viel Fett und Kalorien enthalten.

Sojasprossen sind Keimlinge aus ganzen Sojabohnen, die bis zu sechs Tage lang gekeimt haben. Eine gute Quelle für Eiweiß und Ballaststoffe. Können leicht zu vegetarischen Gerichten hinzugefügt werden.

Frische grüne Sojabohnen – junge Bohnen noch in der grünen Schote, im Unterschied zu getrockneten Sojabohnen; am besten isst man sie gedämpft wie frisches Gemüse. Eine gute Quelle für Eiweiß, Ballaststoffe und Isoflavone. Edamame, Sojabohnen mit Hülse, sind ein beliebter japanischer Snack.

Sojamilch ist laktosefrei (frei von Milchzucker) und wird durch Einweichen und Mahlen von ganzen Sojabohnen mit Wasser oder durch Zugabe von Wasser zu Sojamehl mit vollem Fettgehalt hergestellt. Sie ist eine ausgezeichnete Quelle für Isoflavone, Eiweiß, B-Vitamine und Mineralstoffe. Allerdings enthält Sojamilch nur dann so viel Kalzium, Vitamin D oder B_{12} wie Kuhmilch, wenn sie angereichert wird.

Tofu ist eine weiße, käseähnliche Masse, die aus Sojamilch (unter Zusatz von Kalzium) durch Gerinnung gewonnen wird. Tofu gibt es in zahlreichen Varianten; es kann buchstäblich jeden geschmacklichen Zusatz aufnehmen. Es ist sogar so vielseitig, dass es sowohl Käse als auch Fleisch ersetzen kann. Fester Tofu ist reicher an Eiweiß, Fett und Kalzium als andere Sorten; er eignet sich am besten für gekochte Gerichte, da er seine Form und Konsistenz bewahrt. Weicher Tofu ist cremiger und eignet sich sehr gut zum Pürieren und Mixen. Yakidofu ist fester, leicht gegrillter Tofu, und Koyodofu ist gefriergetrockneter Tofu, der vor dem Kochen eingeweicht werden muss. Es gibt auch pulverförmigen Instant-Tofu.

Miso ist eine vielseitige, fermentierte Sojabohnenpaste, die als Würzmittel und als Basis für Suppen, Soßen und Salatdressings Verwendung findet. Es enthält wenig Fett, aber viel Natrium und kann sich im Kühlschrank bis zu einem Jahr halten.

VORSICHT! Meiden Sie Miso, wenn Sie zu Bluthochdruck neigen oder auf Ihren Natriumspiegel achten müssen.

Sojasoße ist eines der populärsten Würzmittel der Welt. Die salzige Soße wird aus einer fermentierten Mischung von Sojabohnen, Weizen und Aspergillussporen hergestellt; sie enthält keine Isoflavone, doch gibt es Untersuchungen, die darauf hinweisen, dass sie andere krebshemmende Verbindungen enthält. Obwohl es zwar Sojasoße auch mit niedrigerem Natriumgehalt gibt, kann man bei einem Natriumgehalt von 605 mg pro Esslöffel nicht von einer »natriumfreien« Soße sprechen. Ich schlage vor, dass Sie sie weglassen, wenn Sie unter hohem Blutdruck leiden oder salzarm essen wollen.

Isoliertes Sojaeiweiß wird als reines oder geschmacksverfeinertes Pulver angeboten, das mindestens 90 Prozent Eiweiß enthält. Es findet sich häufig in Snackriegeln, in Babykost und muskelbildenden Proteinpulvern. Es besitzt eine hohe cholesterinreduzierende Wirkung und kann zur Fettreduzierung als teilweiser Fleischersatz (z. B. mit Hackfleisch) verwendet werden sowie zum Backen, als Beigabe in Müsli oder zusammen mit Obst oder Fruchtsaft in milchfreien Mixgetränken. Wenn Sie kein isoliertes Sojaeiweiß finden können, nehmen Sie ein Eiweißpulver, das isoliertes Sojaeiweiß als einen der Hauptbestandteile enthält. Ein Hinweis: Produkte unter der Bezeichnung »Sojaeiweiß« können auch nur Sojamehl enthalten, das weniger Eiweiß, aber mehr Fett enthält als isoliertes Sojaeiweiß. Lesen Sie daher sorgfältig die Packungsbeilage.

Sojamehl ist ein hervorragender Lieferant für Isoflavone und hat einen Eiweißanteil von mindestens 50 Prozent. Wenn es aus dem »Fleisch« gerösteter Sojabohnen hergestellt wird, kann Sojamehl viel Fett enthalten: Sie sollten deshalb entfettetes oder fettarmes Mehl nehmen, weil es Eiweiß in konzentrierterer Form liefert. Es eignet sich zwar gut zum Backen im Mikrowellenherd, weil es die Feuchtigkeit hält, aber Sie sollten bedenken, dass Sojamehl glutenfrei ist – das bedeutet, dass man es nicht anstelle von Weizen- oder Roggenmehl in Hefebroten verwenden kann. In Backwaren ohne Hefe kann man allerdings 20 Prozent der Gesamtmehlmenge durch das schwerere Sojamehl ersetzen.

Sojafleisch wird aus Sojamehl hergestellt und ist fett- und kalorienarm, aber reich an Eiweiß, Isoflavonen, Kalzium, Eisen und Zink. Es kann z. B. Rinderhackfleisch ganz oder teilweise in Gerichten wie Frikadellen, Hackbraten und Hamburgern ersetzen, muss aber vor dem Gebrauch gewässert werden.

Sojaöl enthält zwar keine Isoflavone, ist aber im Unterschied zu den meisten anderen Pflanzenölen reich an Omega-3- und Omega-6-Fettsäuren, ähnlich wie das Fett von Meeresfischen (siehe Seite 208). Es enthält zudem die lebensnotwendige Linolensäure, die vom Körper nicht selbst hergestellt werden kann. Trotzdem sollte auch Sojaöl – ebenso wie alle anderen Öle – sparsam verwendet werden.

Soja-Ergänzungsmittel: Es gibt Tabletten mit einem hohen Gehalt an den Isoflavonen Genistein und Daidzein. Die empfohlene Tagesdosis für Männer liegt bei zwei Tabletten mit 10 mg, Frauen sollten vier Tabletten mit 10 mg einnehmen.

VORSICHT! Der Verzehr von großen Mengen sojahaltiger Lebensmittel kann die Schilddrüsenfunktion stören und eine Schilddrüsenvergrößerung oder Schilddrüsenunterfunktion verursachen.

Noch Fragen zu Kapitel IX?

»Worin besteht der Unterschied zwischen rotem und weißem Ginseng?«

Roter Ginseng gilt als hochwertiger. Die Ginsengwurzel ist von Natur aus weiß, und wenn sie einfach nur gereinigt und getrocknet wird, behält sie ihre natürliche Farbe. Roter Ginseng hingegen entsteht durch Dampfbehandlung mit einer Kräuterlösung. Ginsengprodukte werden nicht selten verdünnt oder mit Beimischungen versehen; darum sollten Sie sie nur bei zuverlässigen Lieferanten kaufen und Standardprodukte mit garantierter Wirksamkeit wählen.

»Ich bin eine 38-jährige Frau, nehme Vitamine und mache Körperübungen, aber ich möchte meinen Muskeltonus verbessern. Ich habe von Kreatin gehört, weiß aber nicht genau, was das eigentlich ist und wie es wirkt. Wäre es für mich geeignet?«

Das könnte gut sein. Es ist bei Bodybuildern und Sportlern schon sehr angesehen. Creatinmonohydrat ist eine synthetische Version einer Aminosäure, die von Natur aus im Körper, vor allem in den Skelettmuskeln, vorkommt. Sie ist wesentlich für die Bildung von Adenosintriphosphat (ATP), dem Brennstoff für Muskelkontraktionsbewegungen. Wenn das ATP abgebaut wird, tritt Erschöpfung ein. Wenn Sie Ihre Kreatinwerte erhöhen, erzeugen Sie mehr ATP-Brennstoff für längeres Intensivtraining, was zu einer vergrößerten Muskelmasse führt, die Fett verbrennt. Sie werden dann möglicherweise nicht an Gewicht, aber an Fett verlieren – denn Muskeln wiegen mehr als Fett –, und durch die reduzierten Blutlipidwerte sind Sie dann besser vor Herzerkrankungen geschützt. Kreatin kommt natürlicherweise in Fleisch und Fisch vor, aber Hochleistungssportler verbrauchen es schneller, als es durch die Nahrung ergänzt werden kann. Wenn Sie aber an Dauerleistungssport wie Langstreckenlaufen oder -schwimmen teilnehmen, kann Kreatin unter Umständen kontraproduktiv sein, weil Sie durch die zusätzliche Muskelmasse langsamer werden. Kreatin ist in Form von Pulver oder essbaren Waffeln erhältlich. Ein Esslöffel Pulver (5000 mg), in Saft oder Wasser aufgelöst, verleiht Ihren Muskeln eine Energiesteigerung. Nehmen Sie Präparate, die garantiert 99 Prozent Kreatin enthalten. Billigere Sorten haben etwa 60 Prozent. Ein Hinweis: Untersuchungen haben gezeigt, dass manche Menschen, die Kreatin ausprobiert haben, nicht imstande sind, die zusätzliche Menge in die Muskeln einzubauen, und infolgedessen zeigt sich keine Verbesserung der Muskelmasse bzw. der sportlichen Leistung. Wenn Sie innerhalb von zwei bis drei Wochen keinerlei Leistungssteigerung bemerken, ist Kreatin vermutlich nicht das richtige Präparat für Sie. Bitte beachten Sie, dass hohe Dosen des Ergänzungsmittels in Verbindung mit intensivem Training eine Nierefunktionsstörung verursachen können. In diesem Fall steigern Sie Ihre Flüssigkeitszufuhr, damit das Kreatin gelöst und ausgeschieden werden kann. Kinder sollten Kreatin nur auf ärztliche Verordnung hin einnehmen.

»Ich versuche, meinen Cholesterinspiegel zu senken, indem ich mehr Sojaprodukte zu mir nehme. Wie viel an Isoflavonen sollte ich täglich zu mir nehmen, und liefert mir Tofu genug davon – oder zu viel?«

Die meisten Wissenschaftler sind der Ansicht, dass zwischen 30 und 50 mg an Isoflavonen ausreicht, um einen gesundheitlichen Vorteil zu erzielen. Zum Vergleich: 1 Tasse (ca. 240 ml Inhalt) Tofu oder Tempeh enthält etwa 70 mg, 1 Tasse Sojamilch 30 mg und eine halbe Tasse geröstete Sojanüsse etwa 120 mg Isoflavone. Asiaten und viele Vegetarier (in den USA), in deren Ernährung Sojaprodukte ein wesentliches Element darstellen, verbrauchen täglich rund 100 mg Isoflavone, wie Dr. Stephen Barnes, ein führender Sojaforscher und Professor für Pharmakologie und Toxikologie an der Universität von Alabama, berichtet. Es ist ratsam, innerhalb dieser Grenzen zu bleiben, da eine längerfristige Einnahme mit viel höheren Dosierungen – und ihren möglichen Nebenwirkungen – noch nicht ausreichend untersucht worden ist.

»Ist Haifischleberöl als Zusatzpräparat besser als Haifischknorpel?«
Beides ist ziemlich beeindruckend, aber die Forschung hat neuerdings herausgefunden, dass der Haifischlebertran für die Krebsbekämpfung wirksamer ist. Er ist reich an den Vitaminen A und D und enthält auch die beiden Verbindungen Squalen und Alkyglycerol (AKG), die eine immense Stärkung des Immunsystems zu bewirken scheinen. Haifischlebertran ist ein hochwirksames Antioxidans und kann hilfreich sein, um Krebspatienten vor, während und nach der Strahlenbehandlung zu schützen. Die tägliche Einnahme von 1 Kapsel oder 1 Teelöffel Öl scheint zu helfen, Erkältungs- und Infektionskrankheiten auf ein Minimum zu reduzieren. Sie sollten darauf achten, Öl zu verwenden, das nur wenig bearbeitet wurde und bei dem der Gehalt an Squalen und Alkyglycerol angegeben ist.

»Man hört häufig von Algen, z. B. Spirulina. Ist das eine neue Wunderdroge?«
Nein, es ist überhaupt keine Droge. Spirulina ist natürliches, leicht aufzunehmendes, vollständiges Eiweiß, das als Spirulina-Plankton oder die blaugrüne Mikroalge bekannt ist. Es ist die reichste natürliche Quelle von Chlorophyll und hat einen hohen Gehalt an chelatkomplexgebundenen Mineralstoffen wie Eisen, Kalzium, Zink, Kalium und Magnesium; es ist eine gute Quelle für Vitamin A und die Vitamine des B-Komplexes und enthält außerdem Phenylalanin – eine Substanz, die auf das Appetitzentrum im Gehirn wirkt und Hungergefühle vermindert, während es gleichzeitig die Blutzuckerwerte im Gleichgewicht hält. Wenn Sie eine Schlankheitskur machen, ist es daher eine großartige Unterstützung zum Abnehmen.

Nehmen Sie 3500-mg-Tabletten eine halbe Stunde vor dem Essen. Sobald diese Dosierung Wirkung zeigt, reduzieren Sie sie auf 2 oder 1 Tablette vor dem Essen.

»Ich habe von einer Alge (nicht Spirulina) gehört, die erstaunliche gesundheitliche und heilende Wirkungen haben soll. Kennen Sie sie und können Sie mir davon erzählen?«

Ja, es handelt sich um Chlorella. Chlorella (die smaragdgrüne Alge) wird als das perfekte »Komplettnahrungsmittel« angepriesen. Abgesehen von der Tatsache, dass Chlorella vollständiges Eiweiß und sämtliche B-Vitamine, C, E sowie die wichtigsten Mineralstoffe enthält (wobei Zink und Eisen darin so hochdosiert vorkommen, dass sie wie ein Zusatzpräparat wirken), haben sich außerdem folgende Wirkungen gezeigt: Chlorella stärkt das Immunsystem, fördert die Verdauung, entgiftet den Körper, beschleunigt den Heilungsvorgang, schützt vor Strahlung, unterstützt die Verhinderung degenerativer Erkrankungen, hilft bei der Behandlung von *Candida albicans*, lindert arthritische Schmerzen und hilft aufgrund ihres hohen Nährstoffgehalts erfolgreich beim Abnehmen.

Chlorella ist erhältlich in Form von Tabletten, Pulver und wasserlöslichen Extrakten (die die höchsten Konzentrationen des Chlorella-Wachstumsfaktors enthalten). Sie sollten aber wissen, dass es große Unterschiede bei den Chlorella-Produkten gibt, je nachdem, welche Chlorella-Stämme verwendet werden.

Die Durchschnittsdosierung beträgt 5 bis 8 Tabletten dreimal täglich. Ich würde vorschlagen, dass sie mit 1 Tablette dreimal täglich beginnen und dann allmählich steigern, um sicherzugehen, dass keine allergischen Reaktionen auftreten. Zu den möglichen unangenehmen Reaktionen zählen: Gasbildung, Blähungen, unregelmäßiger Stuhlgang, Übelkeit, grüner Stuhl und leichte Hautausschläge oder Ekzeme. Diese Reaktionen sind nicht ungewöhnlich, sollten aber, wenn es nicht etwas

Ernsteres ist, innerhalb weniger Tage wieder verschwinden. Wenn nicht, dann setzen Sie die Einnahme des Präparates ab und befragen Sie einen ernährungswissenschaftlich orientierten Arzt oder Heilpraktiker bzw. einen Ernährungswissenschaftler.

Dr. David Steenblock, der Autor eines Buches über Chlorella, hat herausgefunden, dass man Chlorella zur Entgiftung am besten auf leeren Magen einnimmt. Da es aber ein Nahrungsmittel ist, kann man es ebenso gut zusammen mit anderen Nahrungsmitteln oder auch mit Medikamenten nehmen.

»Ich weiß, dass mir Kleie guttut. Ich weiß nur nicht, welche Kleie am besten geeignet ist.«
Das hängt davon ab, welchen ernährungsphysiologischen Nutzen Sie anstreben. Vielleicht ist die folgende Liste von Kleiearten eine Hilfe für Sie:

Gerstenkleie ist reich an löslichen Ballaststoffen und hilft, den Cholesterinspiegel zu senken.
Maiskleie ist reich an unlöslichen Ballaststoffen und kann hilfreich sein, das Risiko von Darmkrebs zu senken.
Haferkleie ist reich an löslichen Ballaststoffen und hilft, den Cholesterinspiegel zu senken. Tatsächlich haben Studien gezeigt, dass schon 50 g täglich die Cholesterinwerte um 7 bis 10 Prozent herabsetzen können.
Reiskleie ist reich an löslichen Ballaststoffen und kann helfen, den Cholesterinspiegel zu senken. Sie hat ähnliche ernährungsphysiologische Vorteile wie Haferkleie, doch man braucht weniger davon, um die gleiche Wirkung zu erzielen. 2 Esslöffel Reiskleie ergeben genauso viele lösliche Ballaststoffe wie $\frac{1}{2}$ Tasse Haferkleie.
Weizenkleie ist reich an unlöslichen Ballaststoffen und kann helfen, das Darmkrebsrisiko zu senken (siehe Seite 257 ff., »Ballaststoffe und Kleie« für diese Ballaststoffe sowie »Vorsicht!«).

»Können Sie mir etwas über Gelée royale sagen?«

Wie ich schon erwähnt habe, ist Propolis ein Nebenprodukt von Honig. Gelée royale ist sozusagen die »Muttermilch« der Bienen, ein hochkonzentriertes, nährstoffreiches, weißes Sekret, das die Arbeiterbienen herstellen. Alle Bienenlarven erhalten es in den ersten drei Lebenstagen, aber danach bekommt nur noch die designierte Königin diese konzentrierte Supernahrung. Es ist ihr einziges Futter – und trotzdem wächst sie damit auf 50 Prozent mehr Körpergröße als ihre Bienenschwestern, lebt bis zu 40-mal länger und ist außerordentlich fruchtbar. Gelée royale enthält alle essenziellen Aminosäuren sowie die Vitamine A, C, D, E und neun Vitamine der B-Komplexgruppe (einschließlich B_{12} = Cyanocobalamin) und die Mineralstoffe Eisen, Kalium, Kalzium, Kupfer, Phosphor, Schwefel und Silizium. Gelée royale ist ein vollständiges Protein und außerdem ein mildes, natürliches Antibiotikum, das eine stimulierende Wirkung auf die Nebennieren ausübt sowie Stoffwechsel, Stimmung, Appetit und Libido beeinflusst. Gelée royale kann helfen, die Energie zu steigern, und naturheilkundlich orientierte Ärzte empfehlen es oft zur Behandlung von Symptomen während der Menopause und zur Verbesserung der sexuellen Leistungsfähigkeit des Mannes. Viele Frauen sind auch der Meinung, dass Gelée royale ganz deutlich die Sichtbarkeit der feinen Linien und Fältchen im Gesicht reduziert. Für den täglichen Energieschub empfehle ich 1 bis 2 Kapseln mit 500 mg.

»Haben die Phytate in Sojabohnen auch eine Schattenseite? Ich habe gehört, dass sie die Resorption der Nährstoffe beeinträchtigen können.«

Es gab in der Tat eine Kontroverse über den hohen Phytatgehalt von Sojabohnen, da Phytate sich im Darmtrakt an essenzielle Mineralstoffe wie zum Beispiel Kalzium, Eisen oder Zink binden und dadurch deren Resorption verhindern. Das Einweichen und Fermentieren von Sojabohnen – wie es bei der Herstellung von Miso, Natto, Shoyu, Tamari und Tempeh geschieht (aber nicht bei der Herstellung von Tofu, Sojamilch, Sojafleisch oder isoliertem Sojaeiweiß) – verringert den Phytatgehalt deutlich. Aber ein hoher Phytatgehalt muss nicht unbedingt etwas Schlechtes sein. In einigen Tierversuchen hat sich gezeigt, dass Phytate das Wachstum von Krebstumoren stoppten, da sie sich an die Mineralstoffe banden, die die Tumore hätten ernähren können. Denken Sie daran: Je stärker die Sojabohnen weiterverarbeitet wurden, desto geringer ist die Menge an nützlichen Sojaisoflavonen, die Sie aufnehmen. (Und denken Sie auch daran, dass Sojasauce und Sojaöl ernährungsphysiologisch wertlos sind.)

X

Kräuter, Volksheilmittel, homöopathische Mittel und ätherische Öle

Was Sie über natürliche Heilmittel wissen sollten

Nur weil Kräuter etwas Natürliches sind, bedeutet das nicht auch automatisch, dass man sie wahllos verwenden kann. Bevor Sie irgendein Kräutermittel ausprobieren, informieren Sie sich, wie es wirkt, wie man es zubereitet und anwendet – und welche Vorsichtsmaßnahmen und Nebenwirkungen Sie einkalkulieren müssen.

In der Regel gilt, dass aus der Einnahme von Kräutermitteln selten medizinische Probleme entstehen, aber es gibt immer die Möglichkeit einer allergischen oder toxischen Reaktion.

Probieren Sie nie ein Natur- oder Kräuterheilmittel, ohne zu wissen, was es bewirkt, wie es zubereitet und genommen werden sollte, auf welche Vorsichtsmaßnahmen man achten muss und welche Nebenwirkungen es haben könnte!

WICHTIG! Wenn Sie jetzt Medikamente nehmen oder medizinische Probleme haben, dann ist es besser, Sie fragen einen Arzt um Rat, der sich mit den Wechselwirkungen von Kräutern und Medikamenten auskennt und von den möglicherweise gefährlichen Nebenwirkungen weiß.

Aloe vera

Die Aloepflanze *(Aloe vera)* enthält eine wundheilende Substanz, ein Gel, eine Mischung aus antibiotischen, zusammenziehenden und gerinnungsfördernden Wirkstoffen.

Nimmt man es ein, so wirkt es als mildes Abführmittel. Ein Esslöffel in regelmäßigen Abständen konsumiert (vorzugsweise auf leeren Magen), insgesamt bis zu $1/2$ l am Tag, kann bei der Behandlung von Magengeschwüren helfen. Schwangere Frauen sollten Aloe nicht ohne Anweisung eines Arztes nehmen.

Es gibt für Aloe vera viele äußerliche Anwendungsmöglichkeiten:

- Sie wirkt als schnelles und wirkungsvolles Wundheilmittel, ist hilfreich bei der Behandlung von Verbrennungen, Insektenstichen und Hautreizungen durch Brennnesseln. Zur Anwendung spaltet man ein Blatt der Aloepflanze und streicht das Gel direkt auf die verletzte Stelle, oder man wickelt ein mit Aloegel getränktes sauberes Tuch darum.
- Salben, Cremes und Lotionen mit Aloe können Blasen und das Abschuppen der Haut nach Sonnenbränden verhindern.
- Aloe kann Hühneraugen, Schwielen und Hornhaut an den Füßen weicher machen.
- Auf Gesicht und Hals aufgetragen, kann Aloe die Haut weicher machen und die Faltenbildung mildern.
- Aloe kann den Schmerz und das Jucken bei Hämorrhoiden lindern.
- Sie kann wirkungsvoll für die Haarpflege verwendet werden.

VORSICHT! Bei empfindlichen Menschen können bei äußerlicher Anwendung allergische Reaktionen – Bläschen, Ausschlag, Juckreiz – auftreten. Wenn Sie unangenehme Wirkungen bemerken, benutzen Sie kein Aloepräparat mehr und ziehen Sie den Arzt zu Rate. Bei

Schwangeren können allergische Reaktionen durch innerliche Anwendung sehr gefährlich sein.

Anis (Samen)

Dies ist ein natürliches Anregungsmittel für die Abgabe von Harn und Magensaft; es wird oft eingesetzt, um Erleichterung bei Blähungen zu schaffen. Es gilt auch als Hausmittel zur Behandlung von trockenem Husten. Außerdem ist es dafür bekannt, dass es die Milchproduktion bei stillenden Müttern anregt.

Zur Nahrungsergänzung zerstoßen Sie Anissamen zu Pulver und trinken Sie dreimal täglich einen Aufguss von einem Teelöffel des Pulvers mit einer Tasse kochendem Wasser.

Arnika

Die Blütenköpfe dieser im Sommer blühenden Pflanze erinnern an Gänseblümchen und werden seit hunderten von Jahren als homöopathisches Heilmittel gegen Entzündungen und Schmerzen eingesetzt. Arnika regt die Aktivität der weißen Blutkörperchen an, die für den Abfluss der Gewebeflüssigkeit bei Verletzungen sorgen. Als Salbe äußerlich auf die betroffenen Bereiche aufgetragen, wirkt Arnika heilend und schmerzlindernd bei Blutergüssen, Verstauchungen, Verbrennungen, Ekzemen, Muskelzerrungen und Akne. Arnikasalbe hat antibakterielle und entzündungshemmende Eigenschaften, die abschwellend wirken und die Wundheilung fördern, sie sollte aber *niemals* direkt auf verletzte oder blutende Hautstellen aufgetragen werden.

Arnika ist auch in Form von kleinen Kügelchen (Globuli) erhältlich, die sublingual (unter der Zunge) eingenommen werden. Homöopathisch tätige Ärzte empfehlen die Einnahme vor und nach chirurgischen Eingriffen, um die Bildung von Blutergüssen möglichst gering zu halten. In diesem Fall werden üblicherweise jeweils vier Kügelchen am Abend vor der Operation, am Morgen der Operation und am Morgen danach sublingual eingenommen.

VORSICHT! Arnika regt die Blutzirkulation an und kann den Blutdruck erhöhen.

Artischocke

Das Herz dieser beliebten Gemüseart – die die Blüte einer Pflanze ist – schmeckt vorzüglich gebacken, gedämpft, mariniert oder als Zutat in Rezepten mit anderen Gemüsesorten. Doch Artischocken sind viel mehr als ein kulinarischer Genuss. Sie gelten als Aphrodisiakum (obwohl diese Behauptung niemals wissenschaftlich belegt wurde), und man hat herausgefunden, dass nach dem Verzehr von Artischocken der Cholesteringehalt des Blutes abnimmt. Tatsächlich wird aus der Artischocke sogar ein cholesterinsenkendes Mittel namens *Cynara* gewonnen. Studien haben gezeigt, dass Artischocken zudem die Gallenproduktion in der Leber fördern und harntreibend wirken.

Ashwagandha

Die Wurzeln dieses in Nordamerika und Indien beheimateten Strauches werden in der ayurvedischen Medizin seit Jahrhunderten aufgrund ihrer entzündungshemmenden, antioxidativen, gegen Tumore und Stress wirkenden Eigenschaften eingesetzt. Kürzlich durchgeführte Laboruntersuchungen deuten außerdem darauf hin, dass Ashwagandha als Antidepressivum sowie gedächtnisfördernd wirkt. Extrakte dieser Wurzeln sind als Ergänzungsmittel in einer Stärke von 450 mg erhältlich. Es hat sich gezeigt, dass die Einnahme einer Kapsel zwei- oder dreimal täglich stressmindernd wirkt und die Heilung von Knochenbrüchen unterstützt.

VORSICHT! Für Kinder, schwangere oder stillende Frauen sowie Menschen, die ein anderes Arzneimittel einnehmen, ist Ashwagandha nicht zu empfehlen, es sei denn, es wurde von einem Arzt verordnet.

Augentrost

Dieses Kraut wird als allgemeines Tonikum für die Gesundheit des Auges eingesetzt und hilft nachweislich bei Überanstrengung und Entzündungen der Augen. Augentrost verschafft auch Linderung, wenn die Augen durch Erkältung oder Allergie tränen, brennen oder jucken.
Ergänzungsmittel sind in Form von Kapseln oder Extrakten erhältlich, die empfohlene Dosis liegt bei einer Kapsel ein- bis dreimal täglich. Wenn Sie den Extrakt einnehmen wollen, empfehle ich Ihnen, alle drei bis vier Stunden 15 bis 40 Tropfen mit einem Glas Wasser oder Saft verdünnt zu trinken. In Naturkostläden sind Produkte für Augenspülungen erhältlich, die neben Augenstrost *(Euphrasia)* meistens noch andere Kräuterzusätze enthalten. Spülen Sie die Augen mithilfe eines speziellen Gefäßes drei- bis viermal täglich.

Baldrian

Ein natürliches »Valium«, das eine entspannende Wirkung auf den Körper hat und häufig eingesetzt wird, um Nervosität, Muskelverspannungen und Schlaflosigkeit zu behandeln. Im Unterschied zu rezeptpflichtigen Medikamenten macht Baldrian nicht süchtig und hat weniger unangenehme Nebenwirkungen. Außerdem kann er Blähungsschmerzen und Menstruationskrämpfe lindern. Als Ergänzungsmittel empfehle ich die Einnahme von 200 mg ein- bis dreimal täglich zur Linderung der Symptome. Wenn Sie Baldriantinktur bevorzugen, nehmen Sie ein- bis dreimal täglich 10 Tropfen in Flüssigkeit verdünnt ein.

VORSICHT! Extrem hohe Dosierungen können eine Schwächung des Herzschlags und Lähmungen hervorrufen. Baldrian kann die Wirkung von Beruhigungsmitteln, Antidepressiva, Schlafmitteln und Medikamenten gegen Angstzustände verstärken; gegebenenfalls muss die Einnahmedosis angepasst werden. Er sollte nicht ohne vorherige Rücksprache mit dem Arzt eingenommen werden.

Basilikum

Basilikum ist eine Pflanze, die auch für Umschläge verwendet werden kann, um Gift aus der Haut zu ziehen. Sie wird oft zur Linderung von Bienenstichen und zur »Reifung« von Eiterpusteln angewandt.

Bitterdistel

Oft als Appetitanreger und bei der Behandlung von Verdauungsbeschwerden eingesetzt; kann Fieber senken und Blutandrang beseitigen. Ergänzungsmittel sind in Form von Kapseln oder Extrakten erhältlich. Die empfohlene Dosis liegt bei einer bis drei Kapseln täglich. Alternativ können Sie dreimal täglich 10 bis 20 Tropfen des Extraktes in Saft oder Wasser verdünnt einnehmen.

VORSICHT! Bei hohen Dosierungen kann es zu Verbrennungen in Mund und Speiseröhre sowie zu Durchfall kommen.

Blaubeere

Die Blaubeere oder Heidelbeere ist ein in der Volksheilkunde bekanntes Mittel gegen Sehschwäche und Nachtblindheit. (Piloten der Royal Air Force, die im Zweiten Weltkrieg Nachteinsätze fliegen mussten, erhielten vorher Blaubeeren.) Sie regt die Regeneration des sogenannten Sehpurpurs an, der für gutes Sehen unerlässlich ist. Doch Blaubeeren helfen nicht nur Menschen, die unter Nachtblindheit leiden – man hat herausgefunden, dass sie auch vorbeugend gegen Augenschäden wirken und in einigen Fällen sogar die Kurzsichtigkeit vermindern können.

Ergänzungsmittel sind in Form von Kapseln und Flüssigextrakten erhältlich. Die empfohlene Dosis liegt bei einer Kapsel ein- bis dreimal täglich. Wenn Sie den Flüssigextrakt bevorzugen, nehmen Sie dreimal täglich 15 bis 40 Tropfen in Wasser oder Saft verdünnt ein.

VORSICHT! Die Blätter der Blaubeere können giftig sein, wenn sie über einen langen Zeitraum regelmäßig verzehrt werden. Der fertig zubereitete Extrakt ist zwar unbedenklich, Sie sollten jedoch die empfohlene Einnahmemenge nicht überschreiten.

Bockshornklee

Bockshornklee wird seit Langem als Heilpflanze genutzt und wirkt schleimlösend bei Husten und Erkältungen. Bei Halsschmerzen kann Gurgeln mit Bockshornklee Linderung bringen. Man hat herausgefunden, dass der pulverisierte Samen dieser Pflanze den Blutzucker senken und für Diabetiker hilfreich sein kann. Äußerlich als Umschlag angewendet kann das Samenpulver helfen, Hautirritationen sowie geschwollene Drüsen und andere Entzündungen zu lindern.

Ergänzungsmittel sind in Form von Kapseln und Samenpulver erhältlich. Die empfohlene Dosis liegt bei einer Kapsel ein- bis dreimal täglich. Zur Herstellung einer Gurgellösung geben Sie einen Esslöffel pulverisierten Samen in einen knappen Viertelliter heißes Wasser, lassen den Aufguss zehn Minuten lang ziehen und seihen dann ab. Gurgeln Sie bei Halsschmerzen und Heiserkeit alle drei bis vier Stunden mit der Lösung. Für Umschläge rühren Sie aus pulverisiertem Samen und einem knappen Viertelliter Wasser einen dicken Brei an, den Sie direkt auf die betroffenen Stellen auftragen.

Brennnessel

Diese Pflanze wirkt nachweislich harntreibend und fördert so die Ausscheidung von Giftstoffen. Die Wurzeln gelten als hilfreiches Mittel bei der Behandlung von gutartigen Prostatavergrößerungen. Zudem gibt es Hinweise darauf, dass sie auch die Behandlung von Arthritis, Gicht und Ekzemen unterstützen können. Gefriergetrocknete Brennnesselblätter werden zur Linderung von Heuschnupfensymptomen eingesetzt.
Als Ergänzungsmittel empfehle ich die Einnahme von 30 bis 60 Tropfen Extrakt, in Flüssigkeit verdünnt, ein- bis dreimal täglich. Die übliche Dosis für Brennnesselwurzeln in Kapselform liegt bei 250 mg zweimal täglich, für getrocknete Brennnesselblätter bei 600 mg zweimal täglich bei Bedarf.

Cayennepfeffer

Cayennepfeffer ist mehr als ein Gewürz, er ist ein vielseitig wirksames Verdauungsmittel und lindert sogar Blähungen. Darüber hinaus hat er eine positive Wirkung auf die Blutfette und senkt die Konzentration von Triglyceriden und LDL (Low-densitiy-Lipoprotein, das sogenannte »schlechte« Cholesterin) im Blut (siehe Seite 197). Man hat herausgefunden, dass das *Capsaicin*, jene Substanz, die dem Cayennepfeffer seine Schärfe verleiht, die Freisetzung von Endorphinen auslösen kann. Endorphine sind Hirnchemikalien, die Glücksgefühle hervorrufen und Schmerzen lindern. Als Tee zubereitet, wirkt Cayennepfeffer hervorragend gegen das Unwohlsein bei Erkältungen. Cayennepfeffersalbe reduziert Gelenksteifigkeit und Entzündungen bei Rheuma und Arthritis.

Ergänzungsmittel sind in Form von Kapseln erhältlich. Die empfohlene Dosis liegt bei einer bis drei Kapseln täglich.

VORSICHT! Die empfohlene Einnahmemenge sollte nicht überschritten werden. In hohen Dosen eingenommen, kann Cayennepfeffer Entzündungen im Magen-Darm-Trakt sowie Nierenschäden hervorrufen. Menschen mit Magen-Darm-Problemen sollten keinen Cayennepfeffer einnehmen. Cayennepfeffersalbe kann Hautirritationen auslösen, wenn sie auf Hämorrhoiden aufgetragen wird, und sollte niemals bei verletzter Haut angewendet werden.

Dong Quai

Ein Kraut, dessen Wirksamkeit bei der Linderung von Hitzewallungen in den Wechseljahren sowie bei trockener Vagina und Depressionen nachgewiesen wurde. Gilt als natürliche Alternative für eine Hormonersatztherapie (siehe Seite 566ff.). Seit Jahrhunderten wird Dong Quai von chinesischen Frauen eingenommen, um den Menstruationszyklus zu regulieren und schmerzhafte Menstruationskrämpfe zu lindern. Es wird häufig zur Behandlung des prämenstruellen Syndroms eingesetzt und um Frauen dabei zu helfen, nach dem Absetzen der Antibabypille wieder zu einer normalen Menstruation zu gelangen. Dong Quai verstärkt die Wirkung der weiblichen (und auch der männlichen) Sexualhormone und hilft dem Körper, vorhandene Hormone bestmöglich zu nutzen. So hilft es zum Beispiel beim Übergang der Östrogenproduktion von den Ovarien auf die Nebennieren während der Wechseljahre. Ergänzungsmittel sind in Kapselform erhältlich. Die empfohlene Dosis liegt bei einer Kapsel ein- bis dreimal täglich.

VORSICHT! Nehmen Sie kein Dong Quai ein, wenn Sie schwanger sind. Es sollte auch nicht während der Menstruation eingenommen werden, ebenso wenig von Frauen, die üblicherweise starke Blutungen haben, es sei denn, die Einnahme wurde von einem ernährungswissenschaftlich geschulten Arzt empfohlen.

Echinacea

Schützt gesunde Zellen vor dem Angriff von Viren und Bakterien, indem sie die Funktion des Immunsystems allgemein und im Speziellen der T-Zellen (die Krankheitserreger und Toxine bekämpfen) stimuliert. Hilfreich, um die Heftigkeit von Schnupfen und Grippeerkrankungen zu vermindern und die Genesung zu beschleunigen.
Ergänzungsmittel sind in vielfältiger Form erhältlich. Folgen Sie den Einnahmeempfehlungen auf der Packung.

Ephedra

Wird in China unter dem Namen Mahuang verwendet, um Asthma, Erkältungen und andere Erkrankungen der Luftwege zu behandeln. Ephedra enthält Ephedrin und Pseudoephedrin, zwei Alkaloide, die in vielen frei verkäuflichen Erkältungs- und Allergiemitteln enthalten sind. Ephedra aktiviert den Stoffwechsel und wird auch zur Gewichtsreduktion oder von Bodybuildern eingenommen, obwohl weder die Unbedenklichkeit noch die Effektivität des Mittels in diesen beiden Bereichen jemals bewiesen wurde.

VORSICHT! Im Übermaß eingenommen, kann Ephedra eine amphetaminähnliche Wirkung haben, es beschleunigt also die Herzfrequenz und kann einen gefährlichen Blutdruckanstieg bewirken. Außerdem kann es zu Herzinfarkten, Schlaganfällen und sogar zum Tod führen. Zum Zeitpunkt der Entstehung dieses Buches wurde Ephedra mit 155 Todesfällen in Verbindung gebracht. Im Dezember 2003 wurde der Verkauf jeglicher Ergänzungsmittel, die Ephedra enthalten, in den Vereinigten Staaten von der Zulassungsbehörde für Arzneimittel verboten.

Fo-Ti

Diese chinesische Heilpflanze wird als stärkendes und Energie lieferndes Verjüngungsmittel benutzt. Manche Menschen behaupten, dass sie das Ergrauen der Haare verhindern kann. Fo-Ti wird auch zur Steigerung der Fruchtbarkeit eingesetzt. In Tierversuchen konnten krebsbekämpfende Eigenschaften nachgewiesen werden, es könnte also bei der Vorbeugung einiger Krebsarten helfen. Zudem kann es möglicherweise die Gesundheit des Herzens fördern, indem es der Bildung von Blutgerinnseln vorbeugt und den Blutdruck senkt. Ergänzungsmittel sind in Form von Kapseln erhältlich. Die empfohlene Dosis liegt bei einer Kapsel ein- bis dreimal täglich.

Garcinia cambogia

Man hat herausgefunden, dass sich die Frucht dieser Pflanze auf die Blutfettwerte auswirkt, was den Stoffwechsel anregen und möglicherweise die Gewichtsabnahme unterstützen kann. Durch die Steigerung der Glykogenproduktion in der Leber und im Dünndarm könnte Garcinia cambogia appetitzügelnd wirken, da dem Gehirn signalisiert wird, dass der Magen gesättigt ist.

Ergänzungsmittel sind erhältlich. Die empfohlene Dosis liegt bei 500 mg dreimal täglich, jeweils eine halbe Stunde vor den Mahlzeiten.

VORSICHT! Da Garcinia cambogia blutzuckersenkend wirkt, könnte es zu unerwünschten Wechselwirkungen mit Diabetes-Medikamenten und solchen gegen Unterzuckerung kommen. Ebenso kann das Mittel die Wirkung einer blutfettsenkenden Medikation beeinträchtigen und eine Änderung der Dosierung erforderlich machen. Wenn Sie solche Medikamente einnehmen, sollten Sie die Anwendung von Garcinia cambogia vorher mit Ihrem Arzt absprechen.

Gotu Kola

Studien haben ergeben, dass diese in Indien beheimatete tropische Pflanze, die ein fester Bestandteil der ayurvedischen Medizin ist, die Blutzirkulation im Körper fördert, indem sie die Adern und Kapillaren stärkt. Gotu Kola wird erfolgreich bei der Behandlung von Schmerzen und Schwellungen bei Venenentzündungen sowie von Beinkrämpfen und kribbelnden Beinen eingesetzt. Durch die beruhigende Wirkung könnte Gotu Kola Depressionen lindern und darüber hinaus gedächtnisfördernd wirken.

Es hilft, das Bindegewebe gesund zu erhalten, und man nimmt an, dass es auch die Keratinproduktion anregt und so zur Heilung von Hautentzündungen und Wunden beiträgt. Dadurch könnte zudem einer übermäßigen Narbenbildung nach Verletzungen und der Entstehung von Schwangerschaftsstreifen vorgebeugt werden. Einer in einem französischen medizinischen Fachjournal veröffentlichten Studie zufolge gesundeten Frauen, die nach der Entbindung Gotu Kola einnahmen, rascher als solche, die eine Standardbehandlung erhielten.

Ergänzungsmittel sind erhältlich. Die empfohlene Dosis liegt bei 50 mg ein- bis dreimal täglich.

VORSICHT! Gotu Kola sollte nicht während der Schwangerschaft oder bei einer Schilddrüsenüberfunktion eingenommen werden. Teilen Sie immer Ihrem Arzt, Heilpraktiker oder Apotheker mit, welche Ergänzungsmittel Sie einnehmen, um unerwünschte Wechsel- oder Nebenwirkungen zu vermeiden.

Grüntee-Extrakt

Grüner Tee ist weniger weiterverarbeitet worden als schwarzer Tee und hat einen anderen, milderen Geschmack. Doch er schmeckt nicht nur vorzüglich, sondern enthält auch jede Menge Polyphenole, jene Stoffe, die stark krebsbekämpfend zu wirken scheinen. Menschen, die regelmäßig grünen Tee trinken, erkranken seltener als andere an Magen-, Lungen-, Speiseröhren-, Bauchspeicheldrüsen- und Darmkrebs.

Die im grünen Tee enthaltenen Polyphenole regen die Produktion wichtiger Antioxidantien und entgiftender Enzyme an, die wiederum die Entstehung von krebsartigen Veränderungen blockieren. Viele der in Naturkostläden verkauften Hautcremes enthalten Grüntee-Extrakt, der gegen sonnenstrapazierte Haut hilft. Außerdem kann grüner Tee dazu beitragen, der Bildung von Blutgerinnseln vorzubeugen, hohe Blutdruckwerte zu senken und den Spiegel des »guten« HDL-Cholesterins zu heben. Aber warten Sie, das ist noch immer nicht alles — als Aufguss zubereitet genossen, verhindert grüner Tee, dass Bakterien sich an Ihren Zähnen festsetzen, und beugt so der Entstehung von Karies vor. Kann man sich einen besseren Nachmittagstee vorstellen?

Um in den Genuss sämtlicher positiven Wirkungen von grünem Tee zu kommen, müssten Sie jeden Tag 5 bis 10 Tassen davon trinken. Und obwohl grüner Tee weniger Koffein enthält als Kaffee (siehe Seite 455 ff.), reichen 5 Tassen aus, um Sie furchtbar nervös zu machen. Zwar gibt es auch entkoffeinierte Sorten, aber sie sind nicht überall erhältlich. Zum

Glück gibt es koffeinfreie Ergänzungsmittel mit Grüntee-Extrakt in Tablettenform. Eine dieser Tabletten entspricht etwa eineinhalb Tassen grünem Tee.

Gugulipid

Dieser Extrakt von einem Baum namens Mukul-Myrrhe wird in der ayurvedischen Medizin eingesetzt und ist in Indien als cholesterinsenkendes Mittel anerkannt. Doch Gugulipid reduziert nicht nur hohe Cholesterin- und Triglyceridspiegel im Blut, es erhöht auch den HDL-Spiegel (den des »guten« Cholesterins), ohne die unangenehmen Nebenwirkungen mancher verschreibungspflichtigen Medikamente hervorzurufen. Ergänzungsmittel sind erhältlich. Die empfohlene Dosis liegt bei einer Kapsel Gugulipid mit 25 mg dreimal täglich zu den Mahlzeiten.

Holunderbeere

Tee aus Holunderbeeren wird zur Linderung der Symptome bei Erkältungen und Husten verwendet. (In den meisten Naturkost-Läden ist Holunderbeertee erhältlich.) Holunderbeersalbe wird verwendet, um die Probleme trockener Haut zu lindern.

VORSICHT! Essen Sie niemals die rohen Samen der Holunderbeeren, sie sind giftig. In Naturkost-Läden erhältliche Holunderbeertees und -salben sind unbedenklich.

Johanniskraut

Auch als »natürliches Prozac« bezeichnet, wird Johanniskraut seit vielen Jahrhunderten zur Wundheilung verwendet. Es enthält Hypericin, ein natürliches stimmungsaufhellendes Mittel, das auch bakterienabtötende und entzündungshemmende Eigenschaften besitzt, sowie Hyperforin, einen anderen Bestandteil, der den Abbau des stimmungshebenden Serotonins hemmen kann. Auch Melatonin ist in Johanniskraut enthalten (siehe Seite 243 f.). Als *Nutraceutical* betrachtet, wird dieser Pflanzenwirkstoff als muskelentspannendes Mittel zur Linderung von Menstruationskrämpfen, aber auch zur Schleimlösung eingesetzt. Äußerlich angewandt, wirkt Johanniskraut antiseptisch und schmerzstillend. Wenn es zur Behandlung von depressiven Verstimmungen eingesetzt wird, kann es bis zu drei Wochen dauern, bis eine Verbesserung des Lebensgefühls spürbar wird. Es gibt jedoch eine Form von Johanniskraut, die einen Polyphenolextrakt enthält, der ebenfalls aus der Pflanze gewonnen wird, und man hat festgestellt, dass eine Tablette pro Tag bereits nach zwei oder drei Tagen Wirkung zeigt. Achten Sie beim Kauf darauf, dass es sich um einen solchen zweifach wirksamen Johanniskraut-Polyphenol-Komplex handelt. (In Deutschland nur als Trockenextrakt erhältlich. Anm. d. Red.) Johanniskraut ist in Form von getrockneten Blättern und Blüten, Tinkturen, als Extrakt, Öl, Salbe, Kapseln und Teezubereitung allgemein im Handel erhältlich, aber es ist nicht empfehlenswert, es längerfristig zu verwenden, ohne einen kräuterheilkundigen oder sonstigen medizinischen Experten zu Rate zu ziehen. Wenn Sie ein Ergänzungsmittel kaufen, achten Sie darauf, dass Johanniskraut und Polyphenol auf dem Etikett steht. Normales Johanniskraut einzunehmen, lohnt sich offen gesagt nicht.

VORSICHT! Johanniskraut hat erhöhte Lichtempfindlichkeit zur Folge und kann die Neigung zu Sonnenbrand enorm verstärken. (Dieser

Effekt tritt insbesondere nach der Einnahme von hohen Dosen auf.) Menschen, die 5-HTP (siehe Seite 170 f.) einnehmen, sollten bei der Einnahme von Johanniskraut Vorsicht walten lassen, da dieses eine ähnliche Wirkung hat. Es sollte auch nicht mit den vom Arzt verschriebenen Antidepressiva kombiniert werden. Entgegen früheren Untersuchungen beruht die antidepressive Wirkung dieser Pflanze nicht auf der Hemmung der Monoaminoxidase (MAO), was für die praktische Anwendung bedeutet, dass es sich mit tyraminreichen Nahrungsmitteln wie Wein, Käse und Schokolade verträgt – in Maßen natürlich. Und das allein sollte doch schon stimmungsaufhellend wirken.

Kamille

Diese Pflanze hat krampflösende Eigenschaften und regt die Magensaftproduktion an; wird oft bei Migräne, Magenkrämpfen und Unruhezuständen eingenommen. Äußerlich wird Kamille bei der Behandlung von Wunden, Hautgeschwüren und Bindehautentzündung angewendet.
Ergänzungsmittel sind in Form von Kapseln und Extrakten erhältlich. Die empfohlene Dosis liegt bei einer Kapsel ein- bis dreimal täglich. Alternativ können Sie auch ein- bis dreimal täglich 10 bis 20 Tropfen Kamilleextrakt in Wasser verdünnt trinken. Eine andere Möglichkeit ist der Genuss von einer Tasse Kamilletee täglich, der viel besser schmeckt.

VORSICHT! Kann bei einzelnen Menschen, die unter Heuschnupfen leiden oder auf Jakobskraut (Ambrosiapflanze), Astern und verwandte Pflanzen empfindlich reagieren, schwere allergische Reaktionen – bis zu tödlich verlaufenden Schockzuständen – auslösen.

Kava-Kava (Wurzel)

Diese Pflanze, die in Polynesien und auf den Südseeinseln angebaut wird, hat leicht hypnotische Eigenschaften. Sie wirkt entspannend, leicht anregend im Genitalbereich, und kleine Mengen können eine sanftes Hochgefühl erzeugen. Sie wird von amerikanischen Kräuterheilkundigen traditionell als Mittel gegen Nervosität und Schlaflosigkeit angewandt. Kava-Kava wirkt auch leicht harntreibend, hilft, Wassereinlagerungen zu reduzieren und Muskelkrämpfe zu lindern. Viele Frauen schätzen seine Wirkung bei der Milderung des prämenstruellen Syndroms sowie von Wechseljahressymptomen wie Depressionen und Ängstlichkeit.

Ergänzungsmittel sind bei verschiedenen Anbietern im Internet erhältlich. (In den Vereinigten Staaten darf Kava-Kava derzeit nicht importiert und verkauft werden, doch es ist nicht verboten, es zu kaufen beziehungsweise zu besitzen.*) Die empfohlene Dosis liegt bei 100 mg dreimal täglich. Bei Schlaflosigkeit empfehle ich 200 mg vor dem Schlafengehen. Als Tee zubereitet, empfiehlt sich eine Dosierung von einer halben Tasse zweimal täglich.

VORSICHT! Eine langfristige Einnahme kann die Leber schädigen, deshalb sollten Menschen mit Leberproblemen kein Kava-Kava einnehmen. Auch für Menschen mit Parkinson-Krankheit ist dieses Mittel nicht empfehlenswert. Bedenken Sie außerdem, dass es schläfrig machen und die Wirkung von Alkohol verstärken kann.

* In Deutschland unterliegt Kava-Kava einem Importverbot, kann jedoch von Privatpersonen übers Internet bezogen werden. (Anm. d. Red.)

Kermes *(Phytolacca)*

Eine Wurzel, die vor allem zur Behandlung von arthritischen Schmerzen eingesetzt wird. Ihr Wirkstoff wird auch in Salben zur Bekämpfung von Pilzinfektionen verwendet.

Kudzu

Ein uraltes chinesisches Kraut, das heute überall im Südosten der Vereinigten Staaten anzutreffen ist und für seine Wirkung gegen alkoholbedingten Kater gepriesen wird. Es enthält zwei wichtige phytochemische Stoffe, Daidzin und Daidzein, die helfen, den Alkoholspiegel im Blut zu senken. Unmittelbar vor oder nach dem Genuss von Alkohol eingenommen, können Kudzu-Ergänzungsmittel die allseits bekannten Katersymptome wie Kopfschmerzen und Übelkeit am »Morgen danach« buchstäblich eliminieren.

Ergänzungsmittel sind erhältlich. Die empfohlene Dosis liegt bei einer bis drei Kapseln mit 500 mg vor oder nach dem Alkoholgenuss.

Mäusedorn

Zur Verbesserung der Blutzirkulation und zum Abbau von Wasseransammlungen in Beinen und Füßen angewandt, hilft Mäusedorn besonders Menschen, die den ganzen Tag auf den Beinen sind und deshalb abends geschwollene Füße haben. Dieses Kraut enthält auch steroidähnliche Bestandteile, die venenverengend und entzündungshemmend wirken, was bei der Linderung von Schmerzen und Schwellungen bei Rheuma und Arthritis hilfreich ist. Viele Menschen berichten, dass Mäusedorn, als Kapsel oder in Salbenform angewandt, die Beschwerden bei Hämorrhoiden deutlich vermindert.

Ergänzungsmittel sind erhältlich in Form von Kapseln und Extrakten. Die empfohlene Dosis liegt bei einer bis drei Kapseln täglich, alternativ können Sie auch täglich 10 bis 20 Tropfen Mäusedornextrakt in einem Glas Fruchtsaft oder Wasser verdünnt einnehmen.

Minze (Flohkraut)

Diese Pflanze wird bei der Behandlung von Erkältungen zum Inhalieren genommen; es gibt sie auch als Tee gegen Kopfschmerzen und Beschwerden während der Regelblutung wie Krämpfe, Schmerzen, Aufgedunsenheit und Empfindlichkeit der Brust. Flohkrautöl ist ein wunderbares natürliches Mittel gegen Parasiten bei Haustieren. Teilen Sie das Fell Ihres Hundes oder Ihrer Katze an mehreren Stellen und geben Sie ein paar Tropfen des Öls direkt auf die Haut.

Zur Linderung der Symptome geben Sie als tägliches Ergänzungsmittel 20 bis 60 Tropfen Flohkrautextrakt in Flüssigkeit oder einen Esslöffel des getrockneten Krauts in einen knappen Viertelliter warmes Wasser.

VORSICHT! Kann eine Fehlgeburt verursachen und sollte deshalb *niemals* während der Schwangerschaft eingenommen werden.

Mönchspfeffer

Die Frucht des im Mittelmeerraum beheimateten Mönchspfeffer-Baums (auch bekannt als Vitex) ist in Europa äußerst populär, wo sie zur Behandlung von Aufgedunsenheit, Stimmungsschwankungen und anderen Symptomen des prämenstruellen Syndroms (PMS) eingesetzt wird, ebenso auch gegen Wechseljahresbeschwerden wie Hitzewellen und Trockenheit der Vagina. Vor dem Hintergrund der vielfältigen neuen Infor-

mationen über die Risiken der bekannten Hormonersatztherapie namens Prempro bietet der Mönchspfeffer eine hervorragende Alternative. Er steht in dem Ruf, Hormonschwankun-
gen auszugleichen und möglicherweise sogar unterstützend
bei der Behandlung von Unfruchtbarkeit zu wirken. Auch
zur Behandlung von Fibromen (gutartigen Bindegewebsge-
schwülsten) wird er erfolgreich eingesetzt.
Als Ergänzungsmittel empfehle ich die Einnahme von einer
Kapsel bis zu dreimal täglich (400 mg pro Tag). Alternativ
können Sie bis zu dreimal täglich 10 bis 30 Tropfen Mönchs-
pfefferextrakt in Flüssigkeit verdünnt trinken.

Moosbeere (Cranberry)

Cranberrysauce ist in Amerika eine beliebte Beilage zu Truthahn, doch diese Beere ist auch eines der wirksamsten natürlichen Mittel gegen Blasenentzündungen und Harnwegsinfekte und wird deshalb von Ärzten zur Vorbeugung gegen
Infektionen im Bereich der Harnwege empfohlen. In der *U.S.
Pharmacopeia*, der amtlichen Medikamentenliste der USA,
wird die Moosbeere als wirkungsvolles Heilmittel für diese
Erkrankungen aufgeführt. Noch ist strittig, ob die Moosbeere
den Urin reinigt und dadurch die für die Harnwegsinfekte ver-
antwortlichen Bakterien abtötet oder ob sie die Bakterien daran hindert, sich an der Blasenwand festzusetzen, aber *dass*
die Moosbeere wirkt, gilt als weitgehend anerkannt.
Ergänzungsmittel sind in Form von Kapseln erhältlich. Die
empfohlene Dosis liegt bei einer Kapsel ein- bis dreimal täglich. Im Supermarkt angebotene Moosbeerensäfte sind häufig
stark gezuckert und chemisch behandelt und deshalb nicht
empfehlenswert. Reiner Moosbeerensaft ist wirksam, aber
sehr sauer. In manchen Naturkostläden findet man Apfel-
Moosbeeren-Saft, der auch zu empfehlen ist, sofern er ohne
Zuckerzusatz hergestellt wurde.

Mutterkraut

Seit dem 17. Jahrhundert wenden Kräuterheilkundige das Mutterkraut zur Behandlung von Kopfschmerzen an. Man hat herausgefunden, dass es Menschen, die unter Migräne leiden, großartig hilft, da es nicht nur die Schwere der Symptome (Übelkeit, Erbrechen und Kopfschmerzen) lindert, sondern auch die Häufigkeit der Migräneattacken reduziert. Die englische medizinische Fachzeitschrift *Lancet* berichtete, dass Extrakte aus Mutterkraut die Freisetzung von Serotonin und Prostaglandin hemmen, zwei Entzündungsstoffe, von denen man annimmt, dass sie zur Entstehung von Migräneanfällen beitragen.

Ergänzungsmittel sind in Form von Kapseln erhältlich. Migränepatienten empfehle ich die Einnahme von einer Mutterkrautkapsel ein- bis dreimal täglich. Meist dauert es einige Monate, bis eine Verbesserung zu beobachten ist.

VORSICHT! Bei einigen Menschen kann Mutterkraut Geschwüre im Mund hervorrufen. In diesem Fall ist die Einnahme sofort zu beenden.

Nachtkerzenöl

Als zusätzliches Präparat in der Nahrung kann Nachtkerzenöl dazu beitragen, den Cholesteringehalt im Blut und den Blutdruck zu senken. Es kann bei der Gewichtsabnahme helfen, Schmerzen vor der Regelblutung lindern, Ekzeme heilen, bei der Behandlung von leichten Fällen von Arthritis und nur langsam voranschreitender multipler Sklerose hilfreich sein, hyperaktive Kinder beruhigen, Akne bessern (zusammen mit Zink) und zum Aufbau kräftigerer Fingernägel beitragen. Man hat auch herausgefunden, dass Nachtkerzenöl hilft, die Hitzewellen während der Wechseljahre zu lindern.

Der aktive Wirkstoff im Nachtkerzenöl ist die Gammalinolensäure, die der Körper braucht, um hormonähnliche Stoffe,

Prostaglandine genannt, zu produzieren; sie sind sehr wichtig für die Gesundheit. Wenn also ein Mangel an Gammalinolensäure vorliegt, ist möglicherweise die Produktion von Prostaglandinen unzureichend, und das kann Ihr körperliches Wohlbefinden beeinträchtigen.

Ergänzungsmittel sind in Form von Kapseln erhältlich. Die empfohlene Dosis liegt bei 250 mg ein- bis dreimal täglich. Bei prämenstruellem Syndrom (PMS) sollten Sie zwei oder drei Tage vor dem erwarteten Auftreten der Symptome mit der Einnahme von Nachtkerzenöl beginnen und diese bis zum Beginn der Menstruation fortsetzen.

Papaya

Ein natürliches Antacidum (Magensäure bindendes Mittel). Papayasaft oder -tabletten können bedenkenlos eingenommen werden. Getrocknete Papayastückchen sind ebenfalls eine gute Wahl, um die positiven Wirkungen dieser Frucht zu nutzen.

Passionsblume

Der Extrakt dieses bekannten Rankgewächses ist einer der besten natürlichen Tranquilizer. Er lindert Muskelverspannungen und andere Symptome extremer Beklemmungen. Besonders gut wirkt Passionsblume bei nervösen Schlafstörungen, wenn Sie nachts sorgenvolle Gedanken wälzen, die Sie bis in die frühen Morgenstunden wach halten.

Als Ergänzungsmittel nehmen Sie täglich nach Bedarf 15 bis 60 Tropfen des Extraktes in Flüssigkeit verdünnt ein. Sie können auch einen Beruhigungstee aus einem Löffel des getrockneten Heilkrauts pro Tasse zubereiten und diesen Aufguss zweimal täglich oder vor dem Schlafengehen trinken.

VORSICHT! Passionsblume kann bei manchen Menschen zu Schläfrigkeit führen und sollte daher nicht vor dem Autofahren oder vor der Bedienung von Maschinen eingenommen werden. Sie kann auch die Wirkung von Alkohol sowie von Medikamenten gegen Beklemmungen, Schlafmitteln und Antidepressiva verstärken, sodass die Dosierung dieser Mittel gegebenenfalls angepasst werden muss.

Petersilie (Samen und Blätter)

Ein harntreibendes Mittel, regt die Produktion von Magensaft an, wird bei Husten, Asthma, Ausbleiben der Monatsblutung und Bindehautentzündungen angewendet. In die Kopfhaut einmassiert, kann Petersilienöl den Haarwuchs fördern. Doch am besten wirkt es als natürlicher Atemerfrischer. Probieren Sie Petersilie nach dem Verzehr von Zwiebeln oder Knoblauch, und Sie werden überrascht sein, wie leicht Sie auf das gewohnte Pfefferminzbonbon verzichten können.

Ich empfehle den Verzehr von roher Petersilie. Zur Herstellung eines Tonikums weichen Sie die gehackten Blätter und Stiele in heißem Wasser ein und trinken Sie eine Tasse täglich.

VORSICHT! Während der Schwangerschaft sollte Petersiliensaft oder -öl nicht eingenommen werden.

Pfefferminze (Blätter)

Wirkt krampflösend und anregend, wird bei der Behandlung von Nervosität, Schlaflosigkeit, Krämpfen, Benommenheit und Husten eingesetzt. Bei Kopfschmerzen versuchen Sie Folgendes: 1 Tasse starken Pfefferminztee trinken, dann 15 bis 20 Minuten ruhen. Das hilft im Allgemeinen genauso gut wie eine Schmerztablette und hat keinerlei Nebenwirkungen. Pfefferminze wirkt auch positiv auf die Verdauung, indem sie die Magenmuskulatur entspannt und das Aufstoßen fördert sowie Übelkeit und Sodbrennen lindert.

Pfefferminztee ist in großer Auswahl überall erhältlich. Der Genuss von einer Tasse Tee täglich wird empfohlen.

VORSICHT! Obwohl Pfefferminzextrakt seit Jahrhunderten gegen Koliken bei Säuglingen und älteren Kindern verwendet wird, sollten Sie in jedem Fall mit Ihrem Kinderarzt sprechen, bevor Sie Ihrem Kind diese oder eine andere Pflanzenarznei verabreichen.

Pygeum

Diese aus der Rinde eines in Afrika beheimateten immergrünen Baumes gewonnene Pflanzenarznei ist gut für die Gesundheit der Prostata und kann zur Vorbeugung einer gutartigen Prostatavergrößerung beitragen. Bei diesem Befund drückt die vergrößerte Prostata auf die Harnröhre und beeinträchtigt das Urinieren; häufig sind die Symptome so ausgeprägt, dass sie einen chirurgischen Eingriff erfordern. Doch man hat festgestellt, dass Pygeum in Kombination mit Sägepalmenfrucht (siehe Seite 304) eine sehr wirksame Behandlungsmöglichkeit bei gutartiger Prostatavergrößerung darstellt beziehungsweise, wenn es bereits im Frühstadium der Erkrankung eingenommen wird, eine Verstärkung der Symptome verhindert.

Ergänzungsmittel sind erhältlich. Ich empfehle die Einnahme von bis zu drei Kapseln mit 500 mg täglich mit einem großen Glas Wasser.

Rosmarin

Nicht nur ein schmackhaftes Küchengewürz: Neuere Forschungsergebnisse deuten darauf hin, dass das Rosmarinkraut ein kommendes Mittel in der Krebsbekämpfung sein wird. Es hat sich als oxidations- und entzündungshemmend herausgestellt und verhindert, dass krebserzeugende Substanzen sich an die DNS binden; es fördert die Entgiftung der Leber von krebserregenden Stoffen.

Äußerlich als Salbe verwendet, kann Rosmarin Rheumaschmerzen, Verstauchungen, Wunden, blaue Flecken und Ekzeme lindern. Innerlich richtig angewendet, kann Rosmarin bei Blähungen und Koliken für Erleichterung sorgen und die Freisetzung von Gallensaft anregen.

VORSICHT! In großen Mengen kann Rosmarin giftig sein.

Rosskastanie

Traditionell wurde Rosskastanienextrakt angewendet, um Fieber zu senken und Erkältungsbeschwerden zu lindern, doch es hat sich gezeigt, dass er auch die mit Hämorrhoiden einhergehenden Beschwerden mildert und dazu beitragt, die Schwellungen bei Krampfadern zu reduzieren. Auch als Sonnenschutzmittel wird Rosskastanienextrakt verwendet. In Deutschland wird häufig ein oral einzunehmender Extrakt aus Rosskastaniensamen zur Behandlung von Ödemen verschrieben, wenn der Blutfluss von den unteren Extremitäten zurück zum Herzen aufgrund einer Venenschwäche nicht richtig funktioniert, was Krampfadern, Schmerzen und geschwollene Beine zur Folge hat.

Ergänzungsmittel sind erhältlich. Mittel zur oralen Anwendung sollten eine halbe Stunde vor oder eine Stunde nach den Mahlzeiten eingenommen werden. Die empfohlene Dosis liegt bei 300 mg standardisiertem Extrakt zweimal täglich. Bei lokaler Anwendung tragen Sie ein- oder zweimal täglich ein 2%iges Gel sanft auf die betroffenen Gebiete auf.

VORSICHT! Rosskastanie kann die Geschwindigkeit, mit der Nahrung und Medikamente den Verdauungstrakt passieren, verändern, was möglicherweise die Resorption beeinträchtigt und eine Änderung der Dosierung notwendig macht, um die Wirkung zu gewährleisten. Bedenken Sie bitte auch, dass diese Pflanzenarznei Auswirkungen auf die Blutgerinnung hat und deshalb niemals angewandt werden sollte, wenn Sie Antikoagulanzien (Mittel, die die Blutgerinnung hemmen) einnehmen, es sei denn, es geschieht unter der unmittelbaren Aufsicht Ihres Arztes.

Sägepalme (Frucht)

Die Frucht der Sägepalme *(Serenoa repens)* hilft bei der Behandlung von chronischer Blasenentzündung und beugt Infektionen im Urogenitalbereich bei Männern und Frauen vor. Doch vor allem ist Sägepalmenfrucht ein recht wirksames Mittel gegen gutartige Prostatavergrößerung, einen Befund, der bei Männern zu verstärktem Harndrang führt.

Als Ergänzungsmittel empfehle ich, täglich 30 bis 60 Tropfen Sägepalmenfrucht-Extrakt mit Flüssigkeit verdünnt einzunehmen oder zweimal täglich eine Tablette mit 160 mg.

VORSICHT! Jeder Mann, der Schmerzen oder Schwellungen an der Prostata verspürt, Probleme beim Wasserlassen oder Blut im Urin hat, sollte sich ärztlich untersuchen lassen.

Schwarzwurz

Als Tee aufgebrüht, kann Schwarzwurz Magenbeschwerden, Husten, Durchfall, Schmerzen bei Arthritis, Leber- und Gallenerkrankungen lindern. Äußerlich angewendet, wirkt Schwarzwurzsalbe lindernd bei Hautirritationen und fördert die Wundheilung.

VORSICHT! Schwarzwurz enthält Pyrrolizidin-Alkaloide, Substanzen, von denen bekannt ist, dass sie Lebererkrankungen hervorrufen, wenn sie über eine lange Zeit eingenommen werden. Die Meinungen über die Unbedenklichkeit dieser Pflanzenarznei gehen auseinander, ich rate allerdings wegen dieser Ungewissheit von der inneren Anwendung ab. Es gibt eine Menge anderer, viel weniger bedenklicher Heilkräuter, die man stattdessen anwenden kann, wie zum Beispiel Pfefferminze und Ingwer. Meiner Meinung nach sollten stillende Mütter auch auf die Anwendung von Schwarzwurzsalbe bei wunden Brustwarzen verzichten, da der Wirkstoff nicht von Säuglingen aufgenommen werden soll.

Süßholzwurzel (Lakritze)

Stellt die Funktionen der Bindegewebshaut und des Gewebes wirkungsvoll wieder her; hält außerdem die Hormone im Gleichgewicht und regt die innere Sekretion und die Atmung an; wirkt als Abführmittel.

VORSICHT! Hoher Blutdruck und Herzrhythmusstörungen können möglicherweise als Nebenwirkungen auftreten. Außerdem kann es zu Speicherung von Wasser im Gewebe kommen; Frauen, die am prämenstruellen Syndrom leiden, sollten Süßholz vermeiden.

Hinweis: Die industriell hergestellte Lakritze als Süßwarenprodukt basiert auf einem synthetischen Geschmackstoff und hat daher weder die oben erwähnten heilsamen Wirkungen noch die Nebenwirkungen.

Teebaumöl

Das aus den Blättern des in Australien beheimateten Teebaumes gewonnene Öl wird seit Jahren als lokales Antiseptikum bei Schnittverletzungen und Verbrennungen angewendet. Darüber hinaus wirkt es gegen Pilzinfektionen und kann zur Vorbeugung und Heilung von *Candida-albicans*-Infektionen, Fußpilz und Nagelinfektionen dienlich sein. Man hat herausgefunden, dass Teebaumöl zudem bei der Behandlung einiger bakterieller Infektionen der Vagina und – als antiseptische Spülung – gegen Halsentzündungen hilft.

Zur Anwendung im Mundraum geben Sie 5 bis 10 Tropfen auf eine Tasse Wasser, gurgeln damit und spucken die Lösung wieder aus. Cremes und Salben werden bei Bedarf auf die betroffenen Hautstellen aufgetragen.

Teufelskralle

Ein entzündungshemmendes Mittel, das die Beweglichkeit der Gelenke fördert und die Schmerzen bei Arthritis und Rheuma lindert. In Europa wurden Studien durchgeführt, bei denen die entzündungshemmende Wirkung der Wurzel dieses Heilkrauts mit der Wirkung der Medikamente Cortison und Phenylbutazon verglichen wurde.

Ergänzungsmittel sind als Kapseln erhältlich. Die empfohlene Dosis liegt bei einer Kapsel ein- bis dreimal täglich.

VORSICHT! Sollte nicht während der Schwangerschaft eingenommen werden

Thymian

Ein natürliches antiseptisches, deodorierendes Mittel. Als Kompresse kann Thymian ein guter Wundverband sein; eingenommen kann er gegen Durchfall wirken, Magenkrämpfe lindern und Bronchitis und Kehlkopfentzündung abschwächen.

Tragant *(Astragalus)*

Diese Kräuterpflanze hilft bei Erschöpfungszuständen und senkt die Häufigkeit von Erkältungskrankheiten. Sie aktiviert das Immunsystem, verbessert die Widerstandskraft gegen Viren und bakterielle Infekte und beschleunigt den Heilungsvorgang. Sie kann auch die Ausbreitung bösartiger Krebszellen auf gesundes Gewebe verhindern. Am wirksamsten ist die Anwendung in Verbindung mit Zink und den Vitaminen A und C.

VORSICHT! Wenn Sie sich einer Chemotherapiebehandlung unterziehen, sollten Sie Astragalus oder andere Arzneimittel nur auf ausdrückliche Empfehlung Ihres Arztes nehmen.

Traubenkern-Extrakt

Ein bemerkenswertes Antioxidans und eines der erstaunlichsten Pflanzenheilmittel. Traubenkern-Extrakt enthält reichlich Flavonoide, bekämpft wirkungsvoll freie Radikale, und man geht davon aus, dass er effektiver ist als Vitamin E und Vitamin C. Zudem fördert er die Blutzirkulation, indem er die Zerstörung des Kollagens verhindert, das von den Zellmembranen benötigt wird. Möglicherweise verhindert Traubenkern-Extrakt – ähnlich wie Aspirin – die Bildung von Blutgerinnseln und ist deshalb gesund für das Herz.

Proanthocyanidine, die wirksamen Bestandteile des Trauben-kern-Extrakts, können auch die Augen schützen und bei der Vorbeugung und Behandlung von grünem Star, Makulade-generation und anderen Sehstörungen helfen. Es gibt Hinweise darauf, dass die Proanthocyanidine den Körper gegen Strahlenschäden und die Nebenwirkungen einiger Arten von Chemotherapie schützen können.

Ergänzungsmittel sind erhältlich. Die empfohlene Dosis liegt bei 50 mg zweimal täglich.

VORSICHT! Da Traubenkern-Extrakt die Blutgerinnung verlangsamt, sollten Sie die Einnahme mindestens zwei Wochen vor einer Operation oder einer zahnärztlichen Behandlung einstellen. Wenn Sie Antikoagulanzien (Mittel, die die Blutgerinnung hemmen) einnehmen oder unter Blutgerinnungsstörungen leiden, sollten Sie keinen Traubenkern-Extrakt einnehmen.

Traubensilberkerze

Eine natürliche Alternative zur Hormonersatztherapie und eines der bekanntesten Heilkräuter zur Linderung von Hitzewellen und anderen Wechseljahresbeschwerden. Traubensilberkerze wird außerdem zum Herbeiführen der Monatsblutung, zur Linderung menstrueller Krämpfe, zur Förderung der Wehen und zur Erleichterung der Entbindung verwendet, aber auch, um hartnäckigen Husten zu behandeln sowie Schwellungen und rheumatische Schmerzen zu lindern. In Verbindung mit Helmkraut, Heilziest (Betonie), Passionsblume und Baldrian wirkt Traubensilberkerze als natürliches Beruhigungsmittel.

Ergänzungsmittel sind in Form von Kapseln und Extrakten erhältlich. Die empfohlene Dosis liegt bei einer Kapsel ein- bis dreimal täglich. Wenn Sie Traubensilberkerzenextrakt verwenden, folgen Sie den Empfehlungen auf dem Etikett.

VORSICHT! Traubensilberkerze ist für Frauen mit Brustkrebs oder nicht entdeckten Brusttumoren möglicherweise nicht unbedenklich. Diese Warnung beruht auf einer Studie der Duquesne University, die auf dem Jahrestreffen der Amerikanischen Krebsforschungsgesellschaft am 14. Juli 2003 präsentiert wurde. Die Einnahme von Traubensilberkerze ist auch nicht für Frauen geeignet, die sich einer Chemotherapie unterziehen müssen, da man herausgefunden hat, dass dieses Heilkraut die Toxizität der Zytostatika Doxorubicin (Adriamycin) und Docetaxel (Taxotere) steigern kann. Dass Traubensilberkerze die Wirkung dieser Medikamente verstärkt, kann ein gutes Zeichen sein oder auch nicht, und solange diesbezüglich Zweifel bestehen, rate ich dazu, auf die Einnahme zu verzichten. Auch während der Schwangerschaft darf Traubensilberkerze nicht angewendet werden, außer wenn die Wehen bereits eingesetzt haben, und auch dann nur unter ärztlicher Aufsicht. Hohe Dosierungen können zu Vergiftungserscheinungen führen.

Uña de Gato

Wird seit Jahrhunderten von Heilkundigen in Mittel- und Südamerika zur Stärkung des Immunsystems eingesetzt und enthält einen natürlichen entzündungshemmenden Wirkstoff, der die Behandlung von Arthritis unterstützt. Bestandteile der Pflanze weisen zudem krebsbekämpfende Eigenschaften auf und haben bei einigen HIV-positiven Patienten geholfen, die Anzahl der T-Zellen zu steigern.
Ergänzungsmittel sind in Form von Kapseln erhältlich. Die empfohlene Dosis liegt bei einer bis drei Kapseln täglich.

Wacholder (Beeren)

Die Beeren des Wacholders werden oft als Magentonikum verwendet, können Appetit und Verdauung anregen, harntreibend und keimtötend im Harntrakt wirken.

VORSICHT! Die übermäßige Einnahme von Wacholderbeeren oder von Getränken und Tonika, die Wacholder enthalten, kann zu Halluzinationen führen.

Weidenrinde

Über Jahrhunderte wurde Weidenrinde wegen des darin enthaltenen Salicins als entzündungshemmendes Mittel und zur Linderung der Schmerzen und Schwellungen in den Gelenken bei Arthritis angewendet. Auf der Grundlage von Studien, die mit Salicin durchgeführt wurden, entwickelten Forscher einen synthetischen Wirkstoff namens Acetylsalicylsäure – heutzutage unter dem Namen Aspirin wohlbekannt. Jeder weiß, dass Acetylsalicylsäure quasi ein Wundermittel ist, aber nicht jeder Magen verträgt sie. Und an dieser Stelle kommt die Weidenrinde ins Spiel: Sie wirkt ähnlich wie Acetylsalicylsäure, verursacht aber keine Magenbeschwerden. Tatsächlich enthält Weidenrinde Tannine, die sogar gut für das Verdauungssystem sind.
Als Ergänzungsmittel nehmen Sie eine bis zwei Kapseln nach Bedarf alle zwei bis drei Stunden.

Weißdorn

Weißdorn ist reich an Bioflavonoiden – Stoffen, die für die Funktion des Vitamin C wichtig sind und helfen, die Blutgefäße zu stärken – und fördert die Gesundheit des Herz-Kreislauf-Systems. Durch die gefäßerweiternde Wirkung steigert es den Transport von Blut und Sauerstoff zum Herzen. Außerdem wirkt es blutdrucksenkend und entlastet so das Herz. Durch seine harntreibende Wirkung hilft Weißdorn dem Körper, überschüssiges Salz und Wasser auszuscheiden. Die Früchte des Weißdornbaumes werden traditionell zur Behandlung von Verdauungsproblemen und Schlaflosigkeit eingesetzt.

Ergänzungsmittel sind erhältlich. Die empfohlene Dosis liegt bei einer Kapsel ein- bis dreimal täglich.

VORSICHT! Obwohl die meisten Weißdornpräparate unbedenklich sind, gibt es auch hochkonzentrierte Formen, die nicht ohne ärztliche Aufsicht eingenommen werden sollten.

Wilde Yamswurzel

Eine pflanzliche Quelle für das weibliche Hormon Progesteron; wird gegen Menstruationsbeschwerden, bei Gefahr von Fehlgeburten, aber auch zur Linderung von Hitzewallungen, Scheidentrockenheit und anderen klimakterischen Symptomen eingesetzt. Sie enthält außerdem Saponine, die eine entzündungshemmende Wirkung haben und helfen können, die Schmerzen und Steifheit bei rheumatischer Arthritis zu behandeln. Die wilde Yamswurzel *(Dioscorea villosa)* produziert chemische Stoffe, aus denen orale Verhütungsmittel gewonnen werden, und ihr Extrakt wurde schon von den Ureinwohnern Amerikas und vielen Kräuterheilkundigen zur Vermeidung von Schwangerschaften eingesetzt. (Ich rate davon ab, dieses oder irgendein anderes Heilkraut zu Verhütungszwecken einzusetzen, es sei denn, es geschieht unter der Aufsicht eines erfahrenen Arztes.)

Obwohl man annimmt, dass die wilde Yamswurzel ein natürlicher Ersatz für Progesterone ist, stellt Dr. John R. Lee, Autor des Buches *What Your Doctor May Not Tell You About Menopause: The Breakthrough Book on Natural Hormone Balance*, fest: »Es gibt keine Beweise dafür, dass Diosgenin (in wilder Yamswurzel enthalten) im Körper in Hormone umgewandelt wird.« Aber Diosgenin hat eine vorteilhafte Wirkung und wurde über Jahrhunderte als Adaptogen angewendet. (Adaptogene: siehe Fragen zu Kapitel X, Seite 325.)

VORSICHT! Glauben Sie nicht, durch Ergänzungsmittel, die aus der mexikanischen Yamswurzel *(Dioscorea mexicana)* oder der wilden Yamswurzel *(Dioscorea villosa)* gewonnen werden, nähmen Sie Progesterone oder andere Hormone ein. Diese Produkte werden fälschlicherweise häufig als Vorstufen von Progesteronen bezeichnet.

Yohimbe (»Potenzrinde«)

Die Yohimbe-Pflanze *(Pausinystalia yohimbe)* ist eines der wenigen »Aphrodisiaka«, die bei der Behandlung der männlichen Impotenz Erfolg versprechen. Unglücklicherweise ist sie aber auch ziemlich gefährlich, weil sie Yohimbin enthält, eine rezeptpflichtige Substanz, die nur unter ärztlicher Aufsicht angewendet werden sollte. In abgeschwächter Form ist die Yohimbinrinde auch ohne Rezept erhältlich, aber weniger wirksam. Die übliche Dosierung beträgt 1 bis 3 Kapseln täglich.

VORSICHT! Yohimbe kann blutdrucksenkend wirken und sollte deshalb nicht von Menschen mit niedrigem Blutdruck angewendet werden. Wegen ihrer möglichen schwerwiegenden Nebenwirkungen sollte Yohimbe nur unter Aufsicht eines Arztes verwendet werden, wenn ein ernstes Gesundheitsproblem vorliegt.

Gefährliche Kräuter

Die folgenden Pflanzen können gefährlich für Ihre Gesundheit sein und sollten nie ohne die Anweisung und Aufsicht eines naturheilkundlich oder ernährungswissenschaftlich geschulten Arztes oder Heilpraktikers eingenommen werden, sei es als Teeaufguss oder in anderer Form.

Da manche Pflanzen regional unterschiedliche Bezeichnungen haben, steht der lateinische Name in Klammern dabei.

Alraune *(Mandragora officinarum)*

Wurzel der Mandragora, ein giftiges Narkotikum, ähnlich wie die Tollkirsche.

Arnika *(Arnica montana)*

Arnika ist hilfreich bei der Behandlung von blauen Flecken, Verletzungen und Schmerz. Sie ist ungefährlich, wenn sie vorschriftsmäßig als homöopathische Globuli (Kügelchen, die nur winzige Wirkstoffmengen enthalten) unter der Zunge oder zur äußerlichen Anwendung in handelsüblicher Form konsumiert wird. Ansonsten ist Arnika ein Reizmittel, das einen heftigen toxischen Magen-Darm-Katarrh, schwere Muskelschwäche, nervöse Störungen und den Tod hervorrufen kann.

Bilsenkraut *(Hyoscyamus niger)*

Giftig. Enthält gefährliche giftige Alkaloide.

Bittersüßer Nachtschatten *(Solanum dulcamara)*

Giftig.

Blutwurz *(Sanguinaria canadensis)*

Enthält unter anderem das giftige Alkaloid Sanguinarin.

Ginster *(Cytisus scoparius)*

Enthält giftiges Spartein und andere gesundheitsschädliche Alkaloide.

Heliotrop *(Heliotropum europaeum)*

Diese Pflanze ist giftig und enthält Alkaloide, die Leberschäden verursachen. Sollte nicht mit dem Gartenheliotrop verwechselt werden, dessen botanischer Name *Valeriana officinalis* lautet; er ist ungefährlich.

Immergrün *(Vinca major und Vinca minor)*

Für den Garten geeignet, aber nicht für Ihren Körper! Enthält giftige Alkaloide, die die Nerven angreifen sowie Leber und Nieren schädigen können.

Jalapawurzel, Purgierwinde *(Exagonium purga, Ipomoea jalapa, Ipomoea purga)*

Eine mexikanische Kletterpflanze, die viele Namen hat und äußerst gefährlich sein kann. Als Arzneimittel hat sie eine stark kathartische (reinigende) Wirkung, und ihre extreme Darmreinigungswirkung kann zu lebensbedrohlichen Darmentleerungen führen.

Lobelie *(Lobelia inflata)*

Eine giftige Pflanze, die unvorsichtigerweise manchmal als Brechmittel benutzt wird. Überdosierungen von Extrakten aus den Blättern oder Früchten dieser Pflanze führen zu schwerem Erbrechen, Schweißausbrüchen, Lähmungserscheinungen, schnellem, aber schwachem Puls und gelegentlich sogar zu Kollaps, Koma und Tod.

Mistel (amerikanische Mistel, *Phoradendron flavescens* und *Viscum flavescens*)

Enthält toxische Amine. Sollte als giftig eingestuft werden.

Mistel (europäische weiße Mistel, Vogelmistel, *Viscum album*)

Diese Mistelart enthält giftige Amine.

Podophyllum *(Podophyllum pelatum)*

Eine giftige Pflanze mit komplexen toxischen Bestandteilen.

Rosskastanie *(Aesculus hippocastanum)*

Giftige Pflanze, die eine toxische Cumarinsubstanz enthält.

Sassafras

Ein »Blutreinigungsmittel«, das krebserregend wirkt und Leberschäden hervorrufen kann.

Schierling (gefleckter, *Conium maculatum*)

Enthält giftige Alkaloide. Nicht zu verwechseln mit Wasserschierling *(Cicuta maculata)* oder Schierlingstanne *(Tsuga canadensis)*.

Schilfgras *(Acorus calamus)*

Das Öl aus Schilfgras ist krebserregend.

Spindelstrauch, Pfaffenhütchen *(Euonymus europaeus)*

Ein äußerst heftiges Abführmittel.

Stechapfel *(Datura stramonium)*

Das ist eine giftige Pflanze, die Hyoscyamin, Atropin und Skopolamin enthält – Stoffe, die aus gutem Grund nur als rezeptpflichtige Arzneimittel zugelassen sind.

Tollkirsche *(Atropa belladonna)*

Giftig. Enthält toxische Alkaloide.

Tonkabohne (*Dipteryx odorata*, *Cumaruna odorata, D.* und *C. oppositifolia*)

Der aktive Wirkstoff dieser Samen ist Cumarin, das als Nahrungsmittel bzw. Nahrungsmittelzusatz nicht vertrieben werden darf, nachdem festgestellt wurde, dass es bei Versuchstieren zu schweren Leberschäden führen, das Wachstum hemmen und die Hoden schrumpfen lassen kann. Lesen Sie den Beipackzettel auf Ihren Präparaten.

Schlangenwurzel (weiße, *Eupatorium rugosum, E. ogeratoides, E. urticaefolium*)

Diese Giftpflanze enthält einen toxischen ungesättigten Alkohol; sie erzeugt bei Kühen Krämpfe und kann über die Milch und die Butter und möglicherweise auch über das Fleisch der Tiere, die davon gefressen haben, Erkrankungen auslösen.

Wacholdermistel (amerikanische, *Phoradendron juniperinum*)

Diese Mistelart könnte giftig sein; es ist noch zu wenig über sie bekannt, und man sollte nicht mehr damit anfangen, als sie zu Weihnachten über die Tür zu hängen und jeden darunter zu küssen (wie es die Angelsachsen tun).

Wahoorinde, nordamerikanischer Spindelbaum (*Euonymus atropurpureus*)

Wird oft als Abführmittel verwendet; obwohl die giftigen Eigenschaften noch nicht eindeutig festgestellt worden sind, hält man sich am besten davon fern.

Wermut *(Artemisia absinthium)*

Wermutöl ist ein aktives narkotisches Gift. Es wird benutzt, um Alkohol (Absinth) Geschmack zu geben, und kann das Nervensystem schädigen.

Winde *(Ipomoea purpurea)*

Die Samen dieser Windenart enthalten Amide der Lysergsäure, sind aber weniger wirksam als LSD (Lysergsäurediäthylamid). Jeder, der damit auf einen »Trip« gehen will, wird vermutlich eine unerfreuliche, möglicherweise sogar gefährliche Überraschung erleben, denn die Samen enthalten auch ein sehr ungesundes, abführendes Harz.

Yohimbe *(Corynanthe yohimbe, Pausinystalia yohimbe)*

Mit dieser Pflanze ist nicht zu spaßen: Sie enthält das giftige Alkaloid Yohimbin.

Grundlagen der Homöopathie

Das »Gesetz der Ähnlichkeit« ist der Schlüssel zur Homöopathie und bedeutet, dass man »Gleiches mit Gleichem« heilen will – ein Grundsatz, der in der Schulmedizin häufig bei der Behandlung von Allergien angewandt wird. Symptome sind Anzeichen dafür, dass der Körper versucht, sein eigenes natürliches Gleichgewicht wiederherzustellen. Zur homöopathischen Behandlung verwendet man die gleichen natürlichen Substanzen, die bei Gesunden, in hohen Dosierungen verabreicht, bestimmte Symptome verursachen; durch winzige Mengen dieser Mittel soll der Körper des Kranken dazu angeregt werden, wieder zu gesunden.

Ein Beispiel: Wenn Sie eine Zwiebel schälen, fangen Ihre Augen an zu jucken und zu tränen, und die Nase beginnt zu laufen, ganz so, als hätten Sie Schnupfen. Demzufolge wird, wenn Sie erkältet sind, als homöopathisches Mittel eine sehr stark verdünnte, äußerst geringe Wirkstoffmenge der roten Zwiebel *(Allium cepa)* verabreicht, um den Körper bei der Selbstheilung zu unterstützen.

Homöopathische Arzneimittel werden aus natürlichen pflanzlichen, mineralischen und tierischen Substanzen hergestellt. Dadurch, dass bei diesen Mitteln die medizinisch wirksame Substanz bis zu einer verschwindend kleinen Menge verdünnt wird, sind sie ungiftig und ohne schädliche Nebenwirkungen. Sie sind unbedenklich für Erwachsene ebenso wie für Kinder, wenn sie vorschriftsmäßig eingenommen werden, z.B. bei akuten Beschwerden wie Grippe, kleineren Prellungen und Verletzungen, Allergien, prämenstruellem

Syndrom, Hitzewallungen, Reisekrankheit und ähnlichen Beschwerden.

Homöopathische Mittel unterliegen den gesetzlichen Richtlinien für Arzneimittel in Bezug auf Verpackung und Vertrieb. Sie sind in Form von Tabletten, Tropfen, Zäpfchen und Salben erhältlich; die gängigste Form sind kleine perlenförmige Kügelchen (Globuli). Die meisten homöopathischen Mittel werden sublingual (unter der Zunge) eingenommen, weil sie durch die große Anzahl von Kapillargefäßen im Mund rasch in den Blutstrom gelangen.

Der richtige Umgang mit homöopathischen Mitteln

- Bewahren Sie homöopathische Mittel immer fest verschlossen, lichtgeschützt und trocken auf.
- Sie sollten jeden Kontakt mit ätherischen Stoffen wie Parfümölen, Kampfer oder Menthol vermeiden, da diese die Wirkung der homöopathischen Mittel aufheben können.
- Vor der Einnahme vergewissern Sie sich, dass Ihr Mund geschmacksfrei ist – vor allem frei von Kaffee oder Minze, da diese die Wirkung homöopathischer Mittel beeinträchtigen können. Am besten ist es, während einer homöopathischen Kur keine Zahnpasta mit Pfefferminzgeschmack zu benutzen.
- Berühren Sie die Kügelchen nicht mit der Hand, sondern schütten Sie sie in den Deckel des Behälters und lassen Sie sie von dort auf die Zunge fallen.
- Sie sollten nach der Einnahme mindestens eine halbe Stunde lang nichts essen, trinken und sich auch nicht die Zähne putzen, um die Wirkung des Mittels nicht zu behindern.

Homöopathische Mittel für häufig vorkommende Beschwerden

Symptom	Heilmittel
Bindehautentzündung	Augentrost *(Euphrasia officinalis)*
Blaue Flecken	Bergarnika *(Arnica montana)*
Durchfall (mit Krämpfen)	Weißer Germer *(Veratrum album)*
Fieber (Erkältung und Grippe)	Tollkirsche *(Belladonna)*
Gelenkschmerzen	Kalziumfluorid *(Calcarea fluorica)*
Grippe (mit Schmerzen und Steifheit)	Amerikan. Wasserdost *(Eupatorium perfoliatum)*
Hämorrhoiden	Zaubernuss *(Hamamelis virginiana)*
Harnwegschmerzen, -jucken	Spanische Fliege *(Cantharis)*
Hautausschläge (Jucken)	Schwefel
Hitzewallungen	Buschmeister-Schlangengift *(Lachesis mutus)*
Husten (Bronchitis)	*Antimonium tartaricum*
Husten (trocken)	Phosphor
Insektenstiche	Wilder Rosmarin *(Ledum palustre)*
Kater	Brechnuss *(Nux vomica)*
Krampfadern	Kalziumfluorid *(Calcarea fluorica)*
Menstruationskrämpfe	Blauer Hahnenfuß *(Caulophyllum thalictroides)*
Mundentzündungen	Natriumborat *(Borax)*
Nasenverstopfung	Kuhschelle *(Pulsatilla)*
Nebenhöhlenentzündung	Kaliumbichromat
Nervosität	Silbernitrat *(Argentum nitricum)*
Prämenstruelles Syndrom	Tintenfischsekret *(Sepia)*
Reisekrankheit	Scheinmyrte *(Cocculus indicus)*
Schlaflosigkeit (stressbedingt)	ungerösteter Kaffee *(Coffea cruda)*
Schnupfen (Niesen, tränende Augen)	rote Zwiebel *(Allium cepa)*
Übelkeit	Brechwurz *(Ipecacuanha)*
Verbrennungen	Kalziumsulfat *(Calcarea sulphurica)*
Vergiftung mit Giftsumach	Giftsumach *(Rhus toxicodendron)*
Verstopfung	Graphit
Warzen	Lebensbaum *(Thuja occidentalis)*

Aromatherapie, ätherische Öle und Tinkturen

Unter Aromatherapie versteht man die Verwendung von ätherischen Pflanzenölen – und einigen tierischen Extrakten – zur Erzielung und Erhaltung des psychologischen und körperlichen Wohlbefindens. Es ist eine ganzheitliche Methode, die Körper und Geist, Genuss und Heilung miteinander verbindet und seit Jahrhunderten auf der ganzen Welt angewandt wird, um Beschwerden zu behandeln, die von kleineren körperlichen Leiden bis zu beinahe tödlichen Krankheiten reichen können.

Die Aromatherapie nutzt viele verschiedene Teile der Pflanzen (Blätter, Blütenblätter, Rinde, Wurzel) und gewinnt aus diesen Bestandteilen ätherische Öle, die hochkonzentrierten Essenzen, die zur Behandlung verwendet werden. Diese Öle enthalten überaus wirksame Vitamine und Enzyme, und weil sie so hochkonzentriert sind, werden sie nur in winzigen Dosierungen eingesetzt und wirken am besten in Verdünnungen. Sie können in einer Aromalampe verwendet, aber auch einem Luftbefeuchter oder dem Badewasser zugesetzt, inhaliert oder mit anderen Ölen kombiniert und direkt auf die Haut angewandt werden.

Potenzielle gesundheitliche Vorteile der Aromaöle

- Verzögern den Alterungsprozess,
- erhöhen die Konzentrationsfähigkeit,
- entspannen bei Stress und Nervosität,
- bieten Schutz vor Insekten,
- erhöhen die Vitalität,
- fördern die Gesundheit von Haut, Nägeln und Haar,
- vermindern Arthritisschmerzen,
- lindern Migränekopfschmerzen,
- ziehen Stoffwechselprodukte direkt aus der Haut,
- stimulieren das Immunsystem,
- vermindern die Speicherung von Wasser im Gewebe,

- erleichtern klimakterische Beschwerden,
- unterstützen die Heilung von Virus- und Bakterieninfekten,
- regen die Lymphdrüsendrainage an und helfen so bei der Auflösung von Zellulitis.

Gebräuchliche ätherische Öle und ihre Anwendung

Basilikum	geistige Klarheit fördernd
Geranium	das hormonelle Gleichgewicht bei Frauen fördernd
Kamille	beruhigend und entspannend bei Stress
Lavendel	gegen Hauterkrankungen, Muskelschmerzen, Stressabbau
Neroli	beruhigend bei Nervosität, die Hautqualität verbessernd
Patchouli	entzündungshemmend für die Haut
Rosenholz	antidepressive Wirkung
Sandelholz	das Immunsystem aktivierend, als Aphrodisiakum wirkend
Teebaum	pilztötend, virentötend, bei Akne helfend
Wacholder	harntreibend, durchblutungsfördernd
Ylang Ylang	entspannend, blutdrucksenkend, Stimmungsschwankungen ausgleichend
Zimt	energiespendend, sexuelles Stimulans

VORSICHT! Ätherische Öle dürfen nicht innerlich angewendet werden. Einige ätherische Öle sollte man während der Schwangerschaft meiden sowie bei Asthma, Epilepsie oder anderen ernsteren Gesundheitsproblemen. Befragen Sie deshalb einen naturheilkundlich bzw. holistisch (ganzheitlich) oder ernährungswissenschaftlich geschulten Arzt oder Heilpraktiker hinsichtlich der Unbedenklichkeit der einzelnen Wirkstoffe, bevor Sie ein ätherisches Öl anwenden. Bewahren Sie ätherische Öle außerhalb der Reichweite von Kindern auf; viele Öle können schon in geringen Mengen giftig sein.

Als allgemeine Regel gilt, dass man ätherische Öle nicht unverdünnt auf der Haut anwenden sollte.

Tinkturen

Tinkturen sind eine besonders praktische Darreichungsform von Heilkräutern. In kleine (30 ml) Glasfläschchen mit Pipette abgefüllt, lassen Sie sich überallhin mitnehmen, sodass Sie Ihr Pflanzenheilmittel jederzeit einnehmen können. Zwar sind auch Kapseln bequem einzunehmen, doch stehen die in ihnen enthaltenen Wirkstoffe nicht so unmittelbar zur Verfügung und können nicht so leicht aufgenommen werden. Die Resorption von Tinkturen beginnt bereits im Mund, wohingegen die Verdauung von Kapseln erst im Magen einsetzt.

Wenn Sie eine Tinktur anwenden wollen, nehmen Sie zunächst nur einige wenige Tropfen ein, um zu prüfen, ob Sie eventuell allergisch darauf reagieren. Danach können Sie die Dosis Ihrem Bedarf entsprechend steigern. Häufig werden Sie drei bis vier Pipettenfüllungen benötigen, um den gewünschten Effekt zu erzielen.

Vergewissern Sie sich, wie ein Heilkraut wirkt, bevor Sie es einnehmen. (Warnhinweise und Hinweise zu möglichen Wechselwirkungen zwischen einzelnen Heilkräutern finden Sie auf den Seiten 279 ff.) Grundsätzlich sollten Menschen, die Hormone, Schilddrüsenmedikamente, Anticholinergika oder Antibiotika einnehmen, jegliche Anwendung von Pflanzenheilmitteln vorher mit ihrem Arzt absprechen.

Die meisten naturheilkundlich geschulten Ärzte und Kräuterheilkundigen sind der Meinung, dass Heilkräuter am besten wirken, wenn sie regelmäßig in kleinen Dosen über einen längeren Zeitraum eingenommen werden. Kinder sollten ein Drittel bis die Hälfte der Erwachsenendosis erhalten, aber auch hier rate ich zur vorherigen Rücksprache mit einem naturheilkundlich geschulten Arzt oder Kräuterheilkundigen.

Tinkturen sollten an einem kühlen, dunklen Ort aufbewahrt werden. Der darin enthaltene Alkohol wirkt konservierend. Wenn Sie die Fläschchen gut verschlossen halten und vor Hitze und Sonneneinstrahlung schützen, kann die Haltbarkeit von Tinkturen mehr als ein Jahr betragen.

Einige gebräuchliche Heilkräuter-Tinkturen

Gehirnanregende Tinkturen:	Ginkgo biloba, Gotu Kola, Bitterdistel, sibirischer Ginseng
Beruhigende Tinkturen:	Katzenminze, Kamille, Schwarzwurz, Holunderbeere, Nachtkerze, Ysop, Jasminblüten, Wacholderbeeren, Zitronenmelisse, Königskerze, Passionsblume, Rosenblüten, Rotulme *(slippery elm)*, Eisenkraut, Veilchen
Reinigende Tinkturen:	Klettenwurzel, Kreuzdornwurzel, Chaparral-Blätter, Löwenzahnwurzel, Nessel, Milchdistel, Ingwerwurzel
Allgemein stärkende Tinkturen:	Brombeerblätter, Schwarzwurz, Löwenzahn, Ginseng, Jasminblüten, Nessel, Patchouli, Himbeerblätter
Anregende Tinkturen:	Basilikum, Lorbeer, Ringelblumenblüten, Zitronella, Fenchel, Lavendelblüten, Zitronenverbene, Minze, Rosmarin, Salbei, Bohnenkraut, Thymian
Tinkturen für Muskeln und Gelenke:	Lorbeer, Wacholderbeeren, Beifuß, Oregano, Salbei

Noch Fragen zu Kapitel X?

»Ich habe von einem chinesischen Kraut mit Namen Jujube gehört. Können Sie mir etwas darüber sagen?«

Ich kann Ihnen eine Menge darüber sagen! Dieses Kraut, das in China unter dem Namen Da T'Sao oder wilde chinesische Jujube bekannt ist (botanischer Name: *Zizyphus spinosa*), ist für Frauen in den Wechseljahren und Menschen, die unter Schlaflosigkeit, Beklemmungen oder Depressionen leiden, ein Geschenk des Himmels. Es wirkt wie ein natürliches Antidepressivum, Beruhigungs- und Schlafmittel. Als allgemeines Stärkungsmittel trägt es dazu bei, dass man sich nach körperlicher Anstrengung schneller wieder erholt, und hat zudem antioxidative Eigenschaften, die helfen, Herzerkrankungen vorzubeugen. Darüber hinaus kann es bei Menschen mit Hepatitis einen erhöhten Transaminasespiegel im Blut senken. Als Dosierung empfehle ich, ein- oder zweimal täglich 150 mg eines standardisierten Extraktes einzunehmen.

»Hat Dill nahrhafte oder gesundheitsfördernde Eigenschaften?«
Ja, die hat er. Er kann den Appetit und die Verdauung fördern, und er hat eine harntreibende Wirkung. Außerdem beseitigt er schlechten Atem, wenn man die Samen kaut.

»Stimmt es, dass Leinsamen ein Abführmittel ist?«
Ja, er kann so wirken, denn die Samen bilden Klumpen. Leinsamen kann man roh oder gegart essen (schmeckt gut in Suppen), und ein Esslöffel täglich beugt bei Erwachsenen Verstopfung vor. Leinöl ist auch eine der reichsten Quellen für Omega-3-Fettsäuren, die sehr hilfreich sind, um das Cholesterin zu senken und arthritische Schmerzen zu lindern.

»Gibt es Pflanzen, die normalerweise unbedenklich sind, aber während der Schwangerschaft und der Stillzeit vermieden werden sollten?«
Ja, viele! Z. B. sollten Sie auf Sauerdorn verzichten, wenn Sie schwanger sind oder stillen: Das darin enthaltene Alkaloid Berberin ist dem Morphium sehr ähnlich. Auch sollten Sie koffeinhaltige Pflanzen wie Guarana und Kolanuss meiden. Abführmittel – natürliche oder künstlich hergestellte – sollten während der ersten Monate der Schwangerschaft ebenfalls nicht genommen werden, denn sie könnten zu einer Fehlgeburt führen (Kreuzdorn, Rhabarber- und Sennesblätter sind solche natürlichen Abführmittel). Stark beruhigende Kräuter wie Baldrian oder kräftige Gewürze wie Meerrettich und Paprika sind auch nicht empfehlenswert. Brechreiz auslösende Mittel wie Lobelie können am Anfang der Schwangerschaft und im letzten Drittel gefährlich werden.

Obwohl Knoblauch und Zwiebeln für viele Dinge gut sind, wäre es sinnvoll, auf sie zu verzichten, wenn Sie schwanger sind oder stillen – vor allem in der Stillzeit! Denn man weiß, dass sie über die Muttermilch zum Kind gelangen und Koliken verursachen können. Allgemein empfehle ich schwangeren und stillenden Frauen, jegliche Einnahme von Pflanzenheilmitteln vorher mit einem ernährungswissenschaftlich geschulten Arzt abzusprechen.

»Mein Mann hat Probleme mit seiner Leber, und er hasst es, zum Arzt zu gehen. Ich habe von Mariendistelextrakt gehört. Können Sie mir etwas darüber sagen?«

Dazu kann ich Ihnen sagen, dass die Früchte der Mariendistel Silymarin enthalten, eine der wirksamsten die Leber schützenden Substanzen. Es hat sich gezeigt, dass Silymarin bei der Behandlung von chronischer Hepatitis, Leberzirrhose und verschiedenen anderen Lebererkrankungen hilfreich ist.

Außerdem möchte ich Sie darauf hinweisen, dass für die Behandlung von Leberproblemen nur Trockenextrakt zur Anwendung kommen sollte, aber kein Extrakt auf Alkoholbasis.

Die übliche Dosierung beträgt 70 bis 150 mg dreimal täglich. Auf jeden Fall sollte Ihr Mann einen ernährungswissenschaftlich orientierten Arzt aufsuchen, bevor er eine Behandlung mit Silymarin beginnt.

»Was sind ›Adaptogene‹? Und gibt es sie als Zusatzpräparate?«

Als Adaptogene bezeichnet man eine Gruppe von pflanzlichen Wirkstoffen, die ihre besonderen Eigenschaften im Körper speziell dort entfalten, wo sie tatsächlich gebraucht werden und Schutz bieten vor körperlichen, seelischen und umweltbedingten Stresseinwirkungen (einschließlich Strahlung und chemischen Giften).

Zu ihren vorteilhaften Wirkungen zählen erhöhte Immunabwehr, Energiezunahme, beschleunigte Heilung von Infekten der Atemwege, verbesserte Nervenfunktion, ausgleichende Wirkung auf Blutdruck und Blutzucker.

Eine der Pflanzen, die ihrer gesundheitlichen Vorzüge wegen besonders gerühmt wird, ist Suma *(Pfaffia paniculata martius kuntze)*, auch »brasilianischer Ginseng« genannt. Als Mitglied der Amaranth-Familie ist die Suma-Pflanze zwar nicht mit Ginseng verwandt, aber sie enthält zahlreiche Vitamine, Mineralstoffe, Aminosäuren und andere heilsame Wirkstoffe, wie z. B. Germanium (aktiviert die Immunzellen), Allantoin (heilt Wunden) sowie Sitosterin und Stigmasterin – zwei Pflanzenhormone, die nachweislich den Blutcholesterinspiegel senken und den natürlichen Östrogenspiegel des Körpers bei Bedarf anheben. Zusatzpräparate sind in Form von Pillen und als Tee erhältlich.

»Was ist Germanium? Ist das eine Pflanze oder ein Mineralstoff, und welche natürlichen Quellen gibt es?«
Germanium ist ein sogenanntes Spurenelement (Ge-132). Laut Dr. Parris M. Kidd, dem Leiter des Nordamerikanischen Germanium-Instituts, hat es die Fähigkeit, die Immunfunktion wiederherzustellen bzw. anzuregen, den Sauerstoffanteil im Gewebe zu erhöhen (was bei einer an ungesättigten Fetten reichen Ernährung wichtig ist, da diese Fette zwar die Cholesterinwerte senken, den Sauerstoff jedoch abbauen); ferner hilft es, die Tumorentwicklung zu hemmen und schwere Krankheiten zu bessern. Es kommt in Spuren vor in Knoblauch, Ginseng, Sushi, Chlorella, Gerste und Schwarzwurz.

»Ich habe gehört, dass Gotu Kola eine heilende Wirkung auf die Haut hat, und würde es gerne einnehmen – wenn es nur nicht so viel Koffein enthalten würde.«
Gotu Kola enthält gar kein Koffein! Trotz ihres Namens ist diese Pflanze nicht mit der Kolanuss verwandt (siehe Seite 291 f.).

»Können Sie mir etwas über eine Pflanze namens ›Lapacho‹ sagen?«
Alles, was ich Ihnen im Moment sagen kann, ist, dass es sich in der alternativen Heilkunde erst allmählich herumzusprechen beginnt. Lapacho *(Tabebuia impetiginosa)* hat sich als äußerst wirksam für die Behandlung von *Candida albicans* erwiesen, deren Wachstum es hemmt. Außerdem ist es wirksam bei der Behandlung von Allergien, bei denen Symptome wie Bronchialasthma, Ekzeme und verschleimte Nebenhöhlen auftreten. Und nicht zuletzt wirkt es systemunterstützend nach langfristiger Einnahme von Antibiotika, Immunsuppressiva und entzündungshemmender Behandlung mit Steroiden.
Die besten Ergebnisse werden erzielt, wenn Lapacho zusammen mit Vitamin A, C, Kalium, Magnesium und Verdauungsenzymen genommen wird.

»Wie sind Kräuterheilmittel besser einzunehmen – als Tropfen oder als Tinktur?«
Tropfen werden im Allgemeinen so hergestellt, dass die Rezeptur auf einer leicht sauren Lösung beruht, sodass der Wirkstoff in einem gut löslichen sauren Zustand in den Magen gelangt und dadurch leichter resorbiert wird. Eine Tinktur enthält die Kräutersubstanz in einer Alkohol- oder Essigsuspension mit Wasser und ist daher weniger stark konzentriert, aber immer noch wirksam. Beides wird vom Verdauungssystem schnell aufgenommen. Viele Leute glauben, dass qualitativ hochwertige Tinkturen ein wirksameres Kräuterkonzentrat enthalten, aber das hängt sehr vom Hersteller ab. Ich empfehle Ihnen, die für Ihre individuellen Bedürfnisse am besten geeignete Rezeptur zu wählen.

»Ich würde gern Tinkturen einnehmen, mag aber den Alkoholgeschmack nicht. Kann man irgendetwas dagegen tun?«
Der Alkohol verfliegt, wenn Sie die Tinktur in heißes Wasser stellen.

»Ich habe über EV.EXT-77 reden hören. Was ist das für eine Substanz und wofür ist sie gut?«

Unter der Bezeichnung EV.EXT-77 läuft in den USA der patentierte Extrakt einer Ingwerpflanze, der recht wirksam zu sein scheint, um Entzündungen zu hemmen und Probleme mit den Gelenken zu behandeln. EV.EXT-77 wird unter dem Handelsnamen Zinaxin (nicht in Deutschland erhältlich, lediglich über Import, Anm. d. Red.) vertrieben und hemmt die Produktion von Prostaglandinen (die kurzfristig Gelenkprobleme verursachen) und Leukotrinen (die langfristig zu Gelenkproblemen führen). Die empfohlene Dosierung ist 1 Kapsel zweimal täglich zum Essen. (In Deutschland ist diese Substanz derzeit nicht erhältlich. Anm. d. Red.)

Jedes Jahr entwickeln mehr als eine Million Menschen Gelenkprobleme, und 80 Prozent der über 50-Jährigen sind bereits davon betroffen. Schätzungen zufolge werden im Jahr 2020 schon mehr als 60 Millionen Amerikaner Probleme mit den Gelenken haben! Mit anderen Worten, EV.EXT-77 ist in der Tat ein sehr willkommenes Ergänzungsmittel!

»Was ist eigentlich dieses neue natürliche Präparat ›HupA‹?«

Das ist eine sehr aufregende Sache. Huperzin A oder HupA wird aus Bärlapp gewonnen, einer Pflanze, die schon jahrhundertelang zur Behandlung verschiedener neurologischer Beschwerden verwendet wird. Es hat sich gezeigt, dass dieses Mittel das Gedächtnis verbessert und die Symptome, die bei der Alzheimer-Krankheit auftreten, lindern kann. Es ist erhältlich in Form von Softgelkapseln und Tabletten, sollte aber nicht von Schwangeren oder Menschen mit hohem Blutdruck genommen werden. (Dieses Mittel ist in Deutschland noch nicht erhältlich, lediglich über das Internet. Anm. d. Red.)

»Kann Bittermelone den Blutzucker senken, und wie viel darf man davon gefahrlos zu sich nehmen?«

Die Forschungen hierzu sind zwar noch nicht abgeschlossen, aber vorläufige Ergebnisse weisen darauf hin, dass diese bitter schmeckende tropische Frucht nicht nur den Blutzuckerspiegel senken kann, sondern womöglich sogar den HDL-Spiegel (den des »guten« Cholesterins) hebt. Eine kleine Menge hat schon eine große Wirkung. Bittermelone ist als flüssiger Extrakt in Naturkostläden erhältlich. Die Einnahme von $\frac{1}{4}$ bis $\frac{1}{2}$ Teelöffel bis zu dreimal täglich ist unbedenklich. Höhere Dosen können Durchfall, Kopfschmerzen, Bauchschmerzen oder Fieber auslösen. Sie sollten keine Bittermelone zu sich nehmen, wenn Sie schwanger sind, niedrige Blutzuckerwerte haben oder Diabetesmedikamente einnehmen müssen.

Frische Bittermelone ist in vielen asiatischen Supermärkten erhältlich. Der anerkannte texanische Kräuterheilkundige Robert Rister empfiehlt folgende Zubereitung: Schneiden Sie die entkernte Bittermelone in dünne Scheiben und kochen oder dämpfen Sie sie weich. Wenn das Fruchtfleisch so weich ist, dass Sie es mit einem Teelöffel durchtrennen können, pürieren Sie es mit derselben Menge Wasser ungefähr zwei Minuten lang.

»Ich habe von einem natürlichen Ergänzungsmittel gehört, das zur Behandlung von Diabetes genutzt wird und auch bei einer Diät hilfreich sein kann. Wissen Sie etwas darüber? Ich glaube, es stammt aus der ayurvedischen Medizin.«

Ja, ein wenig weiß ich in der Tat. Sie haben recht, dieses Mittel wird in der ayurvedischen Medizin seit Jahrtausenden zur Behandlung von Diabetes eingesetzt. Sein Name ist *Gymnema sylvestre* (»Zuckerzerstörer«), und es handelt sich dabei um eine in den Wäldern Indiens beheimatete Kletterpflanze. Die Wurzeln und Blätter dieser Pflanze werden traditionell bei einer Vielzahl von Beschwerden angewandt (von Vergiftungen und Fieber bis hin zu Bronchialasthma und Erkältungen), aber in erster Linie zur Behandlung von Unregelmäßigkeiten des Blutzuckerspiegels, da sie auf diesen regulierend wirken. Aufgrund dieser Eigenschaft können sie auch bei einer Diät hilfreich sein.

Wenn Sie ein *Gymnema*-Blatt direkt auf die Zunge legen, können Sie nichts Süßes mehr schmecken, nicht einmal dann, wenn Sie unmittelbar danach ein Bonbon in den Mund nehmen. Menschen, die eine Schwäche für Süßigkeiten haben und deren Taille dies verrät, könnte durch die Einnahme von 400 mg eines standardisierten *Gymnema-sylvestre*-Ergänzungsmittels geholfen werden.

VORSICHT! Wenn Sie wegen Diabetes in Behandlung sind, Medikamente nehmen, die den Blutzuckerspiegel regulieren, oder zu niedrigen Blutzuckerwerten neigen, sollten Sie Gymnema nicht ohne vorherige Rücksprache mit Ihrem Arzt oder Heilpraktiker einnehmen.

XI

Wie Sie herausfinden, welche Vitamine Sie wirklich brauchen

Ist Ihre Ernährung ausgewogen?

Eine ausgewogene Kost findet man oft in Büchern, aber selten auf dem Tisch. Obwohl Nährstoffe in allen unseren Nahrungsmitteln in hohem Maße vorkommen, werden viele davon durch schlechten Boden, Lagerung, Konservierung und Kochen zerstört. Es sind aber trotzdem noch genügend vorhanden, sodass wir auf möglichst ausgewogene Mahlzeiten achten können. Zusätzliche Vitamin- und Mineralstoffpräparate können ihre Wirkung nicht ohne die Nahrung entfalten, die Sie zu sich nehmen, und je besser Ihre Kost ist, desto besser wirken auch diese Präparate. Leider erfüllt aber wahrscheinlich keine noch so »ausgewogene« Kost alle Anforderungen, die wir heutzutage an die Ernährung stellen.

Damit Sie aber wissen, ob Ihre Mahlzeiten ausgewogen sind oder nicht, sollten Sie sich mit den grundlegenden Nahrungsmittelgruppen und den empfohlenen Tagesmengen vertraut machen. Die Menge dieser Portionen ist wahrscheinlich kleiner, als Sie dachten, aber sie sollte ohnehin individuell festgelegt werden: kleinere Mengen für weniger aktive Menschen, größere für Heranwachsende und Menschen, die schwere körperliche Arbeit leisten. Bedenken Sie auch, dass sich Ihr Stoffwechsel mit zunehmendem Alter verlangsamt und Sie deshalb weniger Energie zuführen müssen.

Auf der Grundlage der neuesten Erkenntnisse hat der empfohlene Anteil an Getreide, Brot, Frühstücksflocken, Gemüse und Obst erheblich zugenommen, während sich der Anteil an Milch- und Fleischprodukten vermindert hat. Die empfohlene Tagesmenge in Portionen beträgt demnach:

Getreidegruppe

Vollkornprodukte, Brot jeder Art, Getreideprodukte wie Cornflakes, Müsliflocken, Nudeln (Spaghetti, Makkaroni und andere Teigwaren), Reis
6 bis 11 Portionen täglich
(1 Portion = 1 Scheibe Brot oder ca. 35 g Reis)

Gemüsegruppe

Dunkelgrünes Blattgemüse oder gelbes und orangefarbenes Gemüse, Tomaten
3 bis 5 Portionen täglich
(1 Portion = 1 Tasse (ca. 240 ml) zerkleinertes rohes Blattgemüse = etwa 4 große Blätter oder 0,2 l Gemüsesaft)

Obstgruppe

Zitrusfrüchte oder anderes Obst, das reich an Vitamin C ist
2 bis 4 Portionen täglich
(1 Portion = 1 mittelgroße Frucht oder 0,2 l Fruchtsaft)

Milchgruppe

Milch, Käse, Joghurt, Milchprodukte
2 bis 3 Portionen täglich
(1 Portion = 1 Tasse (ca. 240 ml/200 g) Joghurt oder Milch oder 30 g Käse)

Fleischgruppe

Rindfleisch, Kalbfleisch, Schweinefleisch, Lamm, Fisch, Geflügel, Leber, Eier, Fleischersatz, getrocknete Bohnen, Nüsse.
2 bis 3 Portionen wöchentlich
(1 Portion = 90 bis 120 g tierisches Eiweiß, d. i. eine Fleischportion etwa von der Größe eines Kartenspiels oder 30 g Nüsse)

Fette, Öle, Süßigkeiten

Sparsam verwenden.

Die empfohlenen Mengen sind so angelegt, dass sie 1200 Kalorien liefern. Die Größe der Portionen sollten Sie Ihrer eigenen Größe, Ihrem Gewicht und Energiebedarf anpassen.

Wie Sie testen, ob Sie Mangelerscheinungen haben

Wenn Sie sich fragen, ob Sie zusätzlich zur Nahrung noch Vitamine oder Mineralstoffe brauchen, beraten Sie sich am besten mit einem Arzt, der sich mit Ernährungswissenschaft gut auskennt. Außerdem gibt es eine ganze Reihe von Hinweisen und Testindikatoren, die Ihnen Auskunft darüber geben, ob Sie unter Mangelerscheinungen leiden.

Der Arzt Dr. John M. Ellis hat einen schnellen Frühwarntest für einen Mangel an Vitamin B_6 (Pyridoxin) entwickelt: Strecken Sie Ihre Hand mit der Handfläche nach oben aus, dann versuchen Sie, die beiden Gelenke der vier Finger zu beugen (nicht die Knöchel zwischen Handfläche und Fingern), bis die Fingerspitzen die Handfläche erreichen (das ergibt keine Faust, da nur die beiden Fingergelenke abgewinkelt sind). Machen Sie das mit beiden Händen. Wenn es schwerfällt und die Fingerspitzen die Handfläche nicht erreichen, ist ein Mangel an Pyridoxin wahrscheinlich.

Betty Lee Morales, eine bekannte amerikanische Ernährungswissenschaftlerin, stellte wiederum fest, dass der Urin einen deutlichen Hinweis auf die Konzentration von Vitamin B im Körper gibt. Da die Vitamine der B-Gruppe wasserlöslich sind und jeden Tag durch Ausscheidung verloren gehen, hat der Urin eine helle Farbe, wenn der Körper mehr braucht. Wenn der Urin dunkel ist, ist der Bedarf an Vitamin B wahrscheinlich geringer. Hinweis: Viele Medikamente, Krankheiten und Nahrungsmittel verändern auch die Farbe des Urins.

Das sollte selbstverständlich beachtet und mit einem Arzt geklärt werden.

Haaranalysen, bei denen ungefähr die Menge eines Esslöffels voll Haar (im Nacken abgeschnitten) ins Labor geschickt wird, um einen Mangel oder einen ungewöhnlich hohen Anteil an Mineralstoffen festzustellen, sind seit kurzem Gegenstand kontroverser Auseinandersetzungen bezüglich ihrer Verlässlichkeit. Chemiker, die Haaranalysen vornehmen, sagen, dass das Haar als Indikator für die Nährstoffaufnahme und toxische Einwirkungen dienen kann, da die Substanzen, die in das Haar gelangen, dort bleiben, bis es ausfällt. Die Gegner meinen jedoch, dass es außer dem, was wir essen und trinken, noch zu viele andere Faktoren gibt, die die Beschaffenheit des Haars beeinflussen können (Färben, Shampoo, Tönung, Dauerwelle, Chemikalien aus dem Schwimmbad usw.), sodass keine verlässliche Analyse möglich sei.

Zurzeit ist in dieser Auseinandersetzung noch keine Entscheidung gefallen. Also lautet mein Rat, dass Sie sich von einem ernährungswissenschaftlich bewanderten Arzt beraten lassen, ob eine solche Analyse für Sie sinnvoll ist.

Der vermutlich beste Anzeiger für einen Mangel an Vitaminen oder Mineralstoffen ist Ihr Körper selbst und die Art und Weise, wie Sie sich fühlen.

Mögliche Warnzeichen

Wenn Ihr Körper Vitamine braucht, lässt er Sie das im Allgemeinen über kurz oder lang wissen. Es ist unwahrscheinlich, dass jemand erst merkt, dass er Vitamin C braucht, wenn er Skorbut bekommt – doch häufig gibt der Körper auch Signale, die wir einfach nicht richtig deuten. Bei den steigenden Krankenversicherungskosten heutzutage ist unser an die Ernährung gekoppeltes körperliches Frühwarnsystem die beste und billigste Versicherungsart, auf die wir zurückgreifen können.

In der folgenden Tabelle sind ein paar der üblichen Symptome, die Sie vielleicht übersehen, aber besser beachten sollten, aufgeführt. Die Frage »Essen Sie genug?« soll nicht heißen, dass Sie von den angegebenen Nahrungsmitteln riesige Mengen zu sich nehmen sollen, sondern sie soll nur auf einen möglichen Mangel hinweisen, den Sie durch Einnahme der angegebenen Nährstoffe ausgleichen können. Die Empfehlung zusätzlicher Präparate ist jedoch nicht als medizinische Beratung zu betrachten, sondern nur als eine Anleitung und Vorbereitung für das Gespräch mit Ihrem Arzt.

Anmerkung: In der Tabelle steht MVP für »Mindells Vitaminprogramm«. Es besteht aus:

- einem hochwirksamen natürlichen Multivitaminpräparat mit Aminosäure-chelatkomplexgebundenen Mineralstoffen (mit Verdauungsenzymen zur besseren Aufnahme).
- einer Breitband-Antioxidans-Rezeptur, die Alpha- und Beta-Carotin, Lutein, Lycopin, Vitamin C, Vitamin E, Selen, Ginkgo biloba, Coenzym Q_{10}, Heidelbeere, L-Glutathion, Cystein, die Soja-Isoflavone Genistein und Daidzein, Traubenkernextrakt und Grüntee-Extrakt enthält.
  Beides ist zweimal täglich zum Essen zu nehmen.

Sᴍᴘᴛᴏᴍ: Appetitlosigkeit

Möglicher Mangel	*Essen Sie genug?*
Protein	Fleisch, Fisch, Eier, Milchprodukte, Sojabohnen, Erdnüsse
Vitamin A	Fisch, Leber, Eigelb, Butter, grünes Blattgemüse oder gelbes Gemüse
Vitamin B_1	Bierhefe, Vollkornprodukte, Fleisch (Schwein oder Leber), Nüsse, Hülsenfrüchte, Kartoffeln
Vitamin C	Zitrusfrüchte, Tomaten, Kartoffeln, Kohl, grüner Paprika

Biotin	Bierhefe, Nüsse, Rinderleber, Nieren, unpolierter Reis
Phosphor	Milch, Käse, Fleisch, Geflügel, Fisch, Getreideflocken, Nüsse, Hülsenfrüchte
Natrium	Rind- und Schweinefleisch, Sardinen, Käse, grüne Oliven, Maisbrot, Sauerkraut
Zink	Gemüse, Vollkornprodukte, Weizenkleie, Weizenkeime, Kürbiskerne, Sonnenblumenkerne

Empfohlener Zusatz
50 mg Vitamin-B-Komplex, zu jeder Mahlzeit
200 µg Vitamin B_{12} zum Frühstück
organisches Eisen in Tablettenform (mit Vitamin C, Kupfer, Leber, Mangan und Zink, damit das Eisen gut resorbiert wird)

SYMPTOM: Augenprobleme
(Nachtblindheit, Anpassungsschwierigkeiten an die Dunkelheit, blutunterlaufene Augen, Entzündungen, Brennen, Gerstenkörner)

Möglicher Mangel	*Essen Sie genug?*
Vitamin A	Fisch, Leber, Eigelb, Butter, Sahne, grünes Blattgemüse, gelbes Gemüse
Vitamin B_2 (Riboflavin)	Milch, Leber, Nieren, Hefe, Käse, Fisch, Eier

Empfohlener Zusatz
50 mg Vitamin-B-Komplex, morgens und abends zum Essen
500 mg Vitamin C, mit Bioflavonoiden, Rutin, Hesperidin, morgens und abends
400 IE Vitamin E (trockene Form), morgens und abends
Breitband-Antioxidans (verschiedene Carotinoide und Beta-Carotin, Selen, N-Acetylcystein und Quercetin) plus 200 mg Taurin, 80 mg standardisierter Blaubeerextrakt, Augentrost,

Gingko-biloba-Blatt-Extrakt, Grünteeblätter, 100 mg Traubenkern und 3 mg Lutein, zweimal täglich zum Essen

Symptom: Ausschlag am Mund und spröde Lippen

Möglicher Mangel	*Essen Sie genug?*
Vitamin B$_2$ (Riboflavin)	Milch, Leber, Nieren, Hefe, Käse, Fisch, Eier
Vitamin B$_6$ (Pyridoxin)	Trockenhefe, Leber, Innereien, Hülsenfrüchte, Vollkornflocken, Fisch

Empfohlener Zusatz
50 mg Vitamin-B-Komplex, dreimal täglich zu den Mahlzeiten
einmal MVP morgens und abends zum Essen

Symptom: Blaue Flecken
(wenn sich die Haut bei stumpfen Verletzungen blau oder purpurrot verfärbt)

Möglicher Mangel	*Essen Sie genug?*
Vitamin C	Zitrusfrüchte, Tomaten, Kartoffeln, Kohl, grüne Paprikaschoten
Bioflavonoide	Orangen, Zitronen, Limonen, Mandarinen, Erbsen

Empfohlener Zusatz
500 mg Vitamin-C-Komplex (Langzeitwirkung) mit Bioflavonoiden, Rutin und Hesperidin, 1 bis 2 Tabletten morgens und
abends zu den Mahlzeiten

Symptom: Bluthochdruck

Möglicher Mangel	*Essen Sie genug?*
Cholin	Eigelb, Hirn, Herz, grünes Blattgemüse, Hefe, Leber, Weizenkeime

Empfohlener Zusatz
einmal MVP morgens und abends zum Essen

200 IE Vitamin E mit langsamer Dosissteigerung
30 mg Coenzym Q_{10}, täglich
500 mg Kalzium und 250 mg Magnesium, dreimal täglich (die letzte Tablette eine halbe Stunde vor dem Schlafengehen)
1 Knoblauchperle, dreimal täglich
3 Stangen Staudensellerie täglich

Symptom: (Hoher) Cholesterinspiegel

Möglicher Mangel	*Essen Sie genug?*
B-Komplex, Inosit	Hefe, Bierhefe, getrocknete Bohnen, Rosinen, Melonen

Empfohlener Zusatz
1 Esslöffel Lecithingranulat, dreimal täglich (in Salaten oder Sojamixgetränken)
1000 mg Omega-3-Fettsäure-Kapsel, 1 Kapsel täglich
ein Mixgetränk aus 1 Messlöffel Sojaeiweiß (25 g, mit Geschmackszusatz) und 1 bis 1 ½ Tassen fettarmer Sojamilch
1–3 Tabletten Niacin (No-Flush-Inosithexanicotinat, IHN) 200 mg
60 mg Policosanol
10 mg Soja-Phytosterine (Beta-Sitosterin, Campesterin, Stigmasterin – in Deutschland nicht erhältlich, Anm. d. Red.)
Extrakt aus Gugulipid-Gugulsteronen 2,5 %, vor dem Schlafengehen (Das meiste Cholesterin wird in Ihrem Körper produziert, während Sie schlafen.)

Symptom: Durchfall

Möglicher Mangel	*Essen Sie genug?*
Vitamin K	Joghurt, Alfalfasprossen, Sojaöl, Haifischlebertran, Kelp
Niacin	Leber, mageres Fleisch, Bierhefe, Weizenkeime, Erdnüsse, Trockenhefe, weißes Geflügelfleisch, Avocado, Fisch, Hülsenfrüchte, Vollkornprodukte

Vitamin F Pflanzenöl, Erdnüsse,
Sonnenblumenkerne, Walnüsse

Empfohlener Zusatz
4 Ballaststoff-Komplex-Tabletten mit 2 Gramm Ballaststoffen
täglich
Geraspelte Möhren, Vollkornprodukte (kein Vollkornweizen),
Knoblauch, Himbeerblättertee und Kamillentee

SYMPTOM: Erschöpfungszustände
(Müdigkeit, Schwäche, körperliche Trägheit)

Möglicher Mangel	*Essen Sie genug?*
Zink	Gemüse, Vollkornprodukte, Bierhefe, Weizenkleie, Weizenkeime, Kürbis- und Sonnenblumenkerne,
Kohlenhydrate	Ballaststoffe
Eiweiß	Fleisch, Fisch, Eier, Milchprodukte, Soja, Erdnüsse
Vitamin A	Fisch, Leber, Eigelb, Butter, Sahne, grünes Blattgemüse, gelbes Gemüse
Vitamin-B-Komplex	Hefe, Bierhefe, getrocknete Bohnen,
PABS	Rosinen, Melonen
Eisen	Weizenkeime, Sojamehl, Rindfleisch, Nieren, Leber, Bohnen, Muscheln, Pfirsiche, Melasse
Jod	Meeresfrüchte, Milchprodukte, Kelp
Vitamin C	Zitrusfrüchte, Tomaten, Kartoffeln, Kohl, grüne Paprikaschoten
Vitamin D	Lebertran, Butter, Eigelb, Leber; (Sonnenlicht)

Empfohlener Zusatz
50 mg Vitamin-B-Komplex, zweimal täglich
1000 µg Vitamin B_{12}, morgens und abends
30–100 mg Coenzym Q_{10}, täglich

einmal MVP morgens und abends zum Essen
1 ml Adaptogen-Rezeptur mit sibirischem Ginseng, Ingwerwurzel, Ashwagandhawurzel, Schizandrasamen, Ginsengwurzel, Rhodiolawurzel, Pantocen (in Deutschland nicht
erhältlich, Anm. d. Red.), amerikanischer Ginsengwurzel,
grünem Tee, Weißdornblättern und -blüten, Traubenkern
und Traubenschale, zwei- bis dreimal täglich zwischen den
Mahlzeiten
Vermeiden Sie alle koffeinhaltigen Getränke.
Trinken Sie einen Energietrunk mit L-Phenylalanin zu oder
vor jeder Mahlzeit.

Symptom: Gedächtnisschwund

Möglicher Mangel	*Essen Sie genug?*
Vitamin B_1	Bierhefe, Vollkornprodukte, Fleisch
(Thiamin)	(Schwein oder Leber), Nüsse,
	Hülsenfrüchte, Kartoffeln

Empfohlener Zusatz
1 gedächtnisfördernde Tablette mit 3 mg Vitamin B_1, 200 µg
Folacin, 25 mg Pantothensäure, 12 µg Vitamin B_{12}, 5 mg Zinkcitrat, 100 mg Bacopa moniera, Fo-Ti-Wurzel, Ingwerwurzel,
Gotu-Kola-Blättern, 15 mg sibirischem Ginseng, 50 mg Phosphatidylcholin und Phosphatidylserin, 75 mg DMAE, 60 mg
standardisiertem Gingko-biloba-Blatt-Extrakt, 50 mg L-Glutamin, 5 mg Vinpocetin, 100 mg Huperzin A (Bärlapp), dreimal
täglich zu den Mahlzeiten.

Symptom: Haarprobleme

1. Schuppen (trocken oder gelb und fettig; fallen aus dem Haar)

Möglicher Mangel	*Essen Sie genug?*
Vitamin B_{12}	Leber, Rindfleisch, Schweinefleisch,
(Cyanocobalamin)	Innereien, Eier, Milch, Milchprodukte
Vitamin F	Pflanzenöl, Erdnüsse,
	Sonnenblumenkerne, Walnüsse

| Vitamin B_6 | Trockenhefe, Leber, Innereien, Hülsenfrüchte, Vollkornflocken, Fisch |
| Selen | Kleie, Getreidekeime, Brokkoli, Zwiebeln, Tomaten, Thunfisch |

Empfohlener Zusatz
100 µg Selen, zweimal täglich
einmal MVP morgens und abends zum Essen
1000 mg Omega-3-Kapseln, jeweils 1 Kapsel zu jeder Mahlzeit
1000 mg Methylsulfonylmethan (MSM) mit Vitamin-C-Komplex, zu jeder Mahlzeit

2. Stumpfes, trockenes, brüchiges oder ergrauendes Haar

Möglicher Mangel	*Essen Sie genug?*
Vitamin-B-Komplex	Hefe, Bierhefe, getrocknete Bohnen,
PABS	Rosinen, Melonen
Vitamin F	Pflanzenöl, Erdnüsse, Sonnenblumenkerne, Walnüsse
Jod	Meeresfrüchte, jodiertes Salz, Milchprodukte

Empfohlener Zusatz
1000 mg Omega-3-Kapseln, jeweils 1 Kapsel zu jeder Mahlzeit
3 Lecithinkapseln, zu jeder Mahlzeit, oder 1 Esslöffel Lecithingranulat täglich
einmal MVP morgens und abends zum Essen
1000 mg Methylsulfonylmethan (MSM) mit Vitamin-C-Komplex, zu jeder Mahlzeit

3. Haarausfall

| *Möglicher Mangel* | *Essen Sie genug?* |
| Biotin | Bierhefe, Nüsse, Rinderleber, Nieren, unpolierter Reis |

Inosit	nicht raffinierter Sirup, Leber, Lecithin, unbearbeitetes Vollkorn, Zitrusfrüchte, Bierhefe
Chlor	Natriumchlorid (Speisesalz)
Vitamin-B-Komplex mit Vitamin C und Folsäure	Hefe, Bierhefe, getrocknete Bohnen, Rosinen, Melonen, Zitrusfrüchte, grüne Paprikaschoten, Tomaten, Kohl, Kartoffeln, frisches grünes Blattgemüse, Obst, Innereien, Leber, Trockenhefe

Empfohlener Zusatz

1000 mg Cholin und Inosit, täglich

1 g Cystein, täglich

1000 µg Biotin, täglich

50 mg Vitamin-B-Komplex, morgens und abends zu den Mahlzeiten

160 mg standardisierter Sägepalmfruchtextrakt, täglich

30 mg Beta-Sitosterin-Komplex, täglich

Symptom: Hautprobleme

1. Akne (Schäden im Gesicht, dicke Haut, Mitesser, Pusteln, rote Flecken)

Möglicher Mangel	*Essen Sie genug?*
Vitamin A	Fisch, Leber, Eigelb, Butter, Sahne, grünes Blattgemüse, gelbes Gemüse
Vitamin-B-Komplex	Hefe, Bierhefe, getrocknete Bohnen, Rosinen, Melonen

Empfohlener Zusatz

1 Multivitamin-Mineralstoff-Präparat (mit wenig Jod), täglich

400 IE Vitamin E (trockene Form), ein- bis zweimal täglich

10 000 IE Beta-Carotin, 1–2 Tabletten an 6 Tagen pro Woche

50 mg Zink (Aminosäure-chelatkomplexgebunden), einmal täglich zu den Mahlzeiten

1–2 Esslöffel Acidophilus-Milch oder 3–6 Acidophilus-Kapseln, dreimal täglich
(Jod verschlimmert Akne, also vermeiden Sie alle Lebensmittel, die einen hohen Anteil an jodiertem Salz haben.)
1000 mg Methylsulfonylmethan-Tablette (MSM), zwei- bis dreimal täglich zum Essen
Methylsulfonylmethan-Lotion kann auch zwei- bis dreimal täglich auf die betroffenen Hautstellen aufgetragen werden.

2. Dermatitis (Hautentzündung)

Möglicher Mangel	*Essen Sie genug?*
Vitamin B$_2$ (Riboflavin)	Milch, Leber, Nieren, Hefe, Käse, Fisch, Eier
Vitamin B$_6$ (Pyridoxin)	Trockenhefe, Leber, Innereien, Hülsenfrüchte, Vollkornflocken, Fisch
Biotin	Bierhefe, Nüsse, Rinderleber, Nieren, unpolierter Reis
Niacin (Nicotinsäure, Niacinamid)	Leber, Fleisch, Fisch, Vollkornprodukte, Hülsenfrüchte

Empfohlener Zusatz
1 Multivitamin-Mineralstoff-Präparat (mit wenig Jod), täglich
400 IE Vitamin E (trocken), ein- bis zweimal täglich
1–2 Tabletten IE Beta-Carotin, 10 000 IE, täglich, an sechs Tagen in der Woche
50 mg Zink (Aminosäure-chelatkomplexgebunden), einmal täglich zum Essen
1–2 Esslöffel Acidophilus-Milch oder 3–6 Acidophilus-Kapseln, dreimal täglich
500 mg Nachtkerzenöl, zwei- bis dreimal täglich
1000 mg Methylsulfonylmethan-Tablette (MSM), zwei- bis dreimal täglich zum Essen
Methylsulfonylmethan-Lotion kann auch zwei- bis dreimal täglich auf die betroffenen Hautstellen aufgetragen werden.

3. Ekzeme (raue, trockene, rissige Haut, Rötung und Schwellung, kleine Bläschen)

Möglicher Mangel	*Essen Sie genug?*
Fett	Fleisch, Butter
Vitamin A	Fisch, Leber, Eigelb, Butter, Sahne,
(Carotin)	grünes Blattgemüse, gelbes Gemüse
Vitamin-B-Komplex	Hefe, Bierhefe, getrocknete Bohnen,
Inosit	Rosinen, Melonen
Kupfer	Innereien, Austern, Nüsse, getrocknete
	Hülsenfrüchte, Vollkornflocken
Jod	Meeresfrüchte, jodiertes Salz,
	Milchprodukte

Empfohlener Zusatz
1 Multivitamin-Mineralstoff-Präparat (mit wenig Jod), täglich
1 Methylsulfonylmethan-Tablette, 1000 mg, zwei- bis dreimal täglich zum Essen
400 IE Vitamin E (trocken), ein- bis zweimal täglich
1–2 Tabletten Beta-Carotin, 10 000 IE, täglich, an sechs Tagen in der Woche
50 mg Zink (Aminosäure-chelatkomplexgebunden), einmal täglich zum Essen
1–2 Esslöffel Acidophilus-Milch oder 3–6 Acidophilus-Kapseln, dreimal täglich
Methylsulfonylmethan-Lotion, äußerlich angewandt, zwei- bis dreimal täglich

Symptom: **Herzklopfen**

Möglicher Mangel	*Essen Sie genug?*
Vitamin B_{12}	Hefe, Leber, Rindfleisch, Eier,
(Cobalamin,	Nieren
Cyanocobalamin)	

Empfohlener Zusatz
einmal MVP, morgens und abends zu den Mahlzeiten

50 mg Vitamin-B-Komplex, morgens und abends zu den Mahlzeiten

500 mg Kalzium-Tablette und 250 mg Magnesium-Tablette, einmal täglich

60 mg Coenzym Q_{10}, täglich

200 mg standardisierter Extrakt aus Weißdornblüten und -blättern, täglich

Knoblauchperlen, 200 mg, mit Petersiliensamenöl, ein- bis dreimal täglich

Symptom: **Infektionen**
(große Anfälligkeit)

Möglicher Mangel	*Essen Sie genug?*
Vitamin A	Fisch, Leber, Eigelb, Butter,
(Carotin)	Sahne, grünes Blattgemüse, gelbes Gemüse
Pantothensäure	Hefe, Bierhefe, getrocknete Bohnen, Rosinen, Melonen

Empfohlener Zusatz
1–2 Esslöffel Acidophilus-Milch, dreimal täglich
bis zu 10 000 IE Vitamin A, jeden zweiten Tag für die Dauer der Infektion
60 ml Gojisaft, zweimal täglich
einmal MVP morgens und abends zum Essen
2–5 g Vitamin C für die Dauer der Infektion

Symptom: **Knochen- und Zahnerweichung**

Möglicher Mangel	*Essen Sie genug?*
Vitamin D	Lebertran, Butter, Eigelb, Leber;
(Calciferol)	(Sonnenlicht)
Kalzium	Milch und Milchprodukte, Fleisch, Fisch, Getreideflocken, Bohnen, Obst, Gemüse

Empfohlener Zusatz
1000–1500 mg Kalzium und 500 mg Magnesium, täglich auf
zwei Mahlzeiten verteilt
400 IE Vitamin D, täglich
80 µg Vitamin K, täglich
300 µg Bor, täglich
40–80 mg Sojaisoflavone, täglich

Symptom: **Körpergeruch**

Möglicher Mangel	*Essen Sie genug?*
Vitamin B_{12}	Hefe, Leber, Rindfleisch, Eier, Nieren
Zink	Gemüse, Vollkornprodukte, Weizenkleie, Weizenkeime, Kürbiskerne, Sonnenblumenkerne

Empfohlener Zusatz
1–2 Esslöffel Acidophilus-Milch (mit Geschmackszusatz), ein-
bis dreimal täglich
1 Chlorophylltablette oder -kapsel, dreimal täglich
15–50 mg Zinktablette, einmal täglich
1–2 Tabletten mit mehrfachen Verdauungsenzymen, ein- bis
dreimal täglich

Symptom: **Magen- und Darmprobleme**
(Gastritis, Magengeschwüre, Gallenbeschwerden, Verdauungsstörungen)

Möglicher Mangel	*Essen Sie genug?*
Vitamin B_1 (Thiamin)	Bierhefe, Vollkornprodukte, Fleisch (Schwein oder Leber), Nüsse, Hülsenfrüchte, Kartoffeln
Vitamin B_2 (Riboflavin)	Milch, Leber, Nieren, Hefe, Käse, Fisch, Eier
Folsäure	Frisches grünes Blattgemüse, Obst, Innereien, Leber, Trockenhefe

PABS	Hefe, Bierhefe, getrocknete Bohnen, Rosinen, Melonen
Vitamin C	Zitrusfrüchte, Tomaten, Kartoffeln, Kohl, grüne Paprikaschoten
Chlor	Kelp, Roggenmehl, reife Oliven, Meeresalgen
Pantothensäure	Hefe, Bierhefe, getrocknete Bohnen, Rosinen, Melonen

Empfohlener Zusatz
10 000 IE Beta-Carotin, ein- bis zweimal täglich
100 mg Vitamin-B-Komplex, morgens und abends
Multimineralstoffpräparat, morgens und abends
500 mg Betain-Chlorwasserstoff, eine halbe Stunde vor dem Essen mit 1 Glas Wasser
Verdauungsenzyme, eine halbe Stunde nach dem Essen mit 1 Glas Wasser
frischer Kohlsaft, 1 Glas nach dem Essen
1 Messlöffel prebiotisches Mixgetränk (mit Inulin aus Chicoréewurzel, Büschelbohne und Lärchenrinde sowie L-Glutamin) in gefiltertem Wasser gelöst, ein- bis dreimal täglich.

Symptom: **Menstruationsbeschwerden**

Möglicher Mangel	*Essen Sie genug?*
Vitamin B_{12}	Hefe, Leber, Rindfleisch, Eier, Nieren

Empfohlener Zusatz
7–10 Tage vor der Periode:
einmal MVP morgens und abends zum Essen
100 mg Vitamin B_6, dreimal täglich
100 mg Vitamin-B-Komplex (Langzeitwirkung), morgens und abends
500 mg Nachtkerzenöl, dreimal täglich
500 mg Magnesium und 250 mg Kalzium, einmal täglich

40 mg standardisierter Traubensilberkerzenextrakt, einmal täglich

150 mg Extrakt aus den Samen der wilden Jujube, einmal täglich

Symptom: **Mundgeruch**

Möglicher Mangel   *Essen Sie genug?*
Niacin   Leber, Fleisch, Fisch, Vollkornprodukte, Hülsenfrüchte

Empfohlener Zusatz
Acidophilus-Milch, 1 bis 2 Esslöffel, ein- bis dreimal täglich
Chlorophylltablette oder -kapsel, dreimal täglich
Zink (Aminosäure-chelatkomplexgebunden), 50 mg, 1 Tablette täglich
1 bis 3 Tabletten mehrfache Verdauungsenzyme vor jeder Mahlzeit

Symptom: **Muskelkrämpfe**
(allgemeine Muskelschwäche, Empfindlichkeit der Waden, nächtliche Krämpfe, Muskelkater)

Möglicher Mangel	*Essen Sie genug?*
Vitamin B_1 (Thiamin)	Bierhefe, Vollkornprodukte, Fleisch (Schwein oder Leber), Nüsse, Hülsenfrüchte, Kartoffeln
Vitamin B_6 (Pyridoxin)	Trockenhefe, Leber, Innereien, Hülsenfrüchte, Vollkornflocken, Fisch
Biotin	Bierhefe, Nüsse, Rinderleber, Nieren, unpolierter Reis
Chlor	Natriumchlorid (Speisesalz)
Natrium	Rindfleisch, Schweinefleisch, Sardinen, Käse, grüne Oliven, Mais, Sauerkraut
Vitamin D (Calciferol)	Lebertran, Butter, Eigelb, Leber; zu wenig Sonnenlicht

Empfohlener Zusatz
400 IE Vitamin E (trocken), dreimal täglich
3 Tabletten Kalzium und Magnesium (Aminosäure-chelatkomplexgebunden), dreimal täglich

SYMPTOM: **Nasenbluten**

Möglicher Mangel	*Essen Sie genug?*
Vitamin C	Zitrusfrüchte, Tomaten, Kartoffeln, Kohl, grüne Paprikaschoten
Vitamin K	Joghurt, Alfalfa (Luzerne), Sojaöl, Lebertran, Kelp
Bioflavonoide	Schalen von Orangen, Zitronen, Limonen und Mandarinen

Empfohlener Zusatz
1000 mg Vitamin C mit 50 mg Rutin, Hesperidin und 500 mg
Bioflavonoiden (Langzeitwirkung), morgens und abends

SYMPTOM: **Nervosität**

Möglicher Mangel	*Essen Sie genug?*
Vitamin B_6 (Pyridoxin)	Trockenhefe, Leber, Innereien, Hülsenfrüchte, Vollkornflocken, Fisch
Vitamin B_{12} (Cyanocobalamin)	Hefe, Leber, Rindfleisch, Eier, Nieren
Niacin (Nicotin-säure, Niacinamid)	Leber, Fleisch, Fisch, Vollkornprodukte, Hülsenfrüchte
PABS	Hefe, Bierhefe, getrocknete Bohnen, Rosinen, Melonen
Magnesium	grünes Blattgemüse, Nüsse, Getreideflocken, Meeresfrüchte

Empfohlener Zusatz
Vitamin-B-Komplex, ein- bis dreimal täglich (50 mg aller B-
Vitamine)

1 Johanniskraut-Polyphenol-Komplex, zwei- bis dreimal täglich
3 Tabletten Kalzium und Magnesium (Aminosäure-chelatkomplexgebunden), dreimal täglich
einmal MVP morgens und abends zum Essen

SYMPTOM: **Ödeme**
(Flüssigkeitseinlagerung)

Möglicher Mangel	*Essen Sie genug?*
Vitamin B_6	Trockenhefe, Leber, Innereien, Hülsenfrüchte, Vollkornflocken, Fisch

Empfohlener Zusatz
100 mg Vitamin B_6, dreimal täglich
99 mg Kalium, 3–6 Tabletten, täglich

SYMPTOM: **Ohrgeräusche**
(Tinnitus, Menière-Krankheit)

Möglicher Mangel	*Essen Sie genug?*
Mangan	Nüsse, grünes Blattgemüse, Erbsen, Rote Bete, Eigelb
Kalium	Bananen, Brunnenkresse, grünes Blattgemüse, Zitrusfrüchte, Sonnenblumenkerne

Empfohlener Zusatz
50–100 mg Niacin (*No-Flush*-Inosithexanicotinat, IHN), dreimal täglich
400 IE Vitamin E (trocken), ein- bis dreimal täglich
15–50 mg Zink, täglich

Symptom: Schlaflosigkeit

Möglicher Mangel	*Essen Sie genug?*
Kalium	Bananen, Brunnenkresse, grünes Blattgemüse, Zitrusfrüchte, Sonnenblumenkerne
Vitamin-B-Komplex	Hefe, Bierhefe, getrocknete Bohnen, Rosinen, Melonen
Biotin	Bierhefe, Nüsse, Rinderleber, Nieren, unpolierten Reis
Kalzium	Milch, Milchprodukte, Fleisch, Fisch, Eier, Getreideflocken, Bohnen, Obst, Gemüse

Empfohlener Zusatz
1–5 mg Melatonin
100 mg Vitamin B_6, Kalzium und Magnesium, eine Tablette
300 mg Johanniskraut-Polyphenol-Komplex, 1 bis 2 Tabletten
– jeweils vor dem Schlafengehen
einmal MVP morgens und abends

Symptom: Schlechter Atem

Möglicher Mangel	*Essen Sie genug?*
Niacin	Leber, Fleisch, Fisch, Vollkornprodukte, Hülsenfrüchte

Empfohlener Zusatz
Acidophilus-Milch, 1 bis 2 Esslöffel, ein- bis dreimal täglich
Chlorophylltablette oder -kapsel, dreimal täglich
1 Zink (Aminosäure-chelatkomplexgebunden), 50 mg, 1 Tablette täglich
1 bis 3 Tabletten mehrfache Verdauungsenzyme vor jeder Mahlzeit

SYMPTOM: **Schlecht heilende Wunden und Brüche**

Möglicher Mangel	*Essen Sie genug?*
Vitamin C	Zitrusfrüchte, Tomaten, Kartoffeln, Kohl, grüne Paprikaschoten

Empfohlener Zusatz
50 mg Zink, einmal täglich
400 IE Vitamin E (trocken), dreimal täglich
einmal MVP morgens und abends zum Essen

SYMPTOM: **Schwindelgefühle**

Möglicher Mangel	*Essen Sie genug?*
Mangan	Nüsse, grünes Blattgemüse, Erbsen, Rote Bete, Eigelb
Vitamin B_2 (Riboflavin)	Milch, Leber, Nieren, Hefe, Käse, Fisch, Eier

Empfohlener Zusatz
50–100 mg Niacin (*No-Flush*-Inosithexanicotinat, IHN), dreimal täglich
200 IE Vitamin E (trockene Form), ein- bis dreimal täglich
60 mg Ginkgo-biloba-Kapseln oder -Tabletten, ein- bis dreimal täglich

SYMPTOM: **Vaginajucken**

Möglicher Mangel	*Essen Sie genug?*
Vitamin B_2	Milch, Leber, Nieren, Hefe, Käse, Fisch, Eier

Empfohlener Zusatz
Acidophilus-Milch, 2 Esslöffel dreimal täglich, oder 3–6 Kapseln, drei- bis viermal täglich
Eine Acidophilus- oder milde Essigspülung kann ebenfalls hilfreich sein

Symptom: **Verlangsamtes Wachstum**

Möglicher Mangel	*Essen Sie genug?*
Fett	Fleisch, Butter
Eiweiß	Fleisch, Fisch, Eier, Milchprodukte, Sojabohnen, Erdnüsse
Vitamin B$_2$ (Riboflavin)	Milch, Leber, Nieren, Hefe, Käse, Fisch, Eier
Folsäure	frisches grünes Blattgemüse, Obst, Innereien, Leber, Trockenhefe
Zink	Gemüse, Vollkornprodukte, Weizenkleie, Weizenkeime, Kürbis- und Sonnenblumenkerne
Kobalt	Leber, Nieren, Innereien (Milz)

Empfohlener Zusatz
einmal MVP morgens und abends zum Essen

Symptom: **Verlust des Geruchssinns**

Möglicher Mangel	*Essen Sie genug?*
Vitamin A	Fisch, Leber, Eigelb, Butter, Sahne, grünes Blattgemüse, gelbes Gemüse
Zink	Gemüse, Vollkornprodukte, Weizenkleie, Weizenkeime, Kürbis- und Sonnenblumenkerne

Empfohlener Zusatz
50 mg Zink (Aminosäure-chelatkomplexgebunden), dreimal täglich (reduziert auf ein- bis zweimal täglich, wenn der Zustand sich bessert)
60 mg standardisierter Ginkgo-biloba-Extrakt, zwei- bis dreimal täglich

SYMPTOM: **Verstopfung**

Möglicher Mangel　*Essen Sie genug?*
Vitamin-B-　　　　Vollkornprodukte, Hülsenfrüchte,
Komplex　　　　　Kleie, grünes Blattgemüse

Empfohlener Zusatz
8 bis 10 Gläser Wasser, täglich
300 Mio. CFU mikroverkapselte Lactobacillus-Zellen
3 Esslöffel Kleie oder 4 Ballaststoffkomplex-Tabletten, täglich
25 mg standardisierter Triphala-Extrakt
5 mg Aloe-vera-Blätter
75 mg Butternuss-Rinde

SYMPTOM: **Weiße Flecken auf den Nägeln**

Möglicher Mangel　*Essen Sie genug?*
Zink　　　　　　　Gemüse, Vollkornprodukte,
　　　　　　　　　Weizenkleie, Weizenkeime, Kürbis-
　　　　　　　　　und Sonnenblumenkerne

Empfohlener Zusatz
15 mg Zink (Aminosäure-chelatkomplexgebunden), dreimal
täglich
1000 mg Methylsulfonylmethan-Tablette, zweimal täglich
einmal MVP morgens und abends zu den Mahlzeiten

SYMPTOM: **Zittern (Tremor)**

Möglicher Mangel　*Essen Sie genug?*
Magnesium　　　　grünes Blattgemüse, Nüsse,
　　　　　　　　　Getreideflocken, Getreide,
　　　　　　　　　Meeresfrüchte

Empfohlener Zusatz
Vitamin-B-Komplex und 50 mg Vitamin B_6 dreimal täglich
1000 mg Kalzium und 500 mg Magnesium, auf drei Mahlzeiten täglich verteilt

1 Johanniskraut-Polyphenol-Komplex, zwei- bis dreimal täglich, letzte Dosis vor dem Schlafengehen

Die Bedeutung des Heißhungers

Heißhunger, der manchmal auf Allergien hindeutet, ist meistens die Methode der Natur, Sie wissen zu lassen, dass Sie
nicht genügend von bestimmten Vitaminen oder Mineralstoffen bekommen. Oft entwickelt sich dieser Heißhunger, weil
die Kost insgesamt unzureichend ist.

Einige der häufigeren Formen von Heißhunger äußern sich in
einem Verlangen nach folgenden Speisen:

Äpfel: Täglich ein Apfel ist im Allgemeinen keine Garantie für
gute Gesundheit, aber er gibt Ihnen viele Dinge, die Sie
vielleicht in anderen Nahrungsmitteln nicht finden – Kalzium, Magnesium, Phosphor, Kalium; und er ist eine ausgezeichnete Quelle für das Pektin, das den Cholesterinspiegel senkt. Wenn Sie viel gesättigte Fette essen, liegt der
Heißhunger auf Äpfel vielleicht daran.

Bananen: Wenn Sie immer wieder nach dieser Frucht greifen, könnte es sein, dass Ihr Körper Kalium braucht. Eine
mittelgroße Banane hat 555 mg davon. Personen, die harntreibende Mittel oder Cortison (das dem Körper das notwendige Kalium entzieht) nehmen, haben oft Heißhunger
auf Bananen.

Butter: Die meisten Vegetarier haben Heißhunger auf Butter,
weil sie wenig gesättigte Fette zu sich nehmen. Bei gesalze-
ner Butter kann sich der Heißhunger allerdings allein auf
das Salz richten.

Chinesisches Essen: Natürlich schmeckt es köstlich, aber oft
ist es der Geschmacksverstärker Mononatriumglutamat im
Essen, der den Heißhunger fördert. Menschen mit Salzmangel haben oft große Lust auf chinesisches Essen. Mo-

nonatriumglutamat kann manchmal eine Histaminreaktion hervorrufen und Kopfschmerzen und Hitzewallungen erzeugen. Die meisten chinesischen Restaurants sind heute bereit, Ihr Essen ohne den Geschmacksverstärker zuzubereiten, wenn Sie darum bitten.

Cola: Die übermäßige Lust auf Cola-Getränke ist meistens ein Hunger auf Zucker und eine Abhängigkeit von Koffein (siehe Seite 455 ff.). Das Getränk selbst hat – außer Zucker – keinerlei Nährwert.

Eier: Abgesehen vom Eiweiß (2 Eier liefern Ihnen 13 g), dem Schwefel, den Aminosäuren und dem Selen-Protein sind Eier-Fans vielleicht auch hinter dem Fettgehalt des Eigelbs her oder – paradoxerweise – hinter dem Cholin, das Cholesterin und Fett spaltet.

Eingelegte Gurken: Wenn Sie schwanger sind und eingelegte Gurken wollen, dann haben Sie vermutlich Appetit auf das Salz. Auch wenn Sie nicht schwanger sind und Heißhunger auf eingelegte Gurken verspüren, ist der Grund vermutlich derselbe. Die eingelegten Gurken haben auch einen beachtlichen Gehalt an Kalium.

Eiscreme: Sie enthält zwar viel Kalzium, aber die meisten Menschen sind hinter ihrem Zuckergehalt her. Menschen mit wenig Blutzucker und Diabetiker haben Heißhunger darauf; auch die Menschen, die sich nach der Geborgenheit der Kindheit zurücksehnen.

Erdnussbutter: Erdnussbutter ist ein guter Lieferant von Vitamin B. Wenn Sie merken, dass Sie davon ein paarmal zu oft naschen, dann geschieht das vielleicht, weil Sie unter Stress stehen und Ihre übliche Aufnahme an Vitamin B nicht ausreicht. Da 50 g Erdnussbutter – ein Drittel einer Tasse – auch 284 Kalorien enthalten, wäre es vielleicht besser für Ihre Figur, wenn Sie ein Vitamin-B-Präparat nähmen.

Frühstücksspeck: Hier richtet sich der Heißhunger meistens auf das Fett. Menschen, die eine strenge Diät einhalten müssen, sind am anfälligsten für diese Gier nach Fett. Leider weist Frühstücksspeck nicht nur gesättigten Fettsäuren auf, sondern auch Nitrit. Wenn Sie ihn also essen, achten Sie darauf, dass Sie auch genügend Vitamin A, C, D und vor allem E bekommen.

Käse: Wenn Sie regelrecht gierig auf Käse sind, dann ist es ziemlich wahrscheinlich, dass Sie in Wirklichkeit Hunger auf Kalzium und Phosphor haben. Wenn der Käse, von dem Sie genascht haben, auch noch konserviert wurde, dann haben Sie zusätzlich noch Aluminium und Salz bekommen, ohne es zu wissen. Sie sollten mehr Brokkoli essen. Dieses Gemüse hat einen hohen Anteil an Kalzium und Phosphor und ist viel kalorienärmer als Käse.

Lackfarben und Schmutz: Kinder neigen dazu, sich Lackfarben und Schmutz in den Mund zu stopfen. Oft ist das ein Hinweis auf einen Mangel an Kalzium oder Vitamin D. Sie sollten die Ernährung Ihres Kindes überprüfen, und ein Besuch beim Kinderarzt wäre auch zu empfehlen. Ein solches abnormes Verlangen nach ungenießbaren Stoffen wird Picasyndrom genannt. Es kommt auch bei Schwangeren vor, die jedoch wissen sollten, dass die Einnahme solcher Substanzen die Entwicklung des Fetus beeinträchtigen kann.

Mayonnaise: Da sie fettreich ist, haben Vegetarier oft Heißhunger darauf – oder Menschen, die andere Fette von ihrem Speiseplan gestrichen haben.

Milch: Wenn Sie als Erwachsener immer noch großen Appetit auf Milch haben, brauchen Sie vielleicht zusätzlich Kalzium. Außerdem könnten es die Aminosäuren – beispielsweise Tryptophan, Leucin und Lysin – sein, die Ihr Körper braucht. Nervöse Menschen haben aus diesem Grunde auch oft auf das Tryptophan in der Milch Appetit, weil es eine beruhigende Wirkung hat.

Nüsse: Wenn Sie verrückt nach Nüssen sind, dann könnten Sie vielleicht etwas mehr Eiweiß, Vitamin B oder Fett in Ihrer Kost vertragen. Wenn Sie vor allem gesalzene

Nüsse mögen, dann richtet sich der Hunger vermutlich auf das Natrium, nicht auf die Nüsse selbst. Unter Stress neigt man mehr dazu, Nüsse zu essen, als wenn man entspannt ist.

Oliven: Ob Sie nun hinter den grünen oder den schwarzen her sind – wahrscheinlich wollen Sie das Salz haben. Leute mit einer Unterfunktion der Schilddrüse greifen meistens als Erste nach Oliven.

Salz: Hier braucht man nicht lange zu raten, es geht um das Natrium. Meistens liegt ein Mangel an Jod in der Schilddrüse vor oder die Addison-Krankheit, eine Erkrankung der Nebennieren, bei der zu wenig Natrium vorhanden ist. Menschen mit hohem Blutdruck haben oft Heißhunger darauf, aber Salz tut ihnen nicht gut.

Saures Obst: Ein ständiger Heißhunger auf saures Obst kann oft auf Probleme mit der Gallenblase oder der Leber hinweisen.

Schokolade: Sicher eine der häufigsten Formen des Heißhungers, wenn nicht gar die häufigste überhaupt. Schokoladensüchtige sind hinter dem Koffein und dem Zucker her (5 bis 10 mg Koffein sind in 1 Tasse Kakao enthalten). Wenn Sie von der Schokolade loskommen wollen, versuchen Sie es einmal mit Carobschokolade. Die wird aus den süß schmeckenden Hülsenfrüchten – dem »wilden Honig« Johannes' des Täufers – des in den Mittelmeerländern wachsenden Johannisbrot- oder Karobbaums *(Ceratonia siliqua)* hergestellt.

Zuckermelonen: Der Geschmack ist vielleicht nicht der einzige Grund dafür, dass Sie einen Heißhunger auf diese Frucht haben. Melonen haben einen hohen Anteil an Kalium und Vitamin A: Ein Viertel einer Melone enthält 3400 I.E. Vitamin A. Da die Melone auch Vitamin C, Kalzium, Magnesium, Phosphor, Biotin und Inosit liefert, ist es nicht das Schlechteste, wenn Sie diesem Heißhunger nachgeben. Eine halbe Melone hat nur etwa 60 Kalorien.

Zwiebeln: Heißhunger auf Scharfes kann in manchen Fällen auf Probleme mit der Lunge oder den Nebenhöhlen hindeuten.

So bekommen Sie ein Maximum an Vitaminen aus Ihrer Kost

Wenn Sie die richtige Kost essen, ist das nicht unbedingt auch gleichbedeutend damit, dass Sie die Vitamine bekommen, die sie enthält. Industrielle Herstellung, Lagerung und Kochen von Lebensmitteln – das alles kann schnell die besten Absichten in der Ernährungswahl hintertreiben. Damit Sie ein Maximum aus dem herausholen, was Sie essen (gar nicht zu reden von dem, was Sie bezahlen), sollten Sie folgende Tipps beherzigen:

- Waschen Sie frisches Gemüse, aber weichen Sie es nicht ein, wenn Sie ein wenig von dem Vitamin B und C haben wollen, das es enthält.
- Richten Sie Ihre Salate erst dann an, wenn Sie sie auch essen wollen. Lässt man zerkleinertes Obst und Gemüse stehen, so verliert es Vitamine durch Oxidation mit Sauerstoff.
- Benutzen Sie ein scharfes Messer beim Zerkleinern von frischem Gemüse. Denn Vitamin A und C gehen verloren, wenn die Gemüsefasern beschädigt werden.
- Falls Sie nicht vorhaben, in den nächsten Tagen frisches Obst und Gemüse zu essen, dann ist es besser, wenn Sie kurzfristig tiefgefrorene Produkte kaufen. Der Vitamingehalt von beispielsweise guten tiefgefrorenen Bohnen ist höher als bei den frischen, die Sie eine Woche lang im Kühlschrank aufbewahrt haben.
- Frieren Sie Fleisch sofort nach dem Einkauf bei einer Temperatur von minus 17 °C oder darunter ein, um Qualitätsverlust und Bakterienwachstum auszuschalten.

- Obwohl sie härter sind als die inneren, enthalten die äußeren Blätter von Salat mehr Kalzium, Eisen und Vitamin A.
- Tauen Sie Tiefkühlgemüse vor dem Kochen nicht auf.
- Brokkoli-Blätter haben mehr Vitamin A als die Blüten oder Stängel.
- In Parboiled-Reis sind mehr Vitamine als in poliertem, und brauner Reis ist wertvoller als weißer.
- Tiefkühlkost, die Sie im Kochbeutel garen können, liefert mehr Vitamine als die ohne Beutel; Tiefkühlprodukte sind der Kost aus der Konserve vorzuziehen.
- Das Kochen in Kupfertöpfen kann Vitamin C, Folsäure und Vitamin E zerstören.
- Rostfreier Stahl, Glas und Emaille sind die besten Materialien für Kochtöpfe. Eisentöpfe können Ihnen zwar mehr Eisen liefern, verringern aber das Vitamin C in der Nahrung.
- Die kürzeste Kochzeit und die kleinste Wassermenge konservieren die Nährstoffe am besten.
- Schneiden Sie Gemüse, das eine lange Garzeit hat, in große Stücke, damit möglichst wenig Oberfläche dem Wasser und der Hitze ausgesetzt ist.
- Dosengemüse sollten Sie immer waschen, um überschüssiges Salz zu entfernen.
- Milch in Glasbehältern kann an Riboflavin und den Vitaminen A und D verlieren, wenn Sie sie nicht an einem dunklen Ort aufbewahren. Auch Brot, das dem Licht ausgesetzt ist, kann seinen Nährwert verlieren.
- Gut gebräunte, knusprige oder getoastete Lebensmittel enthalten weniger Thiamin als andere.
- Backen oder kochen Sie Kartoffeln mit der Schale, denn so bleiben die meisten Vitamine erhalten.
- Verwenden Sie das Kochwasser von Gemüse für Suppen, den Bratensaft vom Fleisch für Saucen und die Flüssigkeit aus Obstkonserven für die Zubereitung von Nachtisch.
- Lagern Sie Obst und Gemüse sachgerecht, sobald Sie nach dem Einkaufen wieder zu Hause sind.

Hätten Sie's gewusst?
Wenn Ihr Lebensmittelhändler das Gemüse mit Wasser besprüht, damit es schön frisch aussieht, ist dies nicht nur für seinen Umsatz, sondern auch für Sie gut. Wird zum Beispiel Brokkoli mit Wasser benetzt, bleibt ungefähr doppelt so viel von seinem Vitamin-C-Gehalt erhalten, als wenn er trocken gelagert wird. Wenn Sie das nächste Mal vor der Gemüsetheke stehen und überlegen, was Sie auswählen sollen, dann denken Sie auch daran, dass dieses Gemüse aus der Familie der Kreuzblütler krebsvorbeugend wirkt.

Noch Fragen zu Kapitel XI?

»Ich sorge bei meinen Kindern für eine ziemlich ausgewogene Kost, aber sie sind im Teenageralter, und wenn sie unterwegs sind, dann kaufen sie sich oft Hamburger, Hot dogs, Mixgetränke und all das Zeug. Wie schlecht ist das denn wirklich für sie?«

Also, wenn Sie Gramm für Gramm, Happen für Happen, Schluck für Schluck rechnen, dann überwiegt das Schlechte gegenüber dem Guten. Beispielsweise kann ein Hamburger zwar 44 Prozent des Eiweißbedarfs eines heranwachsenden Jungen liefern. Aber wenn Sie bedenken, dass so ein dicker Hamburger auch 600 Kalorien, 33 g Fett, 8 g Zucker und 1050 mg Natrium enthält, dann müssen Sie zugeben, dass das ein hoher Preis ist, der für das Eiweiß gezahlt wird. Kein Mensch braucht so viel Salz (siehe Seite 501).

Und auch die in Fastfood-Restaurants angebotenen Salate enthalten (im Dressing) oft viel zu viel Fett und Salz.

Auch über die Hot dogs gibt es nicht allzu viel Gutes zu berichten. Sie enthalten viel Fett, wenig Eiweiß und meistens Natrium- oder Kaliumnitrite. Die Nitrite verbinden sich mit den in Lebensmitteln häufig vorkommenden sogenannten Aminen zu Nitrosaminen, denen eine krebserzeugende Wirkung nachgesagt wird.

Mixgetränke mit Milch oder Milchprodukten enthalten meistens auch viel Zucker und Salz. Ihre Kinder sollten sich zu Hause ein Mixgetränk zum halben Preis, mit weniger Kalorien, weniger Zucker und Salz, dafür aber mit dem doppelten Nährwert herstellen. Wenn Sie diese Information an Ihre Kinder weitergeben, dann gehen sie vielleicht nicht mehr so häufig in Fast-Food-Restaurants.

»Man hat mir gesagt, dass ich zur Entwicklung von Darmpolypen neige. Können Sie mir irgendwelche Vitamine empfehlen, die die Polypen am Wachsen hindern und das Darmkrebsrisiko senken?«
Das kann ich und werde es auch gern tun. Ich wünschte, es wäre mehr Menschen bewusst, dass Darmkrebs – der in Amerika praktisch epidemieartig auftritt – in den meisten Fällen von äußerlichen Faktoren abhängt, und zwar insbesondere von der Ernährung, und dass man ihm dementsprechend gut vorbeugen kann. Es ist bekannt, dass Menschen, die sich fettreich ernähren, ein größeres Risiko tragen, an Darmkrebs zu erkranken, als andere, die viele Ballaststoffe und verschiedene Obst- und Gemüsesorten zu sich nehmen. Wissenschaftliche Studien haben gezeigt, dass Folsäure dazu beitragen kann, das Darmkrebsrisiko zu senken. Eine dieser Studien ergab sogar, dass der Verzehr von nur einer halben Tasse Spinat jeden Tag dem Körper genug Folsäure liefert, um das Darmkrebsrisiko zu verringern. Falls Spinat nicht zu Ihrem Lieblingsgemüse zählt, empfehle ich Ihnen die Einnahme von zwei Tabletten oder Kapseln mit je 400 µg Folsäure täglich.
Außerdem sollten Sie zweimal täglich 500 mg Kalzium und 250 mg Magnesium einnehmen. (Achten Sie darauf, dass Sie auch 400 IE Vitamin D aufnehmen, um die Resorption des Kalziums zu fördern.) Ich empfehle Ihnen, jeden Tag einen Soja-Shake zu trinken, da Soja reichlich Proteasenhemmer und Phytinsäure enthält. Proteasenhemmer blockieren Enzyme, die das Tumorwachstum fördern, und Phy-

tinsäure ist ein Antioxidans und Chelator, das sich an verschiedene Metalle bindet, die ebenfalls das Tumorwachstum fördern können.

»Ich habe sehr oft ein scharfes, brennendes Gefühl auf Zunge und Lippen. Das scheint nicht mit irgendeinem bestimmten Nahrungsmittel in Verbindung zu stehen. Könnte es ein Hinweis auf einen Vitaminmangel sein?«
Das ist sehr wahrscheinlich. Das Gefühl der brennenden Zunge oder brennenden Lippen steht häufig im Zusammenhang mit einem Mangel an Vitamin B_1 (Thiamin). Ich schlage vor, dass Sie mehr Vollkornprodukte, Haferflocken, Kleie, Gemüse und Bierhefe essen, dazu nehmen Sie ein ausgewogenes Präparat des Vitamin-B-Komplexes, 50 mg zweimal täglich zum Essen – und MVP (Mindells Vitaminprogramm, siehe Seite 335).

»Meine Mutter hat einen Heißhunger auf Eis, nicht nur an heißen Tagen, sondern einfach immer. Sie lutscht die Eiswürfel wie Bonbons. Könnte das etwas mit einem Ernährungsmangel zu tun haben?«
Wenn Ihre Mutter oft erschöpft ist, könnte dieser Heißhunger auf Eis vielleicht auf einen Eisenmangel hinweisen (der zu einer leichten Anämie führen kann). Ermuntern Sie sie, mehr eisenhaltige Nahrung zu sich zu nehmen (Leber, getrocknete Pfirsiche, rotes Fleisch, Austern, Spargel, Haferflocken) und dazu ein organisches Eisenpräparat, 50 bis 100 mg täglich.

»Ich bin 42 Jahre alt, und um meine Augen herum entwickelt sich ein gelblicher Bereich. Fehlt ein Vitamin oder Nährstoff in meiner Kost, der hierfür die Ursache sein könnte?«
Es ist wahrscheinlich, dass es sich um Cholesterinablagerungen handelt. Dazu kann es kommen, wenn der Körper versucht, überschüssiges Cholesterin loszuwerden. So etwas liegt häufig in der Familie und könnte vielleicht ein Hinweis darauf sein, dass Sie anfällig für Herzerkrankungen sind.

Lesen Sie auf Seite 200 ff. nach, wie Sie den Cholesterinspiegel senken können. Nehmen Sie auch mehr Vitamin B, Chrom und Zink zu sich, sowohl in der Nahrung als auch durch zusätzliche Präparate.

»Wie lange behält Orangensaft seinen Gehalt an Vitamin C?«
Bei fertig abgefülltem Orangensaft beträgt die Lebensdauer von Vitamin C etwa eine Woche ab dem Zeitpunkt, da Sie die Packung öffnen. Frisch gepresster Saft behält im Kühlschrank in einem verschlossenen Behälter bis zu drei Wochen lang das Vitamin C.

»Gehen durch die Mikrowelle mehr oder weniger Nährstoffe verloren?«
In der Regel weniger. Das Kochen im Mikrowellenherd erfordert ein Minimum an Kochzeit und Wasser.

XII

Lesen Sie, was auf der Packung steht

Es ist wichtig, die Angaben auf der Verpackung zu verstehen

Nur allzu oft kaufen die Leute irgendwelche Präparate und sehen sich den Aufdruck auf der Packung überhaupt nicht an. Sie verlangen ein Multivitaminpräparat und nehmen, was sie über den Tisch geschoben bekommen – und dabei merken sie nicht, dass sie vielleicht in Bezug auf den Vitamingehalt übers Ohr gehauen werden. Multivitaminpräparate unterscheiden sich durch ihre Zusammensetzung, und die teuerste Tablette ist nicht unbedingt immer die beste. Damit Sie auch wirklich die Menge an B_6, Folsäure oder Vitamin C bekommen, die Sie brauchen, lesen Sie die (meist klein gedruckten) Angaben. Und wenn Sie zu Allergien neigen, sollten Sie überprüfen, was außer Vitaminen in einem bestimmten Präparat noch enthalten ist (siehe Seite 60 ff.).

Wenn Wörter auf der Packung stehen, die Sie nicht kennen, bitten Sie um Erklärung. Ist der Verkäufer bzw. Apotheker dazu nicht in der Lage, so kaufen Sie Ihre Präparate lieber dort, wo man Ihre Fragen beantworten kann. Überprüfen Sie vor allem die Dosierung. Wenn man Ihnen gesagt hat, Sie sollen viermal täglich Vitamin E nehmen, dann brauchen Sie wahrscheinlich kein Präparat mit 400 IE Vitamine und Mineralstoffe gibt es in unterschiedlichen Stärken. Achten Sie darauf, dass Sie genau das bekommen, wonach Sie gefragt haben – und was Sie brauchen. Wenn Sie die Angaben auf Verpackung und Beipackzettel nicht verstehen, kann oft die gute Wirkung eines Präparats beeinträchtigt werden.

Sie kommen also nicht darum herum, zu lesen, was auf der Packung steht. Z. B. kann der Begriff »hochdosiert« bei Einzelpräparaten verwendet werden, die mindestens 100 Prozent der empfohlenen Tagesmenge enthalten, was in den meisten Fällen leider sehr wenig ist. Bei Kombipräparaten kann der Begriff »hochdosiert« verwendet werden, wenn mindestens zwei Drittel der Bestandteile in Mengen von mindestens 100 Prozent ihres Tagesbedarfs vorhanden sind. Mit anderen Worten, wenn Sie wirklich das Beste aus Ihren Vitaminpräparaten herausholen wollen, dann sollten Sie nicht nur das Großgedruckte lesen.

Anmerkung zur deutschsprachigen Orginalausgabe: Nahrungsergänzungsmittel zählen zu den Lebensmitteln und fallen damit unter das Lebensmittel- und Bedarfsgegenständegesetz (LMBG). Die Lebensmittelkennzeichnungs-Verordnung schreibt vor, wie Lebensmittel zu kennzeichnen sind. Alle verpackten Lebensmittel müssen demnach – bis auf wenige Ausnahmen – ein Zutatenverzeichnis aufweisen, aus dem hervorgeht, welche Zutaten verwendet worden sind. Dieses ist so aufgebaut, dass an der ersten Stelle die Zutat steht, die mengenmäßig am meisten enthalten ist, und die weiteren Zutaten in absteigender Reihenfolge genannt werden. In Kürze muss der Hersteller die Menge der einzelnen Zutaten in Prozent angeben mit dem Hinweis, inwieweit die Zufuhr den Bedarf an dem jeweiligen Nährstoff deckt.

Maßeinheiten

Die Maßeinheiten für die Vitaminaktivität sind nicht so verwirrend, wie es scheint. Fettlösliche Vitamine (A, E, D und K) werden im Allgemeinen nach Internationalen Einheiten (IE) gemessen. Vor ein paar Jahren hat allerdings eine Expertenkommission der Weltgesundheitsorganisation (WHO) und der Organisation für Ernährung und Landwirtschaft der Vereinten Nationen (FAO) beschlossen, bei Vitamin A eine Änderung einzuführen. Sie schlug vor, statt in Internationalen Einheiten in Retinol-Äquivalenten (RÄ) zu messen; das ist das entsprechende Gewicht von Retinol (Vitamin A), das wirklich aufgenommen und assimiliert wird.

Retinol-Äquivalente sind in Deutschland 3,33-mal kleiner als Internationale Einheiten. 3330 IE, die für einen Mann zwischen 23 und 50 empfohlen werden, entsprechen 1000 µg RÄ; 2660 IE für Frauen der gleichen Altersgruppe entsprechen 800 µg RÄ

Die meisten anderen Vitamine und Mineralstoffe werden in Milligramm (mg) und Mikrogramm (µg) gemessen.

Kleine Übersicht über einige Maße

1 kg	=	1000 g
1 g	=	1000 mg
1 mg	=	$^1/_{1000}$ g = 0,001 g
1 µg	=	$^1/_{1000}$ mg = 0,001 mg
1 Tropfen	=	ca. 0,06 ml
1 Teelöffel	=	ca. 3,7 ml
1 Esslöffel	=	ca. 10 ml

Abkürzungen

IE	=	Internationale Einheit
kg	=	Kilogramm
g	=	Gramm
mg	=	Milligramm
µg	=	Mikrogramm
ml	=	Milliliter

Ihr täglicher Nährstoffbedarf

Die in diesem Buch erwähnten empfohlenen Tagesmengen der verschiedenen Nährstoffe sind aus dem amerikanischen Original übernommen und ohne weiteres auf Europäer übertragbar. Allerdings ist zu berücksichtigen, dass bei diesen Angaben weder der besondere Nährstoffbedarf kranker Menschen berücksichtigt ist noch der bei der Weiterverarbeitung und Zubereitung von Lebensmitteln auftretende Nährstoffverlust. Es handelt sich bei den RDA (*Recommended Daily Allowances,* empfohlene Tagesdosen) um den geschätzten Bedarf an einem bestimmten Nährstoff, der ein gesundes Wachstum von Kindern gewährleistet und Mangelerscheinungen bei Erwachsenen vorbeugt. *Sie bezeichnen also weder die optimale Aufnahmemenge eines Nährstoffs, noch können sie als Empfehlung für ideale Ernährung gelten.* Die Werte geben nicht den durchschnittlichen Bedarf wieder, sondern die Obergrenze des Bedarfs gesunder Menschen.*

Es ist zu beachten, dass Stress und Krankheit seit jeher eine individuell sehr unterschiedliche Auswirkung auf den Nahrungsbedarf des einzelnen Menschen haben. Wenn also ein Produkt behauptet, 100 Prozent der empfohlenen Tagesmenge eines bestimmten Nährstoffs zu enthalten, dann muss das noch lange nicht heißen, dass man diese Menge auch bekommt bzw. dass diese Menge für die individuellen Bedürfnisse ausreicht. Ich selbst und einige andere führende Ernährungswissenschaftler sind der Meinung, dass die bisher empfohlenen Tagesmengen völlig unzureichend sind. Dennoch habe ich diese Werte bei der Beschreibung der Vitamine und Mineralstoffe in den Kapiteln III und IV als empfohlene Tagesmengen angegeben.

---

* Die in diesem Buch erwähnten »Empfehlungen für die Zufuhr« bestimmter Nährstoffe, die »Schätzwerte für die angemessene Zufuhr« sowie die »Richtwerte« sind die Referenzwerte der Gesellschaften für Ernährung in Deutschland (DGE), Österreich (ÖGE) und der Schweiz (SBE/SVE). Ziel dieser Referenzwerte ist die Erhaltung und Förderung der Gesundheit und damit der Lebensqualität. Wo auf Empfehlungen anderer Organisationen zurückgegriffen wird, ist dies ausdrücklich genannt. (Anm. d. Red.)

Worauf Sie achten müssen

Wenn Sie Mineralstoffpräparate kaufen, achten Sie darauf, dass sie mit Aminosäuren zu Chelatkomplexen verbunden sind. Der Körper kann nur 10 Prozent der üblichen Mineralstoffe aufnehmen, aber in einer Chelatverbindung mit Aminosäuren ist ihre Aufnahme drei- bis fünfmal höher.

»Hydrolysiert« bedeutet in Wasser aufspaltbar. »Hydrolysiertes Proteinchelat« bedeutet, dass das Nahrungsergänzungspräparat in einer Form vorliegt, die besonders leicht assimiliert werden kann.

Vorverdautes Eiweiß ist Eiweiß, das schon aufgespalten wurde und direkt ins Blut übergehen kann.

»Kaltgepresst« ist ein Begriff, auf den Sie achten sollten, wenn Sie Öle oder Ölkapseln kaufen. Es bedeutet, dass die Vitamine nicht durch Hitze zerstört worden sind; kaltgepresste Öle behalten ihren wichtigen Gehalt an mehrfach ungesättigten Fettsäuren.

Noch Fragen zu Kapitel XII?

»Was sind Emulgatoren?«

Emulgatoren werden benutzt, um Bestandteile miteinander zu verbinden, die sich normalerweise nicht gut mischen. Lecithin und Pektin, zwei natürliche und unbedenkliche Substanzen, werden häufig dafür verwendet, aber nicht ausschließlich. Die gute Qualität von Speiseeis, Brot, Margarine und Schokolade beispielsweise ist nur möglich durch die Verwendung von Emulgatoren. Ausgangsstoffe für diese Emulgatoren sind meistens aus Fetten (pflanzlichen und tierischen) gewonnene Fettsäuren und deren Salze. Auch Glycerin und Kohlenhydrate sind solche Ausgangsstoffe. Es gibt eine Vielzahl von Lebensmittelemulgatoren, deren Verwendung durch das Lebensmittelgesetz genau vorgeschrieben ist.

Doch leider werden immer noch Stoffe benutzt, deren Unbedenklichkeit im Grunde noch nicht hundertprozentig nachgewiesen ist, wie z. B. Polysorbat 60 oder Carrageen. Obwohl diese Zusatzstoffe derzeit allgemein als unbedenklich gelten, ziehe ich es vor, Produkte zu verwenden und zu empfehlen, die diese Zusätze nicht enthalten.

»Wie kann ich wissen, ob die Farbstoffe, mit denen die Überzüge von Vitamintabletten hergestellt werden, natürlich oder künstlich sind?«
Farbstoffe werden zugesetzt, um ein Produkt appetitlicher aussehen zu lassen. Die Anzahl der Farbstoffe und deren Verwendung sind durch den Gesetzgeber genau geregelt. Leider haben einige synthetische Vitamine eine Glasur, die Teerfarbstoffe enthält, was aber verschwiegen wird. Diese Farbstoffe müssen nicht schädlich sein, aber sie können allergische Reaktionen auslösen. Mein Rat ist, lieber auf Nummer sicher zu gehen und nur natürliche Vitamine zu kaufen, die keine verfälschenden Substanzen enthalten – und beim Kauf darauf zu bestehen.

»Was ist der Unterschied zwischen Kalorien und Joule?«
Joule ist das international gültige Maß für Energie. Die Bezeichnung Kalorie ist zwar weiterhin erlaubt und üblich, aber seit 1978 muss daneben auch die Bezeichnung Joule für den Brennwert bei Nahrungsmitteln stehen. In der Umgangssprache wird in der Regel nicht unterschieden zwischen Kilokalorie (= 1000 Kalorien) und Kalorie.

1 Joule =
0,2388 Kilokalorien
1 Kilokalorie =
4,1868 Joule

»Wie wandelt man bei Vitamin A Internationale Einheiten in Milligramm oder Mikrogramm um?«
1 Internationale Einheit (IE) Vitamin A entspricht 0,3 µg Retinol, und 1 IE Beta-Carotin entspricht 0,1 µg Retinol.

XIII

Ihr persönlicher Vitaminbedarf

Bestimmen Sie Ihr Vitaminprogramm

Wir wissen, dass der Stoffwechsel nicht bei allen Menschen gleich ist, aber wir vergessen oft, dass dies auch bedeutet, dass nicht alle Menschen dieselben Vitamine benötigen. In den folgenden Abschnitten habe ich eine Reihe von Programmen aufgestellt, in denen bestimmten Bedürfnissen Rechnung getragen wird. Sehen Sie sich alle durch und überprüfen Sie, welches am besten zu Ihrer eigenen Situation passt. Wenn Sie unter mehr als eine Kategorie fallen, stimmen Sie die Programme aufeinander ab, damit Sie nicht doppelte Mengen nehmen, sondern nur die zusätzlichen Vitamine hinzufügen.

Sie werden feststellen, dass ich in den meisten Fällen MVP, Mindells Vitaminprogramm, empfehle – eine einfache, sehr wirkungsvolle Methode, mit der ich persönlich durch eine Kombination von Nahrungsergänzungsmitteln, die ich zu den Mahlzeiten einnehme, meine Gesundheit und mein allgemeines Wohlbefinden steigere. (Zu beziehen unter www. drearlmindell.com)

MVP: Mindells Vitaminprogramm

- Ein natürliches, hochwirksames Multivitaminpräparat mit einem glycinierten Mineralstoff-Komplex (ohne Konservierungsmittel oder künstliche Farbstoffe, aber mit Verdauungsenzymen zur besseren Verwertung),
- eine Breitband-Antioxidans-Formel mit einer natürlichen Mischung von Carotinoiden (Alpha- und Beta-Carotin,

Kryptoxanthin, Lutein und Zeaxanthin) sowie Lycopin, Alpha-Liponsäure, L-Carnosin, Traubenkern-OPCs, standardisiertem Grüntee-Extrakt, Zitrusbioflavonoiden, N-Acetylcystein, Traubenschalenextrakt, Quercetin, Rutin, Kurkuma (Gelbwurz), Blaubeere, Vitamin C, Vitamin-E-Komplex (gemischte Tocopherole – Alpha, Gamma und Delta) plus Tocotrienole, Selen, Ginkgo biloba, Coenzym Q_{10}, L-Glutathion, Soja-Isoflavone (Genistein und Daidzein).

Nehmen Sie beides zweimal täglich, morgens und abends, zu den Mahlzeiten. Diese Dosierung ist für Personen über 12 Jahre geeignet.

Worauf Sie bei Kombipräparaten achten sollten

- Coenzym-Q_{10}-Komplex: Wichtig sind Vitamin E, Knoblauch, Cayennepfeffer und Weißdornextrakt.
- Kalzium und Magnesium: Wichtig ist, dass sie an Aminosäure – oder noch besser: glycinierte Aminosäure – in einem Chelatkomplex gebunden sind und dass ein ausgewogenes Kalzium-Magnesium-Verhältnis von 2 : 1 besteht; achten Sie bei Kombipräparaten auf Vitamin D, Bor und Soja-Isoflavone.
- Ginkgo-biloba-Komplex: Achten Sie auf Dimethylaminoethanol (DMAE), Bärlapp, Phosphatidylcholin (PC), Phosphatidylserin (PS) und Phosphatidylisoleucin (PI).
- Johanniskraut: Achten Sie auf Johanniskraut-Polyphenol-Komplex.
- Methylsulfonylmethan-Tabletten: Achten Sie auf Apothekenqualität mit Vitamin C und Bioflavonoiden.

Ich empfehle, alle pulverförmigen Ergänzungsmittel mit Filterwasser oder Fruchtsaft (frisch gepresst oder gefroren, nicht als Konzentrat) zu mischen. Sämtliche Zusatzpräparate sollten, sofern nicht anders angegeben, zum Essen genommen werden.

Hinweis: Bevor Sie mit einem Programm beginnen, sollten Sie den Abschnitt »Vorsicht« auf Seite 547 lesen und sich mit einem ernährungswissenschaftlich erfahrenen Arzt beraten. Die empfohlenen Programme in diesem Buch sind weder Verordnungen noch sind sie als medizinischer Rat gedacht.

Frauen

12–18 Jahre	MVP (siehe Seite 371 f.)
	250 mg Aminosäure-chelatkomplex-gebundenes Kalzium (als Hydroxyapatit, Kalziumcitrat und Kalziumcitrat-Maleat-Glycinat) und 125 mg Magnesium, zweimal täglich
19–50 Jahre	MVP (siehe Seite 371 f.)
	500 mg Kalzium (als Hydroxyapatit, Kalziumcitrat und Kalziumcitrat-Maleat-Glycinat) und 250 mg Magnesium, zweimal täglich
	bei Bedarf 15–50 mg organisches Eisen, täglich
	bei Stressbelastung Johanniskraut-Polyphenol-Komplex, morgens und abends
über 50	MVP (siehe Seite 371 f.)
	400 IE Vitamin E (trockene Form)
	500 mg Kalzium und 250 mg Magnesium, 2 Tabletten morgens und vor dem Schlafengehen

Empfehlungen bei Menstruationsbeschwerden und PMS: siehe Seite 347 f., 401 und 435 ff., Empfehlungen bei Wechseljahresbeschwerden: siehe Seite 410.

Männer

12–18 Jahre	MVP (siehe Seite 371 f.)
19–30 Jahre	MVP (siehe Seite 371 f.)
	15 mg Zink, täglich
30–50 Jahre	MVP (siehe Seite 371 f.)
	15–50 mg Zink, täglich
	2 Tabletten Arginin (mit Langzeitwirkung), jeweils morgens und abends
	1 Tablette Prostatarezeptur, zweimal täglich
	Gedächtnisfördernde Rezeptur, morgens und abends
	Herzstärkende Rezeptur, einmal täglich
über 50	MVP (siehe Seite 371 f.)
	500 mg glycinierter Kalzium-Komplex und 250 mg Magnesium, täglich
	2 Tabletten Prostatarezeptur, jeweils morgens und abends
	Gedächtnisfördernde Rezeptur, morgens und abends
	Herzstärkende Rezeptur, morgens und abends
	2 Tabletten Arginin (mit Langzeitwirkung), jeweils morgens und abends

Kleinkinder

1–4 Jahre	ein gut schmeckendes, kaubares Multivitaminpräparat täglich

Sehen Sie auf der Packung nach, ob alle wichtigen Vitamine enthalten sind; möglichst ohne Farb-, Zucker- und Geschmackszusätze. Für Kleinkinder gibt es auch Vitamine in flüssiger Form – fragen Sie Ihren Kinderarzt, bevor Sie Nahrungsergänzungsmittel einsetzen.

Kinder

4–12 Jahre   Heranwachsende Kinder brauchen verstärkt
Multivitamine mit Mineralstoffen, besonders
Kalzium und Eisen, damit sie normal wachsen.
Die Tablette sollte auch einen entsprechenden
Anteil des Vitamin-B-Komplexes haben, ebenso
Vitamin C. 1 Tablette täglich ist ausreichend.
Achten Sie darauf, dass keine Farb-, Geschmacks-
stoffe oder Zucker (Saccharose) zugesetzt wurden.

Schwangere

Sprechen Sie die Einnahme von Ergänzungsmitteln grundsätzlich vorher mit Ihrem Arzt ab.

Die richtigen Vitamine sind in der Schwangerschaft besonders wichtig:

MVP (siehe Seite 371 f.), zweimal täglich

100 µg Folsäure, jeweils 2 Tabletten morgens und vor dem
Schlafengehen

500 mg glyciniertes Kalzium und 250 mg Magnesium, morgens und abends

1000 mg Methylsulfonylmethan (MSM) mit Vitamin-C-Komplex, 1 Tablette zu jeder Mahlzeit

bei Bedarf 1 Kapsel Ingwer-Extrakt, ein- bis dreimal täglich
gegen Morgenübelkeit.

Stillende Mütter

Dieselben Zusätze wie für schwangere Frauen sind empfehlenswert, zusätzlich die Vitamine B_6, B_{12} und C. Ihr Körper
und Ihr Baby brauchen die beste Nahrung, die Sie zur Verfügung stellen können.

Senioren

Die Bedürfnisse in der Ernährung können bei älteren Menschen sehr unterschiedlich sein: Das hängt ganz vom Einzelnen ab. Als allgemeine Regel gilt jedoch, wenn Sie älter als 65 Jahre sind, brauchen Sie zusätzlich Mineralstoffe, besonders Kalzium, Magnesium, Eisen und Vitamine wie C und den B-Komplex. Vitamin E kann dazu beitragen, einen niedrigen Blutdruck zu erhöhen, der oft für Krämpfe in den Beinen verantwortlich ist. Und vergessen Sie nicht die Ballaststoffe – wenn Ihnen das Kauen schwerfällt, können Sie ballaststoffreiche Nahrungsmittel in geeignete Portionen zerkleinern, ohne dass sie an Nährwert verlieren. Auch sollten Sie nicht zu viel Süßigkeiten essen, denn ältere Menschen neigen zu Diabetes.

Eine gute Ergänzung könnte so aussehen:

MVP (siehe Seite 371 f.)

200 bis 400 IE Vitamin E

500 mg Kalzium und 250 mg Magnesium, zweimal täglich

60 mg Standard-Ginkgo-biloba-Komplex, mit Dimethylaminoethanol (DMAE), zwei- bis dreimal täglich

100 mg Coenzym-Q_{10}-Komplex, 1 Kapsel zwei- bis dreimal täglich

Siehe auch Seite 467 ff. zu Wechselwirkungen zwischen Medikamenten, Nahrung und Nährstoffen, die zu Resorptionsschwierigkeiten und anderen Problemen führen könnten.

Behinderte

Wenn Sie behindert sind, ist Ihr Bedarf an Vitaminen im Allgemeinen größer. Sobald nämlich ein Körperteil nicht richtig funktioniert, arbeitet meistens ein anderer doppelt so schwer und braucht zusätzliche Nährstoffe. Folgende Nahrungsergänzungspräparate sind empfehlenswert:

MVP (siehe Seite 371 f.)
50 mg Vitamin-B-Komplex morgens und abends
500 mg Kalzium und 250 mg Magnesium (Kombipräparat),
morgens und abends
Johanniskraut-Polyphenol-Komplex, einmal täglich

Studenten

Mal eben im Vorbeigehen essen, das Frühstück ausfallen lassen und nicht genug Ruhe bekommen – so sieht das Leben bei vielen Studenten aus. Und als ob das nicht schon schlimm genug für die Gesundheit wäre, besteht die Kost der Studenten häufig vorwiegend aus Stärke und Kohlenhydraten. Wenn Sie in diese Gruppe gehören, denken Sie daran, dass diese Faktoren und der ständige Druck beim Lernen ihren Preis fordern. Ein gutes Ergänzungsprogramm würde so aussehen:
MVP (siehe Seite 371 f.)
60 mg Standard-Ginkgo-biloba-Komplex, zwei- bis dreimal täglich

Lehrer

Schultage sind für die Lehrer ebenso anstrengend wie für die Schüler, wenn nicht gar noch anstrengender. Damit Sie bei Kräften und Laune bleiben, ist ein gutes Vitaminprogramm wichtig.
MVP (siehe Seite 371 f.)
50 mg Vitamin-B-Komplex, morgens und abends
500 mg Kalzium und 250 mg Magnesium, morgens und abends
Coenzym-Q_{10}-Komplex mit Vitamin E, einmal täglich
Johanniskraut-Polyphenol-Komplex, einmal täglich

Computerbenutzer

Wenn Sie die meisten Tage – und Nächte – vor einem Compu-
terschirm verbringen, dann braucht die Linse des Auges ausreichende Mengen Antioxidantien, um Schäden durch Freie
Radikale zu entgehen. Meine Empfehlung an Sie ist, sich in
Nahrungsergänzungsmittel einzuloggen, die den Augenstress
lindern und Schutz vor Oxidationsschäden bieten. Und wenn
Sie vom Surfen total gestresst sind, brauchen Sie auch etwas
für Ihre angespannten Nerven:
MVP (siehe Seite 371 f.)
50 mg Vitamin-B-Komplex, morgens und abends
500 mg Kalzium und 250 mg Magnesium, 1 Tablette zweimal
täglich (und bei Bedarf 1 vor dem Schlafengehen)
60 mg Standard-Ginkgo-biloba, zweimal täglich
1 Kapsel Coenzym-Q_{10}- und Vitamin-E-Komplex, täglich
Johanniskraut-Polyphenol-Komplex, einmal täglich

Manager

Da Anspannung und Stress nun einmal zu unserem Alltag gehören und Energie eine Notwendigkeit ist, brauchen Sie ein
Vitaminprogramm, das Sie nicht im Stich lässt. Viele Mana-
ger, die ich kenne, halten sich an das folgende Programm:
MVP (siehe Seite 371 f.)
Johanniskraut-Polyphenol-Komplex, zweimal täglich
50 mg Vitamin-B-Komplex, morgens und abends
60 mg Standard-Ginkgo-biloba-Komplex, mit Dimethylaminoethanol (DMAE) und Bärlapp, 1 Tablette zweimal täglich
500 mg chelatisiertes Kalzium und 250 mg Magnesium, 1 Tablette ein- bis zweimal täglich
Wenn Sie es morgens eilig haben, probieren Sie doch einmal
meinen Frühstücks-Krafttrunk:

Rezept

2 Esslöffel Sojaeiweiß-Pulver
1 Esslöffel Molke
2 Esslöffel Lecithingranulat
3–4 Eiswürfel nach Bedarf
2 Esslöffel klein geschnittenes frisches (oder gefrorenes) Obst oder 1 Banane
1 $\frac{1}{2}$ Tassen (ca. 350 ml) Sojamilch
Alles in den Mixer geben und bei hoher Geschwindigkeit 1 Minute lang rühren.

Fernfahrer

Anspannung, Stress und eine häufig viel zu fettreiche Kost sind wichtige Gründe dafür, die folgende Ergänzung in Betracht zu ziehen:
MVP (siehe Seite 371 f.)
50 mg Vitamin-B-Komplex, morgens und abends
Johanniskraut-Polyphenol-Komplex, einmal täglich

Bauarbeiter

Viele Arbeiter haben es mit Substanzen zu tun, die als riskant eingestuft werden; Bauarbeiter sind besonders gefährdet. Je nachdem, an welcher Art von Bau Sie arbeiten, sind Sie den verschiedensten gefährlichen Bedingungen ausgesetzt, angefangen von der allgemeinen Luftverschmutzung bis hin zu den Dämpfen, die beispielsweise beim Löten entstehen können. Auf alle Fälle ist eine Kost, die reich an Antioxidantien wie Vitamin A, C und E ist, hilfreich, um Ihren Körper zu entgiften. Folgende Zusätze sind empfehlenswert:
MVP (siehe Seite 371 f.)
50 mg Vitamin-B-Komplex, zweimal täglich

30 bis 100 mg Coenzym Q_{10}, täglich
1000 µg Octacosanol, täglich

Verkaufspersonal

Die täglichen Beanspruchungen, denen man als Verkäufer im Publikumsverkehr ausgesetzt ist, sollte man nicht unterschätzen. Ob Sie Autos, Bücher, Sportartikel oder Lebensmittel verkaufen und ob Sie das als Reisevertreter oder hinter dem Ladentisch tun: der seelische und körperliche Stress ist groß. Und da bei Ihrer Arbeit das persönliche Auftreten oft genauso wichtig ist wie das Produkt, das Sie verkaufen, tun Sie gut daran, wenn Sie in Ihren Musterkoffer auch die richtigen Zusatzpräparate einpacken. Sie werden von den Ergebnissen überrascht sein!
MVP (siehe Seite 371 f.)
50 mg Vitamin-B-Komplex, morgens und abends
500 mg Kalzium und 250 mg Magnesium, morgens und abends
30 bis 100 mg Coenzym-Q_{10}-Komplex, täglich
60 mg Ginkgo biloba, morgens und abends
Johanniskraut-Polyphenol-Komplex, einmal täglich

Ärzte und Krankenpflegepersonal

Wenn Sie mit Krankheiten zu tun haben, brauchen Sie selbst jeden Schutz, den Sie bekommen können. Lange Arbeitszeiten, Stress und Keime tragen dazu bei, dass Sie zusätzliche Vitamine und Mineralstoffe benötigen:
MVP (siehe Seite 371 f.)
50 mg Vitamin-B-Komplex, morgens und abends
zusätzlich Vitamin C als Schutz vor Infektionen
500 mg Kalzium und 250 mg Magnesium, Kombipräparat morgens und abends

Frisöre und Nagelpfleger

Wenn Sie im Schönheitsbusiness tätig sind, sind Sie tagtäglich chemischen Dämpfen ausgesetzt, die schädliche Freie Radikale erzeugen, und das ist für Ihre Gesundheit alles andere als schön. Wenn die Gefahr vermehrter Radikalbildung besteht, braucht Ihr Körper zusätzliche Antioxidantien, um damit fertigzuwerden.

MVP (siehe Seite 371 f.)

50 mg Vitamin-B-Komplex, morgens und abends

500 mg Vitamin C, ein- bis zweimal täglich

60 mg Ginkgo-biloba-Komplex, morgens und abends

Coenzym-Q_{10}-Komplex mit Vitamin E, ein- bis zweimal täglich

Nachtarbeiter

Wissenschaftler des Forschungsinstituts Stanford haben festgestellt, dass »wechselnde Arbeitsschichten von den Betroffenen einen hohen körperlichen und seelischen Preis fordern«. Wenn Essens- und Schlafenszeiten durcheinandergebracht werden, gerät auch der biologische Rhythmus des Körpers durcheinander, und es dauert drei bis vier Wochen, bis sich der Tagesrhythmus wieder synchronisiert. Wenn Sie häufig zwischen Tag- und Nachtschicht wechseln, dann steht Ihr Körper unter großem Stress, Sie werden leichter krank und laufen leichter Gefahr, Geschwüre zu bekommen. Ich meine, dass in diesem Fall die Einnahme folgender Präparate für Sie empfehlenswert wäre:

MVP (siehe Seite 371 f.)

400 IE Vitamin D, mit der Hauptmahlzeit

Wenn Sie am Wochenende auf Tagesrhythmus umschalten, sollten Sie 500 mg Kalzium und 250 mg Magnesium, 1 bis 2 Tabletten eine halbe Stunde vor dem Schlafengehen nehmen. Oder nehmen Sie sublingual (unter der Zunge) 1 mg Melatonin 15 Minuten vor dem Schlafengehen.

Spieler

Wenn Sie ein häufiger Besucher von Spielcasinos sind, brauche ich Ihnen wohl nichts über die erhöhten Anforderungen an Stressbewältigung, Schlaf und Ernährung zu erzählen. Mit Sicherheit sind Sie sich dessen bewusst. Woran Sie aber vielleicht nicht denken, ist der Mangel an Sonnenlicht, den Sie durch Vitamin D ausgleichen sollten. Für optimale Leistungsfähigkeit an allen Tischen empfehle ich folgende Zusätze:

MVP (siehe Seite 371 f.)

30 bis 100 mg Coenzym-Q_{10}-Komplex, täglich

Kalzium-Magnesium-Komplex, morgens und abends

Schauspieler, Menschen aus Funk, Film und Fernsehen

Nicht einer von den Schauspielern und Schauspielerinnen, die ich kenne, kommt ohne ein Vitamin-B-Präparat aus. Der Stress und die Anspannung beim Spielen sind berufsbedingt. Und wenn Sie zu den zahlreichen Schauspielern gehören, die bei ihrer Ernährung ständig auf die Linie achten müssen, dann bekommen Sie wahrscheinlich nicht genug notwendige Vitamine. Folgendes wäre ein gutes Ergänzungsprogramm:

MVP (siehe Seite 371 f.)

50 mg Vitamin-B-Komplex, morgens und abends

Coenzym-Q_{10}-Komplex mit Vitamin E, einmal täglich

500 mg Kalzium und 250 mg Magnesium, morgens und abends

Johanniskraut-Polyphenol-Komplex, einmal täglich

Sänger

Wie Schauspieler stehen auch Sänger unter großem Stress, ob sie nun eine Aufführung haben oder proben. Wenn Sie Angst vor einer Kehlkopfentzündung oder anderen Halsinfektionen haben, dann ist es ratsam, ständig viel Vitamin C zu nehmen.
MVP (siehe Seite 371 f.)
1000 mg Vitamin C zusätzlich, wenn nötig morgens und abends

Tänzer

Tänzer haben einen Energiebedarf, der dem des Sportlers gleichkommt, aber wegen der Gewichtsbeschränkungen können sie nicht die gleiche Menge an Kohlenhydraten zu sich nehmen. Gute ergänzende Präparate sind deshalb unerlässlich, wie die meisten Tänzer Ihnen bestätigen werden. Ich empfehle:
MVP (siehe Seite 371 f.)
2 Tabletten Kalzium-Magnesium-Komplex (mit Soja-Isoflavonoiden), morgens und abends
30 bis 100 mg Coenzym Q_{10}, täglich
1000 µg Octacosanol, täglich

Läufer und Jogger

Während der ersten 15 oder 20 Minuten eines Laufs verbrennen Sie fast nur Glukose. Dann greift der Körper auf die Fette (Lipide) zur Energiegewinnung zurück (er nützt die Lipide für die Energie aus; ein Bestandteil, der Acetyl-Coenzym A heißt, wird gebildet). Wenn nur tierische Fette vorhanden sind, bildet sich dieser Bestandteil langsam, und die Energie reicht nicht aus. Wenn jedoch mehrfach ungesättigte Fette vorhanden sind, bildet sich Acetyl-Coenzym A schnell. Stei-

gern Sie Ihre Aufnahme an mehrfach ungesättigten Fetten –
Samen, Erdnüsse – und Antioxidantien wie Vitamin C, E und
Selen, um der Radikalbildung entgegenzuwirken.
Ein gutes Ergänzungsprogramm wäre:
MVP (siehe Seite 371 f.)
2 Tabletten Arginin (mit Langzeitwirkung), jeweils morgens
und abends
50 mg Vitamin-B-Komplex, morgens und abends
2 Esslöffel Methylsulfonylmethan-Pulver, in Filterwasser oder
Fruchtsaft gelöst; trinken Sie 1 Glas vor, während oder nach
dem Training, um die Milchsäurebildung zu reduzieren.

Soja-Mixgetränk

1 Messlöffel Sojaeiweiß
1–1 $\frac{1}{2}$ Tassen (ca. 240 bis 350 ml) Sojamilch
Eiswürfel und Obst nach Bedarf
Mixen Sie alle Zutaten; als Ersatz für das Frühstück oder eine
andere Mahlzeit.

Sportler

An die Ernährung von Sportlern werden hohe Anforderungen gestellt. Sie müssen aus der Nahrung zuallererst Energie beziehen, darum sollten Nahrungsmittel genommen werden, die viel Energie – im Gegensatz zu »schneller« Energie –
liefern. Wenn Sie Hochleistungssport betreiben, brauchen
Sie eine Kost mit mehr Kohlenhydraten und Proteinen als
jemand, der einen weniger anstrengenden Sport betreibt.
Aber sogar Golf kann zu einem Sport mit hohem Energiebedarf werden, wenn intensiv über lange Zeit gespielt wird.
Denken Sie daran, dass übermäßige Mengen an Glukose, Zucker, Honig oder Bonbons Flüssigkeit in den Verdauungstrakt
ziehen. Das kann während einer Dauerleistung zu Problemen durch Wasserentzug führen. Ein durststillender Schluck

eines (frisch gepressten oder gefrorenen) Fruchtsaftes ist das beste Mittel zur Gewinnung »schneller« Energie.

Als Zusatz empfehle ich:

MVP (siehe Seite 371 f.)

50 mg Vitamin-B-Komplex, zweimal täglich

30 bis 100 mg Coenzym Q_{10}, täglich

1000 µg Octacosanol, dreimal täglich

1 Esslöffel (5000 mg) Creatinmonohydrat in Fruchtsaft (kein Konzentrat) oder Wasser, täglich

bei Bedarf verzweigtkettige Aminosäuren (siehe Bodybuilder)

1 bis 2 Esslöffel Methylsulfonylmethan-Pulver, in 240 ml Wasser aufgelöst, vor, während oder nach dem Training.

Radfahrer

Radfahrer sind viel an der frischen Luft, doch wenn Sie auf der Straße radeln, nehmen Sie nicht nur die schöne Landschaft, sondern auch die Autoabgase und die UV-Strahlen der Sonne in sich auf. Wenn Sie diesen Sport intensiv betreiben, setzen Sie sich unerwünscht der Gefahr zusätzlicher schädlicher Oxidationsprodukte (Freie Radikale) aus, und darum brauchen Ihre natürlichen Antioxidantien zusätzlich Unterstützung durch Nahrungsergänzungsmittel:

MVP (siehe Seite 371 f.)

Coenzym-Q_{10} Komplex mit Vitamin E, einmal täglich

Kalzium-Magnesium-Komplex, ein- bis dreimal täglich

1000 µg Octacosanol, ein- bis dreimal täglich

1 bis 2 Esslöffel Methylsulfonylmethan-Pulver, in 240 ml Wasser oder Saft aufgelöst, vor, während oder nach dem Radfahren.

Schwimmer

Wenn Sie sich regelmäßig in die Fluten (oder in ein Schwimmbecken) stürzen, geben Sie Ihrem ganzen Körper ein gutes Rundumtraining, doch möglicherweise unterwerfen Sie ihn dadurch zusätzlichem Stress und der Bildung Freier Radikale. Eine an Antioxidantien reiche Kost, kombiniert mit zusätzlichen Präparaten, wird Sie im Fluss halten.
MVP (siehe Seite 371 f.)
50 mg Vitamin-B-Komplex, morgens und abends
30 bis 100 mg Coenzym-Q_{10}, täglich
1 bis 2 Esslöffel Methylsulfonylmethan-Pulver, in 240 ml Wasser oder Saft aufgelöst, vor, während oder nach dem Schwimmen.

Golfer

Sosehr Sie diesen Sport auch genießen mögen, Golf verlangt Ihnen eine Menge ab. Der Stress und die Anspannung beim Spiel können die B-Vitamine sehr schnell abbauen. Die Einnahme der richtigen Präparate allein wird Ihr Handicap zwar nicht verbessern, aber sie kann dazu beitragen, dass Sie während des Spiels gut in Schwung bleiben.
MVP (siehe Seite 371 f.)
50 mg Vitamin-B-Komplex, morgens und abends
15 bis 50 mg Zink, täglich
500 mg Kalzium und 250 mg Magnesium, Kombipräparat, morgens und abends

Tennisspieler

Wenn Sie viel Tennis spielen, sind Sie äußerlich vielleicht in bester Form, aber innerlich können Sie in Bezug auf Ihre Ernährung ein ziemliches Chaos veranstalten. Ich habe festgestellt, dass viel zu viele Tenniscracks sehr unregelmäßig essen oder sich nur von Proteinen ernähren – und beides ist eine schlechte Angewohnheit. Ein so anstrengendes Spiel wie Tennis setzt voraus, dass Sie sich selbst alle Vitamine zuspielen, die Sie brauchen.

MVP (siehe Seite 371 f.)

50 mg Vitamin-B-Komplex, morgens und abends

500 mg Kalzium und 250 mg Magnesium, Kombipräparat, morgens und abends

1 bis 2 Esslöffel Methylsulfonylmethan-Pulver, in 240 ml Wasser oder Saft aufgelöst, nach dem Spiel (um die Milchsäurebildung zu reduzieren)

Coenzym-Q_{10}-Komplex mit Vitamin E, einmal täglich

1000 µg Ocotacosanol, ein- bis dreimal täglich

Soja-Mixgetränk (siehe Seite 384)

Squashspieler

Dieser Sport erfordert ein intensives körperliches Durchhaltevermögen, und wenn Sie regelmäßig spielen wollen (und sei es auch nur mal eben in der Mittagspause), dann sollten Sie sich nicht nur Ihrem Gegner stellen, sondern auch der Herausforderung, die in einer optimalen Ernährung besteht.

MVP (siehe Seite 371 f.)

1000 µg Octacosanol, ein- bis dreimal täglich

Coenzym-Q_{10}-Komplex mit Vitamin E, einmal täglich

50 mg Vitamin-B-Komplex, morgens und abends

1 bis 2 Esslöffel Methylsulfonylmethan-Pulver, in 240 ml Wasser oder Saft aufgelöst, vor, während oder nach dem Spiel

Bodybuilder

Wenn Sie mit Gewichten trainieren, ist die richtige Ernährung ebenso wichtig wie Ihre Aufwärm- und Abkühlübungen. Ja, wenn Sie nicht beides miteinander kombinieren, werden Sie vielleicht dicke Muskelpakete bekommen, die aber von Fett durchzogen sind, und das wird Ihnen nicht die gewünschte Idealfigur und Kondition bringen.

Es stimmt zwar, dass Proteine die Muskeln aufbauen und regenerieren, jedoch sind es die komplexen Kohlenhydrate, die die Energie für die sich wiederholenden und andauernden Muskelkontraktionen liefern, welche während eines Dauertrainings vorkommen. Um die besten Ergebnisse zu erzielen, empfehle ich, dass Sie 80 bis 90 Prozent Ihrer Kalorien aus komplexen Kohlenhydraten und nicht mehr als 10 Prozent aus Fleischproteinen beziehen. Sie könnten auch verzweigtkettige Aminosäuren ausprobieren (siehe Seite 193), die natürliche anabolische Muskelbildner sind.

Meine Empfehlung für die Nahrungsergänzung:

MVP (siehe Seite 371 f.)

50 mg Vitamin-B-Komplex, zweimal täglich

1000 µg Octacosanol, ein- bis dreimal täglich

1 Esslöffel (5000 mg) Creatinmonohydrat, täglich, in Saft (kein Konzentrat!) oder Wasser

1 bis 3 g Arginin, mit Lysin (auf leeren Magen eine Stunde vor dem Schlafengehen)

Soja-Mixgetränk (siehe Rezept Seite 384) zum Frühstück oder als Zwischenmahlzeit

1 bis 2 Esslöffel Methylsulfonylmethan-Pulver, in 240 ml Wasser aufgelöst, nach dem Training (um die Bildung von Milchsäure zu reduzieren)

bei Bedarf 600 mg verzweigtkettige Aminosäuren:

bei schwerem Training 4 bis 6, $\frac{1}{2}$ Stunde vor Trainingsbeginn

bei mittelschwerem Training 3 bis 4, $\frac{1}{2}$ Stunde vor Trainingsbeginn
bei leichtem Training 1 bis 2, $\frac{1}{2}$ Stunde vor Trainingsbeginn

Raucher

Jede Zigarette, die Sie rauchen, zerstört etwa 25 bis 100 mg
Vitamin C. Vom Risiko des Lungenkrebses einmal abgesehen,
sind Sie auch stärker als Nichtraucher durch Erkrankungen
der Herzkranzgefäße und der Lunge gefährdet. Ohne auf die
lange Liste der gefährlichen Wirkungen einzugehen, die Zigaretten haben können, möchte ich Rauchern raten, sich jede
Unterstützung durch die Ernährung, die sie bekommen können, zu sichern. Es geht hier besonders um die Antioxidantien wie Vitamin A, C, E und den Mineralstoff Selen.
MVP (siehe Seite 371 f.)
500 mg Vitamin C, morgens und abends
60 mg Ginkgo-biloba-Komplex, morgens und abends
200 µg Selen, täglich

Alkoholkonsumenten

Alkoholkonsum ist ein Hauptgrund für Vitaminmangel unter
Menschen, die ausreichend zu essen haben. Wenn Sie viel
trinken, nimmt der Alkohol im Allgemeinen den Platz der
notwendigen Proteine ein; in manchen Fällen verhindert er
auch die Aufnahme oder die richtige Speicherung von Vitaminen, die Sie zu sich genommen haben.
MVP (siehe Seite 371 f.)
100 mg Vitamin-B-Komplex, zweimal täglich (besonders benötigt werden B_1, B_6 und Folsäure)
500 mg Kalzium und 250 mg Magnesium, zwei- bis dreimal
täglich

1 Kapsel Silymarin (Mariendistel), dreimal täglich (zur Regeneration der Leber)
500 mg Kudzu, 1 bis 3 Kapseln vor oder nach dem Konsum von Alkohol

Menschen, die viel fernsehen

Nur weil Sie viel Zeit entspannt vor Ihrem Fernsehapparat verbringen, bedeutet das noch nicht, dass Sie keine zusätzlichen Vitamine benötigen. Wegen der Beanspruchung der Augen ist es höchst wahrscheinlich, dass Sie zusätzliches Vitamin A brauchen. Und wenn Sie selten ins Freie gehen, brauchen Sie vermutlich auch Vitamin D.
MVP (siehe Seite 371 f.)
10 000 IE Beta-Carotin, zum Frühstück fünf Tage lang einnehmen, zwei Tage Pause
400 IE Vitamin D, bei Bedarf an fünf Tagen in der Woche

Reisende

Die Belastungen durch eine Reise können groß sein, obwohl sie oft nicht einmal bemerkt werden. Wenn Sie in warme oder tropische Regionen reisen, achten Sie darauf, dass Sie Ihre Vitaminpräparate in lichtundurchlässigen Behältern mitnehmen und dass Sie sie kühl aufbewahren. Fahren Sie in kältere Gegenden, so sorgen Sie dafür, dass Sie reichlich Vitamin C dabeihaben, und nehmen Sie es zu jeder Mahlzeit ein, nicht nur zum Frühstück und Abendessen. Und wenn Sie in exotische Gegenden reisen, denken Sie daran, dass Acidophilus (3 Kapseln oder 2 Esslöffel Flüssigkeit) dreimal täglich eine gute Vorbeugung gegen Durchfall ist.
MVP (siehe Seite 371 f.)

Coenzym-Q$_{10}$-Komplex mit Vitamin E, ein- bis zweimal täglich
50 mg Vitamin-B-Komplex, morgens und abends
Wenn Sie, bedingt durch den Wechsel der Zeitzone, Schlaf-
probleme haben, dann nehmen Sie:
500 mg Kalzium und 250 mg Magnesium, 2 Tabletten vor
dem Schlafengehen, oder
1 mg Melatonin, sublingual (unter der Zunge), 15 Minuten
vor dem Schlafengehen

Noch Fragen zu Kapitel XIII?

»Sind Vitamine im Ausland anders?«
Nein, Vitamine sind in der ganzen Welt gleich, nur die Dosierungen sind unterschiedlich. Aber man hat sich bei den Maßen auf ein internationales System geeinigt (siehe Seite 366 f.).

*»Mein Gynäkologe erklärt mir nicht viel, er sagt nur, ich solle
meine Vitamine nehmen. Da Sie Apotheker und Ernährungswissenschaftler sind, können Sie mir denn sagen, welche Drogen und Medikamente für mein Baby und mich gefährlich sein könnten?«*
Am sichersten fühle ich mich, wenn ich sage: alle – bis auf
die, die Ihr Arzt Ihnen verschrieben hat. Kein Medikament –
sei es rezeptpflichtig oder frei erhältlich – und keine Droge –
weder Alkohol noch Nikotin oder Koffein – sollte in der
Schwangerschaft als ungefährlich angesehen werden. Die
meisten Substanzen können in die Plazenta gelangen und
so den Embryo und die Mutter negativ beeinflussen. Die
wichtigsten Entwicklungsstufen des Embryos liegen in den
ersten paar Schwangerschaftswochen. Unter diesem Gesichtspunkt sollten Sie erst mit Ihrem Arzt reden, bevor
Sie irgendein Medikament nehmen. Das gilt auch, wenn Sie
sich gerade erst mit dem Gedanken befassen, ein Kind zu
wollen.

»Gibt es bei älteren Menschen besondere Mangelerscheinungen in der Ernährung?«

Im Allgemeinen ja. Mal abgesehen davon, dass sie mehr Medikamente nehmen als jede andere Altersgruppe, leiden sie oft an mangelhafter Ernährung. Das liegt an ihrer Lebensweise und der knappen Aufnahme von wichtigen Nährstoffen. Dafür gibt es viele Gründe: schlechte Resorption, schlechte Zähne, Einsamkeit und andere soziale Probleme. Am häufigsten ist ein Mangel an Folsäure, Kalzium, Vitamin B_{12}, Vitamin D und Vitamin C. Außerdem neigen ältere Menschen dazu, regelmäßig Abführmittel zu nehmen, und verlieren dadurch große Mengen von Vitamin A, D, E und K sowie Kalzium und Kalium (siehe Seite 467 ff.).

»Ich bin 35 Jahre alt, weiblich und mache täglich Fitnesstraining, und zwar intensiv, mit Gewichten, Nautilus etc. Ich weiß, dass ich mehr zusätzliche Nährstoffe brauche als normale Leute, aber welche?«

Sie brauchen zusätzlich Vitamin A, Vitamin B_6, Vitamin C, Kalzium (zur optimalen Eiweißverwertung), Magnesium (das beim Training durch Schwitzen verlorengeht und für die Muskelentspannung sehr wichtig ist) und verzweigtkettige Aminosäuren (zur Regeneration und Wiederherstellung). Manche Nährstoffe und Lebensmittel eignen sich besser, für die Dauer der Fitnessübungen ausreichend Energie zu liefern; z. B. sind Sojabohnen besser als Erbsen, Vollweizenspaghetti besser als weiße Nudeln, Rote Bete besser als Karotten, und eine Grapefruit ist geeigneter als Orangen, Äpfel und Bananen.

XIV

Das richtige Vitamin zur richtigen Zeit

Nahrungsergänzungsmittel für besondere Fälle

Der Vitaminbedarf Ihres Körpers ist nicht immer gleichbleibend: In besonderen Fällen brauchen Sie Spezialkost und zusätzliche Präparate. Im Folgenden finden Sie eine Liste von Beschwerden, von denen die meisten vorübergehend sind; dazu finden Sie Hinweise, welche Präparate angezeigt sind. Zum Thema Nahrungsmittel, die spezielle Vitamine und Mineralstoffe enthalten, lesen Sie die Abschnitte in den Kapiteln III und IV. Noch einmal: Diese Informationen sind keine Verordnungen (siehe auch Seite 371 f. über MVP).

Akne

Diese Plage der Teenagerjahre ist schon auf die verschiedensten Arten behandelt worden, und die Methoden reichen von Röntgenstrahlen bis zu Salben; die Erfolge jedoch unterscheiden sich immer nur graduell. Ich ermutige zu einer eher natürlichen Behandlung und bin erfreut über die guten Ergebnisse.

MVP (siehe Seite 371 f.)
400 IE Vitamin E (trockene Form), täglich
10 000 IE Beta-Carotin, täglich
15 bis 50 mg Zink, chelatkomplexgebunden, 1 Tablette täglich zu einer Mahlzeit

1 bis 2 Esslöffel oder 3 bis 6 Kapseln Acidophilus-Milch, dreimal täglich
1g Cystein, täglich eine halbe Stunde vor dem Essen zusammen mit 1000 mg Vitamin C, dreimal täglich
1 Tablette Methylsulfonylmethan, 1000 mg, täglich
Methylsulfonylmethan-Lotion, dreimal täglich anwenden
Vermeiden Sie alle verarbeiteten Nahrungsmittel; sie enthalten im Allgemeinen viel jodiertes Salz.

VORSICHT! Wenn Ihnen der Arzt ein Medikament gegen Akne verordnet hat, dann nehmen Sie zusätzliches Vitamin A nur, wenn er damit
einverstanden ist.

Antibabypille

Wenn Sie die Pille als Verhütungsmittel nehmen, haben Sie
nicht nur ein höheres Risiko als andere Frauen durch Blutgerinnsel, Schlaganfall und Herzerkrankungen, sondern neigen
auch mehr zu einem Mangel an Zink, Folsäure, Vitamin C, B_6
und B_{12} (was bei Frauen, die die Pille nehmen, erheblich zu
Nervosität und Depressionen beiträgt).
Folgende Zusätze sind also wichtig :
MVP (siehe Seite 371 f.)
15 mg Zink, chelatkomplexgebunden, 1 Tablette täglich
800 µg Folsäure, täglich
50 bis 100 mg Vitamin B_6, täglich

Beinschmerzen

Erhöhen Sie die Kalziumzufuhr. Nehmen Sie je 1 Tablette mit
chelatkomplexgebundenem Kalzium und Magnesium zum
Frühstück und Abendessen. Vitamin E, so hat man festgestellt, kann bei Muskelkater sehr hilfreich sein. Die übliche

Dosierung liegt zwischen 400 und 1000 IE, ein- bis dreimal täglich. Auch Ginkgo biloba, 60 mg, ein- bis dreimal täglich, kann die Blutzirkulation in den Beinen verbessern.

Bienenstiche

Das Beste, was man gegen Stiche tun kann, ist, sie tunlichst zu vermeiden. Es hat sich gezeigt, dass Vitamin B_1 (Thiamin) ein recht gutes Mittel zur Insektenabwehr ist. Wenn man dreimal täglich 100 mg nimmt, entwickelt Vitamin B_1 einen Geruch auf der Hautoberfläche, den Insekten nicht mögen. Wenn es für Vitamin B_1 zu spät ist und Sie gestochen worden sind, können 1000 mg Vitamin C allergische Reaktionen mildern. Auch empfiehlt es sich, eine Methylsulfonylmethan-Tablette, 1000 mg, dreimal täglich eine Woche lang zu nehmen.

Blaue Flecken

Der Vitamin-C-Komplex, 1000 mg, mit Bioflavonoiden, Rutin und Hesperidin, dreimal täglich genommen, trägt dazu bei, die Anfälligkeit der Kapillargefäße zu verringern. So werden die blauen Flecken, die erscheinen, wenn die feinen Blutgefäße unter der Haut reißen, verhindert. Für die Heilung empfehle ich 60 mg Coenzym Q_{10}, ein- bis dreimal täglich, 5000 bis 10 000 IE Vitamin A täglich, 400 bis 500 IE Vitamin E täglich. Kräuterheilmittel wie Aloe-vera-Gel, Ringelblumensalbe, Schwarzwurz oder Zaubernuss, gemäß Packungsanweisung auf die betroffene Hautregion aufgetragen, können das Abheilen beschleunigen und dazu beitragen, dass blaue Flecken schnell wieder verschwinden.

Chemotherapie

Eine vollständige Antioxidantienrezeptur kann die Wirksamkeit einer Chemotherapie zur Bekämpfung von krebsartigen Tumoren unterstützen, während sie gleichzeitig das gesunde Gewebe schützt und Ihr Immunsystem stärkt. Ingwer hilft, einige der unerwünschten Nebenwirkungen wie Übelkeit und Erbrechen zu lindern. Ich empfehle, dass Sie 1 Kapsel Ev.Ext-77 (pflanzlicher Extrakt einer Ingwerart) zweimal täglich zusammen mit MVP nehmen (siehe Seite 371 f.).

VORSICHT! Wenn Sie sich einer Chemotherapie unterziehen, fragen Sie Ihren Arzt, wenn Sie zusätzlich Ergänzungsmittel nehmen wollen.

Fieberbläschen (Entzündungen am Mund und Herpes)

Kaum etwas ist unangenehmer und störender als die sogenannten Fieberbläschen. Das beste Mittel dagegen, das ich finden konnte, ist das Folgende:
3 Kapseln Lactobacillus acidophilus, dreimal täglich
28000 IE Vitamin-E-Öl, direkt auf die befallene Stelle auftragen
3 g Lysin, täglich (aufgeteilt auf mehrere Gaben zwischen den Mahlzeiten, mit Wasser oder Saft nehmen, nicht mit Protein)
Zur Vorbeugung: 500 mg Lysin, täglich (mit Wasser oder Saft, nicht mit Protein)
1000 mg Vitamin C, morgens und abends

Fußpilz

Vitamin-C-Pulver oder -Kristalle, direkt auf den befallenen Bereich aufgetragen, scheinen bei dieser Pilzinfektion zu helfen. Halten Sie Ihre Füße trocken und tragen Sie so selten wie möglich Schuhe, bis die Infektion abgeheilt ist.Auf die betroffenen Hautstellen aufgetragenes Teebaumöl kann ebenfalls helfen.

Glatze und Haarausfall

Es gibt keinerlei Garantie, aber viele Leute berichten von einem tatsächlichen Rückgang des Haarausfalls bei dieser Behandlung:
50 mg Vitamin-B-Komplex, zweimal täglich
je 1000 mg Cholin und Inosit, täglich
tägliche Kopfmassage mit Jojoba-Öl, danach Haare waschen
500 mg Kalzium und 250 mg Magnesium, einmal täglich
1000 mg Cystein, täglich
500 mg Vitamin C, morgens und abends
160 mg standardisierter Sägepalmenextrakt, zweimal täglich

Hämorrhoiden

Fast die Hälfte aller Menschen über 50 leidet unter Hämorrhoiden. Unzureichende Kost, Bewegungsmangel und Schwierigkeiten mit dem Stuhlgang tragen dazu bei (Genuss von Kaffee, Schokolade, Cola-Getränken und Kakao tun das Ihre dazu, indem sie das Jucken im Afterbereich steigern). Wenn Sie unter Hämorrhoiden leiden, hilft:
1 Esslöffel Kleie, dreimal täglich, oder 2 g Ballaststoffe, zweimal täglich
1000 mg Vitamin-C-Komplex, zweimal täglich (damit die Membranen heilen)

3 Acidophilus-Kapseln, dreimal täglich (oder 1 bis 2 Esslöffel Acidophilus-Milch, ein- bis dreimal täglich)
28 000 IE Vitamin-E-Öl, mit einem Wattebausch direkt auf die befallenen Stellen aufzutragen

Heuschnupfen

Stress kann die Anfälle von Heuschnupfen noch verschlimmern. Wenn Sie zu den zahlreichen Menschen gehören, die darunter leiden, finden Sie vielleicht Erleichterung durch folgende Behandlung:
Vitamin-B-Komplex, zweimal täglich
1000 mg Pantothensäure, dreimal täglich
1000 mg Vitamin C, dreimal täglich (wirksam gegen Allergien)
Auch ein standardisierter Extrakt aus Brennnessel, Helmkraut, Mutterkrautblättern, Meerrettichwurzel und Yerba Santa, den Sie zweimal täglich mit
1 Methylsulfonylmethan-Tablette, 1000 mg, einnehmen, kann Ihnen durch die Heuschnupfensaison helfen.

Hitzepickel und Juckreiz

Hitzeausschläge und Juckreiz scheinen gut auf die antiallergenen Eigenschaften von Vitamin C zu reagieren.
Als Antihistaminzusatz könnte 1 Vitamin-C-Tablette, 1000 mg, mit 1 MSM-Tablette, 1000 mg, morgens und abends zum Essen, helfen.
Außerdem empfehle ich:
1000 mg Pantothensäure, ein- bis dreimal täglich
Vitamin-E-Creme, 20 000 IE pro 30 g, dreimal täglich direkt auf die betroffene Stelle auftragen

Impotenz

Wenn Sie Probleme haben, eine Erektion lange genug zu halten, um befriedigenden Sex haben zu können, könnten Sie einige natürliche Mittel ausprobieren, bevor Sie sich gleich Viagra verschreiben lassen. Meine Empfehlung ist:
60 mg Ginkgo biloba, dreimal täglich
2 bis 4 Kapseln eines Kombipräparats aus Sägepalmfrucht, Zink und Kürbiskernöl, täglich
1500 mg Arginin (mit Langzeitwirkung), zweimal täglich
Wenn Sie älter als 50 sind, empfehle ich außerdem 1 Kapsel Dehydroepiandrosteron (DHEA), 25 bis 50 mg, täglich. (DHEA sollte nicht von Menschen unter 40 genommen werden, es sei denn, der Blutwert dieses Hormons ist niedrig. Männer über 50 können täglich 50 mg, Frauen täglich 25 mg nehmen.)

Kalte Füße

Wenn Sie sogar im Bett noch ständig Socken tragen müssen, dann versuchen Sie es einmal mit einem guten Multimineralstoffpräparat mit Jod, zweimal täglich, dazu Kelp-Tabletten. Die kalten Füße können dadurch verursacht werden, dass Ihre Schilddrüse nicht ausreichende Mengen des Hormons Thyroxin produziert. Auch Niacin und Vitamin E können die Blutzirkulation unterstützen. Außerdem empfehle ich Ginkgo biloba, 60 mg, ein- bis dreimal täglich, sowie zwei Arginintabletten, 1500 mg, zweimal täglich.

Kater

Um einem Kater vorzubeugen, nehmen Sie:
Vor dem Ausgehen 1 Vitamin-B-Komplex, 100 mg, noch einmal während des Trinkens und dann erneut direkt vor dem Schlafengehen (Alkohol zerstört den B-Komplex).
500 mg Cystein, mit 1500 mg Vitamin C, kann auch helfen (siehe Seite 389).

Knochenbrüche

Wenn Sie sich jemals einen Knochen gebrochen haben, wissen Sie, wie frustrierend es ist, auf die Heilung zu warten. Diese kann beschleunigt werden, wenn Sie mehr Kalzium und Vitamin D zu sich nehmen. Tägliche Dosierungen von 1000 mg Kalzium und 500 mg Magnesium im Komplex mit Vitamin D, zwei- bis dreimal täglich, sowie einmal täglich 80 µg Vitamin K sind empfehlenswert.

Kopfschmerzen

Eine überraschend wirkungsvolle Vitamin-Mineralstoff-Kombination ist die folgende:
100 mg Niacin, dreimal täglich zum Essen
Vitamin-B-Komplex (Langzeitwirkung), zweimal täglich
Kalzium und Magnesium (doppelt so viel Kalzium wie Magnesium) als natürliches Beruhigungsmittel
Gegen Migräne versuchen Sie:
Weidenrinde- oder Mutterkraut-Kapseln, dreimal täglich
Johanniskraut-Polyphenol-Komplex, ein- bis zweimal täglich
60 mg Ginkgo biloba, morgens und abends zur Vorbeugung

Krampfadern

Alter, Bewegungsmangel und chronische Verstopfung tragen zur Bildung von Krampfadern bei. Eine sorgfältige Ernährung und regelmäßige Bewegung können viel zur Vorbeugung tun.
MVP (siehe Seite 371 f.)
Zusätzlich 500 mg Vitamin-C-Komplex, zweimal täglich, hat sich als Hilfe herausgestellt, dazu 400 bis 800 IE Vitamin E. Ich empfehle auch ein Ergänzungsmittel mit Rosskastanienextrakt zweimal täglich sowie Ginkgo biloba, 60 mg, zwei- bis dreimal täglich zur Verbesserung der Blutzirkulation.

Menstruationsbeschwerden

Mit den Krämpfen und dem Anschwellen des Bauches ist die Menstruation für viele Frauen ein monatliches Ärgernis. Aber dieses Ärgernis kann durch folgende Präparate zu einer unbedeutenden Störung abgemildert werden:
MVP (siehe Seite 371 f.)
50 mg Vitamin B_6, dreimal täglich (sehr wirksam als natürliches harntreibendes Mittel)
50 mg Vitamin-B-Komplex, morgens und abends
500 mg Nachtkerzenöl, dreimal täglich

Mundgeruch

Neben richtigem Zähneputzen, Zahnseide und Mundspülungen versuchen Sie einmal Folgendes:
MVP (siehe Seite 371 f.)
1 Chlorophylltablette oder -kapsel, ein- bis dreimal täglich
3 Acidophilus-Kapseln oder 1 bis 2 Esslöffel Acidophilus (mit Geschmack), dreimal täglich

Mehrfache Verdauungsenzyme, 1 bis 3 Kapseln zu jeder Mahlzeit
50 mg Zink, täglich

Muskelkater

Bei Muskelkater haben viele Leute Erleichterung gefunden,
nachdem sie Vitamin E, 400 bis 800 IE, ein- bis dreimal täglich genommen haben. Auch ein chelatkomplexgebundenes
Kalzium-Magnesium-Präparat morgens und abends hat geholfen.

Nikotinentwöhnung

Es ist kein Kinderspiel, mit dem Rauchen aufzuhören, und
Ihr Körper weiß das. Es treten tatsächlich Entzugserschei-
nungen auf. Gegen die aufsteigende Reizbarkeit scheint zu
helfen:
1 Johanniskraut-Polyphenol-Komplex, zwei- bis dreimal täglich
1 Tablette chelatkomplexgebundenes Kalzium, 250 mg, und
Magnesium, 125 mg
50 mg Vitamin-B-Komplex, morgens oder nachmittags zum
Essen
Zwischen den Mahlzeiten nehmen Sie Cystein, 1000 mg, und
beim Abendessen nehmen Sie eine weitere Kalzium-Magne-
sium-Tablette und Vitamin-B-Komplex (50 mg). Und vergessen Sie nicht Ihr MVP (siehe Seite 371 f.)

VORSICHT! Wenn Sie nikotinhaltigen Kaugummi verwenden, um Sie
bei der Entwöhnung zu unterstützen, müssen Sie wissen, dass der Genuss von Kaffee, Cola- und säurehaltigen Getränken vor dem Kauen
des Nikotingummis seine Wirkung erheblich vermindert.

Polypen

Diese ärgerlichen kleinen Gewächse sollte man von einem Arzt untersuchen lassen; in den meisten Fällen ist eine operative Entfernung notwendig. Aber was Zusatzpräparate angeht, so setzte Professor Jerome J. DeCosse, Chef der Chirurgie am Medical College von Wisconsin, 3000 mg Vitamin C täglich bei Patienten mit Polypen ein, und er hatte beachtliche Erfolge mit dieser Behandlung.

Postoperative Heilung

Nach einer Operation braucht der Körper alle Unterstützung durch die Ernährung, die er bekommen kann.
MVP (siehe Seite 371 f.), dreimal täglich zu den Mahlzeiten
2 Tabletten Vitamin-C-Komplex, 1000 mg, mit Bioflavonoiden, Hesperidin und Rutin, morgens und abends
Dieses Behandlungsprogramm kann 2 Wochen vor bis 2 bis 4 Wochen nach der Operation durchgeführt werden. Bei plastischen Operationen empfiehlt sich zusätzlich:
4 Kügelchen Arnika, sublingual (unter der Zunge) auf leeren Magen, drei- bis viermal täglich vor den Mahlzeiten (gegen Blutergüsse)
500 mg Bromelain, 1 bis 2 Tabletten täglich (um Schwellungen zu reduzieren)

VORSICHT! Nehmen Sie kein Vitamin E in hohen Dosierungen im Zeitraum von zwei Wochen vor und nach dem operativen Eingriff ein.

Prostataleiden

Eine chronische, oft infektiöse Prostataentzündung, so hat sich gezeigt, reagiert auf eine Behandlung mit Zink. Die Prostata enthält normalerweise zehnmal mehr Zink als jedes andere Organ. In vielen Fällen verschwanden die Symptome vollständig nach der folgenden Behandlung (insbesondere wenn Präparate mit Pygeum und Sägepalmfrucht zum Einsatz kamen):

MVP (siehe Seite 371 f.)

Kombipräparat aus Sägepalmfrucht, Pygeum, Selen, Brennnessel, Beta-Sitosterin, Zink und Lycopin, zweimal täglich

Reisekrankheit

Gegen diese Beschwerden wirken die Mittel am besten, wenn sie schon vor Antritt der Reise eingenommen werden. Die Wahl fällt dabei auf die Vitamine B_1 und B_6 (tatsächlich enthalten auch viele Präparate gegen die Übelkeit während der Schwangerschaft Vitamin B_6). Bei vielen empfindlichen Reisenden hat sich eine gute Wirkung eingestellt, wenn sie jeweils eine 50-mg-Tablette Vitamin-B-Komplex am Abend vor der Reise und am Morgen der Reise nahmen. Kapseln mit Ingwerwurzelextrakt, dreimal täglich genommen, wirken auch!

Schlaflosigkeit

Sie können nicht schlafen? Vielleicht brauchen Sie ein wirksames natürliches Mittel gegen Schlaflosigkeit:

1 Tablette chelatisiertes Kalzium, 250 mg, und Magnesium, 125 mg, dreimal täglich und zusätzlich 3 Tabletten eine halbe Stunde vor dem Schlafengehen

Vitamin B_6, 100 mg, und Niacinamid, 100 mg, wirken zusammen, um Serotonin zu erzeugen – eine chemische Substanz im Gehirn, die für den entspannenden Tiefschlaf wichtig ist. Truthahnfleisch ist ein guter Lieferant für Tryptophan. Vielleicht könnte daher ein Putensandwich mit einer Tasse Kräutertee (Kamille, Baldrian, Helmkraut) vor dem Schlafengehen Ihr Schlafproblem lösen.

In hartnäckigen Fällen versuchen Sie es mit Melatonin, 1 mg, oder 1 bis 2 Tabletten Johanniskraut-Polyphenol-Komplex, 30 Minuten vor dem Schlafengehen.

Schnittwunden

1000 mg Vitamin-C-Komplex mit Bioflavonoiden, zweimal täglich
50 mg Zink
400 IE Vitamin E

Schuppenflechte

Über diese Krankheit werden gern Witze gemacht, aber für die Millionen Betroffenen ist sie gar nicht zum Lachen. Keine Behandlung konnte bisher vollkommene Abhilfe schaffen, aber bei der folgenden haben sich einige Erfolge gezeigt:
MVP (siehe Seite 371 f.)
10 000 IE Beta-Carotin, täglich
50 mg Vitamin-B-Komplex, morgens und abends
500 mg Vitamin C von Hagebutten, morgens und abends
200 bis 400 IE Vitamin E (trockene Form), zweimal täglich
500 mg Nachtkerzenöl-, Borretsch- oder Leinölkapseln, dreimal täglich
100 bis 200 µg Selen, täglich

Sodbrennen

Viele der rezeptfrei erhältlichen Mittel gegen Sodbrennen enthalten Aluminium, das den Stoffwechsel von Kalzium und Phosphor beeinträchtigt. Sie sind wahrscheinlich besser beraten, wenn Sie eine Methylsulfonylmethan-Tablette, 1000 mg, dreimal täglich nehmen, um der Übersäuerung entgegenzuwirken, oder 2 Tabletten mit Kalzium, 250 mg, und Magnesium, 125 mg, dreimal täglich; außerdem ein- bis dreimal täglich mehrfache Verdauungsenzyme, Kautabletten mit dem Enzym der Papaya. Nehmen Sie sich Zeit zum Kauen, löschen Sie Ihren Durst vor oder nach dem Essen und trinken Sie nichts während der Mahlzeiten.

Sonnenbrand

Ganz gleich, wie lange Sie sich den ultravioletten Sonnenstrahlen aussetzen, ein gutes Sonnenschutzmittel sollten Sie immer benutzen. Die meisten Menschen wissen nicht, dass die Sonne tatsächlich die Haut verbrennt, und schlimme Verbrennungen können die Haut aufreißen und anfällig für Infektionen machen.
Wenn es zum Vorbeugen zu spät ist, versuchen Sie Folgendes:
Aloe-vera-Gel, drei- bis viermal täglich einreiben
Methylsulfonylmethan-Lotion oder 20 000 IE Vitamin-E-Creme, drei- bis viermal täglich auftragen
MVP (siehe Seite 371 f.)
zusätzlich 500 mg Vitamin C, morgens und abends, bis die Haut abgeheilt ist

Sterilisation

Sterilisierte Männer sind besonders anfällig für Infektionen und sollten sinnvollerweise täglich 1000 mg des Vitamin-C-Komplexes nehmen, dazu regelmäßig MVP (s. Seite 371 f.). Auch zusätzlich Zink, 15 bis 50 mg täglich, ist empfehlenswert.

Stress

Stress kann körperliche oder seelische Ursachen haben und zum Beispiel durch Verletzungen, Krankheiten, Infektionen, Überarbeitung, Geldsorgen oder Konflikte mit dem Partner ausgelöst werden. Jeder weiß, wie sich Stress anfühlt, aber den wenigsten Menschen ist klar, wie man im Hinblick auf die Ernährung damit umgeht. Bevor Sie sich irgendwelche Medikamente vom Arzt verschreiben lassen, sollten Sie sich klarmachen, dass Ihnen die folgenden Naturheilmittel helfen können:

MVP (siehe Seite 371 f.)

500 bis 1000 mg Kalzium, täglich (Frauen über vierzig nehmen 1500 bis 2000 mg ein)

25 mg DHEA, täglich, für Frauen über vierzig, 50 mg für Männer über vierzig

250 bis 500 mg Magnesium, täglich

1 mg Melatonin, 1 bis 3 Tabletten mit Langzeitwirkung, vor dem Schlafengehen

25 bis 50 mg Vitamin-B-Komplex, täglich

Kamille gemäß Packungsbeilage

300 mg Johanniskraut-Polyphenol-Komplex, ein- bis zweimal täglich

Trockene Haut

Vitamin-E-Öl (trockene Form) scheint Wunder zu wirken, wenn es bei trockener Haut angewendet wird, genau wie die Öle mit viel Vitamin A und D. Als Nahrungsergänzung empfehle ich:

200 bis 400 IE Vitamin E, täglich

10 000 IE Vitamin A, fünf Tage nehmen, dann zwei Tage aussetzen

MVP (siehe Seite 371 f.)

1 bis 3 Kapseln Omega-3-Fettsäuren, dreimal täglich (weitere Informationen zu Omega-3-Fettsäuren: siehe Seite 203 ff.)

Wenn Sie kein Fischöl zu sich nehmen wollen (Omega-3-Fettsäuren werden auch als Eicosapentaensäure, EPA, und Docosahexaensäure, DHA, vertrieben), dann gibt es andere natürliche Lieferanten von mehrfach ungesättigten Fettsäuren: Leinsamen-, Kürbiskern-, Raps- und Sojaöl (1 bis 2 Teelöffel als Zusatz zur Salatsoße sollten genügen). Erhebliche Mengen kommen auch in Walnüssen, weißen Bohnen, Kidneybohnen und Sojabohnen vor.

Verbrennungen

Das Wichtigste ist, dass man eine Verbrennung sofort mit kaltem Wasser behandelt. Zur Anregung der Wundheilung haben sich 50 mg Zink täglich als nützlich herausgestellt – es ist jedenfalls einen Versuch wert. Empfehlenswert ist, 1000 mg Vitamin-C-Komplex mit Bioflavonoiden morgens und abends zu nehmen. Damit wird Infektionen vorgebeugt. Vitamin E, 1000 IE, eingenommen oder äußerlich aufgetragen, kann zur Verhinderung von hässlicher Narbenbildung beitragen.

1000 IE Vitamin-E-Lotion, dreimal täglich aufgetragen, und 1 Methylsulfonylmethan-Tablette, 1000 mg, dreimal täglich, empfehlen sich für den Zeitraum von einem Monat.

Verstopfung

Irgendwann hat jeder Mensch einmal mit Verstopfung zu tun. Meistens liegt es daran, dass nicht genügend Ballaststoffe in der Nahrung vorhanden sind, aber auch an der Einnahme bestimmter Medikamente wie Codein. Starke Abführmittel können dem Körper Nährstoffe entziehen und weitere Verstopfung und Abhängigkeit von Abführmitteln verursachen. Deshalb sollten Sie zuerst zu natürlichen Mitteln greifen.

2 g Ballaststoffe in Tablettenform, zweimal täglich, oder 1 gehäufter Esslöffel Flohsamen (*Psyllium*; vorausgesetzt, dass Sie nicht allergisch darauf reagieren), mit Saft oder fettarmer Milch eingenommen, wirkt Wunder.

1 Esslöffel Acidophilus-Flüssigkeit, dreimal täglich

1 pflanzliches Abführmittel bzw. ein zuckerfreies, stuhlerweichendes Mittel, wenn nötig, aber nur über einen kurzen Zeitraum

8 bis 10 Gläser Wasser täglich (ausreichende Bewegung und körperliche Betätigung in frischer Luft könnten auch nicht schaden).

Warzen

Sie werden nicht dadurch verursacht, dass man Frösche anfasst, wie ein alter Aberglaube behauptet. Aber sie scheinen wirklich zu verschwinden, wenn sie mit Vitamin-E-Öl behandelt werden. Am wirkungsvollsten ist es, wenn man 28 000 IE Vitamin E äußerlich ein- bis zweimal täglich anwendet und dreimal täglich 400 IE Vitamin E (trockene Form) einnimmt. Vitamin-C-Komplex, 1000 bis 2000 mg täglich, kann zur körpereigenen Immunität beitragen und das Entstehen von Warzen möglicherweise überhaupt verhindern.

Wechseljahre

Da sich die Risiken von Östrogenen und der Hormonersatztherapie inzwischen herumgesprochen haben – dazu zählen
ein erhöhtes Brustkrebs- und Eierstockkrebsrisiko, Schlag-
anfälle, Asthma im Erwachsenenalter, Herzbeschwerden, gravierende Blutgerinnsel, Demenz und der Verlust der Libido –,
suchen viele Frauen nach alternativen Wegen, um sich die
Beschwerden der Wechseljahre zu erleichtern. Zahlreiche
Frauen in den Wechseljahren haben die Erfahrung gemacht,
dass 200 bis 400 IE Vitamin E (verschiedene Tocopherole)
plus Selen, ein- bis dreimal täglich, die Hitzewallungen lindern.
Wenn Sie in dem entsprechenden Alter sind, können Ihnen
MVP (siehe Seite 371 f.) und 50 mg Vitamin-B-Komplex zweimal täglich auch helfen. Ein chelatkomplexgebundenes Präparat aus Kalzium, 250 mg, und Magnesium, 125 mg, kann
zusammen mit Soja-Isoflavonoid-Komplex (mit Daidzein,
Genistein, Vitamin D und Bor) zweimal täglich genommen
werden. Und um eine beruhigende, stimmungshebende und
muskelentspannende Wirkung zu erreichen, versuchen Sie
es mit einem Kombipräparat aus einem Johanniskraut-Polyphenol-Komplex und Traubensilberkerzenextrakt, ein- oder
zweimal täglich. Es gibt noch viele andere Heilkräuter, die
pflanzliche Östrogene enthalten und so den Östrogenspiegel
im Körper steigern können und dabei helfen, Hitzewallungen, Scheidentrockenheit, Müdigkeit, Depressionen und andere Wechseljahresbeschwerden zu lindern. (Natürliche Alternativen zur Hormonersatztherapie auf einen Blick: siehe
Seite 566 ff.)

Zähneknirschen

Die meisten Menschen wissen gar nicht, dass sie mit den Zähnen knirschen. Bei Kindern kommt das häufiger vor als bei Erwachsenen, und meist im Schlaf. Als Abhilfe versuchen Sie Folgendes: MVP (siehe Seite 371 f.)

50 mg Vitamin-B-Komplex, morgens und abends
Johanniskraut-Polyphenol-Komplex, ein- bis zweimal täglich
250 mg chelatisiertes Kalzium und 125 mg Magnesium, vor dem Schlafengehen

Zahnfleischbluten

Zahnfleischbluten wird meistens durch Ablagerungen auf den Zähnen entlang des Zahnfleischsaumes hervorgerufen, die zu einer Entzündung des Zahnfleischsaumes führen. Die wirkungsvollste Ergänzungsmittel-Therapie besteht aus

1000 mg Vitamin-C-Komplex, mit Bioflavonoiden, Rutin und Hesperidin, dreimal täglich
15 mg Zink, ein- oder zweimal täglich
400 bis 500 IE Vitamin E, täglich
60 mg Coenzym Q_{10}, ein- bis dreimal täglich
400 mg Quercetin, ein- bis dreimal täglich vor dem Essen
Außerdem empfehle ich regelmäßiges Zähneputzen mit Teebaumöl-Zahncreme.

Zeitumstellung nach Langstreckenflügen (Jetlag)

Ihr Flugzeug aus Frankfurt landet um neun Uhr morgens in New York, und um zehn Uhr werden Sie zu einer Besprechung erwartet. Soweit kein Problem, nur dass es zum Zeitpunkt der Besprechung für Ihren Körper erst 4 Uhr morgens ist und Sie eigentlich schlafen sollten. Am besten helfen Sie Ihrem Körper, damit fertigzuwerden, indem Sie ihm die notwendigen Vitamine geben:

50 mg Vitamin-B-Komplex, morgens und abends (beginnen Sie damit schon während des Fluges).

MVP mit der Kost, zweimal bei Flügen, die mehr als 5 Stunden dauern (siehe Seite 371 f.)

1 mg Melatonin kann ebenfalls eingenommen werden.

Wenn Sie sich müde und erschöpft fühlen, nehmen Sie auf jeden Fall zusätzlich Vitamin C.

Hinweis: In großen Höhen dehnen sich die Darmgase aus; darum sollten Sie Bohnen und andere blähende Nahrungsmittel kurz vor und während des Fluges vermeiden, wenn Sie sich bei der Ankunft gut fühlen wollen. Bedenken Sie auch, dass Alkohol die Vitamine des B-Komplexes zerstört, die zu den besten Mitteln gegen Jetlag überhaupt zählen. Achten Sie darauf, dass Sie mindestens jede Stunde im Flugzeug Wasser trinken, denn in der Druckkabine trocknet Ihr Körper schneller aus.

Noch Fragen zu Kapitel XIV?

»Sie sagen, dass Verdauungsenzyme bei Sodbrennen helfen. Was versteht man darunter, und was leisten sie?«

Enzyme, die als Nahrungsergänzungsmittel erhältlich sind, können das Verdauungssystem bei der Nahrungsaufnahme unterstützen. *Bromelain* beispielsweise, ist ein Verdauungsenzym aus der Ananas. *Cellulase* hilft bei der Verdauung von Gemüse und baut die Ballaststoffe ab. *Salzsäure* (HCl) bearbeitet im Magen harte Nahrungsmittel wie faseriges Fleisch, Gemüse und Geflügel (Betain HCl ist die am besten verwertbare Form im Handel). *Lipase* hilft bei der Fettverdauung, und *Mylase* kann das Tausendfache ihres eigenen Gewichts an Stärke auflösen, sodass Sie sie leichter aufnehmen können. *Papain* ist ein eiweißspaltendes Enzym (aus der Papaya-frucht), und *Prolase* ist ein konzentriertes eiweißspaltendes Enzym, das aus Papain hergestellt wird (siehe Seite 221 f.).

»Gibt es einen Grund dafür, warum Sie Soja-Isoflavonoid-Komplex in den Wechseljahren empfehlen?«
Zweifellos. Seit der Einführung der Östrogenersatztherapie in den Sechzigerjahren wurde eine Zunahme der Häufigkeit von Gebärmutterkrebs um 35 Prozent beobachtet. Die Soja-Isofla-vone, speziell Genistein und Daidzein, sind östrogenähnliche Verbindungen, die nicht nur helfen können, Beschwerden der Wechseljahre, wie Hitzewallungen, Reizbarkeit und Trocken-heit in der Scheide zu lindern, sondern sie wirken auch vor-beugend gegen Krebs. Darüber hinaus hat sich die Kombina-tion von Soja-Isoflavonen plus Kalzium, Magnesium, Vitamin D und Bor als wirksame Prophylaxe gegen die Osteoporose erwiesen.

»Man hat mir gesagt, dass ich zu Gallensteinen neige. Wie kann ich auf natürliche Art das Risiko verringern, dass sie entstehen?«
Gallensteine sind eine kristallisierte Masse, die zum größten Teil aus Cholesterin besteht. Ich schlage vor, dass Sie ein- bis dreimal täglich einen Esslöffel Lecithingranulat und 500 bis 1500 mg Taurin täglich einnehmen. Außerdem sollten Sie raf-finierte Kohlenhydrate und gesättigte Fette möglichst vermei-den und mehr Haferkleie essen.

XV

Gesund werden und bleiben

Warum Sie bei einer Krankheit Vitamin- und Mineralstoffpräparate brauchen

Während einer Krankheit steht der Körper unter Stress, Zellen werden zerstört, die erschöpften Nebennierendrüsen, denen es an bestimmten Nährstoffen mangelt, können nicht mehr richtig funktionieren, und die körpereigene »Stressbekämpfungsmannschaft« aus Vitamin C, Vitamin B_6, Folsäure und Pantothensäure ist stark dezimiert. Auch Zink und Vitamin E werden in größeren Mengen benötigt.

Weil wir Vitamine brauchen, um andere Nährstoffe wirksam zu verwerten und den Stoffwechsel ständig in Betrieb zu halten, ist unser Bedarf offensichtlich größer, wenn wir krank sind. Und da wir wissen, dass Fieber und Stress unserem Körper die wichtigsten Nährstoffe entziehen, liegt die Bedeutung von Vitamin , Mineralstoff- und anderen Nahrungsergänzungspräparaten auf der Hand. Denken Sie bitte daran, dass alle Präparate zu den Mahlzeiten genommen werden sollten, außer wenn es anders angegeben wird.

Noch einmal: Die folgenden Angaben sind nicht als medizinische Beratung gedacht, nur als Anleitung und Vorbereitung auf ein Gespräch mit Ihrem Arzt.

ADS/ADHS

Das sogenannte Aufmerksamkeitsdefizitsyndrom (ADS) ist eine Störung, die sich in der Unfähigkeit, sich längere Zeit oder intensiv zu konzentrieren, sowie in unangemessenem, impulsivem Verhalten äußert. Beim Aufmerksamkeitsdefizit-Hyperaktivitäts-Syndrom ist das ADS gepaart mit Hyperaktivität. Diese Syndrome treten in der Regel bei Schulkindern auf, können aber bis ins Erwachsenenalter anhalten und bis dahin unentdeckt bleiben. Zu den typischen Symptomen zählen nervöse Unruhe, ständiges Sprechen, das Nichtbeachten von Konsequenzen sowie die Unfähigkeit, sich zu konzentrieren. Häufig (meiner Meinung nach *zu* häufig) werden bei ADS oder ADHS Medikamente wie Ritalin (Methylphenidat) und Adderall (ein Amphetamin) verschrieben, doch in vielen Fällen wirken Nahrungsergänzungsmittel als verschreibungsfreie Alternative:

MVP (siehe Seite 371 f.), morgens und abends

500 bis 1000 mg Kalzium, täglich

250 bis 500 mg Magnesium, täglich

1000 mg Methylsulfonylmethan (MSM), ein- bis dreimal täglich

100 mg Bacopa-Extrakt, täglich

50 µg Huperzin A (Bärlapp-Extrakt), ein- bis dreimal täglich (in Deutschland nur in Kombinationspräparaten enthalten, Anm. d. Red.)

60 mg Ginkgo biloba, ein- bis dreimal täglich

100 mg Traubenkern- und 100 mg Grüntee-Komplex, jeweils zweimal täglich

300 bis 600 mg Phosphatidylserin (PS), täglich

300 mg Johanniskraut-Polyphenol-Komplex, ein- bis zweimal täglich

Allergien

Allergien kommen in allen möglichen Formen und Erscheinungsbildern vor, und fast alles kann eine Allergie auslösen. Dies sollte in der Ernährung berücksichtigt werden. Folgende Präparate können helfen:

MVP (siehe Seite 371 f.), morgens und abends
50 mg Vitamin-B-Komplex, zweimal täglich
500 mg Pantothensäure, morgens und abends
1000 mg Methylsulfonylmethan-(MSM)-Komplex mit Vitamin C, ein- bis dreimal täglich
1 Tablette mit Kräuterauszügen aus Brennnessel, Helmkraut, Mutterkrautblättern, Meerrettichwurzel und Yerba Santa, zweimal täglich

Wenn Sie bereits eine Allergie haben, wäre es gut, Ihre gegenwärtige Ernährungsweise genauestens zu überprüfen. Viele Allergien werden durch Natriumglutamat, Farbstoffe und andere Lebensmittelzusätze, wie Konservierungsmittel, ausgelöst.

Arthritis

Tausende von Menschen leiden unter dieser schmerzhaften chronischen Erkrankung. Weil dadurch der Körper sehr unter Stress gerät, ist eine Ergänzung der Kost durch Vitamine und Mineralstoffe wirklich wichtig.

MVP (siehe Seite 371 f.)
500 mg Vitamin C, ein- bis zweimal täglich (wenn Sie häufig Aspirin nehmen, geht Ihnen Vitamin C verloren)
100 mg Pantothensäure, dreimal täglich
2 Omega-3-Kapseln, zwei- bis dreimal täglich
2 mg Kupfer, täglich
1 Kapsel EV.EXT-77, zweimal täglich
Johanniskraut-Polyphenol-Komplex, einmal täglich
Essen Sie mehr fettreichen Fisch, wie Dorsch, Lachs und Heil-

butt. Fisch ist eine gute Quelle für Omega-3-Fettsäuren, die entzündungshemmende Wirkung haben. Außerdem empfehle ich eine Kost ohne Nachtschattengewächse, z. B. Kartoffeln, Tomaten und Auberginen, da diese Ihre Beschwerden verschlimmern können.

Asthma

Asthma ist eine chronische allergische Erkrankung, die die Bronchien angreift. Wenn ein Anfall auftritt, ziehen sich die Muskelgewebe der Bronchien krampfartig zusammen und drücken auf den Luftdurchlass, sodass es zu schwerem Atem und einem Erstickungsgefühl kommt. Es heißt, dass Allergien, Erbanlagen und emotionaler Stress zu Asthma beitragen, aber man hat auch festgestellt, dass viele Nährstoffe auf bemerkenswerte Weise für natürliche Erleichterung sorgen, obwohl man in ihnen keinen Ersatz für professionelle ärztliche Versorgung sehen darf.

MVP (siehe Seite 371 f.), morgens und abends

500 mg Vitamin C, morgens und abends

2 Kapseln Nachtkerzenöl, je 500 mg, dreimal täglich, drei bis vier Monate lang; dann 1 Kapsel, dreimal täglich

Hinweis: Wenn Sie Steroide nehmen, dann haben Sie nichts von dem Nachtkerzenöl, weil die Steroide seine Wirkung aufheben.

1 Tablette Vitamin B_{15}, 50 mg, täglich, einen Monat lang; dann zweimal täglich während des zweiten Monats und dreimal täglich im dritten Monat.

In schweren Fällen sind vielleicht 2 Tabletten zu 50 mg dreimal täglich zum Essen nötig. Vermindern Sie die Dosierung, wenn eine positive Reaktion auftritt.

1000 mg Methylsulfonylmethan-(MSM)-Komplex mit Vitamin C, zwei- bis dreimal täglich

50 mg Vitamin-B-Komplex, zweimal täglich

60 mg Ginkgo biloba, zwei- bis dreimal täglich
1 Kapsel EV.EXT-77, zweimal täglich

Augenbeschwerden

Probleme mit den Augen, von der einfachen Entzündung bis hin zur schweren Erkrankung, dürfen niemals unbeachtet bleiben – Besuche beim Augenarzt sollten Sie nie verschieben. Es gibt aber ganz allgemein wirkende Präparate, die Sie nehmen können.

MVP (siehe Seite 371 f.)
10 000 IE Beta-Carotin, täglich
500 mg Vitamin-C-Komplex, morgens und abends
400 IE Vitamin E (trockene Form), täglich
20 mg Lutein, täglich

Blutdruckkrankheiten

Hoher Blutdruck

Millionen von Menschen leiden unter Bluthochdruck, der mit Herzbeschwerden und Schlaganfällen in engem Zusammenhang steht. Wie wichtig es ist, den Blutdruck niedrig zu halten, kann gar nicht nachdrücklich genug betont werden. Einige natürliche Methoden können dabei helfen.

- Reden Sie langsamer: Schnellsprecher atmen oft nicht richtig, und das kann zu erhöhtem Blutdruck führen.
- Nehmen Sie ab, wenn Sie übergewichtig sind. Eine kontrollierte, vernünftige Diät kann den Blutdruck bei übergewichtigen Menschen bemerkenswert senken.
- Senken Sie den Anteil von Natrium (das heißt, essen Sie weniger Salz) und steigern Sie den Anteil von Kalium in

Ihrer Kost (siehe auf Seite 502 den Abschnitt über verborgenes Salz in der Nahrung).

- Essen Sie weniger Zucker (siehe Seite 499).
- Verzichten Sie auf Alkohol oder reduzieren Sie Ihren Alkoholkonsum – Frauen sollten höchstens ein alkoholisches Getränk pro Tag zu sich nehmen, Männer höchstens zwei.
- Vermeiden Sie Koffein (siehe Seite 455 ff.).
- Essen Sie mehr Zwiebeln und Knoblauch.
- Hören Sie auf zu rauchen.
- Vermeiden Sie Stress und angsterregende Situationen. Schrille Alltagsgeräusche, selbst ein lauter Fernsehapparat, können Stress erzeugen und den Blutdruck erhöhen.
- Sorgen Sie für regelmäßige körperliche Bewegung (indem Sie beispielsweise flott gehen) und angemessene Ruhezeiten.
- Essen Sie 3 bis 4 Selleriestangen täglich (Sellerie wirkt auf natürliche Art blutdrucksenkend).

Vorschlag

Kalium kann notwendig sein, wenn Sie ein Mittel gegen Hochdruck nehmen – aber besprechen Sie mit Ihrem Arzt, ob eine Gegenanzeige zu dem Medikament, das Sie einnehmen, besteht.

MVP (siehe Seite 371 f.)

1000 mg Kalzium, täglich

500 mg Magnesium, täglich

Coenzym-Q_{10}-Komplex mit Vitamin E, zwei- bis dreimal täglich

Mittlere Blutdruckwerte (Praehypertonie)

Bei der kürzlich durchgeführten Überarbeitung der Richtlinien für »normale« Blutdruckwerte (siehe auch: Fragen zu Kapitel XV, Seite 439) wurde der Begriff »Prähypertonie« eingeführt, der Menschen mit Blutdruckwerten zwischen 120 und 139 (der obere, systolische Wert) und 80 bis 90 (der untere, diastolische Wert) betrifft. Wenn Ihr Blutdruck in diesem Bereich liegt, tragen Sie ein hohes Risiko, gefährlichen Bluthochdruck zu entwickeln, und sollten die oben aufgeführten Ratschläge befolgen, um dieses Risiko so schnell wie möglich zu reduzieren. Sie sollten sich bewusst sein, dass der Blutdruck mit zunehmendem Alter im Allgemeinen ansteigt. (Nach der *Framingham Herz-Studie* entwickeln 90 Prozent der Menschen, die im Alter von 55 Jahren normale Blutdruckwerte haben, später Bluthochdruck.)

Niedriger Blutdruck

Zu niedriger Blutdruck ist – wenn er nicht gerade extrem niedrig ist – weit besser als ein zu hoher. Aber Menschen mit niedrigem Blutdruck leiden oft an Benommenheit und gelegentlichen Ohnmachtsanfällen.

Vorschlag

1 bis 3 Kelp-Tabletten täglich
Wenn Sie Medikamente für die Schilddrüse nehmen, sprechen Sie mit Ihrem Arzt, denn Kelp kann möglicherweise deren Dosierung senken.
MVP (siehe Seite 371 f.)

Blutunterzucker (Hypoglykämie)

Obwohl Millionen von Menschen daran leiden, gehört sie zu den am seltensten erkannten Krankheiten. Wie bei Diabetes ist der Körper nicht in der Lage, für einen geregelten Kohlenhydratstoffwechsel zu sorgen. Durch eine Überreaktion auf Zucker wird zu viel Insulin produziert. Um jedoch den Blutzuckerspiegel zu erhöhen, sollte man keine rasch abgebauten, einfachen (raffinierten) Kohlenhydrate, sondern mehr komplexe Kohlenhydrate und Proteine zu sich nehmen.

Empfohlene Ergänzungsmittel:
500 IE Beta-Carotin und 400 IE Vitamin D in Kapseln, täglich
500 mg Vitamin C, zu oder nach jeder Mahlzeit
50 mg Vitamin-B-Komplex, dreimal täglich
1000 mg Fischöl-Kapseln, dreimal täglich
Verdauungsenzyme, wenn nötig
Chrom mit Glukose-Toleranzfaktor oder Chrompicolinat, 200 µg, zwei- bis dreimal täglich
Standardisierter *Gymnema-sylvestre*-Blatt-Extrakt, zu jeder Mahlzeit, oder 16 mg Banaba-Blatt-Extrakt, nach jeder Mahlzeit
Johanniskraut-Polyphenol-Komplex, einmal täglich
Molke-Mixgetränk zum Frühstück oder als Ersatz für eine Mahlzeit (siehe Seite 507)

Bronchitis

Diese Entzündung der Bronchien kommt häufig vor und ist außerordentlich lästig. Der Körper wird großem Stress ausgesetzt, und selbst Antibiotika sind von Nachteil, soweit es die Nährstoffe betrifft (siehe Seite 552).
10 000 IE Beta-Carotin, täglich
1000 mg Vitamin C aus Hagebutten, morgens und abends
MVP (siehe Seite 371 f.)
400 IE Vitamin E (trockene Form), ein- bis dreimal täglich
1 Kapsel EV.EXT-77, zwei- bis dreimal täglich zum Essen
1000 mg Methylsulfonylmethan-(MSM)-Komplex mit Vitamin C, zwei- bis dreimal täglich zum Essen
6 bis 8 Gläser Wasser, täglich
3 Acidophilus-Kapseln oder 1 bis 2 Esslöffel Acidophilus-Milch dreimal täglich

Candida albicans

Diese Hefepilzinfektion nützt die Umstände im Körper aus, die förderlich sind für ihre Ausbreitung – und dafür gibt es viele, z. B.: Antibiotika, Antibabypille, Cortison, Diabetes mellitus, Nährstoffmangel, chronische Verstopfung oder chronischer Durchfall, körperlicher und seelischer Stress.

Die Symptome reichen über ein ganzes Spektrum, von Scheidenentzündung (mit Ausfluss, Jucken, Blasenentzündung, unregelmäßiger Periode und Regelschmerz) bis hin zu schweren Depressionen, Akne, Angst, Müdigkeit, Nervosität und geistiger Verwirrung.

Der erste Schritt in der Behandlung von *Candida albicans* besteht darin, aus der Nahrung sämtliche hefehaltigen Nahrungsmittel zu streichen, z. B.: Käse, Hefebrot, Sauerrahm, Buttermilch, Bier, Wein, Apfelsaft, Pilze, Sojasauce, Tofu, Essig, Trockenfrüchte, Melonen sowie Saft aus Dosen bzw. tiefgefrorener Saft.

Als Alternative zu den Medikamenten, die Ihnen Ihr Arzt verschreiben kann, um Hefepilze abzutöten, gibt es viele natürliche und erstaunlich wirksame Mittel in der Nahrung: Knoblauch, Brokkoli, Kohl, Zwiebeln, Naturjoghurt, weiße Rüben und andere Gemüsesorten.

Ein wirkungsvolles Ergänzungsprogramm besteht aus:
MVP (siehe Seite 371 f.)
1000 mg Methylsulfonylmethan, dreimal täglich
200 bis 400 IE Vitamin E (trockene Form), täglich
Caprylsäure-Präparat, ein- bis dreimal täglich
1 Acidophilus-Kapsel (hefefrei), dreimal täglich

Chronisches Müdigkeitssyndrom

Es ist in verschiedenen Ländern unter verschiedenen Namen bekannt, aber die gemeinsamen Symptome sind, unter anderem: plötzliches Auftreten, extreme Müdigkeit, Kälteschauer oder erhöhte Temperatur, Halsentzündung, empfindliche Lymphknoten, Muskelschmerzen, Kopfschmerzen, Gelenkschmerzen (ohne Schwellung), Verwirrtheit, Gedächtnisschwäche, Seh- und Schlafstörungen.

Millionen von Menschen leiden an diesem Syndrom, das die Engländer und Kanadier myalgische Enzephalomyelitis nennen; die Japaner sprechen von einem Syndrom, das die Verminderung der natürlichen Killerzellen beinhaltet, und aus den USA stammt die Bezeichnung »chronisches Müdigkeitssyndrom« oder »chronisches Müdigkeits- und Immunschwäche-Syndrom«.

Ursprünglich hatte man angenommen, dass es vom Epstein-Barr-Virus hervorgerufen wird (dem Herpesvirus, das die infektiöse Mononukleose verursacht); inzwischen weiß man, dass die Opfer dieser Krankheit große Mengen von Antikörpern gegen zahlreiche andere Krankheitserreger bilden.

Einem Bericht in der amerikanischen Zeitschrift *Newsweek* zufolge hat Dr. Jay Goldstein, ein südkalifornischer Arzt, die Theorie aufgestellt, dass diese Krankheit beginnt, »wenn eine unbekannte chemische Substanz oder ein Krankheitserreger das Immunsystem angreift ... und die Viren, die normalerweise unter Kontrolle gehalten werden, anfangen, überhand zu nehmen«. Die T-Zellen, die Helferzellen des Immunsystems, fangen dann an, widerstandsfähigere Substanzen, »Zytokine« auszuspucken, die ihrerseits die Symptome erzeugen. Und die Killer-T-Zellen, die normalerweise alles Fremde angreifen sollten, werden auf rätselhafte Weise außer Kraft gesetzt (oder in manchen Fällen übermäßig aktiv).

Es gibt gegen diese Krankheit kein Patentrezept, aber das Immunsystem des Körpers kann in diesem Fall jegliche ernährungstherapeutische Hilfe gebrauchen, die es bekommen kann:

MVP (siehe Seite 371 f.), morgens und abends

10 000 IE Beta-Carotin, täglich, an fünf Tagen der Woche (zwei Tage aussetzen)

1000 mg Vitamin C, ein- bis dreimal täglich

200 bis 400 IE Vitamin E (trockene Form), ein- bis dreimal täglich

Cystein, einmal täglich mit Vitamin C (die dreifache Menge Vitamin C als Cystein)

200 µg Selen, täglich

15 bis 50 mg Zink, chelatkomplexgebunden

500 mg Nachtkerzenöl, ein- bis dreimal täglich

1000 mg Methylsulfonylmethan, dreimal täglich

Vorschlag

Da das Herpesvirus mit im Spiel ist, empfehle ich, argininreiche Nahrung zu vermeiden (siehe Seite 177 f.). Außerdem ist es ratsam, raffinierte Kohlenhydrate (weißen Zucker und Auszugsmehl), Koffein (Kaffee und Schwarztee), Alkohol, allergieauslösende Lebensmittel und solche mit künstlichen Geschmacks-, Farb- und anderen Zusatzstoffen zu meiden, da sie für das Immunsystem zusätzlichen Stress bedeuten.

Darmkatarrh

Im Allgemeinen kommt diese Erkrankung bei Frauen häufiger als bei Männern vor und wird oft durch emotionale Spannungen ausgelöst. Kennzeichen sind abwechselnd Durchfall und Verstopfung und Bauchschmerzen. Eine Diät ist sehr wichtig, und Vitamine sind empfehlenswert.

MVP (siehe Seite 371 f.)

99 mg Kalium (elementar), ein- bis dreimal täglich

1 Glas Saft von rohem Kohl (Vitamin U), dreimal täglich

6 bis 8 Gläser Wasser, täglich
1 Esslöffel Aloe-vera-Saft (zur innerlichen Anwendung), dreimal täglich oder 1 bis 3 Kapseln, dreimal täglich
3 bis 6 Acidophilus-Kapseln oder 2 Esslöffel Acidophilus-Milch, dreimal täglich
1 Esslöffel Kleieflocken, dreimal täglich, oder 2 g Ballaststoffe in Tablettenform, zweimal täglich
1000 mg Methylsulfonylmethan, dreimal täglich

Diabetes

Was grundsätzlich bei Diabetes geschieht, ist Folgendes: Die Bauchspeicheldrüse produziert nicht genügend Insulin, sodass der Blutzucker unkontrollierbar steigt. In leichten Fällen kann die Krankheit durch eine veränderte Ernährungsweise unter Kontrolle gebracht werden (hüten Sie sich vor verstecktem Zucker, siehe Seite 501). In schweren Fällen muss Insulin ersetzt werden. In allen Fällen aber ist ärztliche Betreuung notwendig.

Es gibt ein vielversprechendes neues Kräuterheilmittel, das bereits zahlreichen Diabetikern geholfen hat: Banaba-Blätter. Der Banaba-Baum ist auf den Philippinen und in Asien heimisch, wo ein aus den Blättern aufgebrühter Tee seit Langem als Volksheilmittel gegen Diabetes und Nierenerkrankungen eingesetzt wird. Forscher haben kürzlich herausgefunden, dass Banaba-Blätter eine chemische Substanz namens Corosolicsäure enthalten, die wie ein natürliches Insulin wirkt und dabei hilft, die Glukose in die Zellen zu transportieren und dadurch den Glukosespiegel im Blut zu senken. Im Unterschied zu anderen Insulinen wird durch Banaba kein Fett aufgebaut, und es hat sich gezeigt, dass dieses Volksheilmittel den Blutzuckerspiegel von Patienten mit Typ-II-Diabetes senkt, ohne dass diese an Gewicht zunehmen. Dadurch, dass Banaba dazu beiträgt, den Blutzuckerspiegel konstant zu halten, wirkt es ebenfalls einer Gewichtszunahme entgegen, da schwankende Blutzuckerwerte häufig zu Heißhunger auf Süßes führen.

Banaba-Blatt-Extrakt ist als Ergänzungsmittel erhältlich. Die empfohlene Tagesdosis liegt bei 16 bis 48 mg täglich. (Ich rate zur Einnahme von 16 mg nach jeder Mahlzeit.) Banaba-Blatt-Extrakt ist auch Bestandteil mancher Kombipräparate gegen Diabetes und Gewichtszunahme, die zudem Mineralstoffe und den Stoffwechsel ankurbelnde Nährstoffe enthalten. Wenn Sie ein solches Kombipräparat einnehmen wollen, richten Sie sich nach den Dosierungsangaben in der Packungsbeilage.

Sonstige Mittel, die Diabetikern geholfen haben:

MVP (siehe Seite 371 f.)

200 µg Chrompicolinat

50 mg Alpha-Lipoinsäure, täglich

99 mg Kalium, dreimal täglich

50 mg chelatisiertes Zink, ein- bis dreimal täglich

6 bis 8 Gläser Wasser, täglich

Drüsenfieber (Mononukleose)

Diese Krankheit kommt zwar meistens bei Heranwachsenden oder jungen Erwachsenen vor, aber jeder kann Drüsenfieber bekommen; es entzieht dem Körper große Mengen an Nährstoffen. Diät ist wichtig, und während der langen Genesungszeit sind folgende Präparate im Allgemeinen gut:

MVP (siehe Seite 371 f.), morgens und abends zum Essen

1000 mg zusätzlich Vitamin C, morgens und abends, drei Monate lang

99 mg Kalium, dreimal täglich

50 mg Vitamin-B-Komplex, morgens und abends

15 bis 50 mg chelatisiertes Zink, täglich

Echinacea-, Mutterkraut- und Holunderbeeren-Extrakt, 1 bis 3 Monate lang zweimal täglich 1 Tropfen

Erkältungen

Niemand schenkt einer Erkältung viel Beachtung – nur der Körper, und der produziert alles Mögliche. Ein Vorschlag zur Erleichterung:

MVP (siehe Seite 371 f.)

1000 mg Vitamin C aus Hagebutten, drei- bis sechsmal täglich, zwei Tage lang

10 000 IE Beta-Carotin, ein- bis dreimal täglich (an fünf Tagen nehmen, dann zwei Tage aussetzen)

6 bis 8 Gläser Wasser, täglich

3 Acidophilus-Kapseln oder 1 bis 2 Esslöffel Acidophilus-Milch, dreimal täglich

1 Zink-Lutschdragée, drei- bis viermal täglich

Echinacea-, Mutterkraut- und Holunderbeeren-Extrakt, bei Bedarf alle 3 bis 4 Stunden 1 Tropfen

Geschlechtskrankheiten

Syphilis und Gonorrhoe (Tripper) sind immer noch die häufigsten Geschlechtskrankheiten, und obwohl es Sulfonamide, Penicillin, Tetrazykline, Erythromyzin und neue Antibiotika gibt, mit denen diese Krankheiten wirkungsvoll behandelt werden können, entsteht durch deren Einsatz ein zusätzlich erhöhter Bedarf an Vitamin- und Mineralstoffpräparaten.

MVP (siehe Seite 371 f.)

3 Acidophilus-Kapseln oder 1 bis 2 Esslöffel Acidophilus-Milch, dreimal täglich

zusätzlich 1000 mg Vitamin C, morgens und abends

100 µg Vitamin K täglich, wenn mit Antibiotika behandelt wird

Häufig ist auch Herpes an den Genitalien. Wie Herpes vom Typ I, der zu Ausschlag und Fieberbläschen am Mund führt (siehe Seite 396), scheint auch Herpes vom Typ II an den

Genitalien gut auf lysinreiche Kost zu reagieren. Zur Vorbeugung sollten Sie daher mehr Hüttenkäse, Flunder, Thunfisch, Erdnüsse, rohe Kichererbsen und Sojabohnen zu sich nehmen.

Die Medikamente Valtrex und Aciclovir scheinen – so der aktuelle Stand zum Zeitpunkt der Entstehung dieses Buches – die Vermehrung der Herpesviren zu hemmen, aber endgültige Ergebnisse liegen noch nicht vor. Bis auf Weiteres empfehle ich als vorbeugende Mittel:

Lysin, 500 mg täglich (mit Wasser oder Saft, nicht mit Protein) und Vitamin C, 1000 mg, morgens und abends. Wenn das Virus Sie bereits erwischt hat: 3 g Lysin, dreimal täglich zwischen den Mahlzeiten verteilt.

VORSICHT! Wenn sich Anzeichen von Herpes I oder II zeigen, vermeiden Sie Arginin-Zusätze und argininreiche Nahrungsmittel (siehe Seite 177 f.).

Geschwüre

Es gibt zwei Arten von Geschwüren im Verdauungstrakt, nämlich im Magen und im Zwölffingerdarm, und meistens steht das mit einem Übermaß an Säure in den Magensäften im Zusammenhang (siehe Seite 346 f.). Bei beiden Erkrankungen haben sich folgende Präparate als hilfreich erwiesen:

10 000 IE Beta-Carotin, täglich

100 mg Vitamin-B-Komplex, morgens und abends

1000 mg Methylsulfonylmethan-(MSM)-Komplex mit Vitamin C, 1 Tablette dreimal täglich

5 g L-Glutamin, ein- bis zweimal täglich

1 bis 3 Kapseln Aloe-vera-Gel oder 1 bis 3 Esslöffel Flüssigkeit täglich

Gicht

Ernährungsfaktoren wie zum Beispiel der Verzehr von viel Eiweiß spielen eine Rolle bei der Entwicklung dieser schmerzhaften Erkrankung, bei der überflüssige Harnsäure in einem oder mehreren Gelenken kristallisiert und zu Entzündungen führt. Fuß-, Knie-, Hand- und Ellenbogengelenke sind am häufigsten betroffen. Die folgenden Ergänzungs- und Kräuterheilmittel helfen, den Körper von überschüssiger Harnsäure zu befreien und Entzündungen einzudämmen:
MVP (siehe Seite 371 f.)
1000 mg Methylsulfonylmethan, ein- bis dreimal täglich
50 mg Vitamin-B-Komplex, täglich
170 mg Ev.Ext-77 (Ingwer-Extrakt), 1 bis 2 Kapseln täglich
100 mg PCOs (Traubenkernextrakt), ein- bis dreimal täglich

Gürtelrose

Gürtelrose (Herpes zoster) wird durch ein Virus verursacht, das dem der Windpocken ähnlich ist. Während aber bei Windpocken ganz allgemein Hautausschlag auftritt, entsteht er bei der Gürtelrose nur entlang einer Nervenbahn. Von den Unterschieden abgesehen, ist das durch beide Erkrankungen verursachte Ernährungsdefizit hoch.
10 000 IE Beta-Carotin, täglich
50 mg Vitamin-B-Komplex, morgens und abends
1000 bis 2000 mg Vitamin C von Hagebutten mit Bioflavonoiden, morgens und abends
400 IE Vitamin D, täglich (an fünf Tagen nehmen, dann zwei Tage aussetzen)
1000 mg Lysin, zweimal täglich auf leeren Magen zwischen den Mahlzeiten

Hautausschlag

Verursacht von Keimen, die den Verursachern von Furunkeln sehr ähnlich sind – Staphylokokken und Streptokok-
ken. Hautausschlag kommt bei Kindern häufiger vor als bei
Erwachsenen, aber niemand ist dagegen immun. Meistens
entsteht der Ausschlag, wenn Insektenstiche aufgekratzt und
infiziert werden, die Keime also in die aufgerissene Haut
eindringen können.

Kapseln mit 10 000 IE Vitamin A und 400 IE Vitamin D, täglich (geringere Dosierung für Kinder), fünf Tage lang nehmen, dann zwei Tage aussetzen

100 bis 400 IE Vitamin E (trockene Form), täglich

500 mg Vitamin C von Hagebutten, morgens und abends

1000 mg Methylsulfonylmethan, morgens und abends

Methylsulfonylmethan-Lotion, dreimal täglich äußerlich anwenden

Herzbeschwerden

Mit jeder Art von Herzbeschwerden sollten Sie sich in ärztliche Behandlung begeben. Obwohl die folgenden Vorschläge
sich als hilfreich herausgestellt haben, sollten Sie dennoch
mit Ihrem Arzt besprechen, ob nicht in Ihrem speziellen Fall
eine Gegenanzeige vorliegt (so kann z. B. Vitamin E bei manchen Menschen mit rheumatischen Herzbeschwerden das
Ungleichgewicht zwischen den beiden Herzseiten noch verstärken).

MVP (siehe Seite 371 f.)

Coenzym-Q_{10}-Komplex, zwei- bis dreimal täglich

100 mg Vitamin B, morgens und abends

Soja-Isoflavonoid-Komplex, zweimal täglich

1 bis 3 Kapseln EPA und DHA, täglich (Fischöl oder Leinöl)

Vorbeugung von Herzinfarkt

- Reduzieren Sie den Verzehr von Zucker und Salz.
- Schränken Sie Ihren Alkoholkonsum ein.
- Hören Sie mit dem Rauchen auf.
- Bewegen Sie sich regelmäßig.
- Achten Sie auf Ihr Gewicht.
- Lernen Sie Entspannungstechniken, beispielsweise Meditation oder Autogenes Training, um den Stress abzubauen.
- Verringern Sie die Aufnahme von gesättigten Fettsäuren, gehärteten Fetten und cholesterinhaltigen Lebensmitteln.
- Essen Sie mehr Knoblauch, frisches Obst und Fisch.
- Nehmen Sie mehr pflanzliches Protein zu sich (ersetzen Sie tierisches Protein durch Soja, wann immer das möglich ist).
- Sorgen Sie dafür, dass Sie mit Ihrer Kost ausreichend Kalzium und Magnesium bekommen. Zusätzliche Einnahmen von 1000 mg Kalzium und 500 mg Magnesium sind ratsam.
- Nehmen Sie Ergänzungsmittel mit B_6, B_{12} und Folsäure sowie mit den Vitaminen C und E ein. (Diese helfen, einer Überproduktion der toxischen Aminosäure Homocystein vorzubeugen, die stärker an der Entstehung von Herzerkrankungen beteiligt ist als ein erhöhter Cholesterinspiegel!)
- Nehmen Sie mit der Nahrung zusätzlich Lecithin auf.
- Lachen ist eine großartige Medizin, nicht nur, weil es aufgestaute Gefühle und Stress freisetzt. Es macht einfach Spaß, und man fühlt sich gut dabei.

HIV (Aids)

Wenn das HI-Virus die krankheitsbekämpfenden T-Zellen angreift und sich vermehrt, verursacht es den Zusammenbruch des Immunsystems im Körper, den wir Aids (*Acquired Immune Deficiency Syndrome*, erworbene Immunschwäche) nennen. Aids-Kranke benötigen eine größere Zufuhr von Nährstoffen, weil sie allgemein das Problem haben, dass die Nährstoffe schlecht aufgenommen werden. Mein bester Rat ist, einen ernährungswissenschaftlich orientierten Arzt oder Heilpraktiker aufzusuchen, der einen individuellen Behandlungs- und Diätplan für die größte Wirksamkeit aufstellen kann. Im Internet gibt es zahlreiche Websites über HIV und Aids, auf denen Sie die neuesten alternativen und schulmedizinischen Behandlungsverfahren finden können.

Als allgemein wirksames Nahrungsergänzungsprogramm zur Aktivierung des Immunsystems empfehle ich Folgendes:

MVP (siehe Seite 371 f.)

200 µg Selen täglich

500 mg Vitamin C (gepuffert), ein- bis dreimal täglich

2 Acidophilus-Kapseln, dreimal täglich, eine halbe Stunde vor oder nach dem Essen

Coenzym-Q_{10}-Komplex, ein- bis dreimal täglich

1 Standard-Tablette Maitakepilz-Extrakt täglich

2,5-mg-Kapsel Beta-1,3-Glucan, einmal täglich eine halbe Stunde vor oder 2 Stunden nach dem Essen

500 mg Uña de Gato, 1 bis 3 Kapseln täglich

VORSICHT! Wenn Sie Medikamente nehmen, sollten Sie unbedingt mit Ihrem Arzt sprechen, bevor Sie zusätzliche Präparate nehmen.

Siehe auch Seite 562 f. zu weiteren, das Immunsystem unterstützenden Mitteln.

Mandelentzündung

Mandelentzündungen können jede Altersgruppe treffen, aber bei Kindern kommen sie häufiger vor. Eine ausgewogene Kost und folgende Zusatzpräparate haben sich als wirksam bei der Vorbeugung und Heilung erwiesen:

MVP (siehe Seite 371 f.), morgens und abends zum Essen
10 000 IE Beta-Carotin (geringere Dosis bei Kindern), ein- bis
dreimal täglich
zusätzlich 1000 mg Vitamin-C-Komplex, morgens und abends
200 bis 400 IE Vitamin E (trockene Form), täglich
3 Acidophilus-Kapseln oder 1 bis 2 Esslöffel Acidophilus-Milch,
dreimal täglich
6 bis 8 Gläser Wasser, täglich

Masern

Man kann in jedem Alter Masern bekommen, obwohl die
Krankheit bei Kindern häufiger auftritt. Von allen übertragba-
ren Krankheiten ist sie die ansteckendste. Es gibt eine vorbeugende Impfung, aber das Virus erwischt immer wieder noch
ungeschützte Menschen. Die Krankheit kann leicht oder
schwer mit starkem Husten verlaufen. Der Körper braucht
Vitamine, um die Krankheit niederzukämpfen und sich von
ihr zu erholen.
10 000 IE Beta-Carotin (geringere Dosis für Kinder), ein- bis
dreimal täglich
500 bis 1000 mg Vitamin C von Hagebutten, morgens und
abends
200 bis 400 IE Vitamin E (trockene Form), morgens oder abends

Mumps

Trotz Schutzimpfung tritt diese Krankheit immer noch recht
häufig auf und schwächt die Nährstoffreserven des Patienten.
Das Virus kann sich im ganzen Körpersystem ausbreiten, es
befällt nicht nur die Speicheldrüsen, sondern auch die Hoden
oder Eierstöcke, die Bauchspeicheldrüse, das Nervensystem
und manchmal sogar das Herz.

10 000 IE Beta-Carotin (geringere Dosis bei Kindern), ein- bis dreimal täglich, fünf Tage nehmen, dann zwei Tage aussetzen

500 bis 1000 mg Vitamin C von Hagebutten, zweimal täglich

200 bis 400 IE Vitamin E (trockene Form), täglich

Nasennebenhöhlenentzündung (Sinusitis)

Eine Nasennebenhöhlenentzündung oder Sinusitis ist eine Entzündung der knöchernen Höhlen um die Nase und wird durch eine Allergie – oder durch eine Infektion mit Bakterien, Viren oder Pilzen – hervorgerufen. Typisch für eine Sinusitis sind Schmerzen unter den Augen und über den Wangenknochen sowie Kopf- und Zahnschmerzen. Die Entzündung kann schnell wieder abgeheilt sein, aber auch einen chronischen Verlauf zeigen.

MVP (siehe Seite 371 f.), morgens und abends zum Essen

60 mg Coenzym Q_{10}, ein- bis dreimal täglich

1000 mg Methylsulfonylmethan, ein- bis dreimal täglich

15 mg Zink, ein- bis zweimal täglich

500 mg Knoblauch, täglich

Echinacea, gemäß Packungsbeilage

VORSICHT! Starkes Nasenbluten, eine Überdosierung von abschwellenden Mitteln, reizende Dämpfe oder Rauch können die Symptome häufig verschlimmern.

Prämenstruelles Syndrom

Zwei bis zehn Tage lang, bevor die Menstruation einsetzt, leiden sehr viele Frauen unter den verschiedensten Formen von körperlichem Unwohlsein und Stimmungsschwankungen, Anschwellen des Bauches, Schlaflosigkeit, Depressionen, starken Schmerzen, unkontrollierten Wutausbrüchen, Weinkrämpfen, sogar Selbstmordgedanken. Diesen Beschwerden hat man den Namen »prämenstruelles Syndrom« oder PMS gegeben.

Speisen und Getränke, die Sie meiden sollten

- Salz und salzige Speisen (siehe Seite 501 ff.).
- Lakritze: regt die Produktion von Aldosteron an, was zu noch mehr Speicherung von Natrium und Wasser führt.
- Kalte Speisen und Getränke: hemmen die Blutzirkulation im Bauch und verschlimmern dadurch die Krämpfe.
- Koffein in jeglicher Form (siehe Seite 455 ff.): Koffein steigert den Süßhunger, verschwendet Vitamin B, spült Kalium und Zink heraus und erhöht die Abgabe von Salzsäure, was zu Reizungen im Bauch führen kann.
- stopfenden schwarzen Tee: Die Gerbsäure bindet wichtige Mineralstoffe und verhindert deren Aufnahme im Verdauungstrakt.
- Alkohol: beeinträchtigt den Blutzucker, senkt den Magnesiumspiegel und stört die normale Leberfunktion, sodass die Beschwerden verstärkt werden.
- Spinat, Mangold und andere oxalathaltige Gemüsesorten: Oxalate erschweren die richtige Aufnahme von Mineralstoffen.

Speisen und Getränke, die Sie vermehrt zu sich nehmen sollten

- Erdbeeren, Wassermelonen (essen Sie die Kerne), Artischocken, Spargel, Petersilie, Brunnenkresse – alles natürliche harntreibende Mittel.
- Sonnenblumenkerne, Datteln, Feigen, Pfirsiche, Bananen, Kartoffeln, Erdnüsse, Tomaten – reich an Kalium.
- Dong Quai und Traubensilberkerze (diese Kräuterheilmittel fördern die Durchblutung, regulieren die Leberfunktion und helfen, dem Körper überschüssiges Wasser zu entziehen).

Vorschlag für zusätzliche Präparate

50 bis 300 mg Vitamin B_6, täglich (mit 50 mg beginnen und langsam steigern)

MVP (siehe Seite 371 f.)

500 mg Magnesium und 250 mg Kalzium, täglich
(Bei diesen Beschwerden sollten Sie doppelt so viel Magnesium wie Kalzium nehmen, weil für viele PMS-Symptome ein Magnesiummangel verantwortlich ist.)

100 bis 400 IE Vitamin E (trockene Form), täglich

1000 mg Pantothensäure (Vitamin B_5), täglich

500 mg Nachtkerzenöl, ein- bis dreimal täglich

Johanniskraut-Polyphenol-Komplex, ein- bis zweimal täglich

Und Bewegung! Das verbessert nicht nur die Durchblutung im Unterleib, sondern hilft auch, durch Schwitzen überschüssige Flüssigkeit loszuwerden. Zweimal täglich ein strammer Fußmarsch von 30 Minuten bzw. Schwimmen sind sehr empfehlenswert.

Windpocken

Diese Kinderkrankheit wird von einem Virus ausgelöst, das dem der Gürtelrose sehr ähnlich ist. Fieber und Jucken zerstören einen großen Teil der Nährstoffe. Viele Mütter haben die Erfahrung gemacht, dass ihre Kinder schnell wieder auf den Beinen waren, wenn sie ihnen folgende Präparate zusätzlich gaben:

500 mg Vitamin C aus Hagebutten, dreimal täglich

100 bis 200 IE Vitamin E (trockene Form), ein- bis dreimal täglich

10 000 IE Beta-Carotin, täglich (fragen Sie den Kinderarzt nach der richtigen Dosierung, die vom Alter und Gewicht abhängt)

natürliche Vitamin- und Mineralstoff-Kautabletten (MVP bei Kindern über 12 Jahren)

Methylsulfonylmethan-Lotion, dreimal täglich auf die betroffenen Hautstellen aufgetragen

Noch Fragen zu Kapitel XV?

»Was sind Prostaglandine, und sind sie gut oder schlecht? Ich soll jeden Tag ein Aspirin nehmen, damit die Bildung von Prostaglandinen gehemmt wird, um so einem Herzinfarkt vorzubeugen. Aber neulich habe ich gelesen, dass diese Substanzen den Blutdruck senken können. Wenn das stimmt, warum soll dann ihre Bildung gehemmt werden? Ehrlich gesagt, bin ich jetzt ein bisschen verwirrt.«
Ihre Verwirrung ist verständlich. Prostaglandine sind hormonähnliche Substanzen, die ständig jede einzelne Zelle des Körpers bei ihren vielen komplexen Interaktionen regulieren. Einige Prostaglandine spielen, wenn sie im Überfluss vorkommen, bei der Entstehung von Herzerkrankungen eine Rolle. Aspirin hemmt diese »schlechten« Prostaglandine, was gut ist. Leider hemmt Aspirin aber zugleich auch die Bildung von »guten« Prostaglandinen und unterdrückt dabei das Immunsystem.

Also, während schlechte Prostaglandine zur Bildung von Blutgerinnseln beitragen und dadurch das Risiko eines Schlaganfalls oder Herzinfarkts steigern, senken die guten Prostaglandine den Blutdruck, hemmen die Blutgerinnung – ebenso wie die Produktion von Cholesterin – und vermindern entzündliche Reaktionen. Mit anderen Worten, »gute« Prostaglandine schützen das Herz auf dieselbe Art wie Aspirin, jedoch ohne dessen unangenehme Nebenwirkungen auf den Magen. Das Problem ist, dass man sicherstellen muss, dass mehr gute Prostaglandine vorhanden sind als schlechte. Gehärtete Fette, eine kohlenhydrat- und zuckerreiche Ernährung, Viruserkrankungen sowie eine stressbedingte übermäßige Produktion von Nebennierenhormonen können eine Überproduktion von schlechten Prostaglandinen und einen Mangel an guten bedingen, von denen die meisten aus Omega-3-Fettsäuren stammen. (Siehe Seite 203 ff. und die Liste der entzündungshemmenden Ergänzungsmittel am Ende dieses Kapitels.)

»Wenn Sie von Blutdruck reden – welche Werte sind normal und welche hoch?«
Das ist eine gute Frage. Früher hieß es, dass sie im normalen Bereich sind, wenn der systolische Wert zwischen 100 und 140 liegt, der diastolische zwischen 60 und 90. Aber im Mai 2003 hat eine Gruppe von Blutdruckspezialisten im Auftrag des amerikanischen *Heart, Lung, and Blood Institute* neue Richtlinien herausgegeben, in denen die Obergrenze für die Normalwerte heruntergesetzt wurde. Heutzutage gilt ein Blutdruck von unter 120 zu 80 als normal für Erwachsene; Blutdruckwerte ab 140 zu 90 gelten als hoch.

»Ich arbeite den ganzen Tag an einem Webstuhl und glaube, dass sich dadurch allmählich ein Karpaltunnelsyndrom entwickelt. Gibt es dagegen Mittel, die Sie empfehlen können?«
Nun, Ihr Beruf stellt diesbezüglich für Sie ein erhöhtes Risiko dar. Durch wiederholte Belastung verursachte Schäden (z. B. das Karpaltunnelsyndrom) werden durch Überbeanspruchung der Muskeln und Sehnen von Fingern, Händen, Armen und Schultern hervorgerufen. Ich empfehle Vitamin-B-Komplex mit B_6, 50 mg, dreimal täglich; Methylsulfonylmethan, 1000 mg, mit Vitamin-C-Komplex, morgens und abends; 1 Kapsel E.V.EXT-77 zweimal täglich und täglich ein Kombipräparat aus Johanniskraut und Polyphenol, bis die Symptome verschwunden sind.

»Mein Vater erholt sich gerade von einem Schlaganfall und möchte den Heilungsprozess beschleunigen. Welche Zusatzpräparate würden Sie ihm empfehlen?«
Ginkgo biloba und DMAE (Dimethylaminoethanol) haben sich bewährt, um die geistigen Funktionen und das Gedächtnis zu

verbessern, da sie die Durchblutung der Gehirnzellen fördern. Ich würde Ihrem Vater empfehlen, zum Frühstück und Abendessen je ein MVP zu nehmen (siehe Seite 371 f.), zusammen mit einem Ginkgo-biloba-Kombipräparat mit 60 mg Ginkgo biloba, das auch Bärlapp, Vinpocetin, Phosphatidylserin und Cholin, Bacopa und DMAE enthält, dreimal täglich.

»Ich bekomme häufig Blasenentzündung. Gibt es Präparate, die das wiederholte Auftreten verhindern können?«
Blasenentzündung wird in der Regel durch Bakterien verursacht; deshalb haben sich Präparate, die eine bakterienhemmende Wirkung haben und den Urin saurer machen, als hilfreich erwiesen, auch vorbeugend. Preiselbeersaft verhindert, dass die problematischen Bakterien an den Wänden des Harntraktes kleben bleiben. Die Preiselbeere enthält unter anderem die sogenannten Anthocyanoside, die antibiotische Wirkung haben. Wenn Ihnen der Saft zu sauer ist, können Sie den gleichen Nutzen – ohne Zuckerzusatz – durch 1 bis 2 Kapseln Preiselbeer-Konzentrat, ein- bis dreimal täglich, erzielen. Trinken Sie mindestens 6 bis 8 Gläser Wasser täglich, vermeiden Sie Koffein, raffinierte Kohlenhydrate und Alkohol. Erhöhen Sie den Anteil natürlicher Diuretika (harntreibender Mittel) in der Nahrung (Petersilie, Sellerie, Spargel, Brunnenkresse) und vermindern Sie den Anteil der Zitrusfrüchte, die den Urin alkalisch machen und das Bakterienwachstum fördern. Zusammen mit MVP (siehe Seite 371 f.) brauchen Sie möglicherweise zusätzliches Kalium, 95 mg täglich, um den Kaliumverlust durch vermehrtes Harnlassen auszugleichen.

»Gibt es Kräuter, die Sie beim Chronischen Müdigkeitssyndrom empfehlen können?«
Viele Patienten konnten feststellen, dass Johanniskraut sehr hilft, um ihre Depressionen zu lindern und den Appetit zu steigern. Shiitake-Pilz und Zitronenmelisse können ebenfalls

hilfreich sein, um die körpereigene Produktion von Interferon anzukurbeln und die Vermehrung von Viren zu hemmen. Zur langfristigen Unterstützung der Nebennierendrüsen empfehlen sich sibirischer und asiatischer Ginseng als wirksame Adaptogene, also pflanzliche Wirkstoffe, die die körpereigene Stressreaktion verbessern und die Abwehrkräfte gegen Infektionen steigern.

»Was sind Beta-1,3-Glucane? Und wie unterstützen sie das Immunsystem?«
Beta-1,3-Glucane sind Polysaccharide (komplexe Kohlenhydrate), die meistens aus Hefe stammen, aber auch aus Hafer- und Gerstenkleie sowie aus Pilzen wie Reishi und Shiitake. Man hat herausgefunden, dass sie das Immunsystem stärken, indem sie die Fähigkeit der Makrophagen in ihrem Kampf gegen in den Körper eindringende Bakterien, Viren, Pilze und Parasiten steigern. Und das Gute an Beta-1,3-Glucanen ist, dass sie zwar das Immunsystem stärken, es aber nicht übermäßig anregen, was für Menschen mit Autoimmunerkrankungen problematisch sein könnte.

»Es wird heutzutage so viel über Osteoporose geschrieben, dass ich schon ganz verwirrt bin. Könnten Sie mir auf einfache Weise erklären, wie ich feststellen kann, ob bei mir ein Risiko besteht (ich bin eine aktive, 48 Jahre alte Frau), und welche Präparate ich zusätzlich nehmen kann?«
Es ist gar nicht so kompliziert, aber es ist wichtig, dass Sie über die Fakten Bescheid wissen. Unter Osteoporose versteht man eine fortschreitende Abnahme der Knochendichte; das bedeutet, dass die Knochen schwächer werden und es leichter zu Knochenbrüchen kommen kann. Bis zum Alter von etwa 30 Jahren nehmen unsere Knochen – bei ausreichender Zufuhr an Nährstoffen, Kalzium und Vitamin D – an Dichte zu. Nach dem Alter von 30 Jahren nimmt die Knochendichte ab, insbesondere dann, wenn der Körper die benötig-

ten Nährstoffe nicht resorbieren kann. Da das Östrogen das wichtigste weibliche Hormon darstellt, das die Einlagerung von Kalzium in die Knochen regulieren hilft, kommt Osteoporose am häufigsten bei Frauen nach den Wechseljahren vor.

Faktoren, die das Osteoporoserisiko bei Frauen erhöhen

- Auftreten von Osteoporose in der Familie
- zarter Körperbau
- Rauchen
- Alkoholgenuss
- frühzeitiger Eintritt der Wechseljahre
- keine Schwangerschaften
- Kalziummangel in der Nahrung
- Mangel an Körperbewegung mit Gewichtsbelastung
- Schilddrüsenüberfunktion
- übermäßiger Kaffeegenuss
- übermäßiger Genuss von kohlensäurehaltigen Getränken, die Phosphor enthalten (das in größeren Mengen dem Körper Kalzium entzieht).

Sie sollten darauf achten, dass die Knochendichte durch körperliche Betätigung, die mit Gewichtsbelastung verbunden ist, gesteigert wird (Gehen, Treppensteigen, Laufen, Tennis). Schwimmen hat z. B. nicht diese Wirkung.
Als tägliche Ernährungsergänzung empfehle ich:
1000 mg Vitamin C mit Bioflavonoiden
400 IE Vitamin D
400 bis 800 IE Vitamin E
100 bis 200 µg Vitamin K
500 µg sublingual, Vitamin B_{12}
1 bis 3 mg Bor (Natriumborat)
Soja-Isoflavonoid-Komplex (mit 10 mg Daidzein und Genistein)
1200 bis 1500 mg Kalzium (gute natürliche Kalziumquellen: siehe Seite 135)

»Stimmt es, dass ältere Vegetarierinnen ein erhöhtes Osteoporose-risiko tragen?«
Offenbar ja. Um die Knochendichte zu steigern, sollten Frauen vor und nach den Wechseljahren ausreichende Mengen an Eiweiß zu sich nehmen (15 bis 20 Prozent der täglichen Kalorienmenge). Im Unterschied zu pflanzlichen Nahrungsmitteln liefern Fleisch, Geflügel, Eier und Käse vollständiges Eiweiß. Aber die Kombination bestimmter Aminosäuren aus unterschiedlichen nicht-tierischen Quellen im richtigen Verhältnis kann das Risiko eines Eiweißmangels verringern – und wenn Sie Quinoa (siehe Seite 188) als festen Bestandteil in Ihre vegetarische Ernährung aufnehmen, haben Sie das Risiko eliminiert.

»Was ist Prädiabetes – und was sind die Symptome?«
Erst vor kurzem wurden neue Richtlinien für die Diagnostik von Prädiabetes veröffentlicht, der sich häufig nicht in erkennbaren Symptomen äußert. Trotzdem ist er ernst zu nehmen, da er dem Herz-Kreislauf-System schaden kann, bevor ein echter Diabetes auftritt. In den neuen amerikanischen Richtlinien werden die als akzeptabel eingestuften Blutzuckerwerte von zuvor 110 auf 100 mg/dl herabgesetzt, was Ärzte in die Lage versetzt, einen Prädiabetes zu erkennen und gemeinsam mit dem Patienten einer Verschlechterung vorzubeugen.

»Ich habe von einem Präparat namens Hydroxyapatit gegen Osteoporose gehört. Was ist dran?«
Hydroxyapatit wird aus zermahlenen Rinderknochen hergestellt. Das hört sich vielleicht nicht besonders einladend an, doch es ist ein wirksamer Kalziumzusatz – und einer der wenigen, die vom Körper gut aufgenommen werden. Das darin enthaltene Kalzium ist identisch mit dem Kalzium in Ihren Knochen, und das Präparat enthält außerdem noch andere Mineralstoffe, die für starke Knochen wichtig sind, wie Magnesium, Fluorid, Natrium und Kalium.

Es gibt verschiedene Präparate, die Hydroxyapatit enthalten. Achten Sie darauf, dass es mindestens 1000 mg Kalzium liefert. Die restlichen 200 bis 500 mg können Sie leicht durch die Nahrung aufnehmen (siehe Seite 135). Falls Sie sich vegetarisch ernähren, können Sie auch Kalziumcitrat nehmen, das vom Körper gut resorbiert wird.

»Ich leide an Arthritis und habe gehört, dass Glucosamin gegen Gelenkschmerzen helfen kann. Ich zögere jedoch, es einzunehmen, da ich nicht sicher bin, um was es sich dabei handelt und ob es irgendwelche Kontraindikationen oder unerwünschten Nebenwirkungen gibt. Worauf muss ich achten, um von Glucosamin zu profitieren?«

Hier ein schneller Crashkurs über Glucosamin, aus dem Sie alles erfahren dürften, was Sie interessiert: Glucosamin ist ein natürlicher Bestandteil des Knorpelgewebes, der die Produktion von Bindegewebe im Körper anregt. Es wird gegen Gelenkschmerzen, zur Heilung von Bindegewebsschäden, für die Gesundheit von Sehnen und Bändern und zur Behandlung der Symptome von Osteoarthritis und rheumatoider Arthritis eingesetzt. (Obwohl dies zwei sehr unterschiedliche Leiden sind, gehen sie beide mit der Zerstörung von Bindegewebe, nämlich Knorpelgewebe, einher. Wenn das Knorpelgewebe abgenutzt wird, liegen die Knochenenden frei, was Schmerzen, Steifigkeit und Schwellungen der Gelenke verursacht.)

Mit zunehmendem Alter nimmt die Glucosaminproduktion im Körper ab, und die Knorpel sind nicht mehr in der Lage, Wasser zu halten und stoßdämpfend zu wirken. Glucosamin lindert die arthritischen Schmerzen, indem es beim Wiederaufbau von verloren gegangenem Knorpelgewebe hilft. Am besten wirkt es im Zusammenspiel mit zwei anderen Ergänzungsmitteln, Chondroitin, das ebenfalls im Knorpel vorkommt, und Pregnenolon, einem natürlichen Hormon.

Die Packungsaufschrift von Glucosamin- und Chondroitinsulfat-Produkten kann missverständlich sein. Achten Sie darauf, dass Kaliumchlorid (nicht Natriumchlorid) als Stabilisator verwendet wurde, damit Sie nicht unnötig zusätzliches Salz zu sich nehmen (siehe Seite 502). (In Deutschland ist bei Glucosamin-Präparaten lediglich der Hauptwirkstoff Glucosoninsulfat angegeben.)

Was die Nebenwirkungen angeht, so kann Glucosamin in seltenen Fällen Übelkeit oder Sodbrennen hervorrufen, die durch die Einnahme des Präparates zu den Mahlzeiten gelindert werden können. Einige Forschungsergebnisse deuten darauf hin, dass Glucosamin womöglich die Insulinresistenz beeinflusst, was zur Entstehung von Diabetes beitragen könnte, doch liegen dafür kaum Beweise vor. Wenn Sie sich diesbezüglich Sorgen machen, können Sie dieser unerwünschten Nebenwirkung vorbeugen, indem Sie die Dosis auf 200 µg herabsetzen und die Aufnahme von Cholesterin und Triglyceriden reduzieren.

Ergänzungsmittel sind in Form von Kapseln, Pulver und flüssigen Präparaten erhältlich. Ich empfehle die Einnahme von ein bis drei Tabletten mit 500 mg Glucosamin-HCl täglich (diese Form ist um 40 Prozent wirksamer als normales Glucosamin). Wenn Sie Aspirin oder ein anderes Schmerzmittel einnehmen, könnte es eine Weile dauern, bis Sie die positive Wirkung von Glucosamin beobachten können.

»Ich habe gehört, dass Entzündungen die Ursache für die meisten chronischen Krankheiten sind – nicht nur für Arthritis und Asthma. Wenn das stimmt, um welche Krankheiten handelt es sich, und welche Ergänzungsmittel empfehlen Sie?«

Es stimmt, und die jüngsten Forschungsergebnisse sind wirklich bemerkenswert. Es scheint, dass eine leichte chronische Entzündung die Ursache für koronare Herzerkrankungen, Alzheimer, bestimmte Krebsarten und sogar Fettleibigkeit und Diabetes sein kann. Die Forschungsarbeit von Dr. Paul Ridker von der Harvard Medical School, der mit einem speziellen, hochempfindlichen Bluttest das C-reaktive Protein

(CRP) untersuchte – ein Bluteiweiß, das auf entzündliche Vorgänge im Körper hindeutet und diese zugleich auch fördert – hat gezeigt, dass erhöhte Entzündungswerte das Herzinfarktrisiko vervierfachen. Die Tatsache, dass erhöhte CRP-Spiegel bei einer Vielzahl von chronischen Erkrankungen nachgewiesen wurden, führte zu dem Begriff »Entzündungssyndrom«. Jack Challem, der Autor des Buches *The Inflammation Syndrome* (»Das Entzündungssyndrom«), nimmt an, dass die Entzündung, die mit Fettleibigkeit und Diabetes einhergeht, auch einer Entzündung der Blutgefäße den Weg ebnet und das Risiko von Herzerkrankungen steigert. Entzündungen sind ein Zeichen dafür, dass die entzündungsfördernden und -hemmenden Reaktionen des Körpers aus dem Gleichgewicht geraten sind. Doch es gibt Ergänzungsmittel mit entzündungshemmender Wirkung, die dieses Verhältnis ausgleichen können.

Ergänzungsmittel mit entzündungshemmender Wirkung

- GLA (Gammalinolensäure), ein Derivat der Linolsäure, die auch als Omega-6-Fettsäure bezeichnet wird, ist der Vorläufer wichtiger Prostaglandine, die bei der Unterdrückung von Entzündungen helfen können. GLA ist vor allem in Borretschöl, Öl aus den Kernen schwarzer Johannisbeeren und Nachtkerzenöl enthalten, kann aber auch im Körper aus Omega-6-Fettsäuren gebildet werden. Obwohl Omega-6-Fettsäuren in der in Amerika typischen Kost ohne Weiteres verfügbar sind, sind viele der Omega-6-haltigen Öle gehärtet, was den Umbau von Omega-6-Fettsäuren zu GLA hemmen kann.

- EPA (Eicosapentaensäure) ist ein Wegbereiter für die Produktion entzündungshemmender Stoffen im Körper. EPA – eine Omega-3-Fettsäure – kann zwar durch den Umbau von Alpha-Linolensäure im Körper gebildet werden (siehe Seite 203 ff.), sie kann jedoch auch auf direktem Wege durch den Verzehr einiger Kaltwasserfische wie zum Beispiel Lachs, Makrele und Sardinen aufgenommen werden (siehe Seite 205 ff.).

- Ölsäure, die wichtigste Omega-9-Fettsäure in Olivenöl, hat entzündungshemmende Eigenschaften und verstärkt die Wirkung von EPA.
- Vitamin E (siehe Seite 108 ff.) zerstört zusammen mit anderen Antioxidantien (siehe Seite 223 ff.) Freie Radikale, die Entzündungen hervorrufen können.

XVI

Es ist nicht alles nur Einbildung

Wie Vitamine und Mineralstoffe Ihre Stimmung beeinflussen

Dass Geisteskrankheit mit der Ernährung in Zusammenhang stehen kann, wurde zum ersten Mal entdeckt und wissenschaftlich dokumentiert, als man herausfand, dass Pellagra (mit Depressionen, Durchfall und Schwachsinn) mit Niacin geheilt werden konnte. Danach zeigte sich, dass eine Behandlung mit dem gesamten Vitamin-B-Komplex noch mehr gute Wirkungen hatte als Niacin allein.

Die Anzeichen, dass geistige Störungen biochemische Ursachen haben könnten, nehmen zu. Experimente haben gezeigt, dass die Symptome von geistigen Erkrankungen sozusagen ein- und ausgeschaltet werden können wie ein Lichtschalter, indem man den Vitaminspiegel im Körper verändert.

Selbst normale und glückliche Menschen können depressiv werden, wenn ihnen Niacin und Folsäure fehlen.

Dr. R. Shulman berichtet im *British Journal of Psychiatry*, er habe festgestellt, dass 48 von 59 Psychiatriepatienten unter Folsäuremangel litten. Andere Forschungen haben ergeben, dass es der Mehrheit der geistig oder seelisch Kranken an einem oder mehreren Vitaminen aus dem B-Komplex oder an Vitamin C mangelte. Selbst bei normalen und glücklichen Menschen hat man festgestellt, dass sie depressiv werden oder andere emotionale Störungen durchmachen, wenn ihnen Niacin oder Folsäure fehlen.

Vitamine und Mineralstoffe gegen Depressionen, Angstzustände und Stress

Vitamin B₁ (Thiamin)	große Mengen scheinen Depressionen und Angstzustände zu lindern
Vitamin B₆ (Pyridoxin)	hilft bei der Bildung natürlicher Antidepressiva wie Dopamin und Norepinephrin
Pantothensäure	wirkt erleichternd bei Spannungen
Vitamin C (Ascorbinsäure)	wichtig gegen Stress
Vitamin B₁₂ (Cobalamin)	vermindert Reizbarkeit, verbessert die Konzentrationsfähigkeit, gibt mehr Energie und unterstützt die Gesundheit des Nervensystems
Cholin	sendet Nervenimpulse ans Gehirn und hat eine beruhigende Wirkung
Vitamin E (trockene Form) (Alpha-Tocopherol)	unterstützt eine gute Sauerstoffversorgung der Gehirnzellen
Folsäure	ein Mangel trägt zu Geisteskrankheit bei
Zink	fördert die geistige Wachheit und unterstützt die Gehirnfunktionen
Magnesium	das »Antistress-Mineral«, wichtig für die Nervenfunktion
Mangan	hilft, nervöse Reizbarkeit zu lindern
Niacin	wichtig für das Funktionieren des Nervensystems
Kalzium	löst Spannungen und Reizbarkeit, bringt Entspannung
Tyrosin	unterstützt die schnelle Erzeugung der Antidepressiva Dopamin und Norepinephrin durch die Gehirnneuronen
Tryptophan	bewirkt gemeinsam mit Vitamin B₆, Niacin und Magnesium die Synthetisierung des Serotonins, einer chemischen Substanz im Gehirn, die ein natürliches Beruhigungsmittel darstellt
Phenylalanin	wird benötigt, damit das Gehirn die Antidepressiva Dopamin und Norepinephrin freisetzt

Medikamente und Drogen können Ihre Probleme noch verschlimmern

Alkohol wirkt dämpfend auf die Nerven. Wenn Sie ein Beruhigungsmittel nehmen und Alkohol trinken, kann die Kombination aus beidem zu schweren Depressionen führen – und sogar zum Tod.

Wenn Sie ein Beruhigungsmittel zusammen mit einem Antihistamin nehmen (wie sie rezeptfrei erhältlich sind), kann es zu Zittern und geistiger Verwirrung kommen.

Wenn Sie die Pille nehmen und unter Depressionen leiden, ist das nicht verwunderlich.

Die Pille entzieht dem Körper Vitamin B_6, B_{12}, Folsäure und Vitamin C. Wenn Sie die Pille nehmen und unter Depressionen leiden, ist das nicht verwunderlich. Ihr Bedarf an Vitamin B_6, das für einen normalen Stoffwechsel von Tryptophan notwendig ist, liegt 50- bis 100-mal höher als bei einer Frau, die die Pille nicht nimmt.

Mittel, die Depressionen verursachen, ohne dass Sie es ahnen

Die folgende Liste erhebt keinen Anspruch auf Vollständigkeit, doch sämtliche aufgeführten Medikamente rauben dem Körper – in unterschiedlichem Ausmaß – wichtige stimmungsregulierende Nährstoffe (siehe Seite 467 ff.). Wenn Sie also von einem Mittel, das Ihnen eigentlich helfen sollte, den Eindruck haben, dass Sie sich dadurch schlechter fühlen, muss das keineswegs Einbildung sein!

- Abführmittel, Gleitmittel
- Adrenocorticoide
- Amphetamine
- Antibabypille (orale Kontrazeptiva)
- Antibiotika
- Anticonvulsiva (Mittel gegen zentral bedingte – z. B. epileptische – Krämpfe)
- Antidepressiva (ja, Sie haben richtig gelesen!)

- Antihistamine
- Arthritismedikamente
- Baclofen
- Barbiturate
- Beruhigungsmittel
- Betablocker
- Bluthochdruck-
  medikamente
- Diuretika
  (harntreibende Mittel)
- Fluoride
- Hormone (Östrogene,
  einschließlich Premarin,
  und synthetische
  Progesterone wie zum
  Beispiel Provera)
- Indomethacin
- Isoniacid
- Kaliumpräparate
- Meprednison
- Methotrexat
- Narkotika
  (Betäubungsmittel)
- Nitrofurantoin
- orale Kontrazeptiva
  (Empfängnis-
  verhütungsmittel)
- Penicillamin
- Penicillin (alle Formen)
- Phenytoin
- Procainamid
- Propoxyphen
- Pyrimethamin
- Schlafmittel
- Schmerzmittel
- Systemische
  Corticosteroide
  (Prednison, Cortison
  usw.)
- Tagamet
- Tetrazykline
- Trimethobenzamid

Noch Fragen zu Kapitel XVI?

»Als Produzent einer täglichen Fernsehshow lebe ich im Dauerstress. Ich esse nur sporadisch und möchte wissen, ob bestimmte Lebensmittel besser für mich sind als andere?«
Ja. Egal, ob es sich um ein Powerfrühstück oder ein schnelles Mittagessen am Drehort handelt: Sie sollten mehr komplexe Kohlenhydrate statt Proteine zu sich nehmen. Mit anderen Worten, essen Sie Pasta, Reis oder Getreide statt Steak oder Eier. Die komplexen Kohlenhydrate tragen dazu bei, den Serotoninspiegel im Gehirn zu erhöhen, wodurch Sie ruhiger und weniger im Stress, aber trotzdem hellwach sind.

»Ich leide immer mal wieder an Depressionen, auch wenn in meinem Leben gar kein Anlass dazu besteht. Ich bin 29 Jahre alt, männlich, glücklich verheiratet, und ich weiß nicht, woher diese Depressionen kommen. Könnte die Ursache in der Ernährung liegen?«

Aber ja! Vor allem, wenn Sie zuckerreiche Nahrung zu sich nehmen. Zucker, in welcher Form auch immer, kann dem Körper die Vitamine der B-Gruppe entziehen, vor allem Vitamin B_1, und das kann depressive Gefühle nach sich ziehen. Aminosäuren (siehe Seiten 165 ff.) wie Tyrosin und Phenylalanin können als Antidepressiva eingesetzt werden. Sprechen Sie mit Ihrem Arzt – ich persönlich empfehle 500 bis 2000 mg (2 g) einer Kombination aus diesen Aminosäuren, die Sie morgens oder abends mit Wasser oder Saft (nicht mit Protein) nehmen sollten. Außerdem könnten Sie ein Kombipräparat Johanniskraut mit Polyphenyl probieren, 1 bis 2 Tabletten täglich.

XVII

Suchtmittel und andere Drogen

Beginnen wir mit Koffein

Es steht außer Zweifel: Koffein ist eine wirkungsvolle Droge –
ja gewiss, eine Droge. Es spricht sogar einiges dafür, dass Sie
Ihren täglichen Kaffee oder Ihr Cola-Ge-
tränk nicht einfach nur genießen, sondern davon abhängig sind.
Koffein wirkt direkt auf das zentrale
Nervensystem. Es führt beinahe unmit-
telbar zu einem Gefühl von klarem Denken und weniger Müdigkeit. Es regt auch die Freisetzung von in der Leber gespeichertem Zucker an, was zu dem Energieschub führt, den
Kaffee, Cola oder Kakao (die großen Drei des Koffeins) Ihnen
versetzen. Aber diese Vorzüge können von den Nebenwirkungen bei weitem übertroffen werden:

*Koffein ist die am
stärksten auf die Psyche
wirkende Droge der Welt.*

- Die Freisetzung von Zucker bedeutet starken Stress für das
  endokrine System. Letzten Endes kann es zu Erschöpfungszuständen der Nebennieren kommen, und Blutunterzucker
  ist die Folge.
- Wer viel Kaffee trinkt, ist oft nervös und zittrig.
- Täglicher Konsum summiert sich, und das viele Koffein
  wird im Fettgewebe gespeichert, von wo es nicht mehr so
  leicht ausgeschieden werden kann.
- Kaffeetrinkende Hausfrauen haben, als man ihnen nur noch
  koffeinfreie Getränke gab, Symptome gezeigt, die denen
  des Drogenentzugs sehr ähnlich waren.

- Professor John Minton, Chirurg an der Staatsuniversität Ohio und Krebsspezialist, hat herausgefunden, dass ein übermäßiger Genuss an Methylxanthinen (aktiven chemischen Stoffen im Koffein) zu bösartigen Brusterkrankungen und Prostataproblemen führen kann.
- Koffein kann dem Körper Vitamin B, besonders Inosit, entziehen, ebenso Vitamin C, Kalium und andere Mineralstoffe.
- Kaffee steigert den Säureanteil im Verdauungstrakt und kann zu Jucken im After führen.
- Viele Ärzte sind der Meinung, dass Koffein mit schuld daran sei, wenn es zu Herzerkrankungen und Bluthochdruck kommt.
- Die britische medizinische Zeitschrift *Lancet* berichtete von einem starken Zusammenhang zwischen Kaffeekonsum und Krebs an der Blase und im unteren Harnbereich.
- Personen, die täglich 5 Tassen Kaffee trinken, tragen ein um 50 Prozent höheres Risiko, an einem Herzleiden zu erkranken als Nicht-Kaffeetrinker.
- Das Fachblatt des amerikanischen Ärzteverbandes, *Journal of the American Medical Association*, berichtet von einer Erkrankung, die als »Koffeinismus« bezeichnet wurde. Die Symptome sind Appetitverlust, Gewichtsabnahme, Reizbarkeit, Schlaflosigkeit, Hitzewallungen, Frösteln, leichtes Fieber.
- Es hat sich gezeigt, dass Koffein die Reproduktion der Desoxyribonukleinsäure (DNS) beeinträchtigt.
- Schwangere Frauen sollten Koffein meiden. Tierversuche haben ergeben, dass die Menge Koffein, die in etwa 4 Tassen Kaffee enthalten ist, zu Geburtsfehlern führen kann.
- Bei hohen Dosierungen von Koffein bekommen Tiere im Laborversuch Krämpfe und sterben.
- Kaffee kann die Herzfrequenz und den Blutdruck gefährlich steigern, wenn er zusammen mit stauungsauflösenden oder bronchienerweiternden Medikamenten genommen wird.

- Koffein kann sehr giftig wirken (die tödliche Dosis liegt vermutlich bei etwa 10 g). Neuere Forschungen haben ergeben, dass etwa 1 l Kaffee, in drei Stunden getrunken, sehr viel Thiamin im Körper zerstören kann.

Sie nehmen mehr Koffein zu sich, als Sie denken

Sie würden staunen, wenn Sie wüssten, wie viel Koffein Erwachsene und Kinder unwissentlich zu sich nehmen, weil es in Getränken und Lebensmitteln enthalten ist. *Consumer Reports* hat kürzlich 25 Produkte untersucht, die Kinder gern konsumieren. Dabei stellte sich heraus, dass einige Softdrinks, Eissorten und Snacks eine Menge Koffein enthalten. Zwar wurde die Wirkung von Koffein auf Kinder noch nicht eingehend erforscht, doch Ärzte und Ernährungswissenschaftler sind sich darüber einig, dass eine Dosis von mehr als 100 mg pro Tag zu Angstzuständen, Anspannung und Schlaflosigkeit führen kann. Noch höhere Dosen können Übelkeit, Erbrechen, Krämpfe und Durchfall hervorrufen.

Die folgende Übersicht zeigt, wie viel Koffein Sie mit bestimmten Getränken bzw. Medikamenten zu sich nehmen.

Getränk	*1/3 l (Dose oder Flasche)*
Coca-Cola	64,7 mg
Pepsi-Cola	43,1 mg
Kaffee	**pro Tasse:**
Löslicher Kaffee	66,0 mg
Espresso	110,0 mg
Filterkaffee	146,0 mg
Teebeutel	
Schwarztee (5 Min. ziehen)	46,0 mg
Schwarztee (1 Min. ziehen)	28,0 mg

Getränk	
Loser Tee	
Schwarztee (5 Min. ziehen)	40,0 mg
Grüner Tee (5 Min. ziehen)	35,0 mg
Kakao	13,0 mg
Schokolade	
Milchschokolade	6,0 mg
Zartbitterschokolade	20,0 mg

Medikamente	*je Pille*
Anacin (auch ohne Koffein erhältlich)	32,0 mg
Bio Slim T-Kapseln	140,0 mg
Cafergot*	100,0 mg
Empirin	32,0 mg
Emprazil	30,0 mg
Excedrin	65,0 mg
(Excedrin PM enthält kein Koffein, aber ein Antihistamin.)	
Florinal	130,0 mg
Hallowach*	30 mg
Midol	65 mg
Optalidon*	75 mg
Vanquish	33,0 mg
Vivarin	200,0 mg

*   Cafergot, Hallowach und Optalidon sind als einzige der hier genannten Präparate in Deutschland erhältlich.

Alternativen zum Koffein

Koffeinfreier (entkoffeinierter) Kaffee ist *nicht* die beste Lösung für das Koffeinproblem. Trichlorethylen, früher zum Entzug des Koffeins verwendet, hat sich in Tierversuchen als krebserregend herausgestellt. Die Hersteller sind inzwischen zu Methylchlorid übergegangen, was zwar weniger gefährlich ist, aber dadurch wird dem Körper die gleiche Art von Chlorkohlenstoffverbindungen zugeführt, die bei vielen toxischen Insektiziden vorkommen.

Regelmäßiges Teetrinken ist auch nicht die Lösung, denn schwarzer Tee enthält bekanntlich fast genauso viel Koffein wie Kaffee. Hingegen können Kräutertees sehr belebend wirken, und sie werden überall in großer Vielfalt angeboten. Auch Ginseng kann Ihnen einen richtigen Energieschub geben, fast so wie Kaffee, aber ohne die schädlichen Nebenwirkungen. Cola-Getränke, light oder normal, sind heute bei vielen beliebt, die die Wirkung des Koffeins mögen. Trinken Sie stattdessen lieber Mineralwasser: Sie werden zwar nicht so angeregt wie durch das Koffein, aber Ihrem Körper tun Sie damit einen größeren Gefallen.

> *Ginseng kann Ihnen einen richtigen Energieschub geben.*

Wie Alkohol dem Körper schadet

Alkohol ist die am weitesten verbreitete Droge in unserer Gesellschaft. Und weil er so leicht zu bekommen ist, halten die meisten Menschen ihn nicht für eine Droge. Er ist aber eine, und bei Missbrauch kann er viel Schaden in Ihrem Körper anrichten.

- Alkohol ist kein anregendes Mittel, sondern in Wirklichkeit ein Beruhigungsmittel für das zentrale Nervensystem.
- Er kann die Blutgefäße schädigen.
- Er wärmt Sie nicht auf, sondern führt dazu, dass Sie noch mehr frieren, weil Sie mehr schwitzen und der Körper Wärme verliert.
- Er zerstört Gehirnzellen, weil er Ihnen das notwendige Wasser entzieht.
- Er kann dem Körper die Vitamine B_1, B_2, B_6, B_{12}, Folsäure, Vitamin K, Zink, Magnesium und Kalium entziehen.
- 4 Drinks am Tag können zu organischen Schäden führen.

• Er kann die Fähigkeit der Leber, Fett zu verarbeiten, beeinträchtigen.

Was Sie trinken und wann

Lassen Sie sich nicht dadurch täuschen, dass der Alkoholgehalt in verschiedenen Getränken unterschiedlich ist. Es stimmt, dass Bier nur zwischen 4 und 6 Prozent Alkohol enthält, Wein zwischen 9 und 13 und Whisky mindestens 40 Prozent; aber eine Dose Bier, ein Glas Wein oder ein guter Schluck Whisky haben dieselbe berauschende Wirkung. Mit anderen Worten, nach 4 Flaschen Bier können Sie genauso betrunken sein wie nach 4 Gläschen Tequila.

Erstaunlicherweise ist das, was Sie trinken, nicht so wichtig wie der Zeitpunkt, zu dem Sie es trinken. Dr. John Palmer von der Universität Massachusetts berichtet, dass die Zeitdauer, in der der Alkohol im Blut bleibt, im Tagesverlauf unterschiedlich ist. Das heißt natürlich, je länger der Alkohol im Blut bleibt, desto mehr Zeit hat er auch, auf die Gehirnzellen zu wirken. Die Stunden zwischen zwei Uhr morgens und Mittag sind die gefährlichsten, während die Stunden am späten Nachmittag und frühen Abend am wenigsten schädlich sind. Ein Cocktail, den Sie zum Abendessen nehmen, wird um 25 Prozent schneller verbrannt als eine Bloody Mary zum Frühstück, und der letzte Drink nach Mitternacht auf einer Party wird langsamer verbrannt als sein Vorgänger und führt zu einem länger anhaltenden Anstieg des Blutalkohols.

Eine Bloody Mary zum Frühstück kann mehr Schaden anrichten als ein Wodka mit Zitrone zum Abendessen.

Vitamine verringern das Verlangen nach Alkohol

Forschungen an der Universität von Texas haben ergeben, dass alkoholabhängige Mäuse, die nährstoffreich und mit vitaminhaltiger Kost gefüttert wurden, schnell das Interesse am Alkohol verloren. Das scheint sich auch beim Menschen zu bestätigen, denn Untersuchungen ergaben, dass Personen, die viel tranken, davon loskamen und sogar das Interesse am Alkohol völlig verloren, wenn sie sich richtig ernährten und entsprechende Vitamingaben zusetzten. Besonders die Vitamine A, D, E, C und alle Vitamine der B-Gruppe – vor allem B_{12}, B_6 und B_1 – führten zusammen mit Cholin, Inosit, Niacin und einer eiweißreichen Kost zu den besten Ergebnissen. Der New Yorker Arzt Dr. H. L. Newbold, der mit Alkoholikern gearbeitet hat, empfiehlt eine langsame Steigerung auf bis zu 5 Glutaminkapseln (200 mg) – nicht Glutaminsäure – dreimal täglich, um das Trinken unter Kontrolle zu bekommen. Und er rät dazu, mit einem auf Ernährungswissenschaften spezialisierten Arzt einen passenden Diät- und Nährstoffplan auszuarbeiten.

Wer viel trinkt, kann davon loskommen.

Seit kurzem wird ein chinesisch-japanisches Kräuterheilmittel namens Kudzu (Pfeilwurzelmehl), das traditionell als Gegenmittel bei Kater eingesetzt wird, auch unterstützend zur Alkoholentwöhnung verwendet. Das ist gar nicht verwunderlich, denn die asiatische Kräuterheilkunde verwendet schon seit 2000 Jahren einen aus der Kudzu-Wurzel hergestellten Tee zur Behandlung von Alkoholismus, denn Kudzu enthält zwei phytochemische Substanzen, Daidzin und Daidzein, die zur Senkung des Blutalkoholspiegels beitragen. Kudzu gibt es als Nahrungsergänzung in 500-mg-Kapseln. Die besten Ergebnisse erzielt man, wenn man es dreimal täglich vor oder nach dem Konsum von Alkohol nimmt.

Die Wahrheit über Marihuana und Haschisch

Marihuana und Haschisch stammen von der Hanfpflanze *Cannabis sativa*. Marihuana besteht aus den zerhackten Blättern und dem Stängel der Pflanze, während Haschisch vom Harz der blühenden Pflanze stammt.

Beide Drogen können sowohl geraucht als auch gekaut werden. Beim Rauchen hält die Wirkung im Allgemeinen eine bis drei Stunden an. Beim Kauen kann sie vier bis zehn Stunden andauern, es vergeht jedoch auch längere Zeit, bis der Benutzer eine Wirkung spürt. Anders als andere unerlaubte Drogen haben Marihuana und Haschisch die ungewöhnliche Eigenschaft der »umgekehrten Toleranz«, das heißt, dass gewohnheitsmäßige Benutzer weniger als ein Anfänger brauchen, um high zu werden. Im Wesentlichen wirken diese Drogen als Rausch-, Entspannungs- und Beruhigungsmittel, Appetitanreger und leichte Halluzinogene, obwohl die Wirkungen individuell unterschiedlich sind.

Das Rauchen eines Joints kann zum Ansteigen des Blutdrucks, stärkerem Herzklopfen und zu einem Absinken der Körpertemperatur wie auch des Vitamin-C-Spiegels im Blut führen.

Wenn Frauen während der Schwangerschaft Marihuana rauchen, kann das zu einem niedrigen Gewicht des Neugeborenen führen und das Risiko von Lungenkrebs steigern.

VORSICHT! Es kann zu einer toxischen Psychose kommen, wenn Cannabis gegessen wird und der Betreffende die Menge nicht richtig eingeschätzt hat.

Vitaminpräparate und Nahrungsmittel, die helfen können

Essen Sie mehr Zitrusfrüchte und grünes Blattgemüse. Dadurch bekommen Sie bessere Kost als durch raffinierten Zucker oder Kohlenhydrate, die einen Mangel an den notwendigen Vitaminen der B-Gruppe herbeiführen.

1000 mg Vitamin C, morgens und abends
100 bis 400 IE Vitamin E, ein- bis dreimal täglich zum Schutz
der Lunge

Kokain kostet Sie mehr, als Sie denken

Kokain zieht die Gefäße zusammen, regt das zentrale Nervensystem an und potenziert die Wirkung der Nervenstimula-
tion. Äußerlich angewendet, blockiert es Nervenimpulse und
erzeugt ein Taubheitsgefühl.

Was Benutzer bekommen – ganz gleich, wie viel sie zahlen –,
besteht selten zu mehr als 60 Prozent aus reinem Kokain.
Der Rest ist Verschnitt, den die Dealer benutzen, um die Droge um des Profits willen zu verlängern. Einige Verschnitte sind relativ harmlos: Laktose, Dextrose, Inosit (aus der Vitamin-B-Gruppe). Andere Verschnitte wie

Der falsche Verschnitt kann töten.

Maisstärke, Talkumpuder und Mehl können gefährlich werden, weil sie sich nicht im Blut lösen und Klümpchen bilden können. Benzocain, das pharmakologisch aktiv ist, kann
ebenfalls zu Blutklümpchen führen und damit ernsthafte
Komplikationen verursachen, wenn es als Verschnitt für Kokain verwendet wird.

Da die Droge durch die Schleimhäute schnell resorbiert wird,
ist das Inhalieren durch die Nase die beliebteste Form der Ko-
kainaufnahme. Es wird aber auch oft unter der Zunge, unter
dem Augenlid und im Genitalbereich örtlich angewendet. Außerdem kann es intravenös gespritzt oder geraucht werden.

Die kurzfristigen Wirkungen von Kokain (etwa eine halbe
Stunde nach der Einnahme) bestehen im Allgemeinen in
Euphorie und Gefühlen von Selbstvertrauen und seelischer
Kraft; aber danach ist mehr von der Droge notwendig, um
wieder high zu werden. Die psychische und körperliche Ab-
hängigkeit ist sehr groß.

Kokain verursacht Nasenbluten, Herzklopfen, kalte Schweiß-
ausbrüche und in manchen Fällen ein Gefühl, als ob Mücken
und Käfer über den Körper krabbeln; es kann auch zu Krämpfen, Erbrechen, sogar zu einem Eiweißschock und zum Tod
führen.
Die größte Gefahr liegt darin, dass seine Giftigkeit nicht im
Voraus abzuschätzen ist, weil selbst eine kleine Dosis mit
dem falschen Verschnitt je nach Empfindlichkeit des Einzelnen zum Tode führen kann.

Präparate und Nahrungsmittel, die helfen können

MVP (siehe Seite 371 f.)
500 mg chelatisiertes Kalzium und 250 mg Magnesium, je
1 Tablette zweimal täglich – davon 1 vor dem Schlafengehen
1000 mg Vitamin C, 200 bis 400 IE Vitamin E, und 100 mg Vitamin-B-Komplex, jeweils ein- bis dreimal täglich
1 Kava-Kava-Kapsel kann vor dem Schlafengehen als Einschlaf-
hilfe genommen werden.

Mittel gegen Kokainsucht

Tyrosin, eine Aminosäure, die im Allgemeinen in Fleisch und
Weizen vorkommt (siehe Seite 187 f.), lindert die Depressionen, Erschöpfung und Reizbarkeit, die es so schwierig machen, vom Kokain wegzukommen.
Im Fair Oaks Hospital in Summit, New Jersey, nahmen Kokain-
süchtige diese Aminosäure zwölf Tage lang in Orangensaft.
Außerdem nahmen sie Vitamin C, die B-Vitamine Thiamin,
Niacin und Riboflavin und das Enzym Tyroxinhydroxylase, das
dem Körper hilft, Tyrosin zu verwerten. Die Ergebnisse waren
bemerkenswert gut. Auch 1 Kapsel Johanniskraut-Polyphenol-
Komplex, morgens genommen, kann die Depressionen wirksam lindern.

Natürliche Alternativen zu Arzneidrogen

Bei uns werden viel zu viele Medikamente eingenommen: Sind sie alle wirklich nötig? Vermutlich nicht; aber wenn die Patienten zum Arzt kommen, dann erwarten sie einfach, mit einem Rezept wieder wegzugehen. Es gibt jedoch Alternativen, die manche Ärzte und ernährungsbewusste Patienten ausprobieren, bevor sie zu chemischen Mitteln greifen.

Dr. Robert C. Atkins, der auch die nach ihm benannte Diät entwickelt hat, lässt *Inosit und Pantothensäure anstelle von Schlafmitteln.* seine Patienten Pantothensäure und etwa 2000 mg Inosit als Schlafmittel anstelle von Barbituraten ausprobieren. Er setzt auch mit Erfolg B_{15} ein, um den Blutzuckerspiegel zu regulieren, und B_{13} (Orotsäure), um hohen Blutdruck zu senken.

Bevor Sie also die nächste Tablette schlucken, denken Sie doch vielleicht einmal über natürliche Alternativen nach.

Medikament	Natürliche Alternativen
Antazida (säureregulierende Mittel)	Papaya, Süßholzextrakt (entglycyrrhiziniert), lauwarme Kräutertees, z. B. Bockshornklee, Rotulme, Schwarzwurz und Spierstrauch (ohne Zitrone), Methylsulfonylmethan
Antibiotika und Antihistaminika	Knoblauch, Vitamin C, Hühnersuppe, Vitamin A, Zink, Selen, Grapefruitkernextrakt, Echinacea, Pantothensäure, Quercetin und grüner Tee
Antidepressiva (Psychoaufheller)	Johanniskraut-Polyphenol-Komplex plus, Jujubesamenextrakt-Kalzium-Magnesium-Komplex, Vitamin B_1, B_6 und B_{12}, Tyrosin und Phenylalanin (nicht zusammen mit Monoaminoxidase-Inhibitoren nehmen!)

Medikament	Natürliche Alternativen
Blutdruck-senkende Mittel	Omega-3-Fettsäuren, Magnesium, Kalzium; Gemüse der Kreuzblütler-Familie (Brokkoli, Kohl, Grünkohl), Sellerie; Vitamin C, Kalium (nicht bei Nierenproblemen); Dong Quai, Sibirischer Ginseng
Cholesterin-senkende Mittel	Niacin (*No-Flush*-Inosithexanicotinat, IHN) (siehe Seite 76 ff.), Vitamin C, Magnesium, Kalzium, Kupfer, Vitamin E, Flohsamen (Psyllium; 1 bis 2 Teelöffel täglich) und Wasser, N-Acetylcystein, grüner Tee, PCOs oder Proanthocyanidine (Traubenkernextrakt, Cayenne, Curry), Gugul
Mittel gegen Durchfall	Reis, Bananen und *Lactobacillus-acidophilus*-Joghurt bei Durchfall aufgrund von Antibiotika
Harntreibende Mittel	Alfalfa, Spargel, Sellerie, Löwenzahnblätter und Vitamin B_6 können als natürliche harntreibende Mittel wirken
Laxantien (Abführmittel)	Vitamin C, Vitamin B_1, B_2, B_6 und B_{12}, Kalium, Magnesium, Acidophilus, Alfalfa, Weißdornfrüchte, Gotu kola (asiatischer Wassernabel, *Hydrocotyle asiatica*), Helmkraut, Kleie und Wasser
Schlaf- und Beruhigungsmittel (Sedativa)	Baldrian, Melatonin, Cholin, Niacin, Vitamin B_1, B_6, B_{12}, Kalzium, Magnesium, Mangan, Zink, Pantothensäure, Inosit; Johanniskraut-Polyphenol-Komplex, Phenylalanin und Tyrosin
Schwellungs-hemmende Mittel	Vitamin A und C, Quercetin, Echinacea, Kräutertee aus Gelbwurzel (*Hydrastis canadensis*) und Lorbeerbaumfrüchten; Kalium, Meerrettichwurzel

Medikament	Natürliche Alternativen
Mittel gegen Übelkeit	Vitamin B_1 und B_6 gegen Übelkeit auf Reisen und am Morgen (während der Schwangerschaft); Ingwerwurzelkapseln, Ev.Ext-77, Niacin, Bioflavonoide und standardisierter Ginkgo biloba gegen Schwindelgefühle und Übelkeit bei Erkrankungen des Innenohrs

VORSICHT! Wenn Sie Medikamente einnehmen, sollten Sie sie nicht plötzlich absetzen und zu einer natürlichen Alternative übergehen. Lassen Sie sich von einem ernährungswissenschaftlich orientierten Arzt oder Heilpraktiker beraten, um Ihre Dosierungen entsprechend einzustellen, während Sie sich vom Tablettengebrauch entwöhnen.

Medikamente als Nährstoffräuber

Mehr denn je zuvor werden ständig irgendwelche Medikamente geschluckt. Was die meisten aber nicht wissen: viele dieser Medikamente – ob vom Arzt verschrieben oder ohne Rezept gekauft – entziehen genauso viel wie sie geben, jedenfalls unter dem Gesichtspunkt der Ernährung. Allzu oft stoppen die Medikamente entweder die Aufnahme von Nährstoffen oder stören die Fähigkeit der Zellen, sie zu verwerten.

Eine neuere Studie hat gezeigt, dass manche Wirkstoffe in den gängigen, frei verkäuflichen Mitteln gegen Erkältung, Schmerz und Allergien den Vitamin-A-Spiegel im Blut senken. Da Vitamin A die Schleimhäute von Nase, Rachen und Lunge schützt und stärkt, kann ein Defizit daran zur Folge haben, dass die Bakterien sich vermehren und dadurch die Krankheit verlängert wird, die man durch das Medikament eigentlich bekämpfen wollte.

Aspirin, Wundermedikament in jedem Haushalt und häu-
figster Bestandteil von Schmerzmitteln und Medikamenten
gegen Schnupfen und Nebenhöhlener-
krankungen, ist ein ausgesprochener Vit-
amin-C-Räuber. Schon eine kleine Menge
kann die Ausscheidung von Vitamin C
verdreifachen. Das kann auch zu einem
Mangel an Folsäure und Vitamin B führen, was wiederum
Anämie und Verdauungsstörungen verursachen kann.

*Aspirin kann die
Ausscheidung von
Vitamin C verdreifachen.*

Corticosteroide (Cortison, Prednison), die bei der Behandlung von Arthritisschmerzen, Hautproblemen, Störungen im
Blut, Erkrankungen der Augen und bei Asthma eingesetzt
werden, senken wiederum den Zinkspiegel im Blut. Nach
einer Studie, die in der medizinischen Fachzeitschrift *Post-
graduate Medical Journal* veröffentlicht wurde, haben erstaunlich viele Menschen, die Barbiturate nehmen, zu niedrige Kal-
ziumwerte.

Abführmittel und Mittel gegen überschüssige Magensäure
beeinträchtigen den Kalzium- und Phosphorstoffwechsel im
Körper. Darüber hinaus kann jede übermäßige Einnahme
von Abführmitteln dem Körper große Mengen an Kalium sowie die Vitamine A, D, E und K entziehen.

Harntreibende Mittel, die häufig gegen Bluthochdruck verschrieben werden, und Antibiotika sind ebenfalls Kaliumräuber.

Es folgt eine Liste von Medikamenten, die jedoch nicht alle
in Deutschland verschrieben werden, die einen Vitamin- oder
Nährstoffmangel herbeiführen können. Sie können ihr entneh-
men, welche Vitamine, Mineralstoffe und andere Nährsubstan-
zen jeweils entzogen werden. Werfen Sie einen Blick darauf,
ehe Sie beim nächsten Mal zu einem Medikament greifen.

Medikament*	Entzogene Nährstoffe
Abführmittel, Gleitmittel (auch Rizinusöl, Mineralöl)	alle Nährstoffe, vor allem Vitamin A, D, E, K, Kalzium und Phosphor
Alkohol (auch alkoholhaltige Hustentropfen, Elixiere und rezeptfreie Medikamente wie Nyquil)	Vitamin A, B_1, B_2, Biotin, Cholin, Niacin, Vitamin B_{15}, Folsäure und Magnesium
Ammoniumchlorid (z. B. Ambenyl, Expectorant, Triaminicol, Decongestant cough syrup, P.V. Tussin syrup)	Vitamin C
Antibiotika (z. B. Amoxil, Ceclor, Keflex, Augmentin, Pen.Vee K)	B-Komplex, Vitamin C und K, Acidophilus
Antidepressiva, trizyklische (z. B. Elavil, Tofranil, Norpramin)	Vitamin B_2, Coenzym Q_{10}
Antigerinnungsmittel (z. B. Coumadin, Panwarfin)	Vitamin A
Antihistaminika (z. B. Chlortrimeton)	Vitamin C
Antisäuremittel (z. B. Mylanta, Maalox Digel liquid)	Kalzium, Phosphat, Kupfer, Eisen, Magnesium, Kalium, Zink, Eiweiß
Aspirin (APC-Medikamente enthalten Aspirin)	Vitamin A, B-Komplex, C; Kalzium, Kalium

* Teilweise sind die Medikamente in Deutschland nicht oder unter einem anderen Namen verfügbar. (Anm. d. Red.)

Medikament*	Entzogene Nährstoffe
Beruhigungsmittel (z. B. Clorazil, Haldol, Moban, Loxitane)	Vitamin B_2, Coenzym Q_{10}
Betablocker (z. B. Inderal, Lopressor, Sectral)	Coenzym Q_{10}
Chemotherapie	die meisten Nährstoffe
Cholesterinsenkende Medikamente (z. B. Cholestid, Questran, Locholest)	Vitamin A, D, E, K, B_{12}, Beta-Carotin, Folsäure, Eisen und Fette
Clofibrat (Atromid-S)	Vitamin K
Colchicin	Vitamin B_{12}, A und Kalium
Corticosteroide (z. B. Cortison, Hydrocortison)	Kalzium, Vitamin D, Kalium, Selen, Zink
Diethylstilboestrol (DES)	Vitamin B_6
Diuretika (harntreibende Mittel) (z. B. Diuril, Hydro-diuril, Ser-ap-es, Lasix)	Vitamin-B-Komplex, Kalium, Magnesium, Zink und Coenzym Q_{10}
Empfängnisverhütungs-mittel (z. B. Brevicon, Demulen, Enovid, Lo/ Ovral, Norinyl, Ovral)	Folsäure, Vitamin C, B_2, B_6, B_{12} und E
Fluoride	Vitamin C
Gichtmittel (z. B. Zyloprim)	Beta-Carotin, Vitamin B_{12}, Natrium, Kalium
Glutethimid (Doriden)	Folsäure

Medikament*	Entzogene Nährstoffe
Isoniazid (INH, Nydrazid)	Vitamin B_6
Kanamycin (Kantrex)	Vitamin K und B_{12}
Koffein (in allen APC-Medikamenten)	Vitamin B_1, Inosit und Biotin; Kalium, Zink, kann auch die Kalzium- und Eisenaufnahme hemmen, Vitamin K und Niacin
Mittel gegen Magengeschwüre (z. B. Tagamet, Pepcid, Axid, Zantac)	Vitamin D, B_{12}, Folsäure und Zink
Meprednison (Betapar)	Vitamin B_6, C, Zink und Kalium
Methotrexat (Mexate)	Folsäure
Nitrofurantoin (z. B. Furadantin, Macrodantin)	Folsäure
NSAIDS (z. B. Anaprox, Dolobid, Indocin)	Vitamin B_1, C und Folsäure
Östrogen-Ersatztherapie (z. B. Premarin, Menest)	Vitamin B_6
Penicillamine (Cuprimin)	Vitamin B_6
Penicillin (in sämtlichen Formen)	Vitamin B_6, Niacin und K
Phenylbutazon (z. B. Azolid, Butazolidin)	Folsäure
Phenytein (Dilantin)	Vitamin B_{12}, D, Folsäure und Kalzium
Prednison (z. B. Meticorten, Prednisolone, Orasone)	Vitamin B_6, D, C, Zink und Kalium

Medikament*	Entzogene Nährstoffe
Propanthelin (Pro-Banthine)	Vitamin K
Proteinase-Inhibitoren (z. B. Prevacid, Prilosec)	Vitamin B_{12}, Eiweiß
Pyrimethamin (Daraprim)	Folsäure
Sulfonamide, systemische (z. B. Bactrim, Gantanol, Tantrisin, Septra)	Folsäure, Vitamin K und B_2
Sulfonamide und topische Steroide (z. B. Aerosporin, Cortisporin, Neosporin, Polysporin)	Vitamin K, B_{12} und Folsäure
Tabak	Vitamin C, B_1 und Folsäure, Kalzium
Tetracyclin (z. B. Achromy-cin-V, Sumycin, Tetracyn)	Vitamin K, Kalzium, Magnesium und Eisen
Trifluoperazin (Stelazine)	Vitamin B_{12}
Triamteren (Dyrenium)	Folsäure
Tuberkulose-Medikamente	Vitamin B_6, D, E, Niacin und Kalzium

Noch Fragen zu Kapitel XVII?

»Ich weiß, dass Kaffee nervös machen kann, deswegen habe ich mich auf koffeinfreien Kaffee umgestellt. Ich bin aber immer noch reizbar und starken Stimmungsschwankungen unterworfen. Kann eine so geringe Menge an Koffein das bewirken?«

Koffein ist nicht die einzige Substanz im Kaffee, die sich auf das Verhalten auswirkt. In normalem und koffeinfreiem Kaffee (aber nicht im Tee), gibt es einen weiteren – noch nicht genau identifizierten – Wirkstoff, der die normale Aktivität der Gehirnopiate (Endorphine) blockiert, deren Wirkung darin besteht, dass sie Schmerzen lindern und die Stimmung aufhellen.

»Bei einigen Medikamenten, die mir der Arzt verordnet hat, wird davor gewarnt, während der Behandlungsdauer Alkohol zu trinken. Wenn eine solche ausdrückliche Warnung fehlt, bedeutet das dann, dass es ungefährlich ist, einen Schluck Alkohol zu trinken?«
Nur, wenn Sie auch russisches Roulette für ungefährlich halten. Alkohol kann mit fast allen Medikamenten eine schädliche Wechselwirkung eingehen. In der Tat, jedes Medikament, das als Kapsel mit Langzeitwirkung genommen wird, kann gefährlich werden, wenn Alkohol dazukommt. Die Umhüllung, die dafür sorgen soll, dass das Medikament langsam innerhalb einer bestimmten Zeit freigesetzt wird (im Allgemeinen acht bis zwölf Stunden), kann sich in Alkohol schneller auflösen und Ihnen eine unangenehme, möglicherweise giftige Dosis des Medikaments verpassen. Mein Rat: Werden Sie erst wieder gesund – dann können Sie zum Feiern einen Schluck trinken!

»Ich nehme Tagamet gegen Magensäure (...) und habe gehört, dass ich während der Einnahme dieses Medikamentes keinen alten Cheddarkäse oder andere Tyramin-reiche Lebensmittel essen sollte. Können Sie mir erklären, warum das so ist – und auch, welche Lebensmittel Tyramin enthalten?«
Nahrungsmittel, die einen hohen Gehalt an der Aminosäure Tyramin aufweisen, können, wenn sie während der Behandlung mit Tagamet verzehrt werden, starke Kopfschmerzen hervorrufen und vorübergehend einen erhöhten Blutdruck auslösen. In allen eiweißhaltigen Nahrungsmitteln wie Fleisch, Fisch oder Milchprodukten bildet sich bei zu langer Lagerung

Tyramin. Zur Sicherheit sollten Sie Essensreste nicht länger als ein paar Tage aufbewahren und beim Einkauf von Fisch, Fleisch und Milchprodukten stets auf die Angaben zur Mindesthaltbarkeit achten. Jegliche gealterten, eingelegten oder fermentierten Lebensmittel wie zum Beispiel alter Käse, Wein oder Gewürzgurken können Tyramin enthalten.

Tyraminhaltige Lebensmittel

- Alter Käse
- Sauermilchprodukte
- Avocado
- Rinder- und Geflügelleber
- Getrockneter und eingelegter Fisch
- Sojaprodukte wie zum Beispiel Tofu, Miso, Sojasauce oder Teriyakisauce
- Geschmacksverstärker wie hydrolysiertes pflanzliches Eiweiß
- Rosinen
- Würstchen, Salami, Mortadella
- Wein, Bier, Likör, Champagner
- Hefe

Tyramin kann auch zu Wechselwirkungen mit den sogenannten Sympathomimetika führen, einer Gruppe von Arzneiwirkstoffen, die in vielen Asthmasprays einschließlich Albuterol, Salmeterol und Epinephrin enthalten sind. Eltern von Kindern, die an Asthma leiden und diese Medikamente einnehmen, sollten besonders darauf achten, tyraminhaltige Lebensmittel zu vermeiden. Der Gebrauch des Asthmasprays unmittelbar nach dem Verzehr eines Mortadella-Sandwiches kann womöglich gravierende Wechselwirkungen auslösen.

»Gibt es Nahrungsergänzungsmittel, die zu gefährlichen Wechselwirkungen mit verschreibungspflichtigen Medikamenten führen können?«

Ja, die gibt es, und aus diesem Grund empfehle ich immer, dass Menschen, die ein verschreibungspflichtiges Medikament einnehmen, keinesfalls auf eigene Faust mit der Einnahme eines Ergänzungsmittels beginnen, sondern immer vorher Rücksprache mit ihrem Arzt halten sollten. Viele dieser Mittel und Heilkräuter wirken ähnlich wie Arzneimittel, was die Wirkung extrem verstärken kann. So kann zum Beispiel die gleichzeitige Einnahme eines blutverdünnenden Arzneimittels wie Warfarin (Coumadin) und eines natürlichen gerinnungshemmenden Ergänzungsmittels wie hochdosiertes Vitamin E, Ginkgo biloba oder sogar Fischöl das Blutungsrisiko erhöhen. In diesem Fall würde ich eher ein nebenwirkungsfreies Heilkraut oder Vitamin einnehmen als ein Medikament wie Warfarin (Coumadin), das viele Nebenwirkungen hat. Falls Sie ein verschreibungspflichtiges Medikament einnehmen, sollten Sie Ihren Arzt darauf ansprechen, ob Sie nicht – um die Nebenwirkungen zu minimieren – die Dosis reduzieren und stattdessen ein Ergänzungsmittel einnehmen können.

Einige Ergänzungsmittel können die Wirksamkeit von verschreibungspflichtigen Medikamenten herabsetzen; auch aus diesem Grund rate ich stets dazu, mit dem behandelnden Arzt über mögliche natürliche Alternativen zu sprechen. Aber bedenken Sie, dass auch im umgekehrten Fall – wenn Sie bereits ein Ergänzungsmittel einnehmen und von Ihrem Arzt ein Medikament verschrieben bekommen – das Arzneimittel die Wirkung des natürlichen Präparates verringern oder gefährlich verstärken kann. Daran sollten Sie denken, *bevor* Ihr Arzt das Rezept ausstellt.

Im Folgenden finden Sie eine kurze Übersicht über potenzielle Unverträglichkeiten zwischen Medikamenten und Ergänzungsmitteln:

Medikamente gegen AIDS: Johanniskraut
Alkohol: Beta-Carotin, Kamille, DHEA, GBL, Kava, Baldrian
Anästhetika: Kava-Kava, Johanniskraut, Baldrian

Antidepressiva (stimmungsaufhellende Mittel): Ginkgo biloba, SAM (S-Adenosyl-L-Methion), Johanniskraut

Aspirin: Weidenrinde und alle Ergänzungsmittel, die zu Wechselwirkungen mit blutgerinnungshemmenden Mitteln führen

Medikamente gegen Bluthochdruck: Aloe, Buntnessel, Löwenzahn, Glycerol, Gelbwurzel, Guarana, Huperzin A, Süßholzwurzel, Johanniskraut

Cholesterinsenkende Mittel: Red Yeast Rice (in Deutschland nur über das Internet erhältlich, Anm. d. Red.), Beta-Sitosterin

Diabetesmedikamente: Alpha-Liponsäure, Bittermelone, Chrompicolinat oder Chrompolynicotinat, D-pinitol, 4-Hydroxy-Isoleucin

Diuretika (harntreibende Medikamente): Aloe, Löwenzahn, Gelbwurzel, Süßholzwurzel

Gerinnungshemmende Mittel: Angelikawurzel, Anis, Arnika, Asant, Borretschsamenöl, Bromelain, spanischer Pfeffer (Capsicum), Sellerie, Kamille, Nelken, Coenzym Q_{10}, Teufelskralle, Dong Quai, Bockshornklee, Mutterkraut, Fischöl, Leinöl, Knoblauch, Ingwer, Ginkgo biloba, Ginseng, Gelbwurzel, grüner Tee, Rosskastanie, Süßholzwurzel, Zwiebel, Spierstrauch, Papain, Petersilie, Passionsblume, Pappel, roter Klee, Johanniskraut, Gelbwurzel, Vitamin E, Weidenrinde

Herzmittel: Aloe, Huperzin A, L-Arginin, Süßholzwurzel, Johanniskraut

Immunsuppressiva: Tragant (Astragalus), Echinacea, Ginseng, Melatonin, Johanniskraut, Vitamin E, Zink

Methotrexat: Echinacea, hochdosierte Folsäure

Monoaminoxidase-(MAO)-Hemmer: Sandmalve, Ephedra, Melatonin, SAM (S-Adenosyl-L-Methion), Johanniskraut, Yohimbe

Östrogen: Traubensilberkerze, DHEA, Sägepalmfrucht, Soja-Isoflavone

Phenothiazin: Nachtkerzenöl

Phenylpropanolamin: Ephedra, Synephrin, Yohimbe

Pseudoephedrin: Ephedra, Synephrin, Yohimbe

Schilddrüsenhormone: Kalzium, Guggulsterone

Medikamente gegen Anfallsleiden: Ginkgo biloba, hochdosierte
　Folsäure, Johanniskraut

Tamoxifen: Johanniskraut

Tranquilizer oder Beruhigungsmittel: Kamille, 5-HTP, Guarana,
　Kava-Kava, Melatonin, Johanniskraut, Baldrian

XVIII

Schlank werden –
Diäten pfundweise

Die Atkins-Diät

Bei dieser Diät* wird den Kalorien keine Beachtung geschenkt, sondern sie konzentriert sich auf die Einschränkung von Kohlenhydraten; aber anders als bei anderen kohlenhydratarmen Diätformen fordert Dr. Atkins, dass fast keine Kohlenhydrate gegessen werden, wenigstens nicht in der ersten Woche. Dadurch fängt der Körper an, Ketonsäuren auszuscheiden (ein Nebenprodukt von unvollständig verbranntem Fett), und zwar in Mengen, die für einen bemerkenswerten Gewichtsverlust ausreichen. Nach Dr. Atkins ist es so, dass Kohlenhydrate der Brennstoff sind, den der Körper als Erstes zur Energiegewinnung verbrennt. Und wenn keine aufgenommen werden, greift der Körper auf die gespeicherten Fette zurück. Wenn die Ketonsäuren ausgeschieden werden, verschwinden Hunger und Pfunde.

Es gibt viel Pro und Kontra bei dieser Diät (vor allem deshalb, weil sie – trotz der damit verbundenen Gesundheitsrisiken – zu einem hohen Fettkonsum ermuntert). Obwohl eine vor Kurzem in dem medizinischen Fachblatt *New England Journal of Medicine* veröffentlichte Untersuchung ergab, dass die Atkins-Diät nicht zu der eigentlich zu erwartenden Erhöhung der Cholesterinwerte führte (der Wert des »schlechten« Cholesterin stieg leicht an, doch gleichzeitig kam es zu einem

---

* Robert C. Atkins: Diät-Revolution. Der kalorienreiche Weg zu gesunder Schönheit, Ariston 1989.

Anstieg der Werte des »guten« Cholesterins und der Triglyceride), lag die Abbruchrate hoch, und die Teilnehmer hatten – wie bei den meisten anderen Diäten – das verlorene Körpergewicht nach einem oder zwei Jahren wieder zugenommen. Wenn Sie diese Diät machen, dann empfiehlt Dr. Atkins, zusätzlich hochwirksame Vitamine zu nehmen. Ich rate, dem MVP-Plan zu folgen (siehe Seite 371 f.) und dazu noch 1000 mg Vitamin C mit Bioflavonoiden zu nehmen, wenn Sie alle Zitrusfrüchte weglassen. Nehmen Sie morgens und abends zum Essen auch mindestens 50 mg des Vitamin-B-Komplexes, 1 g Kalium (auf 3 Mahlzeiten verteilt) und 400 bis 800 µg Folsäure täglich.

Am besten wäre es, wenn Sie durch die folgenden Ergänzungsmittel auf natürliche Art Fett verbrennen und die Kohlenhydratzufuhr beschränken würden:

16 bis 48 mg Banaba-Blatt-Extrakt täglich

2 Kapseln mit 200 mg Gymnema sylvestre täglich (verringert den Heißhunger auf Süßes)

2 Tabletten mit 1000 mg Methylsulfonylmethan (MSM) täglich

Die Euphorie-Diät

Viele Sportler kennen einen euphorischen Zustand (die »Zone«), in dem Körper und Geist die höchsten Stufe ihrer Leistungsfähigkeit erreichen. Dr. Barry Sears hat eine Methode entwickelt, wie sich dieser Zustand über die Ernährung erreichen lässt, indem man die Menge der aufgenommenen Portionen an Eiweiß, Kohlenhydraten und Fett durch die gleiche Anzahl von »Blöcken« je Mahlzeit genau reguliert: 3 Blöcke für Frauen, 4 für Männer (dabei entspricht 1 Eiweißblock 7 g Eiweiß, 1 Kohlenhydratblock 9 g Kohlenhydrate, 1 Fettblock 1,5 g Fett). Im Wesentlichen erhält man bei dieser Diät 30 Prozent der Kalorien aus Eiweiß, 40 Prozent aus Kohlenhydraten und die restlichen 30 Prozent aus Fetten. Sears ist der Ansicht, die übliche Empfehlung, 55 bis 60 Prozent des Tagesbedarfs an Kalorien durch Kohlenhydrate zu decken, sei zu hoch gegriffen. Er schränkt daher die Zufuhr von Lebensmitteln mit einem hohen glykämischen Index ein (siehe Seite 214 f.), aber nicht nur raffinierte Kohlenhydrate. Er empfiehlt auch das Weglassen von Karotten, Bananen, braunem Reis und Vollkornbrot – dem ich nicht zustimmen kann.

Essenzielle Fettsäuren sind notwendig, um in die »Zone« höchster Leistungsfähigkeit zu kommen, und das kann ich nur gutheißen. Von den Omega-6-Fettsäuren ist, nach Sears, die Gammalinolensäure (GLS) die wichtigste. Aber wenn zu viel GLS – durch das Essen oder durch Zusatzpräparate – aufgenommen wird, können die Vorteile der »Zone« aufgehoben werden, wenn die GLS nicht in einem ausgewogenen Verhältnis zur Eicospentaensäure (EPS) steht, was nicht leicht zu bestimmen ist.

Diese Diät befürwortet gesunde Lebensmittel, schreibt aber festgelegte Mengen zu vorgeschriebenen Zeiten vor, selbst wenn man gar nicht hungrig ist. Doch egal, ob es Ihnen gelingt, diesen euphorischen Zustand zu erreichen, ich empfehle Ihnen, Ihre Basisernährung mit MVP abzudecken (siehe Seite 371 f.).

Weight Watchers

Dies ist eine Langzeitdiät mit drei Mahlzeiten täglich, bei denen man genau abgemessene Mengen an Eiweiß, Kohlenhydraten und Fetten zu sich nimmt.

Obwohl das Programm ernährungsmäßig sehr abgerundet und ausgeglichen ist, haben die meisten Weight Watchers, die ich kennengelernt habe, mir gesagt, dass die Einnahme zusätzlicher Vitamin- und Mineralstoffpräparate ihnen geholfen habe, ihren Energieumsatz beizubehalten, obwohl sie weniger Kalorien zu sich nahmen. Dazu sollte MVP (siehe Seite 371 f.) ausreichen.

Jenny-Craig-Diät

Dies ist eine kalorienreduzierte Diät (ca. 1200 Kalorien pro Tag) mit ausgewogenen Nährstoffen (60 Prozent Kohlenhydrate, 20 Prozent Eiweiß, 20 Prozent Fett), die in abgepackten Mahlzeiten angeboten wird, um die Portionsgröße zu kontrollieren. Über eine kurze Zeit kann man mit dieser Diät gut abnehmen; von Nachteil ist allerdings, dass die Anwender auf Dauer kein Gefühl für die richtige Auswahl und Portionierung von Nahrungsmitteln entwickeln. Außerdem wird bei diesem Programm versäumt, die Bedeutung von körperlicher Bewegung zu betonen, die der Schlüssel zu einer dauerhaften Gewichtsabnahme und guter Gesundheit ist.

Obwohl die Jenny-Craig-Diät akzeptabel ist, was die Nährstoffzufuhr angeht, empfiehlt sich die Einnahme von MVP (siehe Seite 371 f.), um trotz der geringen Kalorienzufuhr ein Maximum an Energie zu erhalten.

Diät mit flüssigem Protein

Diese Art von Diät ist sehr gefährlich und kann sogar zum Tode führen. Die US-Behörden haben sogar eine Bestimmung erlassen, wonach alle (flüssigen oder pulverförmigen) Eiweißpräparate, die für Abmagerungskuren verwendet werden können, den folgenden Packungshinweis tragen müssen:

»**Warnung!** Eine extrem kalorienarme Eiweißdiät (unter 800 Kalorien täglich) kann zu schweren Krankheiten und zum Tod führen. Verwenden Sie dieses Präparat zur Gewichtsreduktion ausschließlich unter medizinischer Aufsicht. Achten Sie insbesondere auf mögliche Nebenwirkungen mit Medikamenten, die Sie einnehmen. Nicht geeignet zur Anwendung bei Babys, Kindern, Schwangeren oder stillenden Müttern.« Radikale Diätkuren dieser Art können verheerende Wirkungen für den Körper haben – nicht zuletzt Störungen der Herzfunktion und schwere Mangelerscheinungen an lebenswichtigen Vital- und Mineralstoffen durch extremen Gewichtsverlust in kurzer Zeit. Ich kann beim besten Willen keine Empfehlungen für ergänzende Nährstoffpräparate abgeben, da ich fest überzeugt bin, dass diese extremen Diätformen niemals ohne strenge medizinische Überwachung durchgeführt werden sollten.

South-Beach-Diät

Ähnlich wie bei der Atkins-Diät befürwortet Dr. Arthur Agtston bei der South-Beach-Diät eine insgesamt geringere Zufuhr von Kohlenhydraten und beschreibt, welche kohlenhydrathaltige Nahrungsmittel einen niedrigen glykämischen Index (siehe Seite 214 f.) aufweisen. Von Eiweißen und guten Fetten dürfen reichliche Portionen verzehrt werden, da man sich darauf verlassen kann, dass durch den niedrigen glykämischen Index Blutzuckerspiegel und Hungergefühl unter Kontrolle bleiben. Empfohlen werden Hähnchen, Pute und Fisch mit Nüssen, fettarmem Käse und Joghurt.

Die South-Beach-Diät soll in den ersten zwei Wochen strikt eingehalten werden; in dieser Zeit ist eine beachtliche Gewichtsabnahme möglich. Nach zwei Wochen sollte der Heißhunger auf Süßes und stärkehaltige Nahrungsmittel verschwunden sein. Wenn dies nicht der Fall ist, können Sie mit dieser – oder einer anderen – Diät fortfahren. Wenn Sie dafür sorgen, dass Ihr Körper alle wichtigen Nährstoffe bekommt, fällt es Ihnen vielleicht leichter, gut gelaunt durchzuhalten, während Ihre Pfunde purzeln. (MVP siehe Seite 371 f.)

Makrobiotische Zen-Diät

Anders, als man meinen könnte, hat diese Diät nichts mit dem Zen-Buddhismus zu tun, sondern sie wurde von dem Japaner George Ohsawa entwickelt und hat viele Anhänger gewonnen. Folgt man ihr ganz streng, ist sie jedoch vom ernährungsphysiologischen Gesichtspunkt bedenklich.

Bei dieser Diät gibt es zehn Stufen; Milch ist verboten. Man fängt damit an, dass man den Nachtisch weglässt, und arbeitet sich dann allmählich bis zur höchsten Stufe vor, bei der man nur noch Körner isst, ungeschälten Reis. Diese Diät basiert auf der östlichen Philosophie des Yin und Yang. Sie schränkt die Aufnahme von Flüssigkeit ein, was genauso gefährlich ist wie der Mangel an Nährstoffen, der entsteht, wenn man nur ungeschälten Reis isst.

Anhänger dieser Diät glauben, dass sie Vitamine, Mineralstoffe und Proteine im eigenen Körper herstellen und eine Substanz in die andere verwandeln können, wenn sie nur die richtigen Gedanken haben. Für den Fall, dass Sie wirklich diese gefährliche Diät halten wollen, sollten Sie ebenso wie bei strenger vegetarischer Kost zusätzliche Mittel einnehmen. Ein hochwirksames Präparat mit Multivitaminen und Multimineralstoffen zweimal täglich zusammen mit einem guten Präparat des Vitamin-B-Komplexes mit Folsäure ist empfehlenswert. Nehmen Sie außerdem Vitamin B_{12}, 100 µg, ein- bis dreimal täglich.

Diät mit Kelp, Lecithin, Essig, Vitamin B_6

Diese Diät, die in bestimmten Kreisen als Geheimtipp gepriesen wird, geistert schon seit über zwei Jahrzehnten vor allem in den USA umher und scheint immer noch populär zu sein. Die Grundelemente dieser Diät kann man mit einer einzigen

Tablette bekommen, die Kelp (eine Meeresalge), Lecithin, Apfelessig und Vitamin B_6 enthält. Es gibt sie in zwei Dosierungen: mit einfacher und doppelter Wirkung. Bei der einfachen Dosierung nimmt man 2 Tabletten zu jeder Mahlzeit, bei der doppelten nur eine.

Wie bei jeder Diät, die die Kalorienaufnahme reduziert, empfiehlt sich ein MVP (siehe Seite 371 f.) jeweils zum Frühstück und zum Abendessen; außerdem ein Vitamin-B-Komplex und 500 mg Vitamin C zweimal täglich.

Mindells Diät-Empfehlungen

- Bevor Sie mit einer Diät beginnen, beraten Sie sich mit Ihrem Arzt. Wenn Sie das Gefühl haben, dass Ihr Hausarzt darüber nicht genug Bescheid weiß, suchen Sie sich einen Spezialisten für Ernährungskunde und Diätetik.
- Wenn Sie eine kohlenhydratarme oder kohlenhydratlose Diät machen, hüten Sie sich vor »zuckerfreien« oder »Diät«-Süßwaren, die Sorbit, Mannit und Xylit enthalten. Diese Substanzen werden im Körper genau wie Kohlenhydrate umgewandelt, nur langsamer.
- Wenn Sie eine kohlenhydratarme oder kohlenhydratlose Diät machen, sollten Sie auch auf Diätlimonaden verzichten. Diese Getränke enthalten häufig Aspartam, das Untersuchungen zufolge den Körper daran hindert, Fett in Glukose umzuwandeln.
- Wenn Sie eine Diät machen, bei der Alkohol erlaubt ist, kann 1 Glas Wein vor dem Abendessen die Magensäfte anregen und verdauungsfördernd wirken.
- Wenn Sie Wein zu sich nehmen, denken Sie daran, dass trockener Weißwein weniger Kalorien hat als Rotwein.
- Beachten Sie, dass Ihr Körper für die Verdauung von Eiweiß 25 Prozent mehr Kalorien benötigt als für die Verdauung von Fett oder Kohlenhydraten.

- Wenn in einem Kochrezept Sauerrahm benötigt wird, ersetzen Sie ihn durch fettarmen Joghurt; so können Sie mehr als 300 Kalorien einsparen.
- Denken Sie daran, dass die Reaktion des Körpers auf verminderte Nahrungsaufnahme darin besteht, dass er weniger Kalorien verbrennt. Das ist auch der Grund, warum längerfristig eine Abmagerungskur ohne sportliche Betätigung sinnlos ist.
- Hüten Sie sich vor folgenden Diät-Irrtümern:
Nachtisch aus Speisegelatine macht nicht dick.
Pampelmusen helfen beim Abnehmen.
Obst hat keine Kalorien.
Proteinreiche Nahrungsmittel haben keine Kalorien.
Ein 400-g-Steak macht nicht so dick wie eine Kartoffel.
Toast hat viel weniger Kalorien als anderes Brot.
- Was immer Sie essen, setzen Sie sich dabei hin und essen Sie langsam. Sie verbrauchen zwar im Stehen vielleicht mehr Kalorien als im Sitzen, aber Sie essen auch leicht mehr. Lesen Sie nicht und sehen Sie nicht fern, bevor Sie Ihre Mahlzeit beendet haben.
- Bei der Auswahl von Obst denken Sie daran, dass nicht alle Früchte gleich sind, dass ein Apfel, eine Banane oder eine Birne mehr Kalorien und Kohlenhydrate haben als eine halbe Melone, ein Schüsselchen frische Erdbeeren oder eine Mandarine.
- Wenn Sie Ihr Gemüse auswählen, nehmen Sie grüne Bohnen statt Erbsen, Spinat anstelle von gemischtem Gemüse und Kartoffelpüree statt Röstkartoffeln.
- Wer sehr auf Kohlenhydrate achtet, sollte Zwiebeln nicht unterschätzen. 1 große Zwiebeln enthält 18 g Kohlenhydrate.
- Wenn Sie jede Kalorie zählen, sollten Sie wissen, dass ein Esslöffel Lecithingranulat 50 Kalorien hat, eine Lecithinkapsel hingegen etwa 8.
- Versuchen Sie, einen Tag in der Woche nur mit Wasser zu fasten (die alten Griechen haben es vorgemacht). Trinken Sie nur klares Leitungswasser oder stilles Wasser aus der

Flasche (ohne Eis) oder Kräutertee mit Zitrone – nichts weiter. Das sollte Sie in Schwung bringen.

Mindells ausgewogene Nährstoffdiät, mit der Sie gut abnehmen und gut leben können

Sie haben es sicher schon oft gehört, und es stimmt ja auch wirklich: Das Frühstück ist die wichtigste Mahlzeit am Tag. Sie nehmen es nach der längsten Zeit, in der Sie ohne Nahrungsmittel waren, zu sich und können seinen Nährwert nicht durch ein gutes Mittagessen oder Abendbrot nachholen.

Wenn Sie eine Diät machen, ist es besonders wichtig, dass Sie Ihre Energien zu Beginn des Tages aktivieren.

Frühstück

$\frac{1}{4}$ l fettarme Milch (oder Saft)
kalorienarmes, mit Geschmacksstoffen angereichertes Sojaeiweißpulver
4 Eiswürfel nach Belieben
Alles im Mixer 1 Minute lang gut rühren. Ergibt ungefähr 150 Kalorien.
Diese Mischung kann auch eingefroren, als Nachtisch am Abend oder als kleine Zwischenmahlzeit gegessen werden, wenn die Kalorienzahl es zulässt.

Das Mittagessen ist eine heikle Angelegenheit. Schnellrestaurants und Kantinen sind verführerisch, und nichts macht eine Diät schneller zunichte als ein paar Pommes frites oder »das bisschen Sauce« zum Fleisch. Wenn Sie wirklich abnehmen wollen, denken Sie mehr in diese Richtung:

Mittagessen

1 kleine Portion Fisch
85–140 g Hühnerfleisch ohne Haut oder Putenfleisch

1 Portion roher Gemüsesalat (mit Zitrone oder Essig angerichtet)
1 Stück Obst

oder:

1 kalorienarmes Putensandwich (85 g Putenfleisch, 1 Teelöffel Mayonnaise, 2 Scheiben Vollkornbrot, Salat, dünne Tomatenscheiben)
1 kleine Karotte
175 g ungesüßtes Apfelmus, gemischt mit derselben Menge fettarmem Joghurt

oder:

1 Diät-Pizza (60 g fettarmer, in Scheiben geschnittener Mozzarella-Käse, $\frac{1}{2}$ Vollkorn-Muffin, eine in Scheiben geschnittene Tomate, 1 Teelöffel Olivenöl, Oregano)
$\frac{1}{4}$ Zuckermelone oder 1 Tasse gefrorene Melonenkugeln.
Variieren Sie das Mittagessen von Tag zu Tag.
Das Abendessen führt oft zum Scheitern einer Diät, aber das muss nicht so sein.

Abendessen

An fünf Abenden in der Woche sollten Sie Fisch essen (Seezunge, Forelle, Lachs, Heilbutt und Ähnliches) oder Geflügel gegrillt, gekocht oder gebraten (entfernen Sie die Geflügelhaut erst vor dem Verzehr), und an zwei Abenden in der Woche können Sie Fleisch essen – auch gegrillt, gekocht oder gebraten; dazu gekochtes Gemüse, einen großen frischen Salat (nicht mehr als 1 Teelöffel Öl in der Sauce), 1 kleine gekochte oder gebackene Kartoffel ein- bis zweimal die Woche und 1 Stück frisches Obst zum Nachtisch.
Wenn Sie Tofu anstelle von Geflügel und anderem Fleisch verwenden, können Sie Kalorien und Fett sparen.

Getränke

Die besten Abspeckergebnisse (und eine bessere Gesundheit) erzielen Sie, wenn Sie Alkohol vermeiden; versuchen Sie es stattdessen mit Mineralwasser und Zitrone. Ich bereite mir ein Getränk aus einem Instantpulver zu, das L-Phenylalanin enthält, eine natürliche Aminosäure, die meine Energie steigert. Die Wirkung ist wirklich erstaunlich – ich fühle mich wohl und habe gleichzeitig weniger Appetit. Achten Sie auf jeden Fall darauf, 6 bis 8 Gläser Wasser täglich zu trinken. (Lesen Sie auf Seite 158 f. nach, wie viel Wasser Ihr Körper braucht.) Als Alternative zu Diätlimonaden – insbesondere zu koffeinhaltigen (zu Koffein siehe Seite 455 ff.) – empfehle ich Kräutertees, heiß oder als Eistee genossen.

Zusätzliche Mittel

MVP (siehe Seite 371 f.)
500 mg Kalzium und 250 mg Magnesium, 1 Tablette zweimal täglich für Männer, 2 Tabletten zweimal täglich für Frauen
Chrompicolinat-Komplex, 200 µg, ein- bis dreimal täglich

Schlank machende Zusätze

Die Aminosäuren Arginin und Ornithin (siehe Seite 182) haben sich als stimulierend für die Hirnanhangdrüse erwiesen, um deren Produktion des Wachstumshormons fortzusetzen. Das hat eine Verjüngung des Stoffwechsels zur Folge. Während manche Hormone den Körper zur Fetteinspeicherung anregen, hat das

Sie können Ihren Stoffwechsel verjüngen, während Sie schlafen.

Wachstumshormon eine fettmobilisierende Wirkung, was dazu beiträgt, dass Sie schlanker aussehen und gleichzeitig mehr Energie zur Verfügung haben.

Das Beste ist überhaupt, Sie verjüngen Ihren Stoffwechsel, während Sie schlafen, denn das ist die Zeit, wenn das Wachstumshormon freigesetzt wird.

Präparate gibt es in Form von Tabletten oder Pulver; den besten Effekt erzielen Tabletten mit Langzeitwirkung. Sie können zweimal täglich 1500 mg Arginin nehmen. Eine Kombination aus Arginin und Ornithin in Pulverform wird am besten auf leeren Magen mit Wasser oder Saft (ohne Protein) genommen. Wenn Sie abnehmen wollen, nehmen Sie 2 g (2000 mg) kurz vor dem Schlafengehen.

VORSICHT! Arginin ist kontraindiziert für Kinder im Wachstum, Personen mit Neigung zu Schizophrenie und bei Herpes-Infektionen. Dosierungen über 20 g können gefährlich sein.

Weitere natürliche Alternativen zu Diätmitteln

Wegen der Gefahren, die mit der Einnahme von Diätmitteln verbunden sind, suchen viele Menschen nach ungefährlicheren Alternativen, um Gewicht zu verlieren. Es folgt eine Liste von natürlichen Alternativen, die Sie möglicherweise neben Ihrem Diät- und Bewegungsprogramm anwenden sollten, wenn Sie in jeder Hinsicht besser in Form sein wollen.

Chitosan ist ein wirksamer »Fett-Blocker«, der die Gewichtsabnahme fördert, indem er die Fettabsorption verhindert. Während sie den Verdauungskanal durchläuft, kann diese Substanz das Vier- bis Sechsfache ihres Eigengewichts an Fett aufnehmen und es sozusagen aus dem Körper schwemmen, bevor es vom Stoffwechsel umgewandelt und als überschüssige Pfunde gespeichert wird. Leider kann Chitosan auch einen Abbau der wichtigen fettlöslichen Vitamine E, A, D und K zur Folge haben. Es sollte daher nur gelegentlich eingesetzt werden und nicht länger als zwei Wochen hintereinander. Wenn Sie es nehmen, sollten Sie Ihrem Körper unbedingt zusätzliche fettlösliche Vitamine und essenzielle Fettsäuren zuführen. Nehmen Sie 1 bis 3 Tabletten zu 250 mg täglich zu den Mahlzeiten. Achten Sie darauf, mit jeder Tablette einen knappen Viertelliter Wasser zu trinken.

VORSICHT! Sie sollten Chitosan nicht anwenden, wenn Sie auf Schalentiere allergisch reagieren. Ergänzungsmittel – oder jedwede Fett-Blocker – sollten nicht von Schwangeren, stillenden Müttern oder Kindern genommen werden.

Coenzym Q_{10} (Co-Q_{10}) ist ein hervorragendes Antioxidationsmittel, das außerdem die Energiegewinnung fördert, da es die Fettverbrennung im Körper erleichtern kann (siehe Seite 238 f.).

Konjugierte Linolsäure hilft, die Masse des Körperfettes zu reduzieren, während es gleichzeitig die Muskelmasse vergrößert. Da im Muskel überschüssige Kalorien verbrannt werden, werden Sie weniger zu Übergewicht neigen, wenn Sie mehr Muskelgewebe haben. Konjugierte Linolsäure kann außerdem gegen viele Arten von Krebs Schutz bieten. Als Diäthilfe empfehle ich 3 Kapseln zu 600 bis 1200 mg vor dem Essen.

DHAP bezeichnet eine Kombination von Pyruvat und dessen Vorstufe Dihydroxyaceton. Als zusätzliches Präparat erhältlich, steigert es das sportliche Durchhaltevermögen und die Fettmenge, die man während des Trainings verliert. Selbst im Ruhezustand hilft es dem Körper, Fett als Brennstoff aufzubrauchen. Die empfohlene Dosierung beträgt 2 bis 5 g zweimal täglich zum Essen. Von der Anwendung bei Kindern und Schwangeren ist abzuraten.

DL-Phenylalanin, Tyrosin und 5-HTP: Diese Aminosäurekombination hat sich als hilfreich zur Reduzierung des Heißhungers auf Zucker und Kohlenhydrate erwiesen, die schon so manchen Diätwilligen wankelmütig werden ließen. Empfehlenswerte Dosierungen für verschiedene Aminosäuren finden Sie im V. Kapitel.

Gymnema sylvestre: siehe Seite 329 f.

Hydrozitronensäure ist ein Wirkstoff, der aus der indischen, säuerlichen Frucht *Garcinia cambogia* gewonnen wird, die von ayurvedischen Heilern schon jahrhundertelang als natürlicher Appetitzügler verwendet wird; erzeugt keine Abhängigkeit. Einige Untersuchungen deuten darauf hin, dass es die Kalorienaufnahme um bis zu 10 Prozent verringert. Die besten Ergebnisse erzielen Sie mit 3 Kapseln zu 500 bis 750 mg täglich, jeweils eine halbe Stunde vor dem Essen – kombiniert mit einem vernünftigen Diät- und Übungsplan.

L-Carnitin ist ein vitaminähnlicher Nährstoff, der zu mehr Körperkraft und Kondition verhelfen kann und die Gewichtsabnahme fördert. Außerdem kann er hohe Blutcholesterinwerte senken und gleichzeitig den »guten« HDL-Cholesterinspiegel erhöhen. Ich empfehle, 1 bis 3 Kapseln mit 250 bis 500 mg eine halbe Stunde vor dem Essen zu nehmen.

Pyruvat kann Kraft und Ausdauer erhöhen und die Fettverbrennung steigern, auch ohne körperliche Betätigung. Pyruvat kommt im Körper als natürliches Stoffwechselprodukt vor; es stimuliert die Ausschüttung von Adenosintriphosphat (ATP), dem »Brennstoff« des Körpers, und senkt den Cholesterinspiegel und den Blutdruck. Wie Pyruvat-Anhänger berichten, haben sie mit Dosierungen von nur 5 g täglich gute Ergebnisse erzielt. Außer gelegentlichen Magenverstimmungen scheint es nur geringe Nebenwirkungen zu haben; Schwangeren und Kindern ist jedoch davon abzuraten.

Noch Fragen zu Kapitel XVIII?

»Soviel ich weiß, sollten höchstens 30 Prozent meiner täglichen Ka-lorienaufnahme von Fetten stammen. Dieses Rechnerei finde ich aber etwas verwirrend. Ich studiere zwar immer die Angaben auf der Packung, aber trotzdem blicke ich nicht durch. Gibt es eine ein-fache Methode, um festzustellen, wie viele Kalorien ich tatsächlich zu mir nehme?«

In der Tat. Eine amerikanische Zeitschrift hat da einen brauch-baren Vorschlag gemacht: Man sollte wissen, dass 1 g Fett ungefähr 9 Kalorien hat. Wenn Sie also Ihren täglichen Fett-konsum unter 30 Prozent halten wollen, sollten Sie darauf achten, dass auf den Kalorienangaben der Lebensmittel für 100 Kalorien nicht mehr als 3 g Fett angegeben sind.

»Was bedeutet ›SETPOINT‹? Und was hat das mit dem Abnehmen zu tun?«

Die Setpoint- oder Sollwert-Theorie ist eine der verbreitetsten Theorien über die Gewichtszunahme oder -abnahme. Sie be-sagt, dass Fettleibigkeit damit zusammenhängt, dass ein Be-reich des Hypothalamus (Teil des Gehirns) auf eine bestimm-te Art, ähnlich wie ein Thermostat, eingestellt ist – aber auf die Steuerung des Hungergefühls. Man braucht wohl nicht eigens zu erwähnen, dass dieses »Steuerventil« bei jedem an-ders eingestellt ist!

Das Glycerol, das je nach dem Fettgehalt einer Zelle gebun den oder freigesetzt wird, in Übereinstimmung mit dem Blut-insulinspiegel, informiert das Gehirn über die Fettreserven im Körper und setzt den Regelmechanismus entsprechend fest. Leider können äußere Einflüsse – wie Duft und Aroma von köstlichen Speisen – den Regler nach oben versetzen. Sie können aber diesen Sollwert einstellen, indem Sie regelmäßig Sport betreiben. Mit anderen Worten, Sie können Ihren Appe-tit reduzieren, indem Sie den Sättigungspunkt senken. Zur Umstellung auf Gewichtsabnahme brauchen Sie mindestens dreimal wöchentlich eine halbe Stunde mit atemintensiver Bewegung. Eine einfache Methode besteht darin, dreimal die Woche etwa zweieinhalb Kilometer in einer halben Stunde zu gehen (oder eineinhalb Kilometer in 15 Minuten sechsmal die Woche).

»Stimmt es, dass Grapefruit beim Abnehmen hilft?«

Ja, wenn Sie sie anstelle von Schokoladentorte essen. Grapefruit ist als Diätwunder angepriesen worden, aber sie ist nicht viel mehr als eine gute Quelle von Vitamin C und ein paar anderen Nährstoffen in geringeren Mengen. Obwohl sie auch in Pillenform verkauft wird, ist es doch nur die gute alte Pampelmuse. Ein Plus für die Gewichtsbilanz: eine halbe Pampelmuse hat nur 58 Kalorien!

»Ich habe gehört, dass man im warmen Klima leichter abspecken kann. Ist das wahr?«

Wenn das tatsächlich wahr wäre, dann würden die Übergewichtigen deswegen scharenweise nach Italien oder Spanien übersiedeln. In einem Buch, das Susan Perry und Jim Dawson über unsere Körperuhr geschrieben haben, heißt es, dass wir uns nach unserer genetischen Veranlagung im Herbst und Winter zusätzliche Fettschichten zulegen. Darum fällt es uns angeblich im Frühling, wenn die Tage wieder länger werden, leichter abzunehmen. Die Frage ist nur – im Vergleich wozu?

»Welche realen Gefahren hat eine Formuladiät – ganz abgesehen von dem Jojo-Effekt, dass das verlorene Gewicht ganz schnell wieder zugelegt wird?«

Die Gefahr ist äußerst real. Viele Leute machen eine Hungerkur mit wenig Kalorien im Alleingang, ohne entsprechende ärztliche Aufsicht, und sind sich nicht darüber im Klaren, dass eine solche extrem kalorienarme Kur nur für Menschen angezeigt ist, die mindestens 30 Prozent über ihrem Idealgewicht liegen (nach ärztlichen Gesichtspunkten, nicht nach den Maßstäben der Model-Branche). Wer eine solche Diät macht, muss medizinisch überwacht werden (regelmäßige Blutuntersuchung, EKG und Blutdruckmessung).

Wenn Sie jedoch Ihr Idealgewicht um weniger als 30 Prozent überschreiten, sich zu einer von diesen im Handel frei erhältlichen Formuladiäten entscheiden und sie zu allen Mahlzeiten (statt zu den empfohlenen ein oder zwei Mahlzeiten über einen beschränkten Zeitraum) als Nahrungsersatz zu sich nehmen, riskieren Sie einen Verlust an Muskelfestigkeit und straffem Gewebe im Verhältnis zum Fettgewebe. Das kann zu Herzrhythmusstörungen, dauerhaft vermindertem Stoffwechsel, Ermüdung und in Extremfällen sogar zum Tod führen.

»Ich habe praktisch mein ganzes fetthaltiges Essen durch fettfreie Kost oder Fettaustauschstoffe ersetzt, aber ich nehme trotzdem zu. Was könnte daran schuld sein?«

»Fettfrei« oder »fettarm« ist weder gleichbedeutend mit »zuckerfrei« noch mit »kalorienarm«. Meine Vermutung ist, dass Sie mehr Zucker und verarbeitete Kohlenhydrate essen als vorher.

»Könnten Sie die Sache mit dem Body-Mass-Index erklären? Früher sagte mir mein Arzt, dass ich für meine Größe von 1,65 Meter das richtige Gewicht, 68 kg, hätte. Mein neuer Arzt sagt aber, ich sei übergewichtig. Was stimmt nun?«

Lassen Sie sich als Erstes gesagt sein: Sie sind damit nicht der Einzige. Die seit den Fünfzigerjahren verwendeten alten Tabellen für Körpergröße und Gewicht für Männer und Frauen sind kürzlich durch ein neues Maßsystem ersetzt worden. Der Body-Mass-Index (Quetelet-Index) ist eine Kennzahl, die Größe und Gewicht unabhängig von Alter und Geschlecht repräsentiert.

Um den Body-Mass-Index (BMI) zu errechnen, müssen Sie Ihr Kilogrammgewicht durch das Quadrat Ihrer Körpergröße in Metern dividieren. Nach aktuellen ernährungswissenschaftlichen Erkenntnissen gilt z. B. der Normalgewichts-BMI von 19 bis 24 für Frauen zwischen 19 und 24 Jahren. Mit zunehmendem Alter steigen die Werte für einen Normalgewichts-BMI (siehe Tabelle). Vielleicht kann ich es so sagen: Wenn Sie sich ausreichend bewegen, vernünftig ernähren und fettarme, ballaststoffreiche Nahrung zu sich nehmen – und wenn Sie glücklich sind, so wie Sie aussehen und sich fühlen, dann entspannen Sie sich einfach – und gehen Sie wieder zu Ihrem alten Arzt!

Alter	Untergewicht BMI (kg/m²) gleich oder kleiner	Normalgewicht BMI zwischen	Übergewicht BMI gleich oder größer
19 bis 24 Jahre	19	19–24	24
25 bis 34 Jahre	20	20–25	25
35 bis 44 Jahre	21	21–26	26
45 bis 54 Jahre	22	22–27	27
55 bis 64 Jahre	23	23–28	28

XIX

Sie denken, dass Sie nicht viel Zucker und Salz essen ...?

Zuckerarten

Mehr als 100 Substanzen, die süß sind, können als Zucker bezeichnet werden. Die Zuckerarten, mit denen wir am häufigsten in Berührung kommen, sind folgende: *Fruktose* ist ein natürlichen Zucker, der in Obst und Honig vorkommt; *Glukose*, der körpereigene Blutzucker, ist die einfachste Form von Zucker, in die Kohlenhydrate aufgespalten werden; *Dextrose* wird aus Maisstärke hergestellt und ist chemisch identisch mit Glukose; *Laktose* ist Milchzucker; *Maltose* bildet sich durch das Einwirken von Hefe aus der Stärke; und *Saccharose* (auch *Sukrose*) wird aus Zuckerrohr oder Zuckerrüben gewonnen und zu dem Produkt raffiniert, das wir als Streuzucker kennen.

> *Brauner Zucker ist im Grunde nur weißer Kristallzucker, der mit Melassesirup versetzt ist.*

Die Zuckersorten werden unterschieden nach ihrer Qualität (Raffinade, Weißzucker etc.) und nach ihrer Form (Kristallzucker, Würfelzucker, Puderzucker etc.).

Brauner Zucker, den viele Leute für gesünder halten als weißen Zucker, besteht im Grunde nur aus mit Melasse überzogenem weißem Kristallzucker. *Honig* ist eine Mischung aus Fruktose und Glukose.

Andere Süßungsmittel

Sorbit, Mannit und *Xylit* sind natürlich vorkommende Zuckeralkohole, die nicht so schnell ins Blut übergehen wie Glukose oder Saccharose. Das größte Missverständnis in Bezug auf diese Süßungsmittel besteht in der landläufigen Meinung, sie enthielten keine Kalorien. Tatsächlich enthalten sie aber genauso viele Kalorien wie Zucker, und in manchen Fällen haben die Produkte, in denen diese Zuckerarten verwendet werden, sogar mehr Kalorien, als wenn sie mit normalem Zucker hergestellt würden. Mit anderen Worten, es handelt sich dabei *nicht* um kalorienarme oder kalorienfreie Zuckeraustauschstoffe, auch wenn die Produkte, in denen sie vorkommen, häufig in der Diätabteilung von Lebensmittelgeschäften im Regal stehen. Prüfen Sie immer die Angaben auf der Packung. Bei Produkten, die diese Süßstoffe enthalten, muss darauf hingewiesen werden, dass es sich dabei nicht um kalorienreduzierte Lebensmittel handelt, beziehungsweise dass sie zur Gewichtsabnahme nicht geeignet sind.

Aspartam (z. B. Canderel) ist eine Kombination der Aminosäuren Phenylalanin und Asparaginsäure und hat keine Kalorien. *Acesulfamsäure K* (Sunette, Sweet One) sieht zwar aus wie Zucker, wird aber aus Acetessigsäure gewonnen und hat keine Kalorien.

Ein »zuckerfreies« Produkt muss nicht unbedingt kalorienarm sein!

Und *Saccharin* (z. B. mit Cyclamat in »Natreen« enthalten) ist ein kalorienfreies Mineralölderivat, das schätzungsweise 300- bis 500-mal süßer ist als Zucker, von ähnlicher chemischer Zusammensetzung wie *Acesulfamsäure K*; wird vom Körper resorbiert, aber nicht umgewandelt, und unverändert mit dem Urin ausgeschieden.

Stevia ist ein natürliches Süßungsmittel. Dieses Kraut ist 200-mal süßer als Zucker, hat keine Kalorien, ist für Diabetiker geeignet, fördert die Immunabwehr und ist in flüssiger oder Pulver-Form in Naturkostläden erhältlich. (Die behördliche

Zulassung als Lebensmittelzusatz durch die FDA ist in Amerika noch nicht erfolgt, aber Stevia ist überall im Handel.)

Sucralose (Splenda) ist das einzige kalorien- und kohlenhydratfreie Süßungsmittel, das aus Zucker hergestellt wird. Es ist 600-mal süßer als Saccharose (auch Sukrose), aber da es der Körper nicht als Zucker oder Kohlenhydrat erkennt, findet kein Stoffwechsel statt, und es ist deshalb kalorienfrei. Die amerikanischen Behörden haben den Gebrauch von Splenda genehmigt, ohne vorzuschreiben, dass Produkte, die dieses Süßungsmittel enthalten, besonders gekennzeichnet oder mit einem Warnhinweis versehen sein müssten.

Neotame ist derzeit das intensivste Süßungsmittel und wurde als Letztes von der zuständigen amerikanischen Behörde zugelassen. Es ist ungefähr 7000- bis 13 000-mal süßer als Saccharose. Als Dipeptid-Derivat besteht es aus den Aminosäuren Asparaginsäure und Phenylalanin. Derzeit sind noch keine Produkte auf dem Markt, die Neotame enthalten, aber es wird von demselben Unternehmen hergestellt wie Aspartam; ein Warnhinweis auf der Packung ist nicht erforderlich (siehe Seite 365 ff.).

VORSICHT! Falls Sie an Diabetes oder Hypoglykämie (Blutunterzucker) leiden, sollten Sie unbedingt Ihren Arzt oder einen Ernährungswissenschaftler konsultieren, bevor Sie Produkte mit künstlichen Süßstoffen in Ihre Kost aufnehmen.

Gefahren bei zu hohem Zuckerverbrauch

Unser großes Problem mit dem Zucker liegt darin, dass wir zu viel davon essen und es oft gar nicht wissen (2004 waren es 34,3 Kilogramm Weißzucker pro Kopf; Anm. d. Red.). Viele zum Süßen verwendete Stoffe können als Zucker eingestuft werden, wenn sie auch anders heißen mögen. Wenn auf einem Karton mit Frühstücksflocken Saccharose an dritter

Stelle der Zutaten steht, Sirup an fünfter und Honig an siebter, dann macht man sich gar nicht klar, dass man etwas isst, das aus rund 50 Prozent Zucker besteht!

Der Verbraucher bekommt heutzutage von den ersten Lebenstagen an Zucker. Medikamente für Babys werden oft mit Zucker gesüßt, genau wie manche Babynahrung (lesen Sie die Verpackung!). Und weil Zucker auch als Konservierungsstoff wirkt und Feuchtigkeit absorbiert, ist er oft in Produkten enthalten, in denen wir ihn nie vermuten würden – in Erdnussbutter, Gemüsekonserven und Bouillonwürfeln beispielsweise. Hätten Sie gedacht, dass das Ketchup, mit dem Sie so manche Speise würzen, knapp 8 Prozent mehr Zucker enthält als Eiscreme? Dass das Sahnepulver für den Kaffee aus 65 Prozent Zucker besteht, im Vergleich zu 51 Prozent in einer Tafel Schokolade?

Ketchup hat 8 Prozent mehr Zucker als Eiscreme.

Tatsache ist, dass wir mehr Zucker essen, als unserer Gesundheit zuträglich ist. Es gibt keinerlei Zweifel, dass Zucker eine Hauptrolle beim Entstehen von Karies spielt. Auch am Übergewicht ist er beteiligt, und Übergewicht kann Herz-Kreislauf-Erkrankungen, Diabetes, Gallensteine, Rückenprobleme und Arthritis zur Folge haben. Nicht dass der Zucker allein das Übergewicht verursachen würde, aber sein Vorhandensein in der Nahrung verleitet Sie dazu, mehr zu essen, und wenn Sie die Kalorienzahl senken, ohne die Zuckeraufnahme gleichzeitig einzuschränken, dann verlieren Sie schneller Nährstoffe als Pfunde.

Zucker ist auch dort der Übeltäter, wo es um niedrigen Blutzucker geht, und er ist – auch wenn das kontrovers diskutiert wird – direkt oder indirekt ein Faktor bei der Entstehung von Diabetes und Herzerkrankungen.

Vorsicht vor verborgenem Zucker

Versteckter Zucker kommt da vor, wo Sie ihn am wenigsten vermuten. (Oder hätten Sie gedacht, dass 240 ml eines Tonic Water ungefähr 18 $\frac{1}{4}$ Teelöffel Zucker enthalten können?) Wenn Sie sich als Zucker-Detektiv betätigen wollen, rate ich Ihnen, das Etikett immer zu studieren. Achten Sie auf Wörter, die auf »-ose« enden; sie deuten auf das Vorhandensein von Zucker hin. Zucker bleibt Zucker, ganz gleich, wie er genannt wird. Und denken Sie daran, dass selbst Medikamente (z. B. manche Husten- und Grippesäfte) nicht frei von süßenden Zusätzen sind. Wenn Sie Zweifel haben über den Zuckeranteil bei einem Medikament, fragen Sie den Apotheker.

Gefahren von zu hohem Salzverzehr

Wenn jemand nicht das Salz zum Brot hat, so mag das ein bedauernswerter Zustand sein. Der Ausdruck stammt aus früheren Zeiten und bezeichnete bittere Armut. Heute sind wir in dieser Beziehung viel zu reich, denn wir haben alle unser Salz zum Brot – allerdings mehr, als wir brauchen. Der durchschnittliche Verzehr von Natriumchlorid (Speisesalz) liegt ungefähr zwischen 6 und 18 g täglich, doch die amerikanische Gesellschaft für Herzerkrankungen empfiehlt den Verzehr von maximal 3 g (3000 mg) täglich. Der Verzehr von mehr als 14 g wird als exzessiv eingestuft. Und zu viele von uns sind in dieser Hinsicht exzessiv: Der durchschnittliche Amerikaner verzehrt Jahr für Jahr ungefähr 6,8 kg – das entspricht der Größe einer Bowlingkugel – Salz!

Zu hoher Salzverzehr kann zu Bluthochdruck führen, was wiederum die Gefahr für Herzerkrankungen vergrößert; selbst Migräne kann Salz verursachen. Es hält außerdem Flüssigkeit im Körper zurück, was Benommenheit und unter anderem ein Anschwellen der Beine zur Folge hat. Auch kann es die

Ursache dafür sein, dass Kalium mit dem Urin verlorengeht. Daneben kann viel Salz in der Kost schaden, wenn es die richtige Verwertung von Eiweiß behindert. Neuere Forschungsergebnisse weisen darauf hin, dass zu viel Natrium in der Kost und ein unausgewogenes Kalium-Natrium-Verhältnis als hohe Risikofaktoren für Darmkrebs, speziell bei Männern, zu betrachten sind.

Verborgene Salze

Wenn Sie keine Salzbrezeln und Salzstangen essen und keinen Salzstreuer auf dem Tisch haben, bedeutet das noch lange nicht, dass Sie nicht doch mehr Salz aufnehmen, als Sie eigentlich sollten. Die salzigen Fallen sind dem Blick ebenso verborgen wie die süßen.

- Halten Sie sich beim Bier zurück (es enthält 15 mg Natrium auf 0,3 l).
- Vermeiden Sie beim Kochen die Verwendung von Speisenatron, Natriumglutamat und Backpulver. In vielen Suppen- und Saucenerzeugnissen ist Natriumglutamat als Geschmacksverstärker enthalten.
- Viele Abführmittel enthalten Natrium.
- Verwenden Sie kein Wasser zum Trinken oder Kochen, das durch einen Enthärtungsfilter gelaufen ist: Er setzt dem Wasser Natrium zu.
- Wenn Sie auf einem Etikett die Zutaten nachlesen, achten Sie auf die Angabe »Salz« oder »NaCl« (die chemische Formel für Salz).
- Tomatensaft ist zwar kalorienarm, enthält aber viel Salz.
- Essen Sie kein geräuchertes Fleisch, wie Schinken, Speck, Corned beef, keine Wiener oder anderen Würste, Schalentiere oder Fleisch, Geflügel und Fisch in Dosen oder tiefgefroren, denen Salz hinzugefügt wurde.

- Fragen Sie im Restaurant nach einem Stück Fleisch, das von der Innenseite stammt, oder nach Schnitzeln und Steaks, die nicht eigens gesalzen wurden.
- Achten Sie auf das Mineralwasser, das Sie trinken, wenn Sie salzarm leben wollen, denn es hat zwar keine Kalorien, aber oft viel Salz.
- Beachten Sie, dass zwei Scheiben von den meisten industriell gefertigten Brotsorten (auch Vollkorn- oder Diätbrot) ungefähr 230 mg Salz enthalten.

Salzgehalt einiger Lebensmittel

In der folgenden Übersicht finden Sie ein paar Beispiele für den Natriumgehalt einiger gängiger Lebensmittel. Die Angaben gelten für 100 g.

H-Milch, fettarm	48 mg
Magermilchjoghurt	50 mg
Tilsiter, 45% Fett i. Tr.	779 mg
Camembert, 45% Fett i. Tr.	975 mg
Speisequark, mager	40 mg
Margarine	101 mg
Schalentiere, frisch	116 mg
Hering, frisch	117 mg
Karpfen, frisch	30 mg
Heringsfilet in Tomatensauce	526 mg
Krabben in der Dose	1000 mg
Brathähnchen	83 mg
Kalbsleber	87 mg
Corned beef	833 mg
Rindfleisch in der Dose	600 mg
Speck, durchwachsen	1770 mg
Bockwurst	700 mg

Dosenwürstchen	**711 mg**
Salami, deutsche	**2080 mg**
Roggenbrot	**523 mg**
Weizenbrot	**551 mg**
Pumpernickel	**370 mg**
Salzstangen	**1800 mg**
Bohnen, in Dosen	**249 mg**
Erbsen, in Dosen	**222 mg**
Datteln, getrocknet	**35 mg**
Oliven, grün, mariniert	**2250 mg**
Sojasauce (1 Teelöffel)	**1320 mg**

Noch Fragen zu Kapitel XIX?

»Stimmt es, dass man bei großer Hitze zusätzlich Salz braucht, besonders bei körperlicher Anstrengung oder bei sehr starkem Schwitzen?«
Nein! Das ist nur ein Märchen, aber eines, das gefährliche Folgen haben kann. Die Wahrheit ist, dass Salztabletten Wasser entziehen. Wenn Sie sich körperlich anstrengen, setzt der Körper Mechanismen in Gang, um Salz im Körper zurückzuhalten, und da wir alle sowieso zu viel Salz essen, ist ein Mangelzustand unwahrscheinlich. In der Tat, zu viel Salz unter solchen Bedingungen kann sogar zu einem Hitzschlag führen. In den sehr, sehr seltenen Fällen von wirklich auftretendem Salzmangel kann dieser mit einer 0,1-prozentigen Salzlösung behoben werden, die man dem Trinkwasser zufügt – aber da sollte der Arzt befragt werden.

»Mir wurde gesagt, dass ein süßer Riegel vor dem Joggen nicht gut sei. Ich verstehe nicht, was an einem schnellen Energiespender falsch sein soll. Können Sie das erklären?«
Der Verzehr von Zucker oder das Trinken eines süßen Getränks eine halbe Stunde vor dem Training aktiviert die In-

sulinproduktion, wodurch der Blutzuckerspiegel (und damit die benötigte Energie) absinkt. Man hat herausgefunden, dass die Insulinreaktion blockiert wird, sobald das Training beginnt; das erklärt, warum Sportler dann Getränke zu sich nehmen können, die Glukose enthalten, ohne Blähungen zu bekommen.

»Kann zuckerfreier Kaugummi Karies verhindern?«

Der Vorteil von zuckerfreiem Kaugummi ist, dass er Karies zumindest nicht fördert. Die Behauptung, er habe vorbeugende Wirkung, ist wohl nicht berechtigt. Tatsächlich ist in zuckerfreiem Kaugummi bzw. in Süßigkeiten oft Sorbit oder Mannit enthalten, das den Zahnverfall beschleunigen kann; es erzeugt zwar selbst keine Karies, begünstigt aber das Wachstum jener Bakterien - *Streptococcus mutans* -, die für Karies verantwortlich sind. Sie haben die Eigenschaft, an den Zähnen zu haften, ohne Schaden anzurichten, solange man keinen Zucker zu sich nimmt. Erst wenn Zucker hinzukommt, verbinden sie sich rasch mit ihm und greifen den Zahnschmelz an. Durch Sorbit und Mannit steigt die Zahl der Bakterien und damit das Kariesrisiko bei Zuckerkonsum.

Am besten können Sie Karies vorbeugen, wenn Sie innerhalb von 15 Minuten nach dem Genuss von zuckerhaltigen Speisen und Getränken den Mund gut mit Wasser spülen.

XX

So bleiben Sie schön und attraktiv

Vitamine für gesunde Haut

Wie man aussieht, hängt sehr davon ab, was man innerlich für sich tut. Und was die Haut betrifft, so sind Vitamine und richtige Ernährung für sie wichtig.
Damit Sie gut aussehen, trinken Sie täglich 8 Gläser Wasser (es können auch ein paar Tassen Kräutertee sein), trinken Sie fettarme Milch und essen Sie Magerjoghurt. Lassen Sie die Finger von Schokolade, Nüssen, größeren Mengen von getrocknetem Obst, Gebratenem, Cola-Getränken, Kaffee, Alkohol, Zigaretten und übermäßig viel Salz. Benutzen Sie keinen Zucker; kleine Mengen von Honig süßen auch.
Ein guter Anfang für eine gesunde, strahlende Haut ist ein tägliches Sojaproteingetränk. Es kann anstelle jeder beliebigen Mahlzeit genommen werden, eignet sich aber besonders gut zum Frühstück.

Proteingetränk

2 Esslöffel Sojaeiweißpulver	1 1/2 Tassen Sojamilch
1 Esslöffel Molke	2 Esslöffel frisches Obst
2 Esslöffel Lecithin-	oder 1 Banane
granulat	3–4 Eiswürfel nach Belieben

Alle Zutaten im Mixer mischen; wenn Sie mögen, geben Sie 3 bis 4 Eiswürfel dazu.

Zusätzliche Präparate (Nahrungsergänzungsmittel)

Sofern nicht anders angegeben, nehmen Sie die folgenden Präparate zum Essen:

- Ein natürliches, hochwirksames Multivitamin-Kombipräparat mit (Aminosäure-chelatkomplexgebundenen) Mineralstoffen (einschließlich Vitamin A, Beta-Carotin oder Carotinoiden, den Vitaminen B_1, B_2, B_3, B_5, B_6, B_{12}, Biotin, Cholin, Folsäure, Inosit, Vitamin C, Vitamin D, Vitamin E, Bor, Chrom, Kalzium, Kupfer, Magnesium, Mangan, Selen, Vanadium und Zink) – 1 Tablette zweimal täglich, morgens und abends.

Wichtig für die Spannkraft der Haut und die Gesundheit der Nerven.

- Eine Breitband-Antioxidans-Rezeptur (mit Alpha- und Beta-Carotin, Lutein, Lycopin, Vitamin C, Vitamin E, Selen, Ginkgo biloba, Coenzym Q_{10}, Heidelbeere, L-Glutathion, Soja-Isoflavone [Genistein und Daidzein], Traubenkernextrakt und Grüntee-Extrakt) – 1 Tablette zweimal täglich, morgens und abends. Führt Antioxidantien zu, die die Haut schützen und sie jung und gesund aussehen lassen.

Für den Fall, dass Ihr Multivitamin-Mineral-Komplex und die Antioxidans-Rezeptur die folgenden Substanzen nicht enthalten, sollten Sie sie täglich zusätzlich nehmen:

- RNS/DNS-Komplex – regt die Bildung neuer Zellen an; verbessert den Teint.
- Superoxiddismutase (SOD) und wilde Yamswurzel, 300 mg – fördern das Wachstum und die Erneuerung des Gewebes und erhalten eine weiche, flexible Haut.
- Beta-Carotin, 10 000 IE – schützt die Haut vor Schäden durch Freie Radikale.
- Vitamin C mit Bioflavonoiden, 500 mg – beugt geplatzten Äderchen vor, fördert die Heilung von Wunden, blauen Flecken und Narbengewebe.
- Vitamin E, 400 bis 800 IE – fördert die Durchblutung der

feinen Äderchen im Gesicht und die Zellerneuerung in der äußeren Hautschicht.

- Vitamin-B-Komplex mit Pantothensäure, 50 mg – hilft beim Zellaufbau und bei der Wundheilung.
- Methylsulfonylmethan (MSM), 1000 mg – fördert die Bildung von Kollagen, das bei der Entstehung neuer Hautzellen eine Rolle spielt.
- Essenzielle Fettsäuren, 1000 mg – Leinöl ist eine gute Quelle für feuchtigkeitsregulierende Omega-3-Fettsäuren.
- L-Cystein, 1 g täglich (zwischen den Mahlzeiten mit Saft oder Wasser) – fördert die Erhaltung weicher, jung aussehender Haut.
- Zink, 15 bis 50 mg – heilt Hautschäden und verletztes Gewebe, fördert das Wachstum.

Vitamine für gesundes Haar

Shampoo und Pflegemittel reichen nicht aus, um sicherzustellen, dass Ihr Haar alles bekommt, was es braucht. Denn auch die Ernährung spielt eine große Rolle für ein schönes, glänzendes Aussehen des Haars. Im Unterschied zur Haut kann das Haar sich nicht selbst erneuern – aber neues, gesünderes Haar kann nachwachsen.

Als Erstes müssen Sie Ihre Ernährungsweise überprüfen. Stehen Fisch, Weizenkeime, Hefe und Sojabohnen auf dem Speiseplan? Das sollten sie in jedem Fall: Die Vitamine und Mineralstoffe, die diese Nahrungsmittel liefern, sind das, was Ihr Haar braucht – neben häufiger Kopfmassage, einem guten, proteinangereicherten Shampoo mit ausgeglichenem pH-Wert und einigen Zusatzpräparaten.

Zusätzliche Präparate (Nahrungsergänzungsmittel)

Sofern nicht anders angegeben, nehmen Sie die folgenden Präparate zum Essen:

- Ein natürliches hochwirksames Multivitamin-Kombipräparat mit (Aminosäure-chelatkomplexgebundenen) Mineralstoffen (einschließlich Vitamin A, Beta-Carotin oder Carotinoiden, den Vitaminen B_1, B_2, B_3, B_5, B_6, B_{12}, Biotin,
  Cholin, Folsäure, Inosit, Vitamin C, Vitamin D, Vitamin E,
  Bor, Chrom, Kalzium, Kupfer, Magnesium, Mangan, Selen, Vanadium und Zink) – 1 Tablette zweimal täglich,
  morgens und abends. Wichtig für die allgemeine Gesundheit des Haars.
- Eine Breitband-Antioxidans-Rezeptur (mit Alpha- und Beta-
  Carotin, Lutein, Lycopin, Vitamin C, Vitamin E, Selen,
  Ginkgo biloba, Coenzym Q_{10}, Heidelbeere, L-Glutathion,
  Soja-Isoflavonen [Genistein und Daidzein], Traubenkern-
  extrakt und Grüntee-Extrakt) – 1 Tablette zweimal täglich,
  morgens und abends. Führt Antioxidantien zu, die das
  Haar vor Oxidationsschäden schützen.

  Für den Fall, dass Ihr Multivitamin-Mineral-Komplex und
  die Antioxidans-Rezeptur die folgenden Substanzen nicht
  enthalten, sollten Sie sie täglich zusätzlich nehmen:
- Essenzielle Fettsäuren (Leinöl oder eine andere Quelle für
  Omega-3-Fettsäuren), 1000 mg – verhindern, dass das Haar
  trocken und brüchig wird, verbessern die Haarstruktur.
- Kieselsäure, 500 mg, ein- bis dreimal täglich – beugt Haarausfall vor, erhält den Glanz des Haares.
- Biotin und Inosit, 50 bis 100 mg – verhindert Haarausfall,
  wichtig für das Wachstum.
- Coenzym Q_{10}, 60 mg – verbessert die Durchblutung der Kopf-
  haut.
- L-Cystein, 1 g täglich (zwischen den Mahlzeiten mit Saft oder
  Wasser) – ist der wichtigste Proteinbestandteil des Haares,
  lässt es glänzen.
- Methylsulfonylmethan (MSM), 1000 mg – verleiht dem Haar
  mehr Fülle und Glanz.
- Vitamin-B-Komplex, 50 bis 100 mg, mit Pantothensäure, Folsäure und PABS – wesentliche Faktoren für das Haarwachs-

tum; helfen, ergrauendem Haar seine natürliche Farbe zurückzugeben.

- Beta-Carotin, 10 000 IE – ergänzt die Wirkung der B-Vitamine und erhält den Glanz des Haares.

Denken Sie daran, dass es normal ist, zwischen 50 und 100 Haare täglich zu verlieren.

Vitamine für Hände und Füße

Ihre Hände werden oft missbraucht. Waschmittel nehmen ihnen natürliches Fett, und Wasser und Wetter allein können schon zu spröder Haut führen. Gummihandschuhe sind eine gute Sache, aber wenn die Haut schon aufgesprungen ist oder wenn Sie eine Dermatitis haben, dann können Sie die Gummihandschuhe nicht direkt auf der Hand tragen. Ein Paar Baumwollhandschuhe unter den Gummihandschuhen nimmt den Schweiß auf und verhindert neue Infektionen. Wenn Sie die Feuchtigkeit aufsaugen wollen, streuen Sie reines, unparfümiertes Talkumpuder in die Handschuhe.

Was die Nägel an Fingern und Zehen angeht, so ist die richtige Ernährungsweise das beste Heilmittel für sie. Gelatine wird oft als eine Hilfe gegen brüchige Nägel angesehen, aber das ist ein Irrtum. Nägel brauchen Proteine, und Gelatine ist ein schwacher Ersatz. Nicht nur, dass ihr zwei essenzielle Aminosäuren fehlen – Gelatine liefert auch eine andere Aminosäure, Glycin, in Mengen, die Sie gar nicht benötigen. Schwefelreiche Nahrungsmittel (siehe Seite 150 f.) sollten ebenfalls zu Ihrer Kost gehören. Auch 300 µg Biotin täglich können helfen, und zweimal täglich zu den Mahlzeiten sollte man als zusätzliches Präparat eine leicht resorbierbare Form von organischem Schwefel, 1000 mg Methylsulfonylmethan (MSM) mit einem Vitamin-C-Komplex nehmen.

Zusätzliche Präparate (Nahrungsergänzungsmittel)

Sofern nicht anders angegeben, nehmen Sie die folgenden Präparate zum Essen:

- Ein natürliches, hochwirksames Multivitamin-Kombipräparat mit (Aminosäure-chelatkomplexgebundenen) Mineralstoffen (einschließlich Vitamin A, Beta-Carotin oder Carotinoiden, den Vitaminen B_1, B_2, B_3, B_5, B_6, B_{12}, Biotin, Cholin, Folsäure, Inosit, Vitamin C, Vitamin D, Vitamin E, Bor, Chrom, Kalzium, Kupfer, Magnesium, Mangan, Selen, Vanadium und Zink) – 1 Tablette zweimal täglich, morgens und abends. Fördert das gesunde Wachstum und die Festigkeit der Nägel.
- Eine Breitband-Antioxidans-Rezeptur (mit Alpha- und Beta-Carotin, Lutein, Lycopin, Vitamin C, Vitamin E, Selen, Ginkgo biloba, Coenzym Q_{10}, Heidelbeere, L-Glutathion, Soja-Isoflavonen [Genistein und Daidzein], Traubenkernextrakt und Grüntee-Extrakt) – 1 Tablette zweimal täglich, morgens und abends. Schützt vor der Schädigung des Gewebes durch Freie Radikale.

Für den Fall, dass Ihr Multivitamin-Mineral-Komplex und die Antioxidans-Rezeptur die folgenden Substanzen nicht enthalten, sollten Sie sie täglich zusätzlich nehmen:
- RNS/DNS-Komplex – regt die Bildung neuer Zellen an; verbessert Hautstruktur und Festigkeit der Nägel.
- Vitamin-B-Komplex, 50 bis 100 mg, mit Pantothensäure – fördert die Widerstandskraft gegen Pilzinfektionen und ist wichtig für das Wachstum der Nägel.
- Beta-Carotin, 10 000 IE – hilft gegen das Spalten der Nägel.
- Kieselsäure, 500 mg, ein- bis dreimal täglich – beugt weißen Flecken und dem Absplittern der Nägel vor.
- Vitamin E, 400 IE – notwendig für die richtige Verwertung von Vitamin A.
- Zink, 15 bis 50 mg – verleiht brüchigen Nägeln Festigkeit und wirkt gegen weiße Flecken.

Naturkosmetik – was ist darin enthalten?

Viele kosmetische Mittel werden heute als »natürlich« angepriesen, aber wenn man sich die Zutaten ansieht, kommt man aus dem Staunen nicht mehr heraus. Damit Sie wissen, was Sie alles bekommen, studieren Sie, was auf der Packung oder dem Beipackzettel steht. Die folgende Liste von kosmetischen Zutaten soll zum Verständnis beitragen:

Amyldimethyl PABS: Sonnenschutzwirkstoff aus PABS (Paraaminobenzoesäure), einem Vitamin-B-Komplex-Faktor

Annatto: Pflanzenfarbstoff aus den Samen einer Tropenpflanze

Ätherische Öle: Öl aus Pflanzenteilen, beispielsweise aus:

Avocadoöl: Pflanzenöl aus der Avocadofrucht

Balsam: pflanzliche Mischung aus Harzen und ätherischen Ölen

Benzoesäure: organische Säure, als Konservierungsmittel verwendet

Capryltriglycerid: aus Kokosöl gewonnener Weichmacher

Carrageen: natürliches Verdickungsmittel aus getrocknetem Irischem Moos

Cetylalkohol: Bestandteil von pflanzlichen Ölen

Cetylpalmitat: Bestandteil von Palm- und Kokosöl

Cocamid DEA: aus Kokosöl gewonnenes Verdickungsmittel

Decyloleat: wird aus Talg oder Kokosöl gewonnen

Dinatrium-Monolaneth-5-Sulfosuccinat: wird aus Lanolin gewonnen und zur Verbesserung der Haarstruktur angewendet

Erdnussöl: pflanzliches Öl aus Erdnüssen

Gehärtetes Rizinusöl: wachsartige Substanz, die aus Rizinusöl gewonnen wird

Glycerylstearat: organischer Emulgator, der aus Glycerin gewonnen wird

Imidazolidinyl-Harnstoff: chemisches Konservierungsmittel, das als Produkt des Eiweißstoffwechsels (Hydrolyse) gewonnen wird

Kakaobutter: Nebenprodukt bei der Kakaoherstellung

Kaliumsorbat: aus der Sorbinsäure der Vogelbeeren

Kampfer: Pulver aus dem Kampferbaum

Kokosöl: wird aus den Kernen der Kokosnuss gepresst

Lanolinalkohol: ein Bestandteil des Lanolins, der als Weichmacher und Emulgator wirkt

Laureth-3: organische Substanz, die aus Kokos- und Palmöl gewonnen wird

Mandelkleie: aus den Pressrückständen bei der Herstellung von Mandelöl

Mandelöl: aus den Kernen/Samen der süßen Mandeln

Melissenöl: aus den Blättern der Melisse

Methylglucosid-Sesquistearat: organischer Emulgator, der aus natürlichem Einfachzucker gewonnen wird

Milchsäure: natürliche organische Säure in fast allen Pflanzen und in saurer Milch

Mineralöl: organischer Weichmacher und Gleitmittel

Natrium PCA: natürlicher Feuchtmacher, der in der Haut vorkommt, wo er als natürlicher Feuchtigkeitsspender wirkt

Natriumcetylsulfat: Waschmittel und Emulgator, aus Kokosöl gewonnen

Natriumlaurethsulfat: Waschmittel, das aus Kokosöl gewonnen wird

Natriumlaurylsulfat: Waschmittel, das aus Kokosöl gewonnen wird

Olivenöl: natürliches Öl, das aus Oliven gewonnen wird

POE (20) Methylglucosid-Sesquistearat: organischer Emulgator aus natürlichem Einfachzucker

Parfümöle: aus Blumen, Gräsern, Wurzeln und Stängeln gewonnene Öle, die einen angenehmen Geruch ausströmen

PEG-Lanolin: Weichmacher und Emulgator aus Lanolin

Pektin: aus Zitrusfrüchten und Apfelschalen gewonnen

Rizinusöl: Weichmacheröl, das durch Pressen von Rizinuskernen gewonnen wird

Safloröl-Hybrid: natürlicher Weichmacher aus einer speziell gezüchteten Saflordistelart

Sesamöl: Öl der gepressten Sesamsamen

Sorbinsäure: natürliche Säure aus Vogelbeeren, Konservierungsmittel

Stearinsäure: aus Knochenfett, Talg und Palmöl

Tocopherol: natürliches Vitamin E

Undecylenamid DEA: natürliches Konservierungsmittel, das aus Rizinusöl gewonnen wird

Vaseline: aus Mineralöl gewonnene geruch- und geschmacklose fettige Substanz

Wasser: das universelle Lösungsmittel und Hauptbestandteil aller lebendigen Substanzen

Weizenkeimöl: aus Weizenkeimen gewonnenes Öl

Ziegenmilchmolke: proteinreiche Molke aus Ziegenmilch

Zitronensäure: natürliche organische Säure, die in vielen Zitruspflanzen vorkommt

Medikamente können Ihrer Schönheit schaden

Das Verschreiben von Medikamenten ist in bestimmten Fällen notwendig. Aber die Ärzte vergessen häufig, die möglichen Nebenwirkungen zu erwähnen: Der Doktor ist selten, der seiner Patientin die Pille verordnet und ihr sagt, dass sie davon Hautausschlag oder Haarausfall bekommen kann; aber viele Frauen merken das auch allein sehr schnell. Viele Medikamente können Anlass zu Problemen mit Ihrer Haut und Ihrem Aussehen geben. Hier einige Beispiele*:

---

* Einige Präparate sind in Deutschland nicht oder unter anderem Namen erhältlich. (Anm. d. Red.)

Alfenta	Hautausschlag, Rötung
Codein	Hautausschlag, Juckreiz, Schwitzen
Coumadin	Hautausschlag, Juckreiz, Quaddelbildung
Darvon	Hautausschlag, schuppige Haut, Juckreiz
Demerol	Hautausschlag, Rötung, Wassereinlagerung
Doxycyclin	Ausschläge, offene Wunden, Zahnverfärbungen
Fentanyl	Rötung, Schwitzen, allergische Reaktionen
Miltown	Quaddeln, schuppige Haut, Juckreiz
Nembutal	Hautausschlag
Phenobarbital	Ausschlag, juckende Haut, geschwollene Augenlider
Quaalude	Pickel, Quaddeln
Talwin	Ausschlag, geschwollenes Gesicht, Abschälen der Haut
Tetracyclin	Die Einnahme durch Kinder oder während der Schwangerschaft kann beim Kind zu dauerhaften Zahnverfärbungen führen
Thorazin	Abschälen der Haut, Gelbsucht, Quaddeln, Schwellungen
Tofranil	Ausschlag, juckende Haut, Gelbsucht
Tuinal	Kann bestehende Hautprobleme verstärken
Valium	Gelbsucht, Ausschlag, Schwellungen

Noch Fragen zu Kapitel XX?

»Was halten Sie von Jojobaöl zur Schönheitspflege?«
Sehr viel. Ich persönlich halte es sogar für eines der besten Schönheitsmittel überhaupt. Jojobaöl gibt es als Öl, Creme, Seife, Shampoo – und es wirkt wahre Wunder.
Z. B., um die Haut vor dem Austrocknen zu schützen: Verwenden Sie einige Tropfen Jojobaöl, bevor Sie Ihr Make-up auftragen. Massieren Sie das Öl sanft ein, insbesondere an den Stellen um Ihre Augen, wo sich Fältchen gebildet haben. Aber Vorsicht: Direkten Kontakt mit den Augen vermeiden, und falls eine Reizung auftritt, sofort das Öl absetzen. Lassen Sie das Öl nachts einwirken, während Sie schlafen, um die Haut geschmeidig zu machen. Dabei ist es ausreichend, eine

dünne Ölschicht auf Gesicht und Nacken zu verteilen – nach gründlicher Reinigung, versteht sich.

Jojobaöl kann auch verwendet werden, um die Haut nach dem Duschen wieder weich zu machen (Sie benötigen dazu nur wenige Tropfen) oder als luxuriöses Badeöl (ebenfalls nur einige Tropfen). Auf trockene, aufgesprungene oder frisch rasierte Haut sollte es direkt aufgetragen werden.

Reiben Sie nach dem Haarewaschen einige Tropfen des Öls in Ihr Haar und in die Kopfhaut ein (anschließend nicht ausspülen). Bei täglicher Anwendung verleihen Sie auf diese Weise selbst dem sprödesten Haar wieder seinen natürlichen Glanz.

»Meine Nägel wachsen nicht. Ich habe schon alle möglichen Vitamine ausprobiert, aber sie wirken nicht. Was kann ich denn noch tun?«
Es ist möglich, dass Sie Probleme mit der Schilddrüse haben; gehen Sie deshalb zum Arzt und lassen Sie das überprüfen (siehe Seite 569 ff.).

In der Zwischenzeit versuchen Sie es einmal mit Silicea (Kieselsäure) oder mit Schachtelhalm *(Equisetum arvense)*. Diese Pflanze hat einen hohen Gehalt an Kieselsäure, die schnell in leicht verwertbares Kalzium umgewandelt wird; das gibt Nahrung für Nägel, Haut, Haar, Knochen und Bindegewebe.

XXI

Bleiben Sie jung, energiegeladen und sexy

Verzögerung des Alterungsprozesses

Das Altwerden wird dadurch verursacht, dass die Zellen degenerieren. Unser Körper besteht aus Millionen dieser Zellen; jede hat eine Lebensdauer von höchstens zwei Jahren. Aber bevor die Zelle abstirbt, reproduziert sie sich selbst. Warum, fragen Sie vielleicht, sehen wir dann jetzt nicht mehr so aus wie vor zehn Jahren? Das liegt daran, dass die Zelle bei jeder der aufeinanderfolgenden Reproduktionen eine Veränderung durchmacht, im Grunde einen Abbau. Und so, wie sich unsere Zellen verändern und abbauen, werden wir alt.

Die erfreuliche Nachricht ist, dass alternde Zellen wieder verjüngt werden können, wenn sie Substanzen bekommen, die sie direkt ernähren – etwa Nukleinsäuren.

DNS (Desoxyribonukleinsäure) und RNS (Ribonukleinsäure) sind unsere Nukleinsäuren. Die DNS ist im Wesentlichen eine Art chemische Kochplatte für neue Zellen. Sie sendet RNS-Moleküle wie eine Mannschaft gut ausgebildeter Arbeiter aus, um neue Zellen zu bilden. Wenn die DNS keine Befehle mehr an die RNS gibt, endet der Neuaufbau der Zellen – und damit das Leben. Wenn Sie den Körper gut mit Nukleinsäuren versorgen, können Sie sechs bis zwölf Jahre jünger aussehen, als Sie sind, und sich auch so fühlen.

Sie können sechs bis zwölf Jahre jünger aussehen und sich auch so fühlen.

Wir brauchen 1,5 g Nukleinsäuren täglich. Obwohl der Körper seine eigenen Nukleinsäuren produzieren kann, werden sie zu schnell in weniger nützliche Bestandteile gespalten und sollten deshalb aus äußeren Quellen ergänzt werden, um den Alterungsprozess zu verlangsamen.

Zu den Nahrungsmitteln, die reich an Nukleinsäuren sind, gehören Weizenkeime, Kleie, Spinat, Spargel, Pilze, Fisch (besonders Sardinen, Lachs und Sardellen), Hühnerleber, Haferflocken, Zwiebeln und bestimmte Arten von Nährhefe, die laut Packungsaufschrift »reich an RNS und DNS« sind.

Als ich vor Jahren anfing, eine an Nukleinsäuren reiche Kost und zusätzlich RNS-DNS-Präparate zu mir zu nehmen, bemerkte ich bald einen drastischen Unterschied in meinem Aussehen und meinem Lebensgefühl im Vergleich zu früher. Ich hatte mehr Energie, und meine Haut sah verjüngt und gesünder aus. Viele meiner Patienten und Freunde haben damit ähnliche Erfahrungen gemacht. Eine an Nukleinsäuren reiche Ernährung und zusätzlich RNS-DNS-Präparate werden zwar den Alterungsprozess nicht umkehren, aber mit Sicherheit hinauszögern.

VORSICHT! Gicht und bestimmte arthritische Erkrankungen könnten durch nukleinsäurereiche Kost verschlimmert werden. Wenn Sie an einer solchen Erkrankung leiden, fragen Sie Ihren Arzt, bevor Sie sich dazu entschließen.

Weitere alterungsverzögernde Präparate

SOD (Superoxiddismutase) ist einer der erfolgreichsten Mitstreiter in der Schlacht gegen das Altern (siehe Seite 245). Dieses Enzym stärkt den Körper gegen die Attacken der Freien Radikalen, die den Alterungsprozess dadurch beschleunigen, dass sie gesunde Zellen zerstören und das Kollagen (den »Zement«, der die Zellen zusammenhält) angreifen.

Wenn wir altern, produziert der Körper weniger SOD, und darum können zusätzliche Gaben – zusammen mit einer natürlichen Ernährung, die die Bildung der Freien Radikalen einschränkt – dazu beitragen, unsere produktiven Jahre, in denen wir voller Energie sind, zu verlängern. Es ist wichtig anzumerken, dass SOD sehr schnell inaktiv werden kann, wenn lebensnotwendige Mineralstoffe wie Zink, Kupfer und Mangan nicht ausreichend vorhanden sind.

Traubenkern-Extrakt wird ebenfalls als hochwirksam zur Radikalbekämpfung und als alterungshemmendes Zusatzmittel gepriesen. Es enthält *Proanthocyanidine*, das sind Bioflavonoide, die die Aktivität von Vitamin C erheblich steigern, indem sie seinen Eintritt in die Zellen erleichtern. Traubenkern-Extrakt fördert die Stärkung der Zellmembranen und schützt die Zellen vor Schäden durch Oxidation. Er kann die Durchblutung verbessern, die Kapillargefäße stärken und zum Schutz der Kollagenfasern (die für Zellwachstum und -regeneration notwendig sind) gegen den Schaden, den die Freien Radikalen im Laufe der Jahre anrichten, beitragen. Proanthocyanidine sind auch in der Haut von Weintrauben, in Heidelbeeren, Preiselbeeren, schwarzen Johannisbeeren, in grünem und schwarzem Tee vorhanden.

Als Mittel zur Alterungsverzögerung empfehle ich, 1 bis 2 Kapseln Traubenkern-Extrakt, 30 bis 100 mg, täglich zu nehmen.

Coenzym Q_{10} ist ein Wirkstoff, den der Körper selbst aufbauen kann, aber er wird auch aus der Nahrung gewonnen; die Zellen benötigen das Coenzym Q_{10} für den Atmungsvorgang, und Defizite sind eine normale Begleiterscheinung des Alterns. Untersuchungen haben sogar gezeigt, dass verminderte Werte dieses Coenzyms (das mit Vitamin E viele antioxidative Eigenschaften gemeinsam hat) direkt zur Alterung beitragen können und dass eine Steigerung der Werte diesen Vorgang nicht nur verzögert, sondern auch:

- das Risiko von Herzinfarkt vermindert (fördert die Gewebezellatmung im Herzmuskel, unterstützt die Schutzwirkung gegen entzündliche Prozesse im Herzen, die durch Viren ausgelöst werden, beugt Herzarrhythmien vor, reduziert Verletzungen des Myokards infolge von Herz-Bypass-

Operationen, vermindert die Häufigkeit von Angina-pecto-
ris-Anfällen)
- das Immunsystem anregt
- die Behandlung von Zahnfleischerkrankungen unterstützt
- den Blutdruck senkt
- die Toxizität von Medikamenten verringert, die zur Behandlung zahlreicher altersbedingter Erkrankungen verwendet
werden.

Als Zusatzpräparat empfehle ich 1 Kapsel zu 30 mg zweimal
täglich zum Essen.

DHEA (Dehydroepiandrosteron) ist ein natürliches Nebennie-
renhormon, das am reichlichsten vorkommende Steroidhor-
mon im Körper; seine Produktion nimmt mit dem Alter ab
(Steroide sind eine Gruppe von Verbindungen, die das emotionale Gleichgewicht steuern und unter anderem die Fähigkeit des Körpers steigern, mit Stress umzugehen). Im Alter
von etwa 45 Jahren erzeugt unser Körper nur noch die Hälfte
des DHEA, das er mit 20 produzierte. Mit 70 ist die Produktion dann praktisch auf null gesunken. Führende Wissenschaftler bringen den Abfall der Hormonwerte, wie DHEA,
mit dem körperlichen und geistigen Verfall durch den normalen Alterungsprozess in Verbindung. Durch die Erhöhung
des DHEA-Spiegels auf jugendliche Werte können viele alte-
rungsbedingte Probleme verhindert oder sogar rückgängig
gemacht werden. Senioren, denen man DHEA verabreicht
hatte, berichteten von gesteigertem Wohlbefinden, Energiezuwachs sowie Zunahme an straffem Gewebe und zeigten
eine erhöhte Produktion von Geschlechtshormonen.

Es ist erwiesen, dass DHEA das Immunsystem stärkt, die Fett-
produktion, die zur Fettleibigkeit beiträgt, verzögert, Frauen
nach den Wechseljahren vor Herzerkrankungen schützt, Ermüdungserscheinungen entgegenwirkt, die intellektuelle Leistungsfähigkeit erhöht sowie das emotionale Gleichgewicht und
die Stressbewältigung unterstützt.

Neuere Forschungen deuten darauf hin, dass DHEA ein vielversprechendes Mittel gegen Osteoporose und Depressionen sein könnte; zudem reduziert es die Symptome von Lupus, einer bisher unheilbaren Autoimmunstörung. Wer an Lupus leidet, sollte in jedem Fall über die Möglichkeiten einer DHEA-Therapie mit seinem Arzt sprechen.

Wenn Sie älter als 40 Jahre sind, sollten Sie Ihren DHEA-Spiegel vom Arzt bestimmen lassen. Die übliche Dosierung beträgt 1 Tablette zu 25 mg täglich für Frauen über 40, und 1 Tablette zu 50 mg täglich für Männer über 40. Als Zusatzpräparat sollten Sie DHEA mit Apothekenqualität wählen, um die Reinheit des Erzeugnisses zu gewährleisten.

Frauen, die anstelle einer Hormonersatztherapie DHEA (oder DHEA in Kombination mit Pregnenolon) einnehmen, haben den Vorteil, dass dies anscheinend keine Auswirkung auf die Gebärmutterschleimhaut hat – selbst wenn die Dosis so hoch ist, dass sie Veränderungen der Vaginalschleimhaut hervorruft. Zudem braucht man sich bei der Einnahme von DHEA allein keine Sorgen darum zu machen, eine Östrogendosis mit der richtigen Progesterondosis zu kombinieren.

VORSICHT! DHEA ist ein Hormon und kann theoretisch das Wachstum hormonbedingter Krebserkrankungen anregen. Wenn Sie eine Krankengeschichte mit Prostata- oder Brustkrebs haben, ist es *nicht* ratsam, DHEA zu verwenden. Übergewichtige Frauen nach den Wechseljahren tragen bekanntermaßen ein höheres Brustkrebsrisiko und sollten keine DHEA-Ergänzungsmittel einnehmen, außer, wenn durch einen Bluttest ein Mangel nachgewiesen wurde.

Pregnenolon wird im Gehirn und in der Nebennierenrinde aus Cholesterin gebildet und wirkt als Vorstufe für die Produktion von DHEA, Östrogen, Testosteron, Progesteron und anderen Hormonen.

Es wird als allgemeines Antialterungsmittel für Männer und Frauen gepriesen, da die Pregnenolonwerte um die 30 eine

Spitze erreichen und danach absinken. Neuere Untersuchungen deuten darauf hin, dass zusätzliche Gaben eine Steigerung der Konzentrationsfähigkeit und des Gedächtnisses bewirken, antidepressive und stressreduzierende Wirkung haben und die Symptome bei rheumatischer Arthritis, Lupus und multipler Sklerose vermindern können.

Die übliche Dosierung dieses Zusatzpräparats beträgt 5 bis 10 mg täglich.

VORSICHT! Pregnenolon kann den Sexualhormonspiegel anheben und in Verbindung mit anderen Mitteln zu Nebenwirkungen führen. Es sollte keinesfalls von Schwangeren genommen werden. Holen Sie den Rat eines erfahrenen Arztes ein, bevor Sie zu diesem Hormon greifen.

So bleiben Sie länger jung

In Kombination mit einer ausgewogenen Ernährung ist ein gutes Nährstoffprogramm mit den folgenden Präparaten erfolgversprechend, damit Sie nicht nur jünger aussehen, sondern sich auch so fühlen und es bleiben können:

MVP (siehe Seite 371 f.)

Wenn Sie über 40 sind, nehmen Sie zusätzlich:

400 IE Vitamin E, morgens und abends

500 mg Vitamin C mit Bioflavonoiden, morgens und abends

1 Kapsel Coenzym-Q_{10}-Komplex, täglich

100 mg RNS-DNS, in Tablettenform, einmal täglich

125 µg Superoxiddismutase, täglich

60 mg Ginkgo biloba, 1 bis 3 Standard-Kapseln, täglich

500 mg Cayennepfeffer, 1 bis 3 Kapseln, täglich

Für Frauen: Soja-Isolat-Komplex mit 1000 mg Kalzium und 500 mg Magnesium, einmal täglich

Für Männer: Soja-Isolat-Komplex mit 500 mg Kalzium und 150 mg Magnesium, einmal täglich

Johanniskraut-Polyphenol-Komplex, einmal täglich bei Bedarf.

So erhalten Sie sich ein hohes Energieniveau

Ob Sie sich wohl fühlen oder nur gut aussehen wollen – in jedem Fall sind Bewegung, eine ausgewogene Ernährung und die richtigen Nahrungsergänzungsmittel Ihr Freifahrtschein zu Fitness und Energie.

Wenn Ihnen Joggen nicht liegt oder die Laufschuhe zu teuer sind, wenn Ihnen Tennis ebenfalls nicht behagt und Sie nicht gern schwimmen, wenn es kühl ist, oder wenn Sie Freiübungen hassen, dann habe ich die perfekte Übung für Sie: Seilspringen. Ein Springseil ist nicht teuer, aber praktisch, weil Sie es überallhin mitnehmen können, und es macht viel Spaß. Und vor allem: Es funktioniert! Hinsichtlich des Kalorienverbrauchs kann ein Springseil mehr bringen als Radfahren, Tennis und Schwimmen. Ein Durchschnittsmensch von etwa 70 Kilo Gewicht kann in einer Stunde Seilspringen 720 Kalorien verbrennen (120 bis 140 Schwünge in der Minute). Wenn Sie bedenken, dass eine Stunde Tennis nur 420 Kalorien verbraucht, dann können Sie sich vorstellen, wie gut Seilspringen für Sie sein kann.

Um sich ein hohes Energieniveau zu erhalten, sollten Sie zu jeder Mahlzeit eine Kombination aus zwei eiweißspendenden Nahrungsmitteln oder ein Proteingetränk zu sich nehmen, täglich mindestens 6 Gläser Wasser (eine halbe Stunde vor oder nach dem Essen) trinken und folgende Lebensmittel vermeiden: raffinierten Zucker, weißes Auszugsmehl, Tabak, Alkohol, Tee, Kaffee, süße Getränke, industriell bearbeitete Lebensmittel und frittierte Speisen.

Ein Proteingetränk, das Sie in Schwung bringt

1 Esslöffel Sojaeiweißpulver
1 Esslöffel Lecithingranulat
1 Esslöffel Molke
2 Esslöffel Acidophilus-Flüssigkeit (ohne Milch)
3–4 Eiswürfel nach Belieben

Alle Zutaten mit magerer oder fettfreier Sojamilch, Wasser oder Saft (und nach Wunsch mit 3 bis 4 Eiswürfeln) im Mixer 1 Minute lang rühren. Geben Sie frisches oder tiefgefrorenes Obst dazu, wenn Sie mögen (eine geschälte, gefrorene Banane schmeckt hervorragend).

Zusätzliche Energiespender

Frühstück

MVP (siehe Seite 371 f.)
400 IE Vitamin E (trockene Form)
Coenzym-Q_{10}-Komplex
Für Frauen: Soja-Isolat-Komplex mit 1000 mg Kalzium und 500 mg Magnesium
Für Männer: Soja-Isolat-Komplex mit 500 mg Kalzium und 250 mg Magnesium

Abendessen

MVP (siehe Seite 371 f.)
Coenzym-Q_{10}-Komplex
Für Frauen: Soja-Isolat-Komplex mit 1000 mg Kalzium und 500 mg Magnesium
Für Männer (über 45): Kombinationspräparat aus Sägepalmfrucht, Pygeum, Zink, Kürbiskernöl, 2 Kapseln zum Essen

Vitamine und Sex

Bedenken Sie eines: Wenn Sie sich nicht rundum wohl fühlen, wird sich das auf Ihre sexuelle Energie ebenso auswirken wie auf alle anderen Lebensbereiche.

Es wurde schon vielfach auf den Zusammenhang zwischen Vitamin E und dem Sexualleben hingewiesen. Studien haben nachweislich ergeben, dass dieses Vitamin die Fruchtbarkeit bei Männern und Frauen steigert und bei der Wiederherstellung der männlichen Potenz hilfreich ist.

Dass es den Sexualtrieb bei Männern und Frauen stark beeinflusst, ist nicht wissenschaftlich erwiesen, obwohl ich viele Leute kennengelernt habe, die Vitamin E nehmen und davon überzeugt sind.

Der höchste Anteil von Zink im Körper findet sich beim Mann in der Prostata.

Zink ist ein weiterer erwähnenswerter Nährstoff, der sich auf das Sexualleben auswirkt. Das meiste Zink im männlichen Körper findet sich in der Prostata, und ein Zinkdefizit kann zur Verkümmerung der Hoden und zu Prostataproblemen führen.

Denken Sie also daran, dass Vitamine, die Ihr allgemeines Energieniveau heben (siehe Seite 525 f.), auch viel für Ihr Liebesleben tun können.

Ernährung und Liebesleben

Wenn Sie Ihre Libido steigern und Ihr Liebesleben verbessern wollen, können Sie ein paar von den folgenden Nahrungsmitteln, Kräutern und Gewürzen in Ihre tägliche Ernährung aufnehmen:

Austern (hoher Zinkgehalt), Avocado, Bierhefe, Gerste, Ginkgo biloba, Ginseng, Hafer *(Avena sativa)*, Kardamom, Kava-Kava, Koriander, Möhren, Pinienkerne, Quitte, Sarsaparilla (Nonnenklosterwurzel), Shiitake-Pilz, Sojaprodukte, Spargel, Vollkornprodukte, Weizenkeime, Yohimbe (siehe Seite 312), Zimt.

Zusätzliche Präparate (Nahrungsergänzungsmittel)

MVP (siehe Seite 371 f.)
400 IE Vitamin E (trockene Form), ein- bis dreimal täglich
15 bis 50 mg Zink (chelatkomplexgebunden), täglich
60 mg Ginkgo-biloba-Komplex, zweimal täglich
Für Frauen über 40: 25 mg DHEA, täglich

Für Männer über 50: 50 mg DHEA, täglich
Für Männer 45 Minuten vor dem Sex: 3 g Arginin

Noch Fragen zu Kapitel XXI?

»Ich habe gehört, dass Octacosanol die männliche Potenz sehr anregen kann. Was meinen Sie dazu?«
Ich denke, dass das sehr von dem betreffenden Mann abhängt. Octacosanol ist eine natürliche Substanz, die in winzigen Mengen in vielen Pflanzenölen, Alfalfa, Weizen, Weizenkeimen und anderen Stoffen enthalten ist, und es setzt tatsächlich viel Energie frei und steigert Kraft und Ausdauer. In Laborversuchen zeigte es positive Wirkungen bei Fortpflanzungsproblemen.
Wenn Sie Octacosanol ausprobieren wollen, seien Sie nicht ungeduldig; es dauert oft vier bis sechs Wochen, bis eine günstige Wirkung erkennbar wird.
Denken Sie auch immer daran, dass eine energiespendende Ernährung mit rohen oder nur leicht gekochten Lebensmitteln, die reich an Vitamin B und Aminosäuren sind, zu einem befriedigenden Sexualleben beiträgt.

»Ich bin eine aktive, glücklich verheiratete 45 Jahre alte Frau, aber meine Libido scheint nachgelassen zu haben. Welche natürlichen Mittel zur Aktivierung des Liebeslebens würden Sie empfehlen?«
Zusätzlich zu meinem MVP-Vitaminprogramm (siehe Seite 371 f.) würde ich Ihnen raten, mehr Sojaprodukte in Ihren Ernährungsplan aufzunehmen. Sojabohnen sind reich an pflanzlichen Östrogenen, die man Isoflavone nennt, und können manche der Symptome im Zusammenhang mit den Wechseljahren lindern, die häufig die Libido beeinträchtigen. Lassen Sie doch einmal Ihre DHEA-Werte testen. Falls sie zu niedrig sind, könnte eine zusätzliche Gabe von 25 mg DHEA täglich sich positiv auf Ihre Libido auswirken. Außerdem empfehle ich

Ihnen, die Pflanze Damiana auszuprobieren, die als Aphrodisiakum gilt. Nehmen Sie 1 Kapsel ein- bis dreimal täglich vor dem Essen. Dazu noch ein wenig Kerzenlicht, und der Abend wird Ihnen möglicherweise eine angenehme Überraschung bringen.

»Was bezeichnet man eigentlich als ›Spanische Fliege‹? Ist das ein natürliches Aphrodisiakum?«

Weit gefehlt! Was unter der Bezeichnung »Spanische Fliege« läuft, ist eigentlich *Cantharidin*, ein Stoff, der aus Käferpanzern gewonnen wird. Er bewirkt ein Jucken, aber nicht unbedingt im Genitalbereich. Ganz im Gegenteil, es handelt sich dabei um eine giftige Substanz, deren Wirkung alles andere als wohltuend ist. Man berichtet von Krampfanfällen und Nierenstörungen; außerdem soll es das Urinieren praktisch unmöglich machen – Männer haben dabei von äußerst schmerzhaften Erektionen berichtet.

Was tatsächlich unter der Bezeichnung »Spanische Fliege« legal im Handel ist, sind zumeist nur getrocknete Kräuter, nicht viel wirksamer als Petersilie. Sparen Sie sich lieber das Geld für ein romantisches Abendessen! So altmodisch es klingen mag, aber ich habe das Gefühl, dass ein Dinner bei Kerzenlicht noch allemal eine stärkere erotische Wirkung ausübt als Käferpanzer!

»Ich habe von einem Aphrodisiakum namens ›DMG‹ gehört. Kennen Sie es, und was halten Sie davon?«

Auch ich habe davon gehört, aber für die Wirksamkeit kann ich nicht garantieren. DMG steht für Dimethylglycin, ein Derivat der Aminosäure Glycin, die in vielen Samen und Getreidekörnern vorkommt. DMG intensiviert die Sauerstoffzufuhr ins Blut und in die Zellen. Diejenigen, die ihm eine aphrodisische Wirkung zuschreiben, behaupten, durch die erhöhte Sauerstoffzufuhr im Gewebe würde auch die Sexualfunktion gesteigert. DMG ist als Nahrungsergänzung erhältlich, und wenn Sie es mal ausprobieren wollen, bringt es zwar vielleicht nicht die erhoffte Ekstase – aber zumindest tut es nicht weh!

»Meine Großmutter sagte immer, dass Süßkartoffeln und Karotten die Fruchtbarkeitsnahrung der Frauen seien. Sie verzehrte sie häufig und hatte neun Kinder. War das ein Zufall?«
Vielleicht war es das, vielleicht auch nicht. Es hat sich gezeigt, dass Karotten und Süßkartoffeln (Yamswurzeln) eine ähnliche chemische Struktur aufweisen wie Östrogen, das wichtige weibliche Fruchtbarkeitshormon. In der Tat werden Pregnenolon-Präparate aus der wilden Yamswurzel hergestellt.

»Gibt es Nährstoffe für das Gehirn? Wenn ja, welche sind es, und zu welchen raten Sie einer Frau, die noch nicht alt ist, sich aber Sorgen macht, dass sie schon ein wenig zu vergesslich ist?«
Ob es Nährstoffe für das Gehirn gibt? Und ob! Und jeder, der sich Sorgen über beginnende Vergesslichkeit macht – oder über die altersbedingte Hirnleistungsminderung *(age-related cognitive decline [ARCD])*, die bereits im Alter von 45 einsetzen kann –, könnte mit diesen Nährstoffen bemerkenswerte Wirkungen erzielen. Zu den Ergänzungsmitteln, die sich vorteilhaft auf das Gehirn auswirken, zählen:

- Vitamin B_6 – 50 bis 75 mg täglich, sowie B_1 und B_{12} in gleicher Dosierung (siehe Seite 79)
- Vitamin E – 200 bis 400 µg täglich (siehe Seite 108)
- Selen – 100 bis 200 µg täglich
- Phosphatidylserin (PS, ein Phospholipid, das von Natur aus im Hirngewebe enthalten ist und bei der Übertragung der chemischen Nachrichten zwischen den einzelnen Gehirnzellen hilft) – 200 mg täglich
- Ginkgo biloba – 60 mg standardisierte Kapseln oder Tabletten, ein- bis dreimal täglich
- Dimethylaminoethanol (DMAE, kommt ebenfalls im Gehirn vor, ebenso auch in Nahrungsmitteln wie Sardinen

und Anchovis) – 1 bis 2 Tabletten täglich. Es gibt Kombipräparate mit DMAE, Ginkgo biloba, PS sowie den B-Vitaminen Inosit und Cholin.

- Huperzin A – ein aus dem chinesischen Bärlapp gewonnener Extrakt, der stark gedächtnisfördernd wirkt. Achten Sie bei Kombipräparaten zur Förderung der Hirnfunktion darauf, dass Huperzin A (oder Bärlapp-Tee) enthalten ist.

XXII

Auch Haustiere brauchen gute Kost

Vitamine für Ihren Hund

Hunde brauchen genauso wie Menschen Vitamine. Ihr Bedarf ist natürlich ein anderer als bei uns, aber sie benötigen auch alle Nährstoffe.

Ein ausgewachsener Hund braucht 4,4 g Eiweiß täglich, dazu 1,3 g Fett, 0,4 g Linol- oder Arachidonsäure und 15,4 g Kohlenhydrate. Welpen benötigen das Doppelte.

Proteine sind wichtig für das Wachstum und die Regenerierung Ihres Hundes. Am besten sind Proteine mit einem hohen biologischen Wert, wie Eier, Muskelfleisch, Fisch, Sojabohnen, Milch und Hefe. Wenn Sie Ihrem Hund Eier geben, dann bitte nur gekochte. Rohes Eiweiß enthält Avidin, das verhindert, dass Biotin aufgenommen wird. Milch, obwohl sie gut für Hunde ist, verursacht oft Durchfall, deswegen sind Joghurt und Hüttenkäse besser geeignet.

Kohlenhydrate verwerten Hunde für die Energie, aber sie sollten nicht mehr als 50 bis 60 Prozent ihrer Nahrung ausmachen.

Fette, die am höchsten konzentrierte Energiequelle, liefern essenzielle Fettsäuren für gesunde Haut und gesundes Fell. Bei einem Mangel verlangsamt sich das Wachstum der Welpen und lässt ihr Fell stumpf und die Haut schuppig werden. Ein Teelöffel Safloröl oder Maisöl im Trockenfutter für den Hund kann Abhilfe schaffen.

Kalzium und Phosphor sollten in einem Verhältnis von 1,2 : 1 im Hundefutter enthalten sein. Wenn das Verhältnis nicht ausgeglichen ist, findet keine normale Mineralisation in den Knochen des heranwachsenden Welpen oder des ausgewachsenen Hundes statt. Damit diese beiden Mineralstoffe richtig resorbiert werden, muss auch genügend Vitamin D vorhanden sein. Weil das Gleichgewicht so wichtig ist, achten Sie auch darauf, dass die zusätzlichen Mittel, die Sie geben, ausgewogen sind. Zu viel Knochenmehl oder Lebertran kann zu Problemen führen, die genauso schwerwiegend sind wie die, die Sie damit bekämpfen wollen.

Unausgewogene Zusätze können Ihrem Hund schaden.

Lebertran sollte nicht ständig gegeben werden – sonst kommt es zu einem Überschuss an Vitamin D (wenn die Nahrung genügend Kalzium und Phosphor enthält, braucht Ihr Hund sehr wenig Vitamin D; schon das Zehnfache des Tagesbedarfs an Vitamin D kann für Hunde giftig sein).

Alle betont fleischhaltigen Mahlzeiten sind nicht gut für Ihren Hund, weil das Verhältnis zwischen Kalzium und Phosphor falsch ist und die Vitamine A, D und E nicht ausreichend vorhanden sind.

Bierhefe, unter das Hundefutter gemischt, verhindert Flöhe; das gilt auch für Katzen. Flöhe mögen den Geruch nicht, den der Hund abgibt, wenn er Bierhefe gefressen hat.

Flöhe können Sie mit Bierhefe wirksam bekämpfen.

Geben Sie Ihrem Hund nicht zusätzlich Vitamin A, D oder Niacin, außer wenn Sie sicher sind, dass ein Mangel besteht oder wenn der Tierarzt es empfiehlt. Sie können eine schädliche Wirkung auf das Tier haben (siehe Seite 547 ff., »Vorsicht«).

Geben Sie einem Welpen nicht zu viel Futter oder Ergänzungsmittel – dadurch haben Sie später keinen größeren Hund, sondern einen, der zu Problemen mit dem Skelett und zu Fettsucht neigt.

Spezielle Kost für Ihren Hund bei Arthritis und Gewebeschwäche

Anders als Menschen stellen Hunde ihr eigenes Vitamin C her, aber neuere Studien haben gezeigt, dass zusätzliches Vitamin C wirkungsvoll bei der Behandlung von Arthritis und Gewebeschwäche sein kann. Ich empfehle jedoch, dass Sie mit einem Tierarzt sprechen, bevor Sie mit einer Vitaminbehandlung beginnen. Fragen Sie nach diesem Programm:

500 bis 1000 mg Vitamin C (Natriumascorbat oder eine andere Form von gepuffertem Vitamin C; reine Ascorbinsäure kann zu Magenverstimmung führen)

4 bis 5 Alfalfa-Tabletten (entzündungshemmend)

100 bis 200 IE Vitamin E (flüssig oder als Pulver)

25 bis 50 µg Selen (je nach Größe des Hundes)

500 mg Glucosamin

1 Kapsel EV.EXT-77 täglich (für Hunde über 45 Kilogramm 2 Kapseln täglich)

täglich unter das Futter mischen.

Krebsprophylaxe für Ihren Hund

Jeder vierte Hund bekommt Krebs, und etwa 50 Prozent aller Hunde über zehn Jahre sterben an Krebs. Ein Hund mit intaktem Immunsystem läuft am wenigsten Gefahr, diese Krankheit zu bekommen. Ich gebe Ihnen hier einen täglichen Nährstoffplan für ergänzende Zusätze, der vorbeugend wirkt. Beachten Sie, dass die Dosierungen für mittelgroße Hunde gedacht sind. Halbieren Sie die Mengen für kleine Hunde und verdoppeln Sie sie, wenn Ihr Hund sehr groß ist. Wenn Ihr Hund bereits ein Multivitamin-Mineralstoffpräparat bekommt, achten Sie darauf, dass Sie nicht doppelt dosieren.

1000 bis 2000 mg Vitamin C

200 IE Vitamin E

15 IE Beta-Carotin (für Hunde aller Größen)
25 µg Selen (das Doppelte für Hunde über 20 Pfund)

Antioxidantien für die Gesundheit Ihres Tieres

Hunde und Katzen brauchen genauso viel an Antioxidantien wie Menschen, wenn nicht sogar mehr. Denken Sie einmal nach: Sind die Tiere nicht stärker als die meisten Menschen äußeren chemischen Einwirkungen ausgesetzt, allein schon deshalb, weil sie kleiner sind und am Boden chemische Stoffe in stärkerer Konzentration einatmen? Ihre Gewohnheit, sich selbst durch Lecken zu reinigen, erhöht das Risiko toxischer Einflüsse noch, ganz zu schweigen von den chemisch behandelten Flohhalsbändern oder den ungesunden »Happen«, die die Tiere oft im Park oder auf der Straße ergattern.

Vitamin C

Obwohl Hunde und Katzen ihr Vitamin C selbst herstellen können, reichen die Mengen nicht aus, um Krankheiten zu verhindern bzw. signifikante Gesundheitsvorteile zu liefern. Wenn Sie daher die Kost Ihres Lieblings mit dem wirkungsvollen Antioxidans Vitamin C aufbessern, können Sie das Krebsrisiko herabsetzen, das Immunsystem aktivieren, die Wundheilung stimulieren, das Risiko von grauem Star vermindern, Allergien lindern und Zystitis (Blasenentzündung) vorbeugen und heilen. Vitamin C ist außerdem wichtig für eine gute Knochenbildung und hilft bei der Vermeidung von Herzkrankheiten.

Tagesdosierung
- Für ausgewachsene Hunde: 500 bis 1000 mg Vitamin C
- Für ausgewachsene Katzen: 50 bis 300 mg Vitamin C

Um Magenverstimmungen zu vermeiden, empfiehlt sich Natriumascorbat oder eine andere Form von gepuffertem Vitamin C. Besondere Hunde- und Katzenpräparate sind in Tierhandlungen oder über Ihren Tierarzt erhältlich.
(Achtung: Weicher Stuhlgang oder Durchfall ist im Allgemeinen ein Hinweis auf ein Zuviel an Vitamin C, in diesem Fall reduzieren Sie die Dosis.)

Vitamin A

Obwohl Hunde und Katzen das Vitamin A unterschiedlich in den Stoffwechsel aufnehmen, liefert es für beide einen guten Schutz gegen die Freien Radikalen, erhöht die Immunität, fördert das Wachstum, die Gesundheit von Haut und Fell, die Fruchtbarkeit, verbessert das Sehvermögen und wirkt vorbeugend gegen Infektionen im Blasen-, Atmungs- und anderen Bereichen.
Katzen sind im Unterschied zu Hunden und Menschen nicht in der Lage, Beta-Carotin in Vitamin A umzuwandeln, und müssen es daher aus Retinol (einer tierischen Quelle) erhalten. Vergewissern Sie sich, dass auf der Packung des Hundefutters, das Sie verwenden, Vitamin A angegeben ist, aber kein Natriumnitrit (weil es Vitamin A entzieht). Solange Sie keinen ernsten Mangel vermuten, kann ein bisschen Leber eine ausreichende Ergänzung für die Kost Ihres Tieres sein, sollte aber bei Katzen nicht mehr als 25 Prozent der üblichen Mahlzeit ausmachen und nicht öfter als drei- bis viermal die Woche gefüttert werden.
Obwohl Hunde das Vitamin A so verarbeiten, dass sie höhere Dosierungen vertragen als Menschen (erst ein Überschuss von 30 Prozent sammelt sich in der Leber an, der Rest wird durch die Nieren ausgeschieden), setzt man die toxische Menge gleich hoch an wie beim Menschen, und eine übermäßige Zufuhr kann zu ernsten Problemen führen. Zusätzliche Gaben helfen aber bei der Vorbeugung von progressiver Retinalatrophie (PRA), einer genetischen Netzhauterkrankung, und bei vielen Hautproblemen.

Einen Vitamin-A-Mangel bei Ihrem Hund können Sie feststellen, wenn Sie ihm ein Haar ausreißen und es am Ende eine klebrige Masse aufweist. Fragen Sie Ihren Tierarzt, ob Sie mehr Vitamin A geben sollen.

Vitamin E

Dieses antioxidative Vitamin hat eine starke Wirkung auf das Immunsystem und bietet den Haustieren guten Schutz gegen umweltbedingte Schadstoffe und Toxine. Das ist besonders für Tiere, die in Großstädten leben, wichtig. Gestresste oder besonders großrassige Hunde sind anfälliger für Herzerkrankungen und können von zusätzlichem Vitamin E nur profitieren. Es hilft auch, Katzen vor Steatitis zu schützen, einer durch reine Fischnahrung hervorgerufenen Störung, die dem Körper dieses wichtige Vitamin entzieht. Wenn Ihre Katze eine an mehrfach ungesättigten Fetten reiche Kost bekommt (z. B. viel Dosenthunfisch), dann braucht sie wahrscheinlich mehr Vitamin E.

Tagesdosierung

- Für ausgewachsene Hunde: 100 bis 400 IE Vitamin E (je nach Größe)
- Für ausgewachsene Katzen: 10 bis 15 IE Vitamin E (für ältere, trächtige oder säugende Katzen kann die Dosierung auf 15 bis 30 IE täglich erhöht werden, in 2 Gaben zu den Mahlzeiten).

Selen

Selen hat gemeinsam mit Vitamin E die Wirkung, dass es das Immunsystem stärkt sowie gegen Herzkrankheiten und Krebs vorbeugt. Zusammen mit Jod sorgt es für eine normale Schilddrüsenfunktion. Die meisten Hunde und Katzen bekommen mit dem Futter ausreichende Mengen Selen aus Fisch, rotem Fleisch, Innereien, Eiern und Hühnerfleisch. Als zusätzliche Gaben sind höchstens ein paar Mikrogramm erforderlich, und die Dosierung sollte vom Tierarzt je nach Gewicht und besonderem Nährstoffbedarf des Tieres festgelegt werden.

Zink

Dieses hervorragende Mineral wirkt am besten mit entsprechenden Mengen Kalzium, Phosphor und Vitamin A und ist wesentlich für die Enzymproduktion. Zink unterstützt das Immunsystem, fördert die Wundheilung und die Ausscheidung von Giftstoffen aus dem Körper, schützt vor Krebserkrankungen und ist notwendig für ein gesundes Fell, gesunde Haut und Krallen. Hunde und Katzen bekommen ihr Zink über die Nahrung aus Lamm-, Schweine- und Rindfleisch, Leber, Bierhefe und Bohnen. Wenn Ihr Katzenfutter reich an Soja ist (prüfen Sie die Packung), braucht das Tier vielleicht mehr Zink.

Tagesdosierung
* Für ausgewachsene Hunde: 10 bis 30 mg Zink (je nach Größe)
* Für ausgewachsene Katzen: 0,25 bis 0,5 mg Zink

Vitamine für Ihre Katze

Katzen brauchen Vitamine, genau wie Menschen und Hunde, aber über ihren Bedarf an Nährstoffen weiß man noch nicht allzu viel, festgesetzte Mengen gibt es nicht.
Der Eiweißbedarf ist hoch bei Katzen, erheblich höher als bei Menschen und Hunden. Ausgewachsene Katzen brauchen täglich 3 g pro Pfund ihres Körpergewichtes. Und die kleinen Kätzchen brauchen täglich 8,6 g pro Pfund Körpergewicht. Katzen können überschüssiges Eiweiß nicht speichern und müssen ihren Bedarf jeden Tag durch die Nahrung decken. Muskelfleisch, Innereien, Geflügel, Fisch, Käse, Eier und Milch sind gute Quel-

Kuhmilch ist unzureichend für heranwachsende Kätzchen.

len dafür. Eier sollten gekocht sein, oder es sollte nur das Eigelb verfüttert werden. Wenn Sie einer Katze Milch geben, nehmen Sie Trockenpulver in doppelter Konzentration wie für ein Menschenbaby; Kuhmilch ist nicht nahrhaft genug für ein kleines Kätzchen.

Kohlenhydrate sind im Katzenfutter nicht unbedingt notwendig, aber sie werden als Energiequelle genutzt. Wenn Fett und Eiweiß ausgeglichen sind, kann das Futter zu einem Drittel aus Kohlenhydraten bestehen.

Fette sind die größte Energiequelle für Katzen. Anders als der Mensch kann eine Katze Futter mit bis zu 64 Prozent Fett aufnehmen, ohne dass sich Anzeichen für Gefäßprobleme einstellen. Nur weil Fette teurer als Kohlenhydrate sind, haben die meisten Sorten von Katzenfutter einen niedrigen Anteil davon. Sie können Ihrer Katze das Fett geben, bei dem Sie selbst sich zurückhalten sollten – Butter, tierische und pflanzliche Fette. Was die Katzen angeht, so sind die mehrfach ungesättigten Fettsäuren nicht gut für sie. Zu viel davon beeinträchtigt die Aufnahme von Vitamin E und kann die Fettdepots der Katze abbauen.

Geben Sie Ihrer Katze das Fett, das Sie selbst vermeiden sollten.

Obwohl die Bedarfsmengen an lebenswichtigen Vitaminen für Katzen nicht festgelegt sind, sind bestimmte Vitamine im Katzenfutter wichtig. Beispielsweise brauchen Katzen mit ihrem Futter Vitamin A. Ihr Bedarf ist viel höher als der von Hunden, denn anders als diese können sie das Vitamin A nicht selbst aus Carotin herstellen; andererseits kann zu viel Vitamin A zu Knochenverformungen führen. Leber als Zusatz zur Nahrung (nicht als einziges Futter) ist empfehlenswert, ebenso ein ausgewogenes Präparat aus Vitaminen und Mineralstoffen. Auch Fisch, Butter, Milch und Käse haben viel Vitamin A.

Die Vitamine des B-Komplexes sind wichtig für die Nerven, das Fell und die inneren Gewebe der Katze. Vitamin B_6 (Pyridoxin) hilft vorbeugend gegen Blasensteine, die ein ernstes Problem bei kastrierten Katern darstellen. Im Allgemeinen brauchen Katzen doppelt so viel Vitamin B (und sogar viermal so viel Vitamin B_6) wie Hunde, und wenn Sie einer Katze über längere Zeit Hundefutter geben, kann das zu einem Mangel an Vitaminen des B-Komplexes führen. Sie sollten auch wissen, dass Vitamin B_1 (Thiamin) durch eine in rohem Fisch vorhandene Substanz zerstört werden kann (zum Thema Lebensmittel mit viel Vitamin B siehe Seite 69 ff.).

Es kann zu einem Vitamin-E-Mangel kommen, wenn die Katze allzu viel Fisch frisst (vor allem roten Thunfisch). Appetitmangel, Fieber, Schmerzen und wenig Bewegungsdrang sind die typischen Folgen. Wenn das passiert, gehen Sie zum Tierarzt und füttern Sie keinen Thunfisch mehr, wenn ihm nicht Vitamin E zugesetzt wurde; geben Sie auch keinen zusätzlichen Lebertran.

Nur Fisch allein ist nicht gesund für Katzen.

Das Verhältnis von Kalzium und Phosphor sollte bei Katzenfutter etwa 1 : 1 sein, dazu muss ausreichend Vitamin D vorhanden sein. Da die Hersteller von Katzenfutter in Dosen im Allgemeinen bestrahlte Hefe, eine Vitamin-D-Quelle, zusetzen, sind zusätzliche Gaben dieses Vitamins unnötig und unter Umständen sogar gefährlich (siehe Seite 547 ff., »Vorsicht«.)

Ein Multivitaminpräparat mit Eisen – speziell für Katzen hergestellt – wird oft gegen Katzenanämie gegeben. Diese Krankheit ist selten bei Katzen, die eine ausgeglichene Kost mit gekochtem und rohem Muskelfleisch, Innereien, Geflügel und Fisch, vitaminreichen Getreideflocken und Gemüse bekommen.

Denken Sie daran, dass trächtige oder säugende Katzen zwischen 300 und 425 g täglich fressen und zwei- bis dreimal so viel Vitamine brauchen wie eine durchschnittliche Katze von 5 bis 7 Pfund.

Alternative Heilmittel, die für Katzen unverträglich sind

Katzen reagieren aufgrund ihrer biologischen Eigenart anders auf bestimmte Arzneimittel und Kräuter. Z. B. bewirkt Morphium, das sonst eine beruhigende, schmerzstillende Droge ist, bei Katzen eine gesteigerte Erregung. Auch viele andere in der Alternativmedizin häufig verwendete Substanzen, die beim Menschen Wunder wirken, können Ihrer Katze schaden.

Alle Verbindungen, die Benzol, Benzylalkohol oder phenolhaltige ätherische Öle wie Thymian-, Zimt- oder Teebaumöl enthalten, können für Katzen giftig sein. Sie sollten nicht oral verabreicht oder auf der Haut verwendet werden, da die Katze sie ableckt.

Andere pflanzliche Stoffe, die man bei Katzen vermeiden sollte, sind z. B. solche, die viel Silberweide enthalten, auch Cumarin (roten Klee) und Süßholz (Lakritze, *Glycyrrhiza globra*). Knoblauch *(Allium sativum)*, ein naher Verwandter der Zwiebel *(Allium cepa)*, kann bei Katzen eine Anämie verursachen, wenn er lange Zeit zur Bekämpfung von Flöhen verwendet wird. Fragen Sie einen erfahrenen Tierheilkundler, bevor Sie neue alternative Methoden an Ihrem Liebling ausprobieren.

Noch Fragen zu Kapitel XXII?

»Ich nehme selbst Coenzym Q$_{10}$. Kann ich das auch meiner Hündin geben, die schon in die Jahre gekommen ist (sie ist zehn)?«
Ja, das würde ich Ihnen sehr empfehlen. Coenzym Q$_{10}$ ist ein unbedenklicher, ungiftiger, lebenswichtiger Nähr- und Vitalstoff, ohne den die Zellen nicht richtig arbeiten könnten. Wenn Hunde älter werden, stellen sie weniger Co-Q$_{10}$ her, und darum wäre es jetzt sinnvoll, es zusätzlich zu geben. Es

stärkt das Herz, das Immunsystem und die Stressanpassung. Co-Q$_{10}$ ist als Pulverkapsel oder Gelatinekapsel (mit größerer Wirksamkeit) erhältlich. Für kleine und mittelgroße Hunde empfehle ich 10 mg täglich. Wenn Ihre Hündin zu einer der groß gewachsenen Rassen gehört und eine Riesin ist, können Sie ihr täglich 30 mg ins Futter beimischen.

»Jedes Mal wenn wir unseren Siamkater mit aufs Land nehmen, fängt er an zu niesen, kratzt sich und lässt Haare. Könnte das eine Allergie sein? Und wenn ja, was können wir ihm geben?«
Das hört sich an, als hätte Ihr Liebling eine allergische Reaktion auf etwas in Ihrem Landhaus, z. B. Staub, Schimmel, Sporen in der Luft. Ich empfehle Ihnen, ihm zusätzlich zum Futter 100 mg Vitamin C zu geben, das ein natürliches Antihistaminikum ist – und zwar schon mindestens einen Monat, bevor Sie verreisen, und auch in der ganzen Zeit, während Sie dort sind. Das wird Ihnen allen die Zeit leichter machen. Vitamin-C-Präparate für Katzen sind in Tierhandlungen oder beim Tierarzt zu bekommen. Ich weiß, dass Tierbesitzer oft ihre Vitaminpräparate mit den Tieren teilen wollen, aber eine Tablette, die für Sie gerade richtig sein mag, kann für Ihren Kater zu viel sein – und wenn es reine Ascorbinsäure ist, könnte das die Speiseröhre des Tieres verätzen.

»Ich habe einen sieben Wochen alten Welpen aus dem Tierheim bei mir aufgenommen. Wie viel Futter – und vor allem welches – können Sie mir empfehlen, damit er einen guten Start ins Leben hat?«
Wenn Ihr Welpe sieben Wochen alt ist, kann er mit seinen Zähnen wahrscheinlich schon ganz gut kauen. (Bringen Sie Ihre Antiquitäten in Sicherheit ...) Sie sollten die Menge an fester Nahrung täglich steigern. Wenn Sie industriell hergestelltes Futter füttern wollen, kaufen Sie spezielles Welpenfutter und stellen Sie nach einem Jahr auf Futter für erwachsene Hunde um. (Bezüglich der Futtermenge halten Sie sich zunächst an die Empfehlungen auf der Packung und passen

Sie diese entsprechend dem Wachstum Ihres Welpen an.) Wenn Sie das Futter lieber selbst zubereiten möchten, mischen Sie die Zutaten in folgendem Verhältnis: 30 Prozent Organfleisch, 30 Prozent Muskelfleisch, 20 Prozent Getreide und 20 Prozent Gemüse. Manche Hunderassen – zum Beispiel Dalmatiner, Bedlington Terrier und weiße West Highland Terrier – können Eiweiß schlecht verdauen. In diesem Fall füttern Sie rohes Fleisch oder verringern Sie die Fleischmenge und steigern Sie den Eiweißgehalt des Futters, indem Sie Buchweizen, Quinoa oder andere stark eiweißhaltige Nahrungsmittel hinzufügen. Außerdem sollten Sie eine der täglichen Mahlzeiten Ihres Welpen um Eiweiß aus Eiern, Hüttenkäse oder Naturjoghurt ergänzen. Vermeiden Sie jedoch Sojaprodukte, da das Verdauungssystem des Welpen die darin enthaltenen Aminosäuren nicht verwerten kann.

»Wie oft sollte ein Hund Ihrer Meinung nach gefüttert werden?«
Viele Menschen füttern ihren Hund einmal am Tag, aber ich glaube, dass es für das Verdauungssystem der Tiere besser ist, wenn man das Futter auf zwei Mahlzeiten verteilt – und dass dadurch die Nährstoffe besser verwertet werden können. Welpen sollten so lange viermal am Tag gefüttert werden, bis sie zum ersten Mal eine der Mahlzeiten verweigern. Ab diesem Zeitpunkt geht man auf drei Mahlzeiten zurück, bis der Welpe auch diese nicht mehr schafft und man ihn für den Rest seines Lebens zweimal täglich füttert.

»Ich höre immer öfter, dass die jährlichen Auffrischimpfungen die Gesundheit der Hunde aufs Spiel setzen. Inwiefern?«
Impfstoffe enthalten kleine Mengen des Erregers derjenigen Krankheit, gegen die eine Schutzwirkung erzielt werden soll. Durch die Injektion infektiöser Organismen wird das Immunsystem des Tieres angeregt, Antikörper gegen die Erreger zu produzieren. Wenn der Hund zum Beispiel die Tollwutimpfung erhält, produziert er spezielle Antikörper, die Tollwutvi-

ren abtöten, sobald sie in den Körper eindringen. Findet aber die Impfung zu einem Zeitpunkt statt, zu dem bereits viele Tollwutantikörper vorhanden sind, wird das Immunsystem des Hundes zwar in der Lage sein, die Tollwutviren abzutöten, doch es werden keine zusätzlichen Antikörper mehr produziert. Außerdem wird das Immunsystem gewaltigem Stress ausgesetzt, um die kleine Menge an Tollwutviren, denen es durch die Impfung ausgesetzt ist, zu bekämpfen, wodurch es insgesamt geschwächt und der Hund anfälliger für andere Krankheitserreger wird. Sprechen Sie Ihren Tierarzt auf einen Antikörper-Titer an, das ist ein simpler Bluttest, mit dem man feststellen kann, wie viele Antikörper gegen einen bestimmten Erreger im Blut des Tieres vorhanden sind. Wenn der Antikörper-Titer hoch genug ist, kann auf eine Auffrischimpfung verzichtet werden.

Lassen Sie niemals ein gestresstes oder krankes Tier impfen. Das Immunsystem Ihrer Katze oder Ihres Hundes sollte den Kampf gegen eine Erkrankung abgeschlossen haben, bevor Sie mit dem Tier zur Impfung gehen.

XXIII
Nachteile, über die Sie Bescheid wissen sollten

Vorsicht!

Obwohl wir alle wissen, dass Vitamine gut für uns sind, gibt es Zeiten, Bedingungen und Gegebenheiten im Stoffwechsel, bei denen Vorsicht und besondere Maßnahmen angebracht sind. Ich empfehle, dass Sie die folgende Liste sorgfältig durchlesen, damit es Ihnen gut geht und Sie so viel wie möglich von den Vitaminen profitieren.

ACHTUNG! Seien Sie misstrauisch bei allen Ergänzungsmitteln, die eine Heilung von unheilbaren Krankheiten versprechen oder als »Wundermittel« beworben werden. Es gibt viele unqualifizierte Individuen, die – insbesondere über das Internet – alternative Therapien verkaufen. Dass ein Mittel verkauft wird, bedeutet nicht, dass es wirksam oder auch nur unbedenklich ist; es bedeutet nicht einmal, dass es legal ist. Wenn die Wirkung eines Produktes zu gut klingt, um wahr zu sein, sprechen Sie mit einem ernährungswissenschaftlich geschulten Arzt oder Heilpraktiker, bevor Sie es kaufen oder ausprobieren.

- Eine chronische Hypervitaminose an A kann bei Patienten auftreten, die wegen Hauterkrankungen mit Megadosierungen behandelt werden. Verwenden Sie stattdessen Beta-Carotin.
- Ein Mangel an Vitamin A kann zu Einbußen bei Vitamin C führen.
- Hohe Dosierungen von Vitamin A können zu Missbildungen führen, speziell, wenn sie im ersten Drittel der Schwan-

gerschaft genommen werden. Schwangere sollten daher besser Beta-Carotin nehmen.

- Eine Überdosis Vitamin B_1 (Thiamin) kann die Schilddrüse und die Bauchspeicheldrüse (Insulinproduktion) beeinflussen und zu einem Mangel an Vitamin B_6 und dem Verlust von anderen Vitaminen der B-Gruppe führen.
- Die Langzeiteinnahme eines einzelnen Vitamins der Gruppe B kann dazu führen, dass einige von den anderen Vitaminen erheblich abgebaut werden.
- Schwangere Frauen sollten mit ihrem Arzt reden, bevor sie Dosierungen von mehr als 50 mg Vitamin B_6 (Pyridoxin) einnehmen.
- Vitamin B_6 sollte nicht genommen werden, wenn Schüttellähmung (Parkinson-Krankheit) mit Medikamenten wie Levadopa (L-Dopa) behandelt wird.
- Große Mengen an Vitamin B_2 (Riboflavin) können zu einer Empfindlichkeit gegen Sonnenlicht führen, besonders wenn sie ohne zusätzliche Antioxidantien genommen werden.
- Da Vitamin D die Aufnahme von Kalzium fördert, kann zu viel gespeichertes Vitamin D auch einen erhöhten Blutkalziumspiegel zur Folge haben.
- Essen Sie kein rohes Eiklar (der weiße Bestandteil des Hühnereis). Es kann das Biotin im Körper inaktivieren.
- Es ist gut möglich, dass große Mengen Vitamin C die gerinnungshemmende Wirkung des Blutverdünners Warfarin (Handelsname Conmadin®) umkehren.
- Diabetiker und Herzpatienten sollten sich mit ihrem Arzt beraten, weil Vitamin C eine niedrigere Dosierung von Tabletten notwendig machen kann.
- Große Mengen von Vitamin C spülen B_{12} und Folsäure fort; achten Sie also darauf, dass Sie mindestens die empfohlene Tagesmenge von beidem zu sich nehmen.
- Übermäßige Mengen an Cholin, über lange Zeit genommen, können zu einem Mangel an Vitamin B_6 führen.

- Wenn Sie eine Herzerkrankung haben, sprechen Sie mit Ihrem Arzt über die richtige Menge an Vitamin D.
- Vitamin E sollte mit Vorsicht von jedem genommen werden, der eine überaktive Schilddrüse, Diabetes, Bluthochdruck oder rheumatische Herzerkrankungen hat. Wenn Sie davon betroffen sind, beginnen Sie mit einer sehr niedrigen Dosierung und steigern Sie nach und nach jeden Monat um 100 IE, bis Sie bei 400 bis 800 IE täglich angekommen sind.
- Wer rheumatische Herzbeschwerden hat, sollte wissen, dass zwischen den beiden Seiten des Herzens eine Unausgeglichenheit besteht und dass große Mengen an Vitamin E dieses Ungleichgewicht verstärken und den Zustand verschlimmern können. Fragen Sie deshalb vorher immer den Arzt, wenn Sie Vitamin E nehmen wollen.
- Vitamin E kann den Blutdruck bei Personen mit Hochdruck noch steigern, aber wenn die Einnahme in kleiner Dosierung begonnen und dann langsam gesteigert wird, kommt es schließlich sogar zu einer Senkung des Blutdrucks, weil das Vitamin harntreibende Wirkung hat.
- Diabetiker konnten ihren Insulinspiegel mit Vitamin E senken – sprechen Sie darüber mit Ihrem Arzt.
- Auch die Verringerung der Dosierung von Vitamin E sollte schrittweise vor sich gehen.
- Ein übermäßiges Einnehmen von Folsäure kann die Symptome der perniziösen Anämie verdecken.
- Große Mengen an Folsäure über lange Zeit sind nicht zu empfehlen bei Menschen, die zu Krämpfen neigen oder hormonbedingte Krebserkrankungen haben.
- Große Mengen an Vitamin K können sich ablagern, die Zahl der roten Blutkörperchen verringern und Anämie verursachen.
- Zusätzliche Folsäure ist kontraindiziert bei Menschen, die krampflösende Mittel nehmen.
- Patienten, die Blutverdünnungsmittel nehmen, sollten wissen, dass synthetisches Vitamin K eine Gegenwirkung zu

dem Medikament haben kann. Umgekehrt verhindert das Medikament die Aufnahme von natürlichem Vitamin K.

- Zu viel Vitamin K kann zu Schweißausbrüchen und Hitzewallungen führen.
- Niacin sollte bei schwerer Zuckerkrankheit, grünem Star, Geschwüren im Verdauungstrakt, unzureichender Leberfunktion oder Gicht mit Vorsicht genommen werden.
- Geben Sie Ihrem Hund oder Ihrer Katze kein Niacin; es führt zu Hitzewallungen und Schwitzen und verursacht großes Unbehagen bei dem Tier. Geben Sie kein Vitamin A oder D zusätzlich ins Futter, wenn der Tierarzt es nicht ausdrücklich verordnet hat.
- Übermäßige Mengen an PABS (Paraaminobenzoesäure) können bei manchen Menschen negative Wirkungen auf Leber, Nieren und Herz haben.
- Eisen sollte nicht genommen werden bei Sichelzellenanämie, Hämochromatose und Thalassämie.
- Wenn Ihr Eisenpräparat ein Eisensulfat ist, geht Ihnen Vitamin E verloren.
- Große Mengen von Koffein können die Eisenaufnahme behindern.
- Wer unter unzureichender Nierenfunktion leidet, sollte täglich nicht mehr als 3000 mg Magnesium nehmen.
- Zu viel Mangan verringert die Verwertung des Eisens durch den Körper.
- Große Mengen an Mangan können bei manchen Menschen motorische Störungen und Schwäche hervorrufen.
- Eine Kost mit viel Fett steigert die Phosphoraufnahme und senkt den Kalziumspiegel.
- Wenn Sie Cortison-Medikamente einnehmen, können Sie Kalium verlieren und Natrium speichern. Sprechen Sie mit dem Arzt über geeignete Zusatzdosierungen.
- Übermäßiges Schwitzen kann zu einem Natriumdefizit führen.
- Zu viel Natrium kann zu einem Verlust an Kalium führen.

- Übermäßige Zinkaufnahme kann zu Verlusten an Eisen und Kupfer führen.
- Wenn Sie zusätzlich Zink nehmen, achten Sie darauf, dass Sie auch ausreichend Vitamin A bekommen.
- Wer an der Wilsonschen Krankheit (einer erblichen Stoffwechselanomalie) leidet, kann für eine Kupfervergiftung anfällig sein.
- Zu viel Kobalt kann eine unerwünschte Vergrößerung der Schilddrüse verursachen.
- Wer Medikamente für die Schilddrüse einnimmt, sollte wissen, dass auch Kelp diese Drüse beeinflusst. Für den Fall, dass Sie beides eingenommen haben, ist es ratsam, mit Ihrem Arzt darüber zu reden und einen neuen Test machen zu lassen. Vielleicht können Sie mit weniger Medikamenten auskommen, als Sie denken.
- Große Mengen von rohem Kohl können zu einem Jodmangel führen und die Thyroxin-Produktion bei Menschen mit niedriger Jodaufnahme beeinträchtigen.
- Austernschalen, Dolomit und Knochenmehl sind zwar gute Kalziumlieferanten, können aber Blei und andere giftige Substanzen enthalten.
- Wenn Sie Lebensmittel, die Sie in der Mikrowelle erhitzen, mit Frischhaltefolie abdecken, können sich Giftstoffe entwickeln. Benutzen Sie stattdessen Küchenpapier.
- Milch mit synthetischem Vitamin-D-Zusatz kann dem Körper Magnesium entziehen.
- Wer viel Kaffee, Tee und auch Cola-Getränke trinkt, sollte wissen, dass große Koffeinmengen zu einem Mangel an Inosit führen.
- Informieren Sie Ihren Arzt, wenn Sie große Mengen an Vitamin C nehmen. Vitamin C kann die Ergebnisse von Labortests (Zucker in Blut und Urin) verändern und bei Stuhlproben zu einem falschen, negativen Befund führen.
- Unternehmen Sie vier Stunden nach der Einnahme von

Vitamin A keine anstrengenden körperlichen Aktivitäten, wenn Sie eine optimale Resorption erzielen wollen.

- Kupfer neigt dazu, sich im Blut anzusammeln und die Zinkdepots im Gehirn zu entleeren.
- RNS-DNS-Präparate (Nukleinsäuren) steigern den Harnsäurespiegel im Blutserum und sollten nicht von Menschen genommen werden, die unter Gicht leiden.
- Tyrosin und Phenylalanin können den Blutdruck steigern und sollten nicht zusammen mit Monoaminoxidase-hemmenden oder anderen antidepressiven Mitteln genommen werden. Diese Aminosäuren sind auch verboten für Menschen, die unter bösartigen pigmentierten Melanomen leiden.
- Wer Monoaminoxidase-Inhibitoren nimmt, sollte Lebensmittel, die viel Tyramin enthalten (z. B. Käse, Wein), vermeiden und daran denken, dass der Tyramingehalt von Nahrungsmitteln allgemein mit der Reife zunimmt.
- PABS ist kontraindiziert bei Einnahme von Methotrexat, einem Mittel gegen Krebs.
- Wenn Sie Grapefruitsaft zusammen mit Allergiemedikamenten, die Terfenadin enthalten, trinken, kann das zu Herzrhythmusstörungen und erhöhtem Herzinfarktrisiko führen.
- Menschen, die Monoaminoxidase-(MAO)-Hemmer einnehmen, sollten gereifte Lebensmittel (Käse, Wein usw.), die viel Tyramin enthalten, meiden und bedenken, dass der Tyramingehalt von Lebensmittel im Allgemeinen mit der Alterung steigt.
- Folsäure schränkt die krampflösende Wirkung von Phenytoin ein.
- Antibiotika werden in ihrer Wirkung eingeschränkt, wenn Sie zusätzliche Nährstoffpräparate nehmen. Nehmen Sie Ihre Zusatzpräparate mindestens eine Stunde vor oder zwei Stunden nach den verschriebenen Antibiotika ein.
- Kalzium kann die Wirkung von Tetracyclin beeinträchtigen.

- Hohe Dosierungen von Vitamin D oder Kalzium-Ascorbinat sind verboten, wenn Sie das Herzmittel Digoxin nehmen.
- Breitbandantibiotika sollten nicht zusammen mit hohen Dosierungen von Vitamin A genommen werden.
- Vitamin A sollte nicht zusammen mit dem Aknewirkstoff Isotretinoin genommen werden.
- Cholin ist nicht zu empfehlen in der depressiven Phase bei manischer Depression, denn es kann diese besondere Form der Erkrankung noch verschlimmern.
- Papaya und rohe Ananas sind nicht zu empfehlen, wenn jemand unter Geschwüren leidet.
- Die Kräuterpflanzen Heidelbeere, Klette, Damiana, Wacholder, Pfefferminze, Salbei, Weide und Schafgarbe können die Eisenaufnahme beeinträchtigen.

Noch Fragen zu Kapitel XXIII?

»Stimmt es, dass Lakritze für Personen, die Medikamente gegen Bluthochdruck einnehmen, gefährlich sein kann?«
Erstaunlicherweise ja. Tatsächlich können zwei oder mehr Lakritzstangen aus »natürlicher« Lakritze die Wirkung zahlreicher blutdrucksenkender (und harntreibender) Arzneimittel beeinträchtigen, da sie die erneute Einlagerung von Natrium, die Ausscheidung von Kalium und das Zurückhalten von Wasser begünstigen.

»Man hat mir geraten, Speisen zu vermeiden, die Glutamat enthalten. Seither lese ich sehr genau die Packungsaufschriften und vermeide es im Allgemeinen, chinesisch essen zu gehen. Muss Natriumglutamat auf allen Nahrungsmitteln, die es enthalten, ausgewiesen werden?«
Nach der bestehenden Gesetzeslage müssen alle Lebensmittelerzeugnisse, die Glutamat enthalten, auf der Packung ent-

sprechend gekennzeichnet sein. Achten Sie auf die Bezeichnungen Glutaminsäure (E 620), Mononatriumglutamat, Natriumglutamat (E 621), Monokaliumglutamat, Kaliumglutamat (E 622), Calciumdiglutamat, Calciumglutamat (E 623), Monoammoniumglutamat, Ammoniumglutamat (E 624), Magnesiumdiglutamat, Magnesiumglutamat (E 625). Neuere Forschungen haben aber gezeigt, dass Natriumglutamat auch natürlich in bestimmten Lebensmitteln, wie Tomaten und Käse, vorkommt. Das würde mit anderen Worten bedeuten, dass ein Essen beim Italiener genauso viel Glutamat enthalten kann, wie wenn Sie zum Chinesen gehen! Vielleicht interessiert es Sie auch zu erfahren, dass asiatisches Essen häufig natürliche chemische Substanzen wie Salicylate und Amine enthält, die ebenfalls allergische Reaktionen verursachen können.

XXIV

Fakten auf einen Blick

Abkürzungen für Nahrungsergänzungspräparate

Viele Präparate werden heute mit Kurzbezeichnungen versehen, sodass man bei den vielen verschiedenen Buchstabenkombinationen bald nicht mehr durchblickt. Die folgende Liste häufiger Buchstabencodes soll Ihnen bei der Auswahl der für Sie geeigneten Präparate helfen.

AHS (Alphahydroxysäuren): Hautschälmittel, werden eingesetzt, um alte Zellverklebungen zu lösen und das Wachstum neuer Zellen zu fördern.

AKG (Alkylglycerol): krankheitsbekämpfende Verbindung in Haifischlebertran.

BHS (Betahydroxysäuren): Hautschälmittel, werden eingesetzt, um alte Zellverklebungen zu lösen und das Wachstum neuer Zellen zu fördern.

CLA (engl. *Conjugated Linoleic Acid*, konjugierte Linolsäure): reduziert das Körperfett, fördert die Gewichtsabnahme, erhöht den Muskeltonus; erhöhter Schutz gegen viele Arten von Krebs.

CO-Q$_{10}$ (Coenzym Q$_{10}$): stärkt das Herz, heilt Zahnfleischerkrankungen, senkt den Blutdruck.

DGL (engl. *Deglycyrrhizinated Licorice*, entglycyrrhiziniertes Süßholz): natürlicher Puffer gegen Magensäure; lindert Schmerzen, die durch Darmgase oder Geschwüre hervorgerufen werden; reduziert arthritische Schmerzen.

DHS (**D**ocosa**h**exaen**s**äure): essenzielle Fettsäure, die gegen Depressionen und Gedächtnisverlust wirkt und die Sehkraft fördert.

DHEA (**D**e**h**ydro**e**pi**a**ndrosteron): ein natürliches Hormon, wirkt stärkend auf das Immunsystem; kann bei der Behandlung von Symptomen von Lupus, rheumatoider Arthritis und anderen Autoimmunerkrankungen helfen.

DMAE (**D**i**m**ethyl**a**mino**e**thanol): erhöht die geistige Leistungsfähigkeit; natürliche Alternative zu Ritalin bei Kindern, die übermäßig viel Aufmerksamkeit fordern.

DNS (**D**esoxyribo**n**uklein**s**äure) und **RNS** (**R**ibo**n**uklein**s**äure): kommen in jeder Körperzelle vor und sind wesentlich für Zellerneuerung und Zellwachstum; diese Nukleinsäuren können den Alterungsprozess verzögern oder sogar umkehren.

EV.EXT-77: ein patentierter Ingwerextrakt; wirkt schmerz- und entzündungshemmend.

FOS (**F**ructo-**O**ligo**s**accharid): komplexer Pflanzenzucker; fördert die Immunreaktion; normalisiert den Blutzuckerspiegel; steigert den Anteil nützlicher Darmbakterien; schützt vor Magen-Darm-Geschwüren.

GLS (**G**amma**l**inolen**s**äure): Fettsäure, die in Nachtkerzen- und Borretschöl vorkommt; wird zur Behandlung von Arthritis verwendet.

HCS (**H**ydro-**C**itronen**s**äure): natürlicher Appetitzügler.

HDL (»gutes« Cholesterin): kann gedächtnisfördernd wirken.

HMB (Beta-**H**ydroxy-beta-**M**ethyl**b**utyrat): Zusatzpräparat, das im Sport verwendet wird; wirkt muskelaufbauend, fettverringernd.

5-HTP (**5-H**ydroxy**t**ryp**t**o**p**han): der essenziellen Aminosäure Tryptophan ähnliche Verbindung; wirkt appetitzügelnd, lindert Depressionen und fördert einen erholsamen Schlaf.

IHN (**I**nosit**h**exa**n**icotinat): Niacinpräparat, ohne Nebenwirkung (Hautrötung); wirkt vorbeugend gegen Herzerkrankungen, da es den Bluttriglyceridspiegel senkt und die

(»guten«) HDL-Cholesterinwerte anhebt; wirkt gedächtnis-stärkend.

MCP (**M**odifiziertes **C**itruspektin): Kohlenhydrat aus den Zellwänden von Zitrusfrüchten; kann die Ausbreitung von Krebszellen verzögern.

MCT (engl. *Medium-Chain Triglycerides*, mittelkettige Triglyceride): gesättigte Fette, die im Körper rasch verbrennen; bewirken keine Gewichtszunahme oder Anhebung des Blutcholesterinspiegels; verbessern das sportliche Durchhaltevermögen; können beim Abnehmen helfen.

MSM (**M**ethyl**s**ulfonyl**m**ethan): organischer Schwefel; vermindert allergische Symptome; fördert die Wundheilung; lindert Schmerzen und Entzündung bei Arthritis.

NAC (**N**-**A**cetyl**c**ystein): erhöht den Anteil von Glutathion, einer Aminosäure mit antioxidativer Wirkung (das Antioxidans, das im Körper am häufigsten vorkommt); unterstützt die Behandlung von Ohrinfektionen; unterstützt rasche Erholung nach sportlicher Überanstrengung; schützt vor krebserregenden chemischen Substanzen im Zigarettenrauch.

NADH (**N**icotinamid-**A**denin-**D**inucleotid): schützt das Gehirn vor Alterung, fördert die Gedächtnisfunktion, lindert Symptome der Alzheimer- und Parkinson-Krankheit, unterstützt Körpertraining.

PC (**P**hosphatidyl**c**holin): unterstützt die Leberfunktion; kann Leberschäden regenerieren helfen.

PCO (**P**roantho**c**yanidine): Antioxidantien, die in Rinde, Stängeln, Blättern und äußerer Schicht mancher Pflanzen vorkommen; schützen das Kollagen vor Oxidationsschäden (Freien Radikalen); wirken durchblutungsfördernd, wirken der Hautalterung entgegen.

PS (**P**hosphatidyl**s**erin): steigert das Erinnerungsvermögen und die Konzentrationsfähigkeit.

PSK: *Coriolus-versicolor*-Extrakt, aus einem Speisepilz gewonnen; aktiviert und normalisiert die Immunfunktion und unterstützt die Wirkung von Krebstherapien.

SAM (**S-A**denosyl-L-**M**ethion): wirkt als natürliches Antidepressivum und Entzündungshemmer; lindert Schmerzen bei Osteoarthritis (Knochenarthritis).

SOD (**S**uper**o**xid**d**ismutase): hochwirksames Antioxidans; verzögert den Alterungsprozess.

TMG (**Tri**methyl**g**lycin): auch als Betain bekannt; verwandelt das schädliche Homocystein in eine gesundheitsfördernde Aminosäure, senkt das Risiko für Herzerkrankungen und wirkt vorbeugend gegen bestimmte Krebsformen sowie gegen die Alzheimer-Krankheit.

»Gute« Fette auf einen Blick

Es herrscht eine Menge Verwirrung über »gute« und »schlechte« Fette, und ich hoffe, dass ich Sie durch meine Ausführungen im VI. Kapitel ausreichend darüber aufklären konnte. Wenn Sie schnell herausfinden wollen, welche Fette für Sie gut sind, könnte Ihnen die folgende Liste der »gesunden« Fette dabei helfen:

Borretschöl: enthält Gammalinolensäure (GLS); wirkt entzündungshemmend und schmerzlindernd bei Arthritis, stärkt die Nebennierendrüsen; hilft, den weiblichen Zyklus zu regulieren und Menstruationsbeschwerden (prämenstruelles Syndrom) zu lindern.

Kürbiskernöl: reich an essenziellen Omega-3- und Omega-6-Fettsäuren, unterstützt die Verdauung und den Blutkreislauf; gut für Schwangere und stillende Mütter.

Leinöl: eine der besten Quellen für Omega-3-Fettsäuren; wirkt wachstumshemmend auf krebsartige Tumoren und entzündungshemmend; unterstützt die Normalisierung der Hormonwerte.

Nachtkerzenöl: ebenfalls eine essenzielle Fettsäure, die GLS (Gammalinolensäure) enthält; wandelt sich in hormonähnliche Verbindungen um; hilfreich zur Behandlung von Menstruationsbeschwerden, zur Erhaltung einer gesunden Haut, Senkung des Cholesterinspiegels und Regulierung von Bluthochdruck.

Olivenöl: reich an einfach ungesättigten Fettsäuren, die den Anteil an »gutem« Cholesterin steigern können; vermindert das Risiko von Herzkrankheiten. Verwenden Sie zum Kochen kaltgepresstes Olivenöl mit der Bezeichnung *extra vergine/natives Olivenöl.*

Rapsöl: ausgezeichnete Quelle für einfach ungesättigte Fettsäuren; kann die »guten« Cholesterinwerte erhöhen und das Herzinfarktrisiko senken.

Aminosäuren auf einen Blick

Diese Bausteine der Proteine sind für Ihre Gesundheit lebenswichtig. Vielleicht finden Sie es verwirrend, die verschiedenen Namen und die Vorzüge der einzelnen Aminosäuren auseinanderzuhalten. Eine ausführliche Beschreibung finden Sie im V. Kapitel.

Die folgende Liste gibt Ihnen einen kurzen Überblick:

Alanin: stärkt das Immunsystem, vermindert das Risiko von Nierensteinen, wirkt dem Blutunterzucker entgegen.

Arginin: erhöht die Anzahl der Spermazellen, beschleunigt die Wundheilung, steigert die sexuelle Leistungsfähigkeit des Mannes, erhöht den Muskeltonus.

Asparagin: fördert das Gleichgewicht im zentralen Nervensystem.

Asparaginsäure: stärkt das Immunsystem, steigert die Kondition und Ausdauer, vertreibt schädliches Ammoniak aus dem Körper.

Cystein: beugt dem Haarausfall vor, vermindert die Schuppenflechte (Psoriasis), verbessert den Zustand von Haar,

Haut und Nägeln, fördert die Fettverbrennung und den Muskelaufbau (wandelt sich bei Bedarf in Cystin um).

Cystin: hilft den Nebenwirkungen von Chemo- und Strahlentherapien vorzubeugen, verringert die Zahl der Altersflecken (wird bei Bedarf in Cystein umgewandelt).

Glutamin: steigert die Leistungsfähigkeit des Gehirns, hilft bei Ermüdungserscheinungen, beschleunigt die Heilung von Geschwüren, fördert die Bildung und Erhaltung von Muskelgewebe, hebt die Stimmung, reduziert den Hunger auf Süßes und den Durst auf Alkohol (verwandelt sich im Gehirn in Glutaminsäure).

Glutaminsäure: steigert die Leistungsfähigkeit des Gehirns, unterstützt den Zucker- und Fettstoffwechsel, ist hilfreich bei der Behandlung von kindlichen Verhaltensstörungen, Epilepsie und Muskelschwund (wandelt sich bei Bedarf in Glutamin um).

Glycin: notwendig für die Funktionen des zentralen Nervensystems, unterstützt den Heilungsprozess, wirkt der Magenübersäuerung entgegen, kann Anfälle verhindern (kann sich bei Bedarf im Körper in Serin umwandeln).

Histidin: bringt Linderung bei rheumatischer Arthritis, lindert Stress, steigert die Libido.

Lysin: verbessert das Konzentrationsvermögen, fördert die Fruchtbarkeit, wirkt vorbeugend gegen Herpesinfektionen.

Methionin: senkt den Cholesterinspiegel, hilft bei der Behandlung von Schizophrenie und der Parkinsonschen Krankheit, kann vor Tumoren schützen.

Ornithin: wirkt als muskelbildendes Hormon, potenziert die Wirksamkeit von Arginin.

Phenylalanin: wirkt stimmungsaufhellend (Antidepressivum) und appetitzügelnd, kann in bestimmten Formen als natürliches Schmerzmittel wirken.

Prolin: unterstützt die Wundheilung, verbessert die Lernfähigkeit

Taurin: wirkt herzstärkend, wirkt vorbeugend gegen Makuladegeneration, unterstützt die Fettverdauung und die Aufnahme fettlöslicher Vitamine.

Threonin: notwendig für die Eiweißverwertung aus der Nahrung, kann die Symptome bei Patienten lindern, die an der Lou-Gehrig-Krankheit oder an amytrophischer Lateralsklerose (ALS) leiden.

Tryptophan: hilft bei Nervosität und Überängstlichkeit, fördert das Einschlafen, kann die Alkoholentwöhnung unterstützen.

Tyrosin: steigert den sexuellen Antrieb, wirkt lindernd bei Stress, kann als Appetitzügler und Stimmungsaufheller wirken.

Verzweigtkettige Aminosäuren: Leucin, Isoleucin, Valin (siehe oben).

Pflanzliche Antioxidantienlieferanten für ACE und Mineralstoffe

Vitamin A und Carotinoide: Alfalfa, Borretschblätter, Klettenwurzel, Cayennepfeffer, spanischer Pfeffer (Capsicum), Augentrost, Fenchelsamen, Hopfen, Schachtelhalm, Kelp-Alge, Zitronengras, Brennnessel, Paprika, Petersilie, Pfefferminze, Himbeerblätter, roter Klee, Hagebutte, Salbei, Bärentraube, Brunnenkresse, Sauerampfer

Vitamin C: Alfalfa, Klettenwurzel, Cayennepfeffer, Vogelmiere, Augentrost, Fenchelsamen, Bockshornklee, Hopfen, Schachtelhalm, Kelp, Pfefferminze, Königskerze, Brennnessel, Haferstroh, Paprika, Petersilie, Wegerich, Himbeerblätter, roter Klee, Hagebutte, Helmkraut, Schafgarbe, Sauerampfer

Vitamin E: Alfalfa, Löwenzahn, Angelikawurzel (Dong Quai), Leinsamen, Brennnessel, Haferstroh, Himbeerblätter, Hagebutte

Selen: Alfalfa, Klettenwurzel, Katzenminze, Cayennepfeffer, Kamille, Vogelmiere, Fenchelsamen, Bockshornklee, Knoblauch, Ginseng, Weißdornfrucht, Hopfen, Schachtelhalm,

Zitronengras, Mariendistel, Brennnessel, Haferstroh, Petersilie, Pfefferminze, Himbeerblätter, Hagebutte, Sarsaparilla, Bärentraube, Schafgarbe, Sauerampfer

Zink: Alfalfa, Klettenwurzel, Cayennepfeffer, Kamille, Vogelmiere, Löwenzahn, Augentrost, Fenchelsamen, Hopfen, Mariendistel, Königskerze, Brennnessel, Petersilie, Hagebutte, Salbei, Sarsaparilla, Helmkraut, wilde Yamswurzel.

Mittel zur Aktivierung des Immunsystems

Das Immunsystem ist nicht nur Ihre wirkungsvollste Waffe gegen Krankheiten und das beste Instrument zur Erhaltung von Gesundheit und Wohlbefinden. Ein schneller Zugriff auf Informationen über Nährstoffe, Pflanzen und andere zusätzliche Mittel kann Ihnen das Leben erleichtern – und sogar verlängern! Die folgende Liste soll Sie dabei unterstützen:

Acidophilus
Ackerschachtelhalm
Beta-1,3-Glucan
Bioflavonoide
Chlorella-Alge
Coenzym Q_{10}
DHEA
    (Dehydroepiandrosteron)
Echinacea
Essenzielle Fettsäuren
Gelbwurzel
Germanium
Ginseng
Glutathion
Gugul
Haifischknorpel/Haifischlebertran

Kelp-Alge
Knoblauch
L-Arginin/L-Ornithin
Lorbeerbaumfrüchte
Mangan
Melatonin
Molke
Propolis
PSK (*Coriolus-versicolor*-
    Extrakt)
Quercetin
Rindertrachealknorpel
Selen
Shiitake-, Maitake- und
    Reishi-Pilz
Suma-Pflanze
Tragant

Traubenkern-Extrakt
Vitamin-B-Komplex
Vitamin C

Vitamin E
Zink

Nahrungsmittel, die krebsvorbeugend wirken

Neben den antioxidativen Vitaminen und Mineralstoffen (siehe Seite 223 ff.) gibt es viele von Natur aus in Nahrungsmitteln enthaltene Stoffe, die anscheinend sogar noch stärker krebsvorbeugend wirken; darunter Beta-Carotin, Quercetin, Indole und Isothiocyanate (in Gemüse aus der Familie der Kreuzblütler) sowie Omega-3-Fettsäuren.
Achten Sie darauf, dass die folgenden Nahrungsmittel auf Ihrem Speiseplan stehen, denn der beste Schutz gegen Krebs ist eine starke Nährstoffoffensive.

Karotten	höchster Gehalt an Beta-Carotin; wird gekocht leichter aufgenommen
Kürbis	ähnlich wie Karotten
Süßkartoffel	ähnlich wie Karotten
Kohl	Gemüse aus der Familie der Kreuzblütler; kann das Darmkrebsrisiko senken; 2 Esslöffel gekochter Kohl täglich als wirksame Vorbeugung gegen Magenkrebs
Brokkoli	Gemüse aus der Familie der Kreuzblütler; enthält Indole und Isothiocyanate (Substanzen, die zur Vorbeugung und Schrumpfung bestimmter krebsartiger Tumoren beitragen); reich an Carotinoiden
Blumenkohl	wie Brokkoli und andere Kreuzblütler
Chinakohl	wie Brokkoli und andere Kreuzblütler

Grünkohl	wie Brokkoli und andere Kreuzblütler
Rosenkohl	wie Brokkoli und andere Kreuzblütler
Kohlrabi	wie Brokkoli und andere Kreuzblütler
Meerrettich	wie Brokkoli und andere Kreuzblütler
Radieschen	wie Brokkoli und andere Kreuzblütler
Rettich	wie Brokkoli und andere Kreuzblütler
Sellerie	wie Brokkoli und andere Kreuzblütler
Zuckermelone	reiche Quelle an Vitamin A, Beta-Carotin und Vitamin C; kalorienarm und ballaststoffreich, unterstützt die Ausscheidung von überschüssigem Natrium
Papaya	wie Zuckermelone
Spinat	ähnlich wie Zuckermelone
Obst und Gemüse	mit viel Vitamin A, C, E und Selen
Sojabohnen und Sojaprodukte	reich an vielen krebsbekämpfenden phytochemischen Substanzen
Zwiebel	reich an Quercetin (wird durch Kochen nicht zerstört); kann bösartige Zellen unterdrücken, bevor sie Tumoren bilden
Weizenkleie	hoher Ballaststoffanteil wirkt vorbeugend gegen Darmkrebs (empfohlen sind 350 g Ballaststoffe täglich)
Maiskleie	bietet Schutz gegen Karzinogene (krebserregende Stoffe), siehe auch Weizenkleie
Haferkleie	siehe Mais- und Weizenkleie
Reiskleie	siehe Mais- und Weizenkleie
Thunfisch	reich an Omega-3-Fettsäuren; unterstützt das Immunsystem in der Verhinderung und Verbreitungshemmung von Krebs (kann die Metastasenbildung zum

	Stillstand bringen, wenn ein Tumor aufgetreten ist)
Lachs	siehe Thunfisch
Makrele	siehe Thunfisch
Bluefisch	siehe Thunfisch
Sardine	siehe Thunfisch

Nahrungsmittel, die krebsfördernd wirken

Speck	enthält Nitrite, also Zusätze, die mit natürlichen, in unserer Nahrung und im Körper vorhandenen Stoffen reagieren und Nitrosamine (hochwirksame krebserregende Substanzen) bilden
Frühstücksfleisch	siehe Speck
Wiener Würstchen	siehe Speck
Wurstwaren	siehe Speck
Räucherfisch	siehe Speck
Butter, Margarine, Mayonnaise, Öl	Es empfiehlt sich, nicht mehr als 30 Prozent der Kalorien durch Fette aufzunehmen. Personen, deren Kost zu mehr als 40 Prozent aus (gesättigtem wie ungesättigtem) Fett besteht, haben ein größeres Risiko, Darm-, Brust- und Prostatakrebs zu bekommen. Bei diesen Nahrungsmitteln stammen 100 Prozent der Kalorien vom Fett.
Kaffee (normal und koffeinfrei)	spielt eine Rolle bei Blasen- und Bauchspeicheldrüsenkrebs
Leber und fettes Fleisch	Umweltschadstoffe sammeln sich in der Leber und in den Fettzellen von Tieren

Tabak	Zigaretten, Zigarren, Pfeife, Kau- und Schnupftabak spielen – neben Lungenkrebs – auch eine Rolle in der Entstehung von Mund-, Kehlkopf-, Speiseröhren-, Bauchspeicheldrüsen- und Blasenkrebs. Rauchen (auch als Passivrauchen) erhöht außerdem bei Frauen das Risiko von Gebärmutterkrebs.
Alkohol	erzeugt Leberkrebs und fördert Krebserkrankungen in Mund, Kehlkopf und Speiseröhre, insbesondere bei Rauchern.
Zusatzstoffe (E-Nummern)	von den in der EU zugelassenen 297 Zusatzstoffen (E-Nummern) sind 9 als gesundheitlich bedenklich anzusehen, d.h. sollten gemieden werden: Tartrazin (E 102), Amarsanth (E 123), Borsäure (E 284), Natriumtetracarbonat (E 285), Zinn-II-Chlorid (E 512), Gluconsäure (E 574), Polydextrose (E 1200), Erythrosin (E 127), Quillajaextrakt (E 999).

Natürliche Alternativen zur Hormonersatztherapie

Immer wieder wird von Forschern bestätigt, dass eine Hormonersatztherapie das Brustkrebs- und das Herzinfarktrisiko von Frauen steigert und dass – bei der Anwendung über einen langen Zeitraum – das Risiko verdoppelt wird, eine Alzheimer-Krankheit oder andere kognitive Probleme zu entwickeln. Vor diesem Hintergrund gewinnt die Suche nach natürlichen Alternativen erheblich an Bedeutung. Nahrungsmittel, die pflanzliche Östrogene enthalten, können den Östrogenspiegel im Körper ergänzen. Die im Folgenden aufgelisteten Kräuterheilmittel helfen nachgewiesenermaßen, Hitzewellen, Scheidentrockenheit und andere Wechseljahresbeschwerden zu lindern, und reduzieren das Risiko von Osteoporose und Herzerkrankungen.

VORSICHT! Probieren Sie neue Heilkräuter und Ergänzungsmittel immer einzeln und nicht mehrere auf einmal aus. So können Sie genau feststellen, welches Mittel eine etwaige unerwünschte Wirkung hervorgerufen hat.

Traubensilberkerze (siehe Seite 308 f.)

Mönchspfeffer (gleicht den Hormonspiegel aus und hilft, Depressionen zu lindern; siehe Seite 297 f.)

Vogelmiere (hilft, Hitzewellen zu lindern)

Daminia (ein Antidepressivum mit aphrodisierenden Eigenschaften)

Löwenzahn (vermindert die Belastung der Leber, wenn der Hormonspiegel aus dem Gleichgewicht geraten ist)

Dong Quai (enthält reichlich pflanzliche Östrogene, siehe Seite 287 f.)

Nachtkerzenöl (siehe Seite 299 f.)

Bockshornklee (siehe Seite 285 f.)

Leinsamen (hilft gegen Scheidentrockenheit)

Ginkgo biloba (siehe Seite 240 f.)

Ginseng (siehe Seite 252 ff.)

Weißdorn (siehe Seite 310 f.)

Süßholzwurzel (regt die Nebennieren an und enthält pflanzliches Östrogen, siehe Seite 305 f.)

Herzgespann (verringert die Stärke und Dauer von Hitzewellen und hilft, Scheidentrockenheit und Schlaflosigkeit zu lindern)

Passionsblume (lindert Schlaflosigkeit, siehe Seite 300 f.)

Himbeere (enthält pflanzliches Östrogen und hilft, erschlaffte Gebärmuttermuskulatur zu stärken)

Salbei (enthält pflanzliches Östrogen und hat viele medizinische Eigenschaften, hilft gegen starkes Schwitzen)

Sarsaparilla (Nonnenklosterwurzel) (stimuliert die Testosteronproduktion und belebt den Sexualtrieb)

Sägepalme (kann bei der Behandlung von Harninkontinenz helfen, siehe Seite 304)

Baldrian (siehe Seite 283 f.)

Wilde Yamswurzel (enthält reichlich pflanzliches Östrogen, siehe Seite 311)

XXV

Wie findet man einen ernährungs-wissenschaftlich orientierten Arzt bzw. Heilpraktiker oder einen Ernährungswissenschaftler?

Wie Sie vorgehen

Wenn Sie einen auf Ernährung spezialisierten Arzt oder Heilpraktiker bzw. einen Ernährungswissenschaftler in Ihrer Nähe suchen, kann Ihnen die Liste der in diesem Kapitel erwähnten Stellen behilflich sein. Wenn Sie einen zugelassenen Arzt suchen, sollten Sie das bei Ihren Anfragen angeben, denn nicht jeder Ernährungsfachmann ist auch zugelassener Arzt.

Es gibt inzwischen zahlreiche Stellen und Organisationen im Gesundheitsbereich, die eine Homepage im Internet haben, über welche Sie Informationen über geeignete Ärzte in Ihrer Nähe erhalten können; falls Sie selbst keinen Internetanschluss haben, können Sie vielleicht über eine öffentliche Bibliothek in Ihrer Nähe Zugang dazu bekommen.

Es wird ausdrücklich darauf hingewiesen, dass diese Angaben keinerlei Hinweise auf die Qualität der durch die erwähnten Dienste vermittelten Heilkundigen (bzw. ihrer Diagnosen, Behandlungen und fachlichen Kompetenz) darstellen bzw. so interpretiert werden dürfen. Falls Sie sich brieflich an eine der folgenden Stellen wenden, fügen Sie bitte Ihrer Anfrage einen mit Ihrer Adresse versehenen, frankierten Rückumschlag bei.

Wo Sie nachfragen sollten

- bei der Ärztekammer
- beim Hausarzt
- bei der Krankenkasse
- bei Gesundheitszentren und Gesundheitsämtern
- im Branchenverzeichnis

Nachwort

Heutzutage wird nicht mehr infrage gestellt, dass eine optimale Ernährung den Weg zu optimalem Wohlbefinden ebnen kann. Und in dem Maße, in dem immer mehr Menschen länger leben – und fest entschlossen sind, dabei jugendlich, attraktiv und gesund zu bleiben –, ist ein Ratgeber über die uns heute zur Verfügung stehenden ernährungswissenschaftlichen Möglichkeiten ebenso wie die zu vermeidenden Ernährungsfehler zu einer unabdingbaren Notwendigkeit geworden. Ich hoffe, dass die vorliegende neue Ausgabe der *Vitaminbibel* dieses Bedürfnis zu erfüllen vermag.

Ob Sie das Buch nun von Anfang bis Ende durchgelesen oder nur hier und dort Abschnitte zu Fragen ausgewählt haben, die Sie persönlich betreffen – ich glaube, sein Wert als Nachschlagewerk wird noch zunehmen, wenn Ihre Lebensumstände sich einmal ändern. Meine Absicht war es, ein umfassendes Nachschlagewerk zu liefern, das nicht nur die gegenwärtigen Fragen in Bezug auf Vitamine und Nahrungsergänzungsmittel beantwortet, sondern möglicherweise auch diejenigen, die erst in der Zukunft auftauchen werden. Im Laufe der Zeit werden Sie vielleicht einzelne Kapitel und Abschnitte – etwa jene über die Verzögerung des Alterungsprozesses – noch einmal nachlesen wollen. Auch die speziellen Vorschläge für die Ernährung und die Nahrungsergänzung werden wieder interessant, sobald sich Ihr Leben ändert. Die Informationen und Ratschläge, die ich hier niedergeschrieben habe, gelten nicht nur für den heutigen Tag, sondern für viele glückliche und gesunde Tage in der Zukunft.

Dr. Earl L. Mindell, R.ph., Ph.D.
Beverly Hills, Kalifornien

Glossar

Acetat	Salz der Essigsäure
Aceton	farbloses Lösungsmittel für Fette, Öle und Wachse, das durch Fermentierung gewonnen wird (Inhalation kann die Lunge reizen, große Mengen haben eine narkotische Wirkung)
Acidophilus-Milch	auch Reformjoghurt genannt; wird wie Joghurt hergestellt, jedoch mit dem *Lactobacillus acidophilus* anstelle anderer Joghurtkulturen
Allergen	Substanz, die eine allergische Reaktion hervorruft
Alzheimer-Krankheit	Krankheit mit fortschreitenden Verfallserscheinungen, wozu auch Gedächtnisschwund gehört; nach Hinweisen der jüngsten Forschung kann dem möglicherweise durch Cholin-Zusätze entgegengewirkt werden
Aminosäuren	organische Bausteine der Proteine; 23 Aminosäuren sind bekannt, aber nur neun sind essenzielle (lebensnotwendige) Nährstoffe für den Menschen: Histidin, Isoleucin, Leucin, Lysin, Methionin, Phenylalanin, Threonin, Tryptophan und Valin
Aminosäure-Chelatkomplexe	chelatisierte Mineralstoffe, die durch viele der Prozesse hergestellt werden, die die Natur nutzt, um Mineralstoffe im Körper zu chelatisieren. So werden die elementaren Mineralstoffe im Verdauungstrakt von Aminosäuren umschlossen, damit sie in die Blutbahn resorbiert werden können.
angeboren	bei der Geburt bestehender Zustand, der aber nicht vererbt ist
Anorexie	Appetitlosigkeit; *Anorexia nervosa*: Magersucht

Antibiotika	verschiedene Substanzen, die bakterienhemmend oder bakterienzerstörend wirken
Antigen	jede Substanz, die normalerweise nicht im Körper vorkommt und diesen zur Bildung von Antikörpern anregt
Antihistamin	Wirkstoff gegen das Histamin, das zu Allergien, Heuschnupfen und anderen Überempfindlichkeitsreaktionen führen kann
Antikoagulans	Substanz, die die Blutgerinnung verzögert oder verhindert
Antikörper	Schutzstoffe im Blut, die sich bilden, wenn artfremdes Eiweiß, Bakterien oder Toxine in die Blutbahn eindringen; Antikörper machen diese unschädlich und bauen sie ab
Antioxidans	Substanz, die eine andere Substanz vor Oxidation schützt; wird z. B. Lebensmitteln zugesetzt, um die Verfärbung durch Sauerstoff zu verhindern
Antitoxin	Antikörper, der als Reaktion auf ein Gift biologischen Ursprungs gebildet wird und dieses neutralisieren kann
Assimilation	Umwandlung von aufgenommenen Nahrungsstoffen in lebendes Gewebe
Ataxie	Verlust der koordinierten Bewegung durch eine Erkrankung des Nervensystems
ATP	Molekül namens Adenosintriphosphat, der »Brennstoff« des Lebens; ein Nukleotid (Baustein der Nukleinsäure), das zusammen mit Vitamin B_1, B_2, B_3 und Pantothensäure biologische Energie erzeugt
Avidin	Protein im Eiklar; kann Biotin inaktivieren
Bakteriophage	Virus, das Bakterien infiziert
Base	Substanz, die Säure neutralisiert (z. B. ist Natriumbikarbonat eine basische oder alkalische Substanz, die bei Übersäuerung der Nahrung eingesetzt wird)
Beriberi	Mangelerkrankung (gravierender Vitamin-B-Mangel), schon Ende des 19. Jahrhunderts in Japan

und auf Java als Folge von einseitiger Ernährung mit poliertem Reis erkannt

BHA butyliertes Hydroxyanisol; Konservierungsmittel und Antioxidans, das in vielen Produkten verwendet wird; wasserunlöslich; kann die Nieren vergiften

BHT butyliertes Hydroxytoluol; festes, weißes kristallines Antioxidans, das bei vielen Lebensmitteln verwendet wird, um den Verderb zu verhindern; kann noch giftiger für die Nieren sein als sein fast identischer chemischer Vetter BHA

Bioflavonoide meistens aus den Schalen von Orangen und Zitronen gewonnen; diese zitronenartig schmeckenden Verbindungen sind notwendig für gesunde Wände der Blutgefäße und kommen in vielen Pflanzen, wie Zitrusfrüchten und Hagebutten, vor; auch Vitamin-P-Komplex genannt

B-Zellen weiße Blutkörperchen, die im Knochenmark entstehen. Sie produzieren Antikörper auf Befehl der T-Zellen, die in der Schilddrüse hergestellt werden

Calciferol geruchlose, geschmacklose, kristalline Substanz; nicht wasserlöslich, aber fettlöslich. Stellt die synthetische Form von Vitamin D (»Sonnenscheinvitamin«) dar und wird durch Bestrahlung von Ergosterol mit ultraviolettem Licht erzeugt

Carotin gelborangefarbenes Pigment; kommt in vielen Pflanzen vor und kann im Körper in Vitamin A umgewandelt werden

Cellulose organische Verbindung, aus der die pflanzlichen Zellwände aufgebaut sind

Chelatbildung ein Vorgang, durch den Mineralstoffe in eine leichter verdauliche Form umgewandelt werden

Chelatkomplex besondere Struktur einer Metall- bzw. Nichtmetallverbindung, nicht so fest wie andere chemische Verbindungen; Chelatkomplexe werden vom Körper genutzt, um umkehrbare Bindungen zwischen Metallen und chemischen Verbindungen des Körpers herzustellen

chronisch	lang andauernd, konstant, anhaltend
Coenzym	der überwiegende (Nichteiweiß-)Anteil eines Enzyms; meistens ein B-Vitamin
Dehydrierung	Zustand, der durch übermäßigen Wasserverlust im Körper entsteht
Dermatitis	Hautentzündung, Ausschlag
Desikkation	Trocknungsverfahren; Konservierung durch Austrocknen
DGE	Deutsche Gesellschaft für Ernährung e.V., Im Vogelsgesang 40, 60488 Frankfurt/Main (Tel: 0 69/97 68 03-0); Ein anerkannte Institution, die sich aus Naturwissenschaftlern und Medizinern zusammensetzt und Empfehlungen zur Nährstoffzufuhr und zur Ernährung allgemein herausgibt
DHS	Docosahexaensäure; gehört zu den langkettigen essenziellen Omega-3-Fettsäuren; wird im Körper aus Alphalinolensäure hergestellt und kommt hauptsächlich in Kaltwasserfischen vor (Makrele, Hering, Lachs, Forelle)
Dikalziumphosphat	Füllstoff für Tabletten, wird aus gereinigtem Mineralgestein gewonnen; eine hervorragende Quelle für Kalzium und Phosphor
diuretisches Mittel	harntreibendes Mittel
Divertikel	kleine Ausbuchtung an der Wand von Hohlorganen; krankhafte Divertikeln kommen manchmal am Verdauungstrakt und an Harnblase und Harnröhre vor
DNS	Desoxyribonukleinsäure; Nukleinsäurebaustein in den Chromosomen, der mitverantwortlich ist für die chemische Grundlage der Erbanlagen
Emphysem	krankhafte Ansammlung von Luft in Körpergeweben, -organen oder -höhlen
emulgieren	vermengen von zwei Stoffen, die sich nicht mischen; meistens handelt es sich hierbei um Fett (Öl) und Wasser
endogen	von innen kommend, im Körper gebildet
Endorphin	körpereigenes Opiat

Enzym	Eiweißstoff, der in den lebenden Zellen vorkommt und chemische Veränderungen bewirkt; für alle Stoffwechselvorgänge notwendig
EPS	Eicosapentaensäure, gehört zu den langkettigen essenziellen Omega-3-Fettsäuren; wird im Körper aus Alphalinolensäure hergestellt und kommt hauptsächlich in Kaltwasserfischen vor
Essigsäure	wird als synthetischer Geschmacksstoff verwendet, einer der ersten Lebensmittelzusätze (Essig besteht aus ca. 4 bis 6 Prozent Essigsäure); natürliches Vorkommen in Käse, Kaffee, Weintrauben, Pfirsichen, Himbeeren und Erdbeeren; gilt als unbedenklich
exogen	von außen kommend, durch äußere Ursachen erzeugt
FDA	Food and Drug Administration, US-Behörde für die staatliche Überwachung von Lebens- und Arzneimitteln
Fibrin	unlösliches Protein, bildet das zur Blutgerinnung notwendige Netz von Fasern
Freie Radikale	Besonders reaktionsfähige Stoffe, die die Gefäßwände reizen und bei einem Mangel an Vitamin E den arteriosklerotischen Prozess in Gang setzen können, die z. B. durch UV-Strahlung oder Umweltschadstoffe im Körper entstehen oder mit der Nahrung aufgenommen werden. Diese Freien Radikalen schädigen Körperzellen, indem sie Lipide wie Membranlipide oder Lipoproteine oxidieren. Zur Entgiftung Freier Radikalen gibt es enzymatische und nicht enzymatische Mechanismen (Antioxidantien wie Vitamin E, β-Carotin, Vitamin C und Selen). Mittlerweile gilt der Zusammenhang zwischen Lipoperoxidation und Atherogenese als gesichert.
Fructose	Fruchtzucker, natürliche Zuckerart, die in Obst und Honig vorkommt; wird oft zur Konservierung von Lebensmitteln und als intravenöser Nährstoff verwendet

Füllstoff	reaktionsträge Substanz, die als Streckungsmittel oder Trägersubstanz für ein Arzneimittel verwendet wird
Galactosämie	Störung des Abbaus von Galactose; Milch als Nahrungsmittel wird nicht vertragen
Gamma-Oryszanol	ein Nebenprodukt der Reiskleie; trägt dazu bei, Fettgewebe abzubauen und mehr mageres Gewebe im Körper zu bilden
gesättigte Fettsäuren	bei Raumtemperatur im Allgemeinen fest; kommen vor allem in Fetten tierischen Ursprungs vor und können den Cholesteringehalt im Blut erhöhen
gepuffert	um den Magen zu schonen, wird manchen Präparaten ein magensäurebindendes Mittel hinzugefügt; sie lösen sich dadurch schneller auf
GLS	Gammalinolensäure, gehört zu den Omega-6-Fettsäuren
Glukose	Blutzucker; entsteht dadurch, dass der Körper Kohlenhydrate abbaut; einer der wichtigsten Energielieferanten
Glutamin	Aminosäure, die – zusammen mit Glukose – die wichtigste Nahrung für das Nervensystem bildet.
Glutaminsäure	Aminosäure, kommt in allen vollständigen Proteinen vor; zumeist aus pflanzlichen Proteinen industriell hergestellt; dient als Salzersatz und Geschmacksverstärker
Gluten	Mischung aus zwei Proteinen (Gliadin und Glutenin), die in Weizen, Roggen, Hafer und Gerste vorkommen
Glykogen	aufgebaut aus Glukose; das wichtigste im Körper (vor allem in der Leber) gespeicherte Kohlenhydrat
Hagebutten	eine gute Quelle für Vitamin C
Halluzinogen	chemischer Stoff, der Sinnestäuschungen hervorrufen kann
HDL	High-density Lipoprotein (Lipoprotein hoher Dichte), transportiert Fette und Cholesterin durch den Blutstrom; »gutes« Cholesterin
Hesperidin	Teil des Vitamin-C-Komplexes

holistisch	den ganzen Menschen betreffend, z. B. holistische Behandlung
Homöostase	physiologisches Gleichgewicht des Körpers
homogenisieren	Verfahren in der Lebensmitteltechnologie, um zwei Stoffe eng zu vermengen, die an sich nicht mischbar sind; die Fettkügelchen eines Lebensmittels werden stark verkleinert, um ein Aufrahmen des Fettes zu verhindern und einen besseren Geschmack zu erreichen, so wird beispielsweise Milch bei hohem Druck durch enge Düsen gepresst, sodass eine Zerkleinerung und Feinstverteilung der Fettkügelchen erreicht wird
Hormon	Substanz, die durch eine Drüse mit innerer Sekretion in das Blut abgegeben wird und andere Organe in ihrer Tätigkeit beeinflusst
Hydrierung (Härtung)	Anlagerung von Wasserstoff; industrieller Vorgang, der angewandt wird, um Fette (Margarine) chemisch zu härten; die durch diesen Prozess erzeugten Trans-Fettsäuren können den Cholesterinspiegel anheben
hydrolysieren	in wasserlösliche Form überführen
Hydrolysiertes Proteinchelat	wasserlöslich und chelatiert zur Erleichterung der Assimilation
Hypervitaminose	Überversorgung mit Vitaminen
Hypoglykämie	Unterzucker des Blutes
Hypovitaminose	Unterversorgung mit Vitaminen
IE	Internationale Einheit, Maßeinheit für fettlösliche Vitamine
idiopathisch	Erkrankung mit bisher unbekannten Ursachen
immun	unempfänglich gegen Erreger ansteckender Krankheiten und gegen bestimmte Gifte
Insulin	Hormon der Bauchspeicheldrüse, wichtig für den Zuckerstoffwechsel
Kalziumglukonat	organische Form von Kalzium
Kapillaren	Haargefäße, feinste Verästelungen der Adern
Karzinogen	krebserzeugende Substanz
Kasein	Milcheiweiß, das als Standard zur Bestimmung der Eiweißqualität geworden ist

Katabolismus	Abbau von Körpergewebe (Muskulatur; Knochen), die durch den Stoffwechsel herbeigeführte Umwandlung von Nährstoffen oder komplexen Stoffen in einfachere Verbindungen, wobei Energie freigesetzt wird
Katalysator	Substanz, die chemische Reaktionen beeinflusst, insbesondere beschleunigt, ohne dass sie sich selbst dabei verändert oder verlorengeht
Kelp	Meeresalge, in Reformhäusern als Parkelp erhältlich
Kollagen	der primäre organische Bestandteil von Knochen-, Knorpel- und Bindegewebe (wird durch Kochen zu Gelatine)
LDL	L*ow-Density Lipoprotein* (Protein von geringer Dichte); Substanz, die bei Oxidation »schlechtes« Cholesterin an den Arterienwänden ablagert
Linolsäure	die wichtigste der mehrfach ungesättigten Fettsäuren, Bestandteil von Lecithin, auch Vitamin F genannt; wichtigstes Mitglied der Omega-6-Familie; lebensichtig, muss mit der Nahrung aufgenommen werden
Lipide	Oberbegriff für Fette und fettähnliche Substanzen (Lipoide), wie Wachse, Phosphatide u. a.
Lipofuszin	Alterungspigment in den Zellen
Lipoprotein	Träger von fettähnlichen Substanzen (Fetten, Ölen, Cholesterin); transportiert Lipide zwischen dem Dickdarm, der Leber und den Körperzellen; werden nach Gewicht klassifiziert (z. B. LDL und HDL)
lipotrop	eine abnorme oder übermäßige Fettansammlung in der Leber verhindernd
Megavitamintherapie	Behandlung von Krankheiten mit massiven Vitamindosierungen
mehrfach ungesättigte Fettsäuren	Fette pflanzlichen Ursprungs; können dazu beitragen, den Cholesterinspiegel des Blutes zu senken
Melanom	bösartige Erkrankung der Haut (Krebs)
Menière-Krankheit	eine Erkrankung des Innenohrs mit Ohrensausen, Schwerhörigkeit und Anfällen von Drehschwindel

Metabolismus	Stoffwechsel
Mucopoly-saccharid	dicke, gallertartige Substanz, die an vielen Stellen des Körpers vorkommt; verklebt die Zellen miteinander und wirkt als Gelenkschmiere
Nebennieren	Drüsen oberhalb jeder Niere, die das Adrenalin erzeugen
Nitrate	Salze der Salpetersäure; Kalium- und Natriumnitrat dürfen in beschränktem Maß zur Herstellung von Fleisch- und Wurstwaren verwendet werden
Nitrite	werden als Haltbarmacher in gepökeltem Fleisch verwendet; können in Verbindung mit natürlichem Magensaft und anderen chemischen Stoffen in der Nahrung die sogenannten Nitrosamine – gefährliche krebserregende Substanzen – bilden
Nitrosamine	können in Lebensmitteln beim Zusammentreffen von Nitriten und Aminen entstehen; gelten zum größten Teil als krebserregend und leberschädigend
Omega-3-Fettsäuren	Gruppe von essenziellen Fettsäuren, die im Allgemeinen in der heutigen Ernährung ungenügend vorhanden sind; die wichtigste Omega-3-Fettsäure ist Alphalinolensäure
Omega-6-Fettsäuren	Gruppe von essenziellen Fettsäuren, die in der heutigen Ernährung reichlich vorhanden sind; die wichtigste Omega-6-Fettsäure ist die Linolsäure
orthomolekular	»das richtige Molekül zur richtigen Behandlung«; Zweig der vorbeugenden Medizin, die mit Nährstoff- und Vitamintherapie arbeitet
Oxalat	organischer chemischer Stoff in bestimmten Nahrungsmitteln, vor allem in Spinat; kann sich mit Kalzium zu Kalziumoxalat verbinden, einer unlöslichen Substanz, die der Körper nicht verwerten kann
PABS	Paraaminobenzoesäure; gehört zum B-Komplex
Palmitat	wasserlösliches Vitamin A
parboiled	Behandlungsverfahren bei Reis. Dabei dringt ein Teil der Vitamine, die in Silberhäutchen enthalten sind, in das Korn ein. Beim anschließenden

	Schleifen und Polieren bleiben diese Vitamine (B-Komplex) erhalten
Pellagra	Krankheit, die auf einem Mangel an einigen B-Vitaminen, vor allem Niacin, beruht. Störungen im Verdauungstrakt und Nervensystem, Hauterkrankungen, dazu psychische Veränderungen wie Depressionen und Verwirrungszustände. Kommt in südlichen Ländern bei einseitiger Ernährung mit Mais noch vor
Phospholipide	Gruppe von Fettverbindungen, die in den Zellmembranen vorkommen; das bekannteste ist Lecithin
PKU	Phenylketonurie, Erbkrankheit; verursacht durch das Fehlen eines Enzyms, das zur Umwandlung der essenziellen Aminosäure Phenylalanin in eine vom Körper verwertbare Form benötigt wird; kann Debilität hervorrufen, wenn sie nicht früh genug erkannt wird
Prostaglandine	hormonähnliche Substanzen; beeinflussen die Steuerung des Immunsystems
Proteine	Eiweiß, Grundbaustein des Lebens; aus Aminosäuren zusammengesetzte Verbindungen; Proteine können von Pflanzen und einigen Mikroorganismen aus anorganischen Verbindungen gebildet werden; Menschen und Tiere können nur wenige Aminosäuren aufbauen und müssen daher regelmäßig Proteine zu sich nehmen
Provitamin	Vorstufe eines Vitamins; chemische Substanz, die zur Bildung eines Vitamins notwendig ist
Radikalenfänger	Substanz, die Freie Radikale absorbiert und Veränderungen von Lebensmitteln hinsichtlich Geschmack, Farbe und Konsistenz verhindert
Resorption	Vorgang, durch den die Nährstoffe in den Blutkreislauf übergehen
RNS	Ribonukleinsäure; vorwiegend im Zytoplasma (eiweißhaltiges Stoffgemisch der Zellen) enthalten und beteiligt an der Biosynthese von Eiweißstoffen

Rutin	aus Buchweizen gewonnene Substanz, Teil des Vitamin-C-Komplexes
Salzsäure	saurer Bestandteil des Magensaftes
Säure	wasserlösliche Substanz mit saurem Geschmack
Steroid	Abkömmling der Sterine, also organischer chemischer Verbindungen, die in allen pflanzlichen und tierischen Zellen vorkommen; bekanntester Vertreter der Sterine ist das Cholesterin
synergistisch	potenzierte Wirkung von zwei oder mehr Substanzen, sodass sie gemeinsam eine größere Wirkung haben als allein
Synkope	kurze Bewusstlosigkeit, Ohnmachtsanfall
Synthese	Aufbau chemischer Verbindungen aus einfachen Stoffen
systemisch	in der Lage, sich im ganzen Körper zu verbreiten
Tocopherole	eine Gruppe von Bestandteilen (Alpha-, Beta-, Delta-, Epsilon-, Eta-, Gamma- und Zeta-), die das Vitamin E bilden; werden durch Destillation unter Vakuum aus Pflanzenölen gewonnen
Toxin	ein organisches Gift, das von lebenden oder toten Organismen produziert wird
toxisch	giftig, schädlich
Trans-Fettsäuren	künstliche Fettsäuren, die durch Härtung (Wasserstoffanlagerung) entstehen; verhalten sich, obwohl sie ungesättigt sind, wie gesättigte Fette und schaden der Gesundheit
Triglyceride	fettähnliche Substanzen im Blut
T-Zellen	weiße Blutzellen, die in der Thymusdrüse gebildet werden. Sie schützen den Körper vor Bakterien, Viren und krebserregenden Stoffen, indem sie die Produktion der B-Zellen (die Antikörper bilden) und die unerwünschte Produktion potenziell schädlicher T-Zellen regulieren
ungesättigte Fettsäuren	kommen vor allem in Fetten pflanzlichen Ursprungs vor; haben einen tiefen Schmelzpunkt und sind flüssig bei Zimmertemperatur
Vitamin	Bestandteil der Nahrung, liefert im Gegensatz zu anderen Nährstoffen (Eiweiß, Kohlenhydrate, Fett)

keine Energie, ist aber für den richtigen Ablauf des Stoffwechsels unentbehrlich; der Bedarf richtet sich nach Alter, Stoffwechsel, Klima, Umweltbelastung, körperlicher Belastung, Ernährungsform und Gesundheitszustand

vorverdautes Eiweiß Eiweiß, das so bearbeitet wurde, dass es rasch aufgenommen und dem Blut direkt zugeführt werden kann

Zein in Mais enthaltenes Eiweiß

ZNS Zentralnervensystem

Literatur

Ich bin vielen Naturwissenschaftlern, Ärzten, Ernährungswissenschaftlern, Professoren und Forschern großen Dank
schuldig, deren mühsame und oft wenig beachtete und anerkannte Arbeit im Bereich der Vitamine und der Ernährung
dieses Buch möglich gemacht hat.
Ihnen möchte ich meine aufrichtige Anerkennung und Wert-
schätzung zum Ausdruck bringen. Viele der Bücher sind jedoch
sehr technisch und für den Laien verwirrend, denn sie wurden
für die Fachwelt geschrieben. Deshalb sind nur diejenigen, die
ich Ihnen als weiterführende Lektüre und für ein gesünderes
Leben in der Zukunft empfehlen kann, hier aufgeführt.

Airola, Paavo: *Natürlich gesund*, Rowohlt 1987

Atkins, Robert: *Dr. Atkins' Ernährungs-Wende*, Fischer 1982

Atkins, Robert: *Dr. Atkins' Gesundheitsrevolution*, Ariston 1989

Atkins, Robert: *Diät-Revolution. Der kalorienreiche Weg zu gesunder Schönheit!*, Fischer 2001

Beers, Mark II. u.a.: *MSD Manual – Handbuch Gesundheit.
Medizinischer Rat und ärztliches Wissen für die ganze Familie*, Goldmann 2005

Biesalski/Fürst: *Ernährungsmedizin*, Thieme Verlag 1999

Biesalski/Grimm: *Taschenatlas der Ernährung*, Thieme Verlag 1999

Carper, Jean: *Natur wirkt Wunder*, Econ 2001

Davis, Adelle: *Jeder kann gesund sein*, Dr. Oetker Verlag 1996

Deutsche Gesellschaft für Ernährung: *Empfehlung für die
Nährstoffzufuhr*, Umschau Verlag 1995

Dietl, Hans/Gerhard Ohlenschläger: *Handbuch der Orthomolekularen Medizin*, Karl F. Haug Verlag 1994

Die große Nährwerttabelle, Gräfe und Unzer 1998/99

Dufty, William: *Zucker Blues. Suchtstoff Zucker*, Zweitausendeins Verlag 2000

Elmadfa/Leitzmann: *Ernährung des Menschen*, Ulmer Verlag 1999

Faber, Stephanie: *Das Rezeptbuch für Naturkosmetik*, Wilhelm Heyne Verlag 1979

Kasper, Heinrich: *Ernährungsmedizin und Diätetik*, Urban & Schwarzenberg 1996

Kowalski, Robert E.: *Die Acht-Wochen-Cholesterinkur. So senken Sie Ihren Blutfettspiegel auf natürliche Weise*, Econ 2001

Lucas, Richard: *Die Magie der Heilkräuter. Heilkraft und Heilwirkung unserer Pflanzen und Kräuter*, Bauer 1999

Mindell, Earl: *Die Nährstoffbibel*, Heyne 1999

Mindell, Earl: *Earl Mindells Kräuterbibel*, Heyne 2002

Mindell, Earl: *Die Ernährungsbibel*, Heyne 2003

Pauling, Linus: *Linus Paulings Vitamin-Programm*, C. Bertelsmann Verlag 1990

Pritikin, Nathan/McGrady, Patrick: *Das Pritikin-Programm für Gesundheit und Fitness*, Heyne 1986

Täufel: *Lebensmittellexikon*, Behr's Verlag 1993

Souci/Fachmann/Kraut: *Die Zusammensetzung der Lebensmittel, Nährwerttabellen*, medpharm 1994

Yeager, Seleine: *Das Ärztebuch der Heilkraft unserer Lebensmittel*, Bechtermünz 2002

Yudkin, John: *Süß, aber gefährlich. Der Zucker-Report*, Artha 1996

Danksagung

Ich möchte allen meinen Freunden und Partnern, die mir bei der Vorbereitung dieses Buches seit der Erstausgabe geholfen haben, meinen tiefsten Dank aussprechen, besonders Linus Pauling, Ph. D.; Harold Segal, Ph. D.; Bernard Bubman, R. Ph.; Mel Rich, R. Ph.; Sal Messineo, Pharm. D.; Allan Kashan, R. Ph. D.; Arnold Fox, M. D.; Dennis Huddleson, M. D.; Stuart Fisher, M. D.; Robert Mendelson, M. D.; Gershon Lesser, M. D.; David Velkoff, M. D.; Rory Jaffee, M. D.; Vickie Hufnagel, M. D.; Donald Cruden, O. D.; Joel Strom, D. D. S.; Nathan Sperling, D. D. S.; Ray Faltinsky; Kevin Fournier; Rick Handel; Linda Chae; Finn Jegard; Morten Weidner, Ph. D.; Peter Mallory; Teri Cox; Carol Coleman Gerber und Hester Mundis.

Mein Dank auch an die Nutrition Foundation, das International College of Applied Nutrition, die American Medical Association, die American Pharmacists Association, das New York Blood Center, die American Academy of Pediatrics, die American Dietetic Association, die National Academy of Sciences, den National Dairy Council, die Society for Nutrition Education, die United Fresh Fruit and Vegetable Association, das Albany College of Pharmacy, Edward Leavitt, D. V. M., Jane Bicks, D. V. M., Betty Haskins, Shelby Zoad, Jim Zeeperman, Stephanie Marco, Susan Towlson, Ronald Borenstein, Laura Borenstein, Glenn Williams, Eleanor Rawson und Richard Curtis, ohne die ein Werk von diesem Umfang nie zustande gekommen wäre.

Register

600